中医十大经典系列

黄帝内经太素

大字诵读版

隋·杨上善 撰

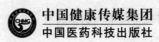

中国健康传媒集团

中国医药科技出版社

内 容 提 要

《黄帝内经太素》为隋·杨上善撰，共30卷，是首部分类编纂整理、研究注解《黄帝内经》的著作。全书按摄生、阴阳、人合、脏腑、经脉、腧穴、营卫气、身度、诊候、证候、设方、九针、补泄、伤寒、寒热、邪论、风论、气论、杂病等19类重新编次注释。适合中医工作者、中医爱好者参考阅读。

图书在版编目（CIP）数据

黄帝内经太素：大字诵读版 /（隋）杨上善撰 . — 北京：中国医药科技出版社，2018.2

（中医十大经典系列）

ISBN 978-7-5067-9854-9

Ⅰ . ①黄⋯ Ⅱ . ①杨⋯ Ⅲ . ①《黄帝内经太素》 Ⅳ . ① R221.3

中国版本图书馆 CIP 数据核字（2017）第 311408 号

美术编辑 陈君杞
版式设计 也 在

出版　**中国健康传媒集团** | 中国医药科技出版社
地址　北京市海淀区文慧园北路甲 22 号
邮编　100082
电话　发行：010-62227427　邮购：010-62236938
网址　www.cmstp.com
规格　710 × 1000mm $\frac{1}{16}$
印张　29 $\frac{3}{4}$
字数　322 千字
版次　2018 年 2 月第 1 版
印次　2022 年 10 月第 3 次印刷
印刷　三河市百盛印装有限公司
经销　全国各地新华书店
书号　ISBN 978-7-5067-9854-9
定价　**68.00 元**

获取新书信息、投稿、为图书纠错，请扫码联系我们。

出版者的话

现代著名中医学家任应秋教授认为中医经典是研习中医学术的必读古籍，经典一部，胜杂书万本。从名老中医成才之路可以发现一个规律：中医的学习，若想有所成，不可跳过中医十大经典书籍学习的环节，而任应秋教授认为，中医十大经典包括:《黄帝内经·素问》（以下简称《素问》)《黄帝内经·灵枢》（以下简称《灵枢》)《难经》《神农本草经》《伤寒论》《金匮要略》《华氏中藏经》《针灸甲乙经》《脉经》《黄帝内经太素》（以下简称《太素》)。

《素问》与《灵枢》合称《黄帝内经》，是我国现存最早的医学经典，确立了中医理论体系的基本内容，奠定了中医学发展的理论基础和学术体系;《难经》也是我国现存较早的医学经典之一，其采用问答的方式探讨和论述了中医学脉诊、经络、脏腑、病因、腧穴、针刺等理论问题，丰富和充实了《黄帝内经》;《神农本草经》构建了一个完整而严密的药物学体系，奠定了我国古代药物学的基础;《伤寒论》与《金匮要略》提出了辨证论治和方药配伍的基本原则，成为我国最早系统论述外感与杂病的专著;《华氏中藏经》发展丰富了脏腑学说;《针灸甲乙经》为我国现存最早的针灸学专著;《脉经》对诊脉方法、脉学理论及脉诊临床意义作出了统一规范和明确阐释;《太素》为首部分类编纂整理、研究注解《黄帝内经》的著作。以上 10 部经典,构成了中医药学的基石,对后世中医药学的发展产生了巨大的影响。

《素问》以明顾从德翻刻宋本的影印本为底本,以清四库全书本(简称四库本)、1963 年人民卫生出版社铅印本为校本进行互校。《灵枢》以明赵府居敬堂刻本为底本,2005 年商务印书馆影印本(简称四库本)为校本进行互校。《难经》以 1956 年商务印书馆出版的《难经本义》作为底本,以明本《难经》及《古本难经阐注》《难经疏证》等注本为校本进行互校。《神农本草经》以日本森立之本为底本,以尚志钧辑校的《神农本草经校点》、马继兴辑校的《神农本草经辑注》为校本进行互校。《伤寒论》以明赵开美刻本为底本,以中国中医科学院所藏宋本《伤寒论》、1991 年人民卫生出版社出版的《伤寒论校注》为校本进行互校。《金匮要略》以邓珍本仿宋刻本为底本,并参考明万历赵开美本及涵芬楼藏明刊本进行整理校对。《华氏中藏经》以宛委别藏清抄本为底本,以中国中医科学院图书馆馆藏日本宽保二年壬戌(1742)浪华书林刻本为校本进行互校。《针灸甲乙经》以1956 年人民卫生出版社出版的明《医统正脉》影印本为底本,以四库全书影印本等校本进行互校。《脉经》以日本东洋医学善本丛书"影宋版《脉经》"为底本,以元天历广勤书堂刻本及明成化苏州毕玉刻本为校本进行互校。《太素》以 1981 年日本东洋医学会影印仁和寺原抄二十五卷本为底本,以中国中医科学院日本盛文堂刻本节选影印本及 1965 年刘衡如点校本为校本进行互校。

本次整理,若底本与校本有文字互异处,则择善而从。具体原则如下。

1. 全书加用标点符号，采用简体横排。底本中繁体字、异体字径改为简化字，古字以今字律齐，方位词左、右改为下、上。

2. 凡底本、校本中明显的错字、讹字、避讳字，或笔画略有舛误，经核实无误后予以径改，不再出注。

3. 凡底本、校本不一致的情况，据文义酌情理校。

4. 凡底本中阙佚之文，均以"□"标示，每个"□"表示一个汉字，遇佚文字数不详者，以"……"表示。

5. 书中中医专用名词规范为目前通用名称。如"藏府"改为"脏腑"，"白芨"改为"白及"，"旋复花"改为"旋覆花"等。

6. 凡入药成分涉及国家禁猎和保护动物的（如犀角、虎骨等），为保持古籍原貌，原则上不改。但在临床运用时，应使用相关的代用品。

恐书中难免有疏漏之处，敬祈同仁惠予教正，是为至盼。

中国医药科技出版社

2017 年 11 月

目 录

卷第一 ［佚］

卷第二　摄生之二

通直郎守太子文学臣杨上善奉敕撰注

顺　养

黄帝曰：余闻先师有所心藏，弗著于方。余愿闻而藏之，则而行之，先师心藏，比斲轮之巧，不可言传，遂不著于方也。又上古未有文著方策，传暮代也，非文不传，故请方传之，藏而则之。上以治民，下以治身，先人后己，大圣之情也。使百姓无病，上下和亲，德泽下流，理国之意。子孙无忧，理家之意。传于后世，无有终时，可得闻乎？言其益远。岐伯曰：远乎哉问！夫治民与治自，治彼与治此，治小与治大，治国与治家，未有逆而能治者也，夫唯顺而已矣。人之与己、彼此、小大、家国八者，守之取全，循之取美，须顺道德阴阳物理，故顺之者吉，逆之者凶，斯乃天之道。顺者，非独阴阳脉气之逆顺也，百姓人民，皆欲顺其志也。非独阴阳之道，十二经脉营卫之气有逆有顺，百姓之情皆不可逆，是以顺之有吉也，故曰圣人无常心，以百姓为心也。志，愿也。黄帝曰：顺之奈何？岐伯曰：入国问俗，入家问讳，上堂问礼，临病人问所便。夫为国、为家、为身之道，各有其理，不循其理而欲正之身者，未之有也。所以并须问者，欲各知其理而顺之也。俗、讳、礼、便，人之理也；阴阳、四时，天地之理也。存生之道，阙一不可，故当问之也。便，宜也。谓问病人寒热等病，量其所宜，随顺调之，故问所便者也。

黄帝曰：便病人奈何？言何方而知其所便也。岐伯曰：夫人中热消瘅则便寒，寒中之属则便热。中，肠胃中也。肠胃中热，多消饮食，即消瘅病也。瘅，热也，音丹。热中宜以寒调，寒中宜以热调，解其便也。胃中热则消谷，令人悬心善饥，脐以上皮热；自此以下，广言热中、寒中之状。胃中热以消谷，虚以喜饥，胃在脐上，胃中食气上熏，故皮热也。肠中热则出黄如糜，脐以下皮寒。阳上阴下，胃热肠冷，自是常理。今胃中虽热，不可过热，过热乖常。肠中虽冷，不可不和，不和则多热出黄。肠冷多热不通，故脐下皮寒也。胃中寒则膜胀，肠中寒则肠鸣飧泄。膜，叱邻反，张起也。飧，音孙，谓食不消，下泄如水和饭也。冷气不下，故多胀。肠中冷而气转，故肠鸣也。胃中寒，肠中热，则胀且泄；以上肠胃俱热俱寒，此乃胃寒肠热，俱下时也。胀是胃寒，泄是肠热，肠中不可热，今热则肠中不和，故胀且泄也。胃中热，肠中寒，则疾饥，少腹痛。此胃热肠寒俱时。胃热故疾饥，肠寒故腹痛也。黄帝曰：胃欲寒饮，肠欲热饮，两者相逆，便之奈何？且夫王公大人，血食之君，骄恣从欲轻人，而无能禁之，禁之则逆其志，顺之则加其病，便之奈何？治之何先？胃中常热，故欲沧沧而饮；肠中恒冷，故欲灼灼而食。寒热乖和，则损于性命。若从欲则加病，逆志则生怒，二者不兼，故以先为问也。岐伯曰：人之情，莫不恶死而乐生，告之以其败，语之以其道，示以其所便，开之以其所苦，虽有无道之人，恶有不听令者乎？止可逆志以取其所乐，不可顺欲而致其所苦。故以道语之，无理不听也。**黄帝曰：治之奈何？岐伯曰：春夏先治其标，后治其本；秋冬先治其本，后治其标。**本，谓根与本也。标，末也，方昭反，谓枝与叶也。春夏之时，万物之气上升，在标；秋冬之时，万物之气下流，在本。候病所在，以行疗法，故春夏取标，秋冬取本也。**黄帝曰：便其相逆者奈何？**谓适于口则害于身，违其心而利于体者，奈何？**岐伯曰：便此者，食饮衣服亦欲适寒温，寒无凄凄，暑无出汗。食饮者热毋灼灼，寒毋沧沧。**沧沧，寒也，音仓。寒无凄等，谓调衣服也；热无灼等，谓调食饮也，皆逆其所便也。**寒温中适，故气将持，乃不致邪僻。**五脏之中和适，则其真气内守，外邪不入，病无由生。**久视伤血，**夫为劳者，必内有所损，然后血等有伤。役心注目于色，久则伤心，心主于血，故久视伤血。**久卧伤气，**人卧则肺气出难，故久卧伤肺，肺伤则气伤也。**久坐伤肉，**人久静坐，脾则不动，不动不使，故久坐伤脾，脾伤则肉伤也。**久立伤骨，**人之久立，则腰肾劳损，肾以主骨，故骨髓伤也。**久行伤筋，此久所病也。**人之久行，则肝胆劳损，肝伤则筋伤也。**春三月，此谓发陈，**陈，旧也。言春三月草木旧根、旧子皆发生也。**天地俱生，万物以荣，**天之父也，降之以德；地之母也，资之以气。德之与气，俱能生也。物因德气，英华开发。**夜卧蚤起，**春之三月主胆，肝之府足少阳用事。阴消阳息，故养阳者至夜即卧，顺阴消也。"蚤"，古"早"字。旦而起，顺阳息也。**广步于庭，被发缓形，以使志生，**广步于庭，劳以使志也。被发缓形，逸以使志也。劳逸处中，和而生也。故其和者，是以内摄生者也。**生而勿杀，予而勿夺，赏而勿罚，此春气之应也，养生之道也。**生、予、赏者，顺少阳也；杀、夺、罚者，逆少阳也。故顺、成、和，则外摄生也。内外和顺，春之应也。斯之顺者，为身为国养生道也。**逆则伤于肝，夏为寒变，奉生长者少。**肝气在春，故晚卧晚起，逸体怠形。煞、夺、罚者，皆逆少阳也。故其为身者，逆即伤肝，夏为伤寒热病变也。其为国也，霜雹风寒灾害变也。春时内外伤者，奉夏生长之道不足也。**夏三月，此谓蕃秀，**蕃，伐元反，茂也。夏三月时，万物蕃滋茂秀，增长者也。**天地气交，万物英实，**阴阳气和，故物英华而盛实也。**晚卧蚤起，**夏之三月主少肠，心之府手太阳用事，阴虚阳盈。故养阳者，多起少卧也。晚卧以顺阴虚，早起以顺阳盈实也。**无厌于日，使志无怒，**日者为阳，故不可厌之；怒者为阴，故使志无怒之。**使英成秀，使气得泄，**使物华皆得秀长，使身关腠气得通泄也。**若所爱在外，此夏气之应也，养生之道也。**内者为阴，外者为阳，诸有所爱，皆欲在阳，此之行者，应太阳之气，养生之道也。**逆之则伤心，秋为痎疟，则奉收者少，冬至重病。**早卧晚起，厌日生怒，伤英不秀，壅气在内，皆逆太阳气也。故夏为逆者，则伤乎心，秋为痎疟，奉秋收之道不足，得冬之气，成热中重病也。**秋三月，此谓容平，**夏气盛长，至秋也不盛不长，以结其实，故曰容平也。**天气以急，地气以明，**天气急者，风清气凉也；地气明者，山川景净也。**蚤卧蚤起，与鸡俱兴，**秋之三月，主肺脏，手太阴用事，阳消阴息。故养阴者与鸡俱卧，顺阴息也；与鸡俱起，顺阳消也。**使志安宁，以缓秋形，**春之缓者，缓于坚急；秋之缓者，缓于滋盛，故宁志以缓形。**收敛神气，使秋气平，**夏日之时，神气洪散，故收敛顺秋之气，使之和平也。**无外其志，使肺气精。此秋气之应也，养收之道也。**摄志存阴，使肺气之无杂，此应秋气，养阴之道也。**逆之则伤肺，冬为飧泄，则奉养者少。**晚卧晚起，志不宁者，秋时以逆太阴气，秋即伤肺，至冬飧泄，奉冬养之道少也。**冬三月，此谓气闭藏，**阴气外闭，阳气内藏。**水冰地坼，**敕白反，分也。

毋扰于阳，言居阴分，故毋扰阳。**蚤卧晚起，**冬之三月，主肾藏，足少阴用事，阳虚阴盈，故养阴者多卧少起。早卧顺阳虚，晚起顺阴盈也。**必待日光。使志若伏匿，**伏匿，静也。卧尽阴分，使志静也。**若有私意，若已有德，去寒就温，**言十一月，阴去阳来，故养阴者凡有私意，诸有所得，与阴俱去，顺阳而来，无相扰也。**毋泄皮肤，使气不极，此冬气之应也，养藏之道也。**闭诸腠理，使气不泄极也。斯之行者，应冬肾气，养阴之道也。**逆之则伤肾，春为痿厥，则奉生少也。**早起晚卧，不待日光，志气外泄，冬为逆者，伤肾痿厥，奉春养生之道少也。痿厥，不能行也，一曰偏枯也，于危反。**天气清静，光明者也，**天道之气，清虚不可见，安静不可为，故得三光七耀光明者也。玄元皇帝曰：虚静者，天之明也。**藏德不上故不下。**天设日月，列星辰，张四时，调阴阳，日以曝之，夜以息之，风以干之，雨露濡之。其生物也，莫见其所养而物长；其所煞也，莫见其所丧而物亡。此谓天道藏德不上，故不下者也。圣人象之，其起福也，不见其所以而福起；其除祸也，不见其所由而祸除。则圣人藏德不上，故不下也。玄元皇帝曰：上德不德，是以有德。即其事也。**上下则日月不明，**君上情在，于己有私，修德遂不为德。玄元皇帝曰：下德不失德，是以无德。君之无德，则令日月薄蚀，三光不明也。**邪害空窍，**空窍，谓三百六十五穴也。君不修德和阳气者，则疵疠贼风入人空窍，伤害人也。**阳气闭塞，地气冒明，**阳气失和，故令阴气冒覆三光。**云露不精，则上应甘露不下，**阴气失和，致令云露无润泽之精，无德应天，遂使甘露不降，阴阳不和也。言"白露"者，恐后代字误也。**交通不表万物命，故不施。**阴阳不得交通，则一中分命，无由布表生于万物，德泽不露，故曰不施也。**不施，则名木多死，恶气发，风雨不节，甘露不下则菀槁不荣，贼风数至，暴雨数起，天**

地四时不相保，乃道相失，则未央绝灭。盗夸之君，德不施布，祸及昆虫，灾延草木，其有八种：一者名木多死，谓名好草木不黄而落；二者恶气发，谓毒气疵疠流行于国；三者风雨不节，谓风不时而起，云不族而雨；四者甘露不下，谓和液无施。"菀槁"当为"宛槁"。宛，痿死。槁，枯也。于阮反。陈根旧枝，死不荣茂；五者，贼风数至，谓风从冲上来，破屋折木，先有虚者被刻而死；六者，暴雨数起，谓骤疾之雨，伤诸苗稼；七者天地四时不相保，谓阴阳乖缪，寒暑无节；八者，失道，未央绝灭。未央者，未久也。言盗夸之君，绝灭未久也。**唯圣人顺之，故身无奇疾，万物不失，生气不竭。**唯圣人顺天，藏德不上，故有三德：一者，身无奇疾，奇异邪气不及于身也；二者，万物不失，泽及昆虫，恩沾草木，各得生长也；三者，生气不竭。生气，和气也。和气不竭，致令云露精润，甘露时降也。**逆春气则少阳不生，而肝气内变。**少阳，足少阳胆腑脉，为外也。肝脏为阴，在内也。故腑气不生，脏气变也。**逆夏气则太阳不长，心气内洞。**太阳，手太阳小肠腑脉，在外也。心脏为阴，居内也。故府气不生，脏气内洞。洞，疾流泄也。**逆秋气则太阴不收，肺气焦漏。**太阴，手太阴肺之脉也。腠理毫毛受邪，入于经络，则脉不收聚，深入至藏，故肺气焦漏。焦，热也。漏，泄也。**逆冬气则少阴不藏，肾气浊沉。**少阴，足少阴肾之脉也。少阴受邪，不藏能静，深入至藏，故肾气浊沉，不能营也。**失四时阴阳者，失万物之根也。**阴阳四时，万物之本也。人君违其本，故万物失其根。**是以圣人春夏养阳，秋冬养阴，以顺其根，故与万物沉浮于生长之门。**圣人与万物俱浮，即春夏养阳也；与万物俱沉，即秋冬养阴也。与万物沉浮以为养者，志在生长之门也。**逆其根则伐其本，坏其真。**逆四时之根者，则伐阴阳之本也，坏至真之道也。**故阴阳四时者，万物之终始也，死生之本也，逆之则**

灾害生，顺之则奇疾不起，是谓得道。阴为万物终死之本也，阳为万物始生之源也。逆之则灾害生，入于死地也；顺之则奇疾除，得长生之道也。**道者，圣人行之，愚者佩之。**圣人得道之言，行之于身，宝之于心府也；愚者得道之彰，佩之于衣裳，宝之于名利也。**顺阴阳则生，逆之则死，顺之则治，逆之则乱。生死在身，理乱在国。反顺为逆，是谓内格。**不顺四时之养身，内有关格之病也。**是故，圣人不治已病治未病，不治已乱治未乱，此之谓也。夫病已成形而后药之，乱成而后治之，譬犹渴而穿井，斗而铸兵，亦不晚乎！**身病国乱，未有毫微而行道者，古之圣人也。病乱已微而散之者，贤人之道也。病乱已成而后理之者，众人之失也，理之无益，故以穿井铸兵无救之失以譬之也。

六 气

黄帝曰：余闻人有精、气、津、液、血、脉，余意以为一气耳，今乃辨为六名，余不知其所以。愿闻何谓精？一气者，真气也。真气在人，分一以为六别，故惑其义也。**岐伯曰：两神相抟，合而成形，常先身生，是谓精。**但精及津、液，与气异名同类，故皆称气耳。雄雌二灵之别，故曰两神。阴阳二神相得，故谓之抟。和为一质，故曰成形。此先于身生，谓之为精也。何谓气？下焦如渎，谓之津液。中焦如沤，谓之为营血。上焦如雾，为卫称气，未知所由。**岐伯曰：上焦开发，宣五谷味，熏肤熏肉，充身泽毛，若雾露之溉，是谓气。**上焦开发，宣扬五谷之味，熏于肤肉，充身泽毛，若雾露之溉万物，故谓之气，即卫气也。**何谓津？岐伯曰：腠理发泄，汗出腠理，是谓津。**腠理所泄之汗，称之为津。**何谓液？岐伯曰：**

谷气满，淖泽注于骨，骨属屈伸，光泽补益脑髓，皮肤润泽，是谓液。淖，丈卓反，濡润也。通而言之，小便、汗等，皆称津液；今别骨节中汁为液，故余名津也。五谷之精膏，注于诸骨节中，其汁淖泽，因屈伸之动，流汁上补于脑，下补诸髓，傍益皮肤，令其润泽，称之为液。何谓血？岐伯曰：中焦受血于汁，变化而赤，是谓血。五谷精汁在于中焦，注手太阴脉中，变赤，循脉而行，以奉生身，谓之为血也。何谓脉？岐伯曰：壅遏营气，令毋所避，是谓脉。盛壅营血之气，日夜营身五十周，不令避散，故谓之脉也。黄帝曰：六气者，有余不足，气之多少，脑髓之虚实，血脉之清浊，何以知之？六气之中，有余不足，总问也。脑髓等别问，求其所知也。岐伯曰：精脱者，耳聋；肾以主耳，故精脱则耳聋。气脱者，目不明；五脏精气为目，故气脱则目阇。津脱者，腠理开，汗大泄；前之二脱，言脱所由，故有脱也。以下三脱，直著其脱状，故津脱、腠理开、汗泄为状。液脱者，骨属屈伸不利，色夭，脑髓消，胻酸，耳数鸣；骨节相属之处无液，故屈伸不利。无液润泽皮毛，故色夭。脑髓无补，故脑髓消、胻酸、耳鸣。胻，衡孟反。血脱者，色白，夭然不泽，其脉空虚，此其候也。以无血，故色白。无血润肤，故不泽。脉中无血，故空虚。以为不足，虚之状也。黄帝曰：六气者，贵贱何如？岐伯曰：六气者，各有部主也，其贵贱善恶可为常主，然五谷与为大海。六气有部有主，有贵有贱，有善有恶，人之所受，各有其常，皆以五谷为生成大海者也。

九　气

黄帝曰：余闻百病生于气也，怒则气上，喜则气缓，悲则气消，恐则气下，寒则气收聚，炅则腠理开气泄，忧则气乱，劳则气耗，思则气结，九气不同，何病之生？炅，音桂，热也。人之生病，莫不内因怒、喜、思、忧、恐等五志，外因阴阳寒暑，以发于气而生百病。所以善摄生者，内除喜怒，外避寒暑，故无道夭，遂得长生久视者也。若纵志放情，怒以气上伤魂，魂伤肝伤也；若喜气缓伤神，神伤心伤也；若忧悲气消，亦伤于魂，魂伤肝伤也；恐以气下则伤志，志伤肾伤也；若多寒则气收聚，内伤于肺也；若多热腠理开泄，内伤于心也；忧则气乱伤魄，魄伤则肺伤也；若多劳气耗，则伤于肾；思以气结伤意，意伤则脾伤也。五脏既伤，各至不胜时则致死也，皆由九邪生于九气所生之病也。**岐伯曰：怒则气逆，甚则呕血及食而逆气逆上也。**因引气而上，故气逆。怒甚气逆，则致呕血及食气逆上也。**喜则气和志达，营卫行通利，故气缓焉。**喜则气和志达，营卫行利，故气缓为病也。**悲则心系急，肺布叶举，两焦不通，营卫不散，热气在中，故气消。**肝脉上入颃颡，连目系；支者，从肝别贯膈，上注肺。肺以主悲，中上两焦在于心肺，悲气聚于肺，叶举心系急，营卫之气在心肺，聚而不散，神归不移，所以热而气消虚也。**恐则精却，却则上焦闭，闭则气还，还则下焦胀，故气不行。**虽命门藏精，通名为肾。脉起肾，上贯肝膈，入肺中；支者，从肺络心，注胸中，故人惊恐，其精却缩。上焦起胃口上，上焦既闭不通，则气不得上，还于下焦，下焦胀满，气不得行也。**热则腠理开，营卫通，故汗大泄。**气不得行，或因热而腠理开，营卫外通，汗大泄也。**寒则腠理闭，气不行，故气收聚。**因营卫不通，遇寒则腠理闭塞，则气聚为病也。**忧则心无所寄，神无所归，虑无所定，故气乱。**心，神之用。人之忧也，忘于众事，虽有心情，无所任物，故曰无所寄。气营之处，神必归之，今既忧繁，气聚不行，故神无归也。虑，亦神用也，所以忧也，不能逆虑于事，以气无主守，故气乱也。**劳则喘喝汗出，内外皆越，故气耗**。人之用力，劳之则气并喘喝，皮腠及内脏腑皆汗。以汗即是气，故汗出内外气衰耗也。**思则身心有所存，神有所止，气留而不行，故气结矣**。专思一事，则心气驻一物。所以神务一物之中，心神引气而聚，故结而为病也。

调 食

黄帝曰：**愿闻谷气有五味，其入五脏，分别奈何**？谷气津液，味有五种，各入其五脏，别之奈何？**伯高曰：胃者，五脏六腑之海也，水谷皆入于胃，五脏六腑皆禀于胃**。胃受水谷，变化以滋五脏六腑，五脏六腑皆受其气，故曰皆禀也。**五味各走其所喜，谷味酸，先走肝；谷味苦，先走心；谷味甘，先走脾；谷味辛，先走肺；谷味咸，先走肾**。五味所喜，谓液津变为五味，则五性有殊，性有五行，故各喜走同性之脏。**谷气津液已行，营卫大通，乃化糟粕，以次传下**。水谷化为津液，清气犹如雾露，名营卫，行脉内外，无所滞碍，故曰大通。其澄浊者，名为糟粕。泌别汁入于膀胱，故曰以次传下也。粕，颇洛反。**黄帝曰：营卫之行奈何**？因前营卫大通之言，故问营卫所行。**伯高曰：谷始入于胃，其精微者，先出于胃之两焦，以溉五脏，别出两行于营卫之道**。精微，津液也。津液资五脏已，卫气出胃上口，营气出于中焦之后，故曰两行道也。**其大气之抟而不行者，积于胸中，命曰气海，出于肺，循喉咙，故呼则出，吸则入**。抟，谤各反，聚也。谷化为气，计有四道：精微营卫，以为二道；化为糟粕及浊气并尿，其与精下传，复为一道；抟而不行，积于胸中，名气海，以为呼吸，复为一道，合为四道也。**天之精气，其**

大数常出三入一，故谷不入，半日则气衰，一日则气少矣。天之精气，则气海中气也。气海之中，谷之精气随呼吸出入也。人之呼也，谷之精气三分出已，及其吸也，一分还入，即须资食，充其肠胃之虚，以接不还之气。若半日不食，则肠胃渐虚，谷气衰也。一日不食，肠胃大虚，谷气少也。七日不食，肠胃虚竭，谷气皆尽，遂命终也。**黄帝曰：谷之五味，可得闻乎？伯高曰：请尽言之。**充虚接气，内谷为宝，故因其问，请尽言之。**五谷：**五谷、五畜、五果、五菜，用之充饥，则谓之食；以其疗病，则谓之药。是以脾病宜食粳米，即其药也；用充饥虚，即为食也。故但是入口资身之物，例皆若是。此谷、畜、果、菜等二十物，乃是五行五性之味，脏腑血气之本也，充虚接气，莫大于兹，奉性养生，不可斯须离也。黄帝并依五行相配、相克、相生，各入脏腑，以为和性之道也。案《神农》及《名医本草》，左右不同，各依其本，具录注之，冀其学者量而取用也。**粳米甘，**味苦平，无毒。稻米味甘温平。**麻酸，**胡麻味甘平，麻子味甘平。**大豆咸，**大豆黄卷，味甘平，无毒。生大豆味甘平。**麦苦，**大麦味咸温微寒，无毒，似穬麦无皮。穬麦味甘微寒，无毒。小麦味甘微寒，无毒。**黄黍辛。**丹黍米味苦微温，无毒。黍米味甘温，无毒。**五果：枣甘，**大枣味甘平，煞乌头毒。生枣味辛。**李酸，**人，味苦甘平，无毒。实，味苦。**栗咸，**味咸温，无毒。**杏苦，**核，味甘苦温。花，味苦，无毒。实，味一酸。**桃辛。**核，味苦甘平，无毒。实，味酸。**五畜：牛甘，**肉味甘平，无毒。**犬酸，**牝狗肉味咸酸，无毒。**猪咸，**肉味苦。**羊苦，**味甘大热，无毒。**鸡辛。**丹雄鸡，味甘，微温，微寒，无毒；白雄鸡，肉微温；乌雄鸡，肉温也。**五菜：葵甘，**冬葵子，味甘寒，无毒，黄芩为之使。葵根，味甘寒，无毒。叶，为百菜主。心，伤人。**韭酸，**味辛酸温，无毒。**藿咸，**案《别录》：小豆叶为藿。**薤苦，**味辛苦温，无毒。**葱辛**。葱实，味辛温，无毒。根，主伤寒头痛。汁平。

五色：黄色宜甘，青色宜酸，黑色宜咸，赤色宜苦，白色宜辛。养生疗病，各候五味之外色，以其味益之也。**凡此五者，各有所宜。**

所言五宜者：脾病者，宜食粳米饭、牛肉、枣、葵；脾病食甘，《素问》甘味补，苦味为泻。**心病者，宜食麦、羊肉、杏、薤；**心病食苦，《素问》咸味补，甘味为泻。**肾病者，宜食大豆黄卷、猪肉、栗、藿；**肾病食咸，《素问》咸味泻，苦味为补也。黄卷，以大豆为之。**肝病者，宜食麻、犬肉、李、韭；**肝病食酸，《素问》酸味补，辛味为泻。**肺病者，宜食黄黍、鸡肉、桃、葱。**肺病食辛，《素问》辛味泻，酸味为补。**五禁：肝病禁辛，心病禁咸，脾病禁酸，肾病禁甘，肺病禁苦。**五味所尅之脏有病，宜禁其能克之味。**肝色青，宜食甘，粳米饭、牛肉、枣，皆甘；**肝者，木也。甘者，土也。宜食甘者，木克于土，以所克资肝也。**心色赤，宜食酸，犬肉、李，皆酸；**心者，火也。酸者，木也。木生心也，以母资子也。**脾色黄，宜食咸，大豆、豕肉、栗，皆咸；**脾者，土也。咸者，水也。土克于水，水味咸也，故食咸以资于脾也。**肺色白，宜食苦，麦、羊肉、杏，皆苦；**肺者，金也。苦者，火也。火克于金也，以能克为资也。**肾色黑，宜食辛，黄黍、鸡肉、桃，皆辛。**肾者，水也。辛者，金也。金生于水，以母资子。

辛散，肝酸性收，欲得散者，食辛以散之。**酸收，**肺辛性散，欲得收者，食酸以收之。**甘缓，**脾甘性缓，欲得缓者，食甘以缓之。**苦坚，**心苦性坚，欲得坚者，食苦以坚之。**咸濡。**肾咸性濡，欲得濡者，食咸以濡也。**毒药攻邪，**前总言五味有摄养之功，今说毒药攻邪之要。邪，谓风寒暑湿外邪者也。毒药俱有五味，故次言之。**五谷为养，**五谷五味，为养生之主也。**五果为助，**五果五味，助谷之资。**五**

畜为益，**五畜五味，益谷之资。五菜为埤，**五菜五味，埤谷之资。**气味合而服之，以养精益气。**谷之气味入身，养人五精，益人五气也。**此五味者，有辛酸甘苦咸，各有所利，或散或收或缓或坚或濡，**五味各有所利，利五脏也。散、收、缓、坚、濡等，调五脏也。**四时五脏病，五味所宜。**于四时中，五脏有所宜，五味有所宜。

黄帝问少俞曰：**五味之入于口也，各有所走，各有所病。酸走筋，多食之，令人癃；**力中反，淋也，篆字癃也。**咸走血，多食之令人渴；辛走气，多食之令人洞心；**大贡反，心气流泄疾。**苦走骨，多食之令人变呕；甘走肉，多食之令人心悗。余知其然也，不知其何由，愿闻其故。**五味各走五脏所主，益其筋、血、气、骨、肉等，不足皆有所少，有余并招于病，其理是要，故请闻之。**少俞对曰：酸入胃，其气涩以收，上之两焦，弗能出入也，**涩，所敕反，不滑也。酸味性为涩收，故上行两焦，不能与营俱出而行，复不能自反还入于胃也。**不出则留于胃中，胃中和温，即下注膀胱，膀胱之胞薄以濡，得酸即缩卷约而不通，水道不通，故癃。**既不能出胃，因胃气热，下渗膀胱之中，膀胱皮薄而又㤜，故得酸则缩约不通，所以成病为癃。癃，淋也。胞，包盛尿也。**阴者，积筋之所终也，故酸入走筋。**人阴器，一身诸筋终聚之处，故酸入走于此阴器。**黄帝曰：咸走血，多食之令人渴，何也？少俞曰：咸入于胃，其气上走中焦，注于脉，则血气走之，血与咸相得则血㳠，血㳠则胃汁注之，注之则胃中竭，竭则咽路焦，故舌干善渴。**肾主于骨，咸味走骨，言走血者，以血为水也。咸味之气，走于中焦血脉之中，以咸与血相得，即涩而不中，胃汁注之，因即胃中枯竭，咽焦舌干，所以渴也。咽为下食，又通于涎，故为路也。㳠，音俟，水成冰，义当凝也。**血脉者，中焦之道也，故咸入而走血矣。**血脉从中焦而起，以通血气，故胃之咸味，走于血也。**黄帝曰：辛走气，多食之，令人洞心，何也？少俞曰：辛入于胃，其气走于上焦，上焦者，受气而营诸阳者也，**洞，通泄也。辛气慓悍，走于上焦，上焦卫气行于脉外，营腠理诸阳。**姜韭之气熏之，营卫之气不时受之，久留心下，故洞心。**以姜、韭之气辛熏，营卫之气非时受之，则辛气久留心下，故令心气洞泄也。**辛者，与气俱行，故辛入而与汗俱出矣。**辛走卫气，即与卫气俱行，故辛入胃，即与卫气汗俱出也。**黄帝曰：苦走骨，多食之令人变呕，何也？少俞曰：苦入于胃，五谷之气皆不能胜苦，苦入下管，三焦之道皆闭而不通，故变呕。**苦是火味，计其走血以取资骨令坚，故苦走骨也。苦味坚强，五谷之气不能胜之，故入三焦，则营卫不通，下焦复约，所以食之还出，名曰变呕也。**齿者，骨之所终也，故苦入而走骨，**齿为骨余，以杨枝苦物资齿，则齿鲜好，故知苦走骨。**故入而复出，知其走骨。**人食苦物，入咽还出，故知走骨而出呕也。**黄帝曰：甘走肉，多食之令人心悗，何也？少俞曰：甘入于胃，其气弱少，不能上于上焦，而与谷留于胃中，甘者令人柔润者也，胃柔则缓，缓则虫动，虫动则令人心悗。**甘味气弱，不能上于上焦，又令柔润，胃气缓而虫动。虫动者，谷虫动也。谷虫动以挠心，故令心悗。悗，音闷。**其气外通于肉，故曰甘走肉矣。**脾以主肉，甘通于肉，故甘走肉也。

　　五味所入：酸入肝，辛入肺，苦入心，甘入脾，咸入肾，淡入胃，是谓五入。五味各入其脏。甘味二种，甘与淡也。谷入于胃，变为甘味，未成曰淡，属其在于胃；已成为甘，走入于脾也。

　　五走：酸走筋，辛走气，苦走血，咸走骨，甘走肉，是谓五走。《九卷》此文及《素问》皆"苦走骨，咸走血"。此文言"苦走血，咸走骨"，皆左右异，具释于前也。**五裁：病在筋，无食酸；病在**

气，无食辛；病在骨，无食咸；病在血，无食苦；病在肉，无食甘。口嗜而欲食之，不可多也，必自裁也，命曰五裁。裁，禁也。筋、气、骨、肉、血等，乃是五味所资，以理食之，有益于身；从心多食，致招诸病，故须裁之。

寿　限

黄帝曰：人之夭寿各不同，或夭，或寿，或卒死，或病久，愿闻其道。问有四意：夭、寿、卒死、病久。岐伯曰：答中答其得寿，余三略之。得寿有九：**五脏坚固**，谓五脏形坚而不虚，固而不变，得寿一也。**血脉和调**，谓血常和，脉常调，得寿二也。**肌肉解利**，谓外肌内肉，各有分利，得寿三。**皮肤致密**，致，大利反。谓皮腠闭密，肌肤致实，得寿四。**营卫之行，不失其常**，谓营卫气一日一夜各循其道，行五十周，营卫其身而无错失，得寿五。**呼吸微徐**，谓吐纳气，微微不粗，徐徐不疾，得寿六。**气以度行**，呼吸定息，气行六寸，以循度数，日夜百刻，得寿七。**六腑化谷**，胃受五谷，小肠盛受，大肠传导，胆为中精决，三焦司决渎，膀胱主津液，共化五谷，以奉生身，得寿八。**津液布扬**，所谓泣、汗、涎、涕、唾等，布扬诸窍，得寿九也。**各如其常，故能久长**。上之九种，营身之事，各各无失，守常不已，故得寿命长生久视也。黄帝曰：**人之寿百岁而死者，何以致之？** 问其得寿所由。岐伯曰：**使道隧以长**，谓有四事得寿命长：使道，谓是鼻空，使气之道。隧以长，出气不壅。为寿一也。**基墙高以方**，鼻之明堂，墙基高大方正，为寿二也。**通调营卫，三部三里**，三部，谓三焦部也。三里，谓是膝下三里，胃脉者也。三焦三里，皆得通调，为寿三。**起骨高肉满，百岁乃得终也**。起骨，谓是明堂之骨。明堂之骨，高大肉满，则骨肉坚实，为寿四也。由是四事，遂得百岁终也。**黄帝曰：其不能终寿而死者，何如？**问其夭死。**岐伯曰：其五脏皆不坚，**夭者亦四：五脏皆虚，易受邪伤，为夭一也。**使道不长，空外以张，喘息暴疾，**使道短促，鼻空又大，泄气复多，为夭二也。**又卑基墙，**鼻之明堂，基墙卑下，为夭三也。**薄脉少血，其肉不实，数中风，血气不通，真邪相攻，乱而相引，**脉小血少，皮肉皆虚，多中外邪，血气壅塞，真邪相攻，引乱真气，为夭四。**故中年而寿尽矣。黄帝曰：善。**黄帝闻夭寿之所由，故赞述之也。**黄帝曰：其气之盛衰，以至其死，可得闻乎？**消息盈虚，物化之常，故人气衰，时时改变，以至于死地，各不同形，故请陈之也。**岐伯曰：人生十岁，五脏始定，血气已通，其气在下，故好走。二十岁，血气始盛，肌肉方长，故好趋。三十岁，五脏大定，肌肉坚固，血脉盛满，故好步。四十岁，五脏六腑十二经脉，皆大盛以平定，腠理始疏，荣华颓落，发鬓颁白，平盛不摇，故好坐。**血，营血也。气，卫气也。大盛，内盛也。始疏，外衰也。**五十岁，肝气始衰，肝叶始薄，胆汁始减，目始不明。六十岁，心气始衰，喜忧悲，血气懈惰，故好卧。七十岁，脾气虚，皮肤枯。八十岁，肺气衰，魄离，**魄离故言喜误；**九十岁，肾气焦，脏枯，经脉空虚；百岁，五脏皆虚，神气皆去，形骸独居而终矣。**肝为木，心为火，脾为土，肺为金，肾为水，此为五行相生次第，故先肝衰，次第至肾也。至于百岁，五脏虚坏，五神皆去，枯骸独居，称为死也。

黄帝问于岐伯曰：人年老而无子者，材力尽耶？将天数然？材力，摄养之力也。天数，天命之数也。**岐伯曰：女子七岁，肾气盛，更齿发长。**肾主骨、发，故肾气盛，更齿发长。**二七而天癸至，任脉通，伏冲脉盛，月事以时下，故有子。**天癸，精气也。任冲脉起于胞中下极者也，今天癸至，故任脉通也。伏冲之脉起于气街，又天癸至，故冲脉盛也。二脉并营子胞，故月事来，以有子也。**三七，肾气平均，故真牙生而长极**。真牙，后牙也。长极，身长也。**四七，筋骨坚，发长极，身体盛壮**。身之筋、骨、体、发，无不盛极。**五七，阳明脉衰，面始焦，发始堕**。阳明脉起于面，行于头，故阳明衰，面与发始焦落。**六七，三阳脉衰于上，面皆焦，发白**。三阳，少阳、太阳、阳明也。三阳脉俱在头，故三阳衰，面焦发白。**七七，任脉虚，伏冲衰少，天癸竭，地道不通，故形坏而无子**。任、冲二脉，气血俱少，精气尽，子门闭，子宫坏，故无子。**丈夫年八岁，肾气实，发长齿更。二八肾气盛，天癸至，精气溢泻，阴阳和，故能有子。三八肾气平均，筋骨劲强，故真牙生而长极。四八筋骨隆盛，肌肉满。五八肾气衰，发堕齿槁。六八阳气衰于上，面焦，鬓发颁白。七八肝气衰，筋不能动，天癸竭，精少，肾脏衰，形体皆极。八八则齿发去**。齿槁者，骨先衰，肉不附，故令齿枯也。**肾者生水，受五脏六腑之精而藏之，故五脏盛乃泻**。今五脏皆衰，筋骨解堕，天癸尽矣，故发鬓白，**身体重，行步不正而无子耳**。

卷第三　阴阳

通直郎守太子文学臣杨上善奉敕撰注

阴阳大论

黄帝问于岐伯曰：阴阳者，天地之道，道者，理也，天地有形之大也。阴阳者，气之大。阴阳之气，天地之形，皆得其理以生万物，故谓之道也。**万物之纲纪也，**形气之本，造化之源，由乎阴阳，故为其纲纪。**变化之父母也，**万物之生，忽然而有，故谓之化也。化成不已，故异百端，谓之变也。莫不皆以阴阳雄雌合成变化，故曰父母也。**生杀之本始也，**阴为杀本，阳为生始。**神明之府也。**两仪之灵，谓为神明。玄元皇帝曰："天不能转，日月不能行，风不能燥，雨不能润，谁使之尔，谓之神明。"斯则阴阳之所不测，化阴阳以为神，通窈冥以忘知，镜七曜而为测，一也。人法天地，具有五脏六腑，四肢百体，中有鉴物之灵，为神明，二也。亦以阴阳和气，故得神而无㘇，故为府也。**治病者必求之于本，**本，谓阴阳。**故积阳为天，积阴为地。**夫太极以生两仪，即有两，阴阳二气。二气之起，必有两仪之形，是即托形生气，积气成形，故积清阳以为天形，积浊阴以为地形。**阴静阳躁，**阴气主静，阳气主躁。**阳生阴长，**少阳，春也，生起万物；少阴，秋也，长熟万物。**阴杀阳藏。**五月是阳，起一阴爻，杀气者也；十一月是冬藏，起一阳爻，生气者也。有本云"阴生阳杀"。**阳化气，**

阴成形。阴阳化起物气，以阳为父，故言阳也；阴阳共成于形，以阴为母，故言阴也。**寒极生热，热极生寒**。物极而变，亦自然之所然耳也。**寒气生浊，热气生清**。阴浊为地，寒气所以起；阳清为天，热气所以生也。**清气在下，则生飧泄；浊气在上，则生䐜胀**。清气是阳，在上；浊气为阴，在下。今浊阴既虚，清阳下并，以其阳盛，所以飧泄也。清阳既虚，浊阴上并，以其阴盛，所以䐜胀飧泄也，食不化而出也。**此阴阳之反祚也，病之逆顺也**。祚，福也。逆之则为反，顺之为福也。**故清阳为天，浊阴为地；地气上为云，天气下为雨；**地之浊气上升，与阳气合为云；天之清气下降，与阴气合为雨也。**雨出地，气出天，**雨是地之阴气，上升得阳为雨；气是天之阳气，下降得阴为气。气，雾也。**故清阳出上窍，浊阴出下窍；**夫阴阳者，有名而无形也，所以数之可十，离之可百，散之可千，推之可万，故有上下、清浊、阴阳，内外、表里、阴阳等，变化无穷也。内外者，脉内营气称为清阴，脉外卫气名为浊阳，是则阴清阳浊者也。言上下者，清阳为天，浊阴为地，是则阳清阴浊者也。彼说内外清浊阴阳，此言上下清浊阴阳也。是以谷入于胃，分为四道，出于上焦，慓悍行于分肉之间，日五十周，乃卫气也。起于中焦，并行于胃口，出上焦之后，泌糟粕，承津液，化其精微，上注肺脉，行于经隧，化而为血，以奉生身，名曰营气。其卫气上行达于面，以资七窍，故曰清阳出上窍也。若以内外阴阳，则内者为清，外者为浊；若以上下阴阳，则上者为清，下者为浊，有此不同。浊者，别回肠下行，故曰浊阴出下窍也。**清阳发腠理，**此名卫气为清阳，发于腠理，即浊为清也。**浊阴走五脏；**此名营气为浊阴，走于五脏，即清为浊也。**清阳实四肢，浊阴实六腑**。四肢、六腑虽同为阳，复分阴阳也。四肢在外，故清气实之；六腑在内，故浊谷实之。**水为阴，火为阳，**五谷为食中水冷，谓之阴也；食中火热，谓之阳也。**阳为气，阴为味**。食中火热，发谷五气也；食中水冷，发谷五味也之。**味归形**，五味各入于脏，以成五形。**形归气**。阴形阳气者也。**气归精**，气生五味精华。**精食气**，五味精华，五气变焉。**形食味**，得于形者，以食为味。**味伤形**，五味各走其脏，淫则各伤其脏。**气伤精，精化于气**，精本从气化，有气淫还，各伤其精也。**气伤于味**。食中气盛，定伤五味。**味出下窍，气出上窍**。五味糟粕为大小便也，谷气不行经隧者，积于胸中，成于吐纳也。**味厚为阴，薄为阴之阳**；夫阴阳之道，推之可万也。如五味是阴，味之厚薄亦是阴阳，故味之厚者，阴中之阴；味薄者，阴中之阳也。**气厚为阳，薄为阳之阴**；五气是阳，气之厚薄又是阴阳，故气之厚者，阳中之阳；气之薄者，阳中之阴也。上下、贵贱、吉凶、福祸等，万物皆然。**味厚则泄，薄则通。气薄则泄，厚则发**。味厚气薄，则上下吐泄；味薄气厚则上下通发。**壮火之气衰，少火之气壮**。壮盛火热之气，盛必衰也。小微火暖之气，必为壮盛。此阴阳之节也。**壮火食气，气食少火。壮火散气，少火生气**。壮火壮盛，食气必衰；气食少火，气得所壮。故得壮火之盛，必散于气；少火之微，定聚生气也。**气味辛甘发散为阳，酸苦涌泄为阴**。气之味也，厚是辛甘，辛甘阴之厚者发散，薄为阳也。酸苦薄者为阳，下涌泄者为阴也。**阴胜则阳病，阳胜则阴病**。夫阴阳和，物生者也。今阳虚者，阴必并之，阴并阳者，是则阴胜，故阳病也。阴虚亦尔。**阴病则热，阳病则寒**。阴病阳胜，故热；阳病阴胜，故寒也。**重热则寒，重阴则热**。谓阴阳极。**寒伤形，热伤气**。形者，和阴也；气者，和阳也。寒甚有伤于形，热甚伤夺其气，斯之常。**气伤痛**，卫气行于肤肉之中，邪气客于肤肉，壅遏卫气，迫于分肉，故痛。**形伤肿**。既迫痛伤形，即便为肿也。**故先痛而后肿者，气伤形也**；先邪伤卫气致痛，后形肿者，谓卫气伤及于形也。**先肿而后痛者，形伤气也。**邪先客于皮肤，为肿而后壅，卫气为痛者，谓形伤及于气也。**风胜则肿，燥胜则干，**邪风客于皮肤，则为䐜肿也；邪热燥于皮肤，则皮干无汗。**寒胜则胕，**扶付反，检义当腐。寒胜肉热，肉当腐。**湿胜则濡。**阴湿气盛，则多汗也。**天有四时五行，**天之用也。**以生长收藏，**四时之用。**以生寒暑燥湿。**五行所生也。有本有"风"，谓具五者也。**人有五脏，**人之有也。**化五气，以生喜怒悲忧恐。**五气，五脏气也。喜怒等，心、肺、肝、脾、肾五志者也。**故喜怒伤气，**内伤者也。**寒暑伤形。**外伤者也。**故曰喜怒不节，寒暑过度，生乃不固。**内外伤已，生得坚固不道夭者，未之有也。**重阴必阳，重阳必阴。故曰：冬伤于寒，春必病温；**伤，过多也。冬寒，阴也。人于冬时，温衣热食，腠理开发，多取寒凉以快其志者，寒入腠理，腠理遂闭，内行脏腑，至春寒极，变为温病也。**春伤于风，夏生飧泄；**春风，阳也。春因腠理开发，风入腠闭，内行脏腑肠胃之中，至夏飧泄也。飧，水洗饭也，音孙，谓肠胃有风，水谷不化而出也。**夏伤于暑，秋生痎疟；**夏因汗出，小寒入腠，藏之于内，至秋气发，腠理外闭，风气内发，以成痎疟。痎，音亥。**秋伤于湿，冬生咳嗽。**秋多雨湿，人伤受湿，湿从上下，至冬寒并伤肺，故成咳嗽也。恺代反，又丘更反，谓逆气也。**黄帝问曰：法阴阳奈何？**阴阳者，天地纲纪，变化父母，养生之道，法之以成，故问之。**岐伯答曰：阳胜则身热，**阳胜八益为实，阴胜七损为虚。言八益者：身热，一益也，阴弱阳盛，故通身热也。**腠理闭**二益也。阳开腠理，过盛则闭。**而粗，**三益也。热盛则腠理皮上粗涩也。**为之俯仰，**四益也。热盛上下，故身俯仰。**汗不出而热，**五益也。阴气内绝，故汗不出，身仍热。**齿干**六益也。热盛至骨，故齿干也。**以烦悗，**七益也。热以乱神，故烦闷。**腹满死，**八益也。热盛胃中，故腹满也。前已七益，复加腹满，故致死。**能冬不能夏。**以其内热，故能冬之大寒，不能夏之小热。**阴胜则身寒，**下言七损也：身寒，一损也，身恶寒。**汗出，**二损也。无阳禁腠，故汗出。**身常清，**三损也。清，冷也，一身皮肤常冷也。**数栗四损也。**数数战栗也。**而寒，**五损也。战而复寒也。**寒则厥，**六损也。寒则手足逆冷也。**厥则腹满死，**七损也。前已六损，复加冷气满腹，冷气满腹故致死也。**能夏不能冬。**寒人遇热，故堪能也。**此阴阳更胜之变也，病之形能也。**此是阴阳变极之理，亦是人之病所能也。**黄帝问曰：调此二者奈何？**阴阳相胜，遂有七损八益，虚实不和，故谓调之。**岐伯答曰：能知七损八益，则二者可调也。**损者，损于身；益者，益于病。若人能循道察同，去损益之病，则阴阳气和，无诸衰老，寿命无穷，与天地同极也。**不知用此则蚤衰。**人不循道，不去损益，则阴阳不调，是谓不道，不道早衰也。**衰之节，年四十而阴气自半也，起居衰矣。**始衰时节，年四十也。六腑为阳气，五脏为阴气。人年四十，五脏阴气自半已衰，腠理始疏，荣华颓落，发鬓颁白，行立之起，坐卧之居，日渐已衰也。**年五十，体重，耳目不聪明矣。**人年五十，脾气衰，故体重；肝气衰，故目不明；肾气衰，故听不聪也。**年六十，阴痿，大气衰，九窍不利，**人年六十，肾气衰，精气减，筋弛，故宗筋痿也。十二经脉、三百六十五络为大气也，其气皆上于面而走空窍，其精阳气上于目而为精；其别气走耳而为听；其宗气上出于鼻而为臭；其浊气出于胃走唇舌而为味。今经脉、大气皆衰，故九窍不利。**下虚上实，涕泣俱出。**人腰以上为阳，以居上也；腰以下为阴，以居下也。年六十者，精减阴痿，行步无力，即下虚上实也。神衰失守，故涕泣俱出。**故曰，知之则强，**知察于同，去七损八益，其身日强。**不知则老。**不察于异，有损有益，故身速衰也。玄元皇帝曰：物壮则老，谓之不道，不道早已。此之谓也。**故同名异邪。**道理无物不通，故同名也。物有万殊，故异邪也。**智者察同，愚者察异，**察，观也。智者反物观道，愚者反道观物。**愚者不足，智者有余，有余则耳目聪明，身体轻强，年老复壮，壮者益理。**愚者观物，有三不足：目暗耳聋，则视听不足也；体重力衰，则身不足也；老者日衰，壮者日老，则寿不足也。智者观道，神清性明，故三有余也：视听日胜，则耳目有余也；身强体轻，则身有余也；年老反同乳子之形，年壮更益气色之理，则寿有余。**是以圣人为无为之事，**圣人，谓广成子等也。忘物丧我，任物之动，即为无为之事也。**乐恬澹之能，**怡神适性，即乐恬澹之能也。**从欲快志于虚无之守，**圣人欲无欲之欲，志无求之志，故从快于虚无，不失其道，谓之守也。**故寿命无穷，与天地终，此圣人之治身也。**虚无守者，其神不扰，其性不秽。性不秽，故外邪不入；神不扰，故脏腑安内，与虚无同道，与天地齐德，遂获有余无穷之寿也。故广成子语黄帝曰："吾以目无所见，耳无所闻，心无所知，神将自守，故人尽死，而我独存。"即其事也。斯乃圣人理身之道也。**天不足西北，故西方阴也，而人右耳目不如左明；地不满东南，故东方阳也，人左手足不如右强也。**夫天地者，形之大也。阴阳者，气之大也。大形而生万形，则大形以为父母，万形为子也。故大形有所不足而生万物，万物不可足也。故人头法天，则右耳目聪明不足也；手足法地，故左手足便强不足也。以其天阳不足西北，地阴不足东南故也。**黄帝问曰：何以然？岐伯答曰：东方阳也，其精并上，故上明而下虚，故使耳目聪明而手足不便也；**东方是阳，阳气上升，故上实下虚，则人左箱上胜下劣也。西方是阴，阴气下沉，故下实上虚，则人右箱下胜上劣也。**故俱感于邪，其在上也则右甚，在下则左甚，此天地阴阳所不能全，故邪居之。**非直左右阴阳虚处耳目手足有所不善，然左右俱感于邪，虚处独甚，今人患手足左甚，耳目右甚，即其事也。则天地阴阳有所不全，人法天地，何可取具全。非直人有不全，万物皆尔，不可全也。故圣人法天则地，中顺万物，居不得已，安于不足，是为摄生之大妙。**故天有精，地有形**；天有气之精，成人耳目；地有质之形，成人手足。**天有八纪，地有五理，故能为万物父母。**天有八风之纪，纪生万物；地有五行之理，理成万物，故为父母也。**清阳上天，浊阴归地**，故阴阳和也，称为万物；阴阳离也，号为天地也。**是故天地之动静，神明为之纪，故能以生长化成收藏，终而复始。**是故以天之动也，以地之静也，以神明御之为纲纪也。三者备，故能为四时生长化成收藏终始者也。**唯贤人上配天以养头，下象地以养足，中象人事以养五脏。**人头象天，故配天养头，使七窍俱美，同七曜之明也。足以象地，故使五常安，同山岳双镇也。中身象于人事，人有五脏，余禽兽等有不具者，故象人事以养五脏，同真人。**天气通于肺**，肺为四脏上盖，是人之天，故天气通肺也。**地气通于咽，风气通于肝**，咽中入食，以生五脏六腑，故地气通咽也。东方生风，风生木，木生酸，酸生肝，故风气通肝也。**雷气通于心**，心能觉动四肢百体，故雷气通心也。**谷气通于脾**，五谷滋味入脾，故谷气通肝也。**雨气通于肾**。雨者水也，故雨气通肾也。**六经为川**，三阴三阳六经之脉，流诸血气，以注肠胃，故为川也。**肠胃为海**，夫海者，一则众川归之，二则利泽万物。肠胃为彼六经所归，又滋百节，故为海也。**九窍为水注**。声色芳味，如水从外流于上之七窍，注入经川，溲后糟粕之水，从内出下二窍也。有本为"外注"，理亦相似。**水注之气，以天地为之阴阳**，声色芳味之气，从外入内有养，故以地为阴也。糟粕溲后，从内出外得通，故以天为阳。**阳之汗以天地雨名之**，阳发腠理出汗，同天地间雨，故汗名雨也。**阳之气以天地之风名之。**

前明人汗以天地之雨为名，则人之气以天地之风名也。**暴气象雷**，人身中气上下有声，故象雷也。**气逆象阳**。无阴之阳即为灾，故气逆不和者，象于阳也。**故治不法天之纪，不用地之理，则灾害至矣**。为家为国之道，不依天之八纪，地之五理，国有亡破之灾，身有夭丧之害也。**故风之至，傍如风雨**。风，谓天之邪气者也。邪气至，触身傍，伤人体者，如暴风雨入人腠理，渐深为病者也。**故善治者治皮毛，其次治肌肤，其次治筋脉，其次治六腑，其次治五脏，五脏半死半生**。善者，谓上工善知声色形脉之候，妙识本标，故疗皮毛能愈脏腑之病，亦疗脏腑能除皮毛之疾。故病在皮毛，疗于皮毛；病在五脏，疗于五脏。或病浅而疗浅，或病深而疗深，或病浅而疗深，或病深而疗浅，皆愈者，斯为上智，十全者也。今夫邪气始入皮毛之浅，遂至五脏之深，上工疗之有十，五死五生者，以其阴阳两感深重故也。**故天之邪气，感则害五脏**；谓天降八正虚风，从冲上来，为损至深，故害五脏也。**水谷之寒温，感则害六腑**；天地之间，资生气味，谓水谷也。六腑贮于水谷，节之失和，次害六腑也。**地之湿气，感则害皮肉筋脉**。肾为水脏，主骨又深，少湿未能即伤。余之四脏，所主皮肉筋脉在外，感即先伤，未至六腑也。**故用针者，从阴引阳，从阳引阴**，肝脏足厥阴脉实，肝府胆足少阳脉虚，须泻厥阴以补少阳，即从阴引阳也。若少阳实，厥阴虚，须泻少阳以补厥阴，即从阳引阴也。余例准此。**以右治左，以左治右**，谓以缪刺，刺诸络脉；谓以巨刺，刺诸经脉。**以我知彼**，谓医不病，能知病人。**以表知里**，或瞻六腑表脉，以知五脏里脉；或瞻声色之表，能知脏腑之里也。**以观过与不及之理，见微得过，用之不殆**。寸口之脉，过五十动，然后一代，谓之过；不满五十，谓之不及。见关格微病，得过失也。见微过而救人者，谓未病之病，疗十十全，故无危殆。**善诊者按脉**，善，谓上工善能诊候。诊候之要，谓按脉。**先别阴阳，审清浊，而知部候；**按脉之道，先须识别五脏阴脉，六腑阳脉，亦须审量荣气为浊，卫气为清，知两手各有寸、关、尺三部之别也。**视喘息，听音声，而知所苦；**须看病人喘息迟疾粗细，听病人五行音声，即知五脏六腑、皮毛肤肉、筋脉骨髓何者所苦，此谓听声而知者也。**观权衡规矩，而知病所在；**面部有五脏六腑五行气色，观乎即知病在何脏腑也。此谓察色而知也。**按尺寸而观浮沉滑涩，而知病所生；**涩，所敕反，不滑也。人之两手，从关至鱼九分，为寸也；从关至尺一寸，为尺也；尺寸终始一寸九分，为尺寸也。凡按脉者，按寸口得五脏六腑十二经脉之气，以知善恶；又按尺部，得知善恶。依此大经，竟无关部。关者，尺寸分处，关自无地。依秦越人，寸口为阳，得地九分；尺部为阴，得地一寸，尺寸终始一寸九分，亦无关地。华佗云："尺寸关三部各有一寸，三部之地合有三寸。"未知此言何所依据。王叔和、皇甫谧等各说不同，并有关地，既无依据，不可行用。但关部不得言无，然是尺寸分处，自无其地。脾脉在中，有病寄见尺寸两间，至下经脉之中，具定是非也。按脉之道，先别阴阳清浊，知部分，以次察声色，知病所苦所在，始按尺寸，观浮沉等四时之脉，以识病源也。**以治则无过，以诊则不失矣。**此以诊候知病源已，然后命诸针艾汤药等法疗诸病者，必有祛疾服灵之福，定无夭年损伤之罪，以其善诊则无失也。**故曰：病之始起也，可刺而已；**以其善诊，病之始生，即以小针消息去之。不用毒药者，此则其微，易散者也。**其盛，可待而衰也。**病盛不可疗者，如堂堂之阵，不可即击。待其衰时，然后疗者，易得去之，如疟病等也。**故曰：因其轻而扬之，**谓风痹等，因其轻动，道引微针，扬而散之。**因其重而减之，**谓湿痹等，因其沉重，燔针按熨，渐减损也。**因其衰而彰之。**谓癫狂等，取其衰时，彰泻去之也。**形不足者，温之**

以气；谓寒瘦少气之徒，补其阳气也。**精不足者，补之以味。**五脏精液少者，以药以食五种滋味而补养之。**其高者，因而越之；**风热实于头胸，因泻越之。**其下者，引而竭之；**寒湿实于腰足，引泻竭之。**中满者，泻之于内；**气胀肠胃之中，可以泻之。**其有邪者，渍以为汗；其在皮者，汗而发之；**渍，冷也。邪，肠胃寒热病气也。或入脏腑，或在皮毛，皆用针药以调汗而出之也。**其慓悍者，按而投之；**慓，芳照反，急疾也。悍，胡旦反。禁其气急不散，以手按取，然后投针也。**其实者，散而泻之。**诸有实者，皆散泻之。**审其阴阳，以别柔刚，阳病治阴，阴病治阳。**夫物柔弱者，阳之徒也；刚强者，阴之徒也。阴经受邪，流入阳经为病，是为阴经为本，阳经为标。疗其本者，疗于阴经，即阳病疗阴也。阳经受邪，准阴疗阳也，即阴病疗阳也。又阴阳二经，阴经若实，阳经必虚；阳经若实，阴经定虚。故阳虚病者宜泻阴，阴实病者宜补阳也。**定其血气，各守其乡，血实宜决之，气虚宜掣引之。**须定所病在气在血，各守血气病之别乡，泻乃用针刺去实血，补乃用针引气，引皮补已，纵皮闭门，使气不泄。掣，充曳反，引也。

调阴阳

黄帝问于岐伯曰：夫自古通天者，生之本也，古，谓上古、中古者也。谓阴阳而摄其生，则通天之义。上古、中古，人君摄生莫不法于天地，故生同天地，长生久视。通天地者，生之本也。不言通地者，天为尊也。**本于阴阳。**本于天地阴阳之气。**天地之间，六合之内，其气九州、九窍、五脏、十二节，皆通于天气。**在于天地四方上下之间所生之物，即九州岛等也。九州岛，即是身外物也。九窍等物，身内物也。十二节者，谓人四肢各有三大节也。谓九州岛等内外物，皆通天气也。**其生在其气三**，谓天地间九州岛等物，其生皆在阴、阳及和三气。**谓数犯此者，则邪气伤人，此寿之本**。阴阳分为四时和气，人之纵志，不顺四时和气摄生，为风寒雨湿邪气伤也。此顺三气养生，寿之本也。**苍天之气清静，则志意治**，苍，天色也。气，谓四时和气者也。天之和气，清而不浊，静而不乱，能令人志意皆清静也。**夫顺之则阳气固，虽有贼邪，弗能害也，此因时之序也**。人能顺清静和气，则脏气守其内，腑气固其外，则虽有八正虚风贼邪，不能伤也，斯乃因四序之和，自调摄也。**故圣人抟精神，或服天气，通神明**。抟，附也；或，有也。圣人令精神相附不失，有服清静之气，通神令清，通性令明，故得寿蔽天地而不道夭。**气失之，则内闭九窍，外壅肌肉，卫气散解，此谓自伤，气之削也**。阴气失和，则内闭九窍，令便不通；外壅肌肉，使腠理壅塞也。阳气失和，则腠理开解，卫气发泄也。此之失者，皆是自失将摄，故令和气销削也。**阳气者，若天与日，失其行，独寿不彰，故天运当以日光明，是故阳因上而卫外者也**。人之阳气若天与日，不得相无也。如天不得无日，日失其行，则天不明也。故天之运动，要藉日行，天得光明也。人与阳气不得相无，若无三阳行于头上，则人身不得彰延寿命也。故身之生运，必待阳脉行身已上，故寿命彰也。是以阳上于头，卫于外也。**因于寒，志欲如连枢，起居如惊，神气乃浮**。连，数也。枢，动也。和气行身，因伤寒气，则志欲不定，数动不住，故起居如惊，神魂飞扬也。**因于暑，汗，烦则喘喝，静则多言，体若燔炭，汗出如散**。喝，汉曷反，呵也，谓喘呵出气声也。汗者，阴气也，故汗出即热去，令热汗出而烦扰也。若静而不扰，则内热狂言。如此者，虽汗犹热。汗如沐浴，汗不作珠，故曰如散也。**因于湿，首如裹，湿**

热不攘，大筋濡短，小筋弛长，弛长者为痿。如，而也。攘，除也。人有病热，用水湿头而以物裹，人望除其热，是则大筋得寒湿缩，小筋得热缓长。弛，缓也，施尔反。筋之缓纵，四肢不收，故为痿也。因于气为肿，四维相代，阳气乃竭。因邪气客于分肉之间，卫气壅遏不行，遂聚为肿。四时之气各自维守，今四气相代，则卫之阳气遏壅不行，故为肿也。阳气者，烦劳则张，精绝辟积，于夏使人前厥，辟，稗尺反。夏日阳气盛时，入房过多则阳虚起，精绝辟积，生前厥之病也。辟积，辟迭停废之谓也。前厥，即前仆也。目盲不可以视，耳闭不可以听，精绝则肾府足太阳脉衰，足太阳脉起目内眦，故太阳衰者即目盲也。精绝肾虚，则肾官不能听也。溃溃乎若坏都，滑滑不止。溃，胡对反。溃溃、滑滑，皆乱也。阳气烦劳，则精神血气乱，若国都亡坏，不可遏止也。一曰：骨不正则都大也。言非直精神血气溃乱，四肢十二大骨痿疢不正也。阳气大怒，则形气而绝，血宛于上，使前厥，有伤于筋纵，阴并于阳，盛怒则卫气壅绝，血之宛陈，上并于头，使人有仆，故曰前厥。并伤于筋，故痿纵也。其若不容，而出汗偏阻，使人偏枯。阻，坏也，慈吕反。容，缓也。阳气盛者必伤筋痿缓，其若不缓，则冷汗偏出坏身。偏枯，不随之病也，或偏枯疼者也。汗出见湿，乃生痤疿。若汗遍身，见湿于风，即邪风客于肌肉，壅遏营卫，伤肉以生痤疿也。痤，痈之类，然小也，俗谓之疖子。久壅陷骨者，为痤疿也。高梁之变，足生大丁，受如持虚。高梁血食之人，汗出见风，其变为病，与布衣不同，多足生大丁肿。高梁身虚，见湿受病，如持虚器受物，言易得也。阳气者，精则养神，柔则养筋。卫之精气，昼行六腑，夜行五脏，令五神清明，行四肢及身，令筋柔弱也。开阖不得，寒气从之，乃生大偻。腠理有邪，开令邪出，则开为得也。腠理无邪，闭令不开，即阖为得也。今腠理开，邪入即便闭之，故不得也。寒邪入已，客于腰脊，以尻代踵，故曰大偻。偻，曲也，力矩反。**陷脉为瘘，流连肉腠。**寒邪久客不散，寒热陷脉以为脓血，流连在肉腠之间，故为瘘。**输气化薄，传为善畏，乃为惊骇。**输者，各系于脏，气化薄则精虚不守，故善畏而好惊也。**营气不顺，逆于肉理，乃生痈肿。**脉内营气为邪气伤，不得循脉阴阳相注，故逆于肉理，败肉即生痈也。**魄汗不尽，形弱而气烁，穴输已闭，发为风疟，故风者，百病之始也。**魄，肺之神也。肺主皮毛腠理，人之汗者，皆是肺之魄神所营，因名魄汗。夏伤于暑，汗出不止，形之虚弱，气之衰损，淫邪藏于腠理，腠理已闭，至秋得寒，内外相感，遂成风疟而气烁，故邪风者百病始。烁，式药反，淫邪气。**清静则肉腠闭距，虽有大风苛毒，弗之能客，此因时之序也。**不为躁动，毛腠闭距，八风不能伤者，顺四时之序调养，故无病也。苛，害也，音何。**故人病久则传化，上下不并，良医弗为。**人病虽久，得有传变，上下阴阳不并，至其所王，必当自愈，故良医不为也。**故阳蓄积病死，而阳气当隔，隔者当泻，不亟正治，且乃败亡。**故阳病蓄积，不得传化，有其死期者，阳脉当隔，脉有隔之时，当急泻之，不急疗者，必当死也。隔，格也。亟，急也。**故阳气者，一日而主外，平旦人气生，日中而阳气隆，日西阳气已虚，气门乃开，是故暮而收距，毋扰筋骨，毋见雾露。**夫阳者，生气也。阴者，死气也。故阳气一日而主外，阴气一夜而主内。一日外者分为三时：平旦人气始生，为少阳也；日中人气隆盛，为太阳也；日西人气始衰，为虚阳也。阳气虚者，阴气即开也。阴气开者，即申酉戌，少阴生也，故暮须收距，无令外邪入皮毛也；亥子丑时，即至阴也，故至阴时无扰骨也；寅卯辰，即厥阴也，故厥阴时无扰于筋，见雾露也，阴衰见湿，因招寒湿病。**反此三时，形乃困薄。**不顺昼夜各三时气以养生者，必为病困迫于身。薄，迫也。**岐伯曰：阴者，藏精而极起者也；阳者，卫外而为固者也。**五脏藏精，阴极而阳起也；六腑卫外，阳极而阴固也。故阴阳相得，不可偏胜也。**阴不胜其阳，则其脉流薄，疾并乃狂。**阳胜，即人迎脉动，或停或速，是则阴并阳盛，发为狂病。**阳不胜其阴，五脏气争，九窍不通。**阴胜则脏气无卫，故外九窍闭而不通也。**是以圣人陈阴阳，筋脉和同，骨髓坚固，气血皆顺，如是则外内调和，邪不能客，耳目聪明，气立如故。**故圣人陈阴阳，使人调外内之气，和而不争也。**风客淫气，精乃亡，邪伤肝。**风客淫精之气，遂令阴盛，施精不已，故精亡也。肝脉循阴入肝，故精亡伤肝也。**因而饱食，筋脉横解，肠澼为痔。**澼，音僻，泄脓血也。肝主于筋，亦生于血，肝既伤已，又因饱食，谷气盛迫，筋脉解裂，广肠漏泄脓血，名之为痔也。**因而一饮，则逆气。**一者，大也。既已亡筋伤肝，又因大饮，则为逆气之病也。**因而强力，肾气乃伤，高骨乃坏。**亡精伤肝，复因力已入房，故伤肾也。肾以藏精主骨，肾伤则大骨坏也。高，大也。**凡阴阳之要，阴密阳固，而两者不和，若春无秋，若冬无夏，因而和之，是谓圣度。**腠理密不泄者，乃内阴之力也。五脏藏神固者，外阳之力也。故比四时和气，不得相无也。因四时和气和于身者，乃是先圣法度也。**故强不能，阴气乃绝，**阴气衰者，可以补阴，更强入房，泻其阴气，故阴气绝也。**因于露风，乃生寒热。**精亡肝伤，更得寒湿风邪，邪风成者，为寒热病也。**是以春伤于风，邪气流连，乃为洞泄；夏伤于暑，秋为痎疟；秋伤于湿，气上逆而咳，发为痿厥，阴阳离决，精气乃绝；冬伤于寒，春乃病热。**洞，大贡反，疾流也。肺恶寒湿之气，故上逆咳也。至冬寒湿变热，四肢不用，名曰痿厥。二气离分不和，故精气绝也。**四时之气争，伤五脏也。**风寒暑湿，四时邪气争而不和，即伤五脏也。**阴之生，本在五味。**身内五脏之阴，因五味而生也。**阴之五官，阳在五味。**五脏，阴之官也，谓眼、耳、鼻、口、舌等五官之阳，本于五味者也。故五味内滋五脏，五官于是用强也。**是故，味过酸，肝气以津，肺气乃绝；**夫五味者，各走其脏，得中则益，伤多则损。故伤酸者，能令肝气下流，膀胱胞薄，遂成于癃漏泄病也。肺气克肝，令肝气津泄，则肺无所克，故肺气无用也。**味过于咸，则大骨气劳，短肌气抑；**咸以资骨，今咸过伤骨，则脾无所克，故肌肉短少，脾气壅抑也。**味过于苦，心气喘满，色黑，肾不卫；**苦以资心，今苦过伤心，喘满呕吐，则肾气无力，故色黑不能卫也。**味过于甘，脾气濡，胃气乃厚；**甘以资脾气，今甘过伤脾气濡，令心闷，胃气厚盛也。**味过于辛，筋脉沮弛，精神乃英。**辛以资肺，今辛多伤肺，肺以主气，筋之气坏，泄于皮毛也。心神克肺，气沮泄，神气英盛，浮散无用也。**是故谨和五味，则骨正筋柔，气血以流，腠理以密。**谓五味各得其所者，则咸能资骨，故骨正也；酸能资筋，故筋柔也；辛能资气，故气流也；苦能资血，故血流也；甘能资肉，故腠理密也。**如是则气骨以精，谨道如法，长有天命。**谨，顺也。如是调养身者，则气骨常得精胜，上顺天道，如先圣法，则寿蔽天地，故长有天命也。

阴阳杂说

黄帝问于岐伯曰：天有八风，经有五风，八风发邪气，经风触五脏。八风，八正邪风也，正月朔日有此八风，发为邪气伤人者也。经风，八虚风也。谓五时八风，从虚乡来，触于五脏，舍之为病也。**邪气发病，所谓得四时之脉者，**谓得四时相胜之脉以为候。**春**

胜长夏，长夏胜冬，冬胜夏，夏胜秋，秋胜春，所谓得四时之胜也。谓天风、经风在身，邪气行于寸口，有相胜之候。**东风生于春，病在肝，输在颈项；**东风从春生已，与肝为病者，肝之病气逆致于颈项，颈项为春也。**南方风生于夏，病在心，输在胸胁；**胸胁当心，故为夏也。**西方风生于秋，病在肺，输在肩背；**肩背当肺，故为秋也。**北方风生于冬，病在肾，输在腰股；**腰股近肾，故为冬也。**中央为土，病在脾，输在脊，故精者身之本也。**脊膂当脾，故为仲夏也。土为五谷之精，以长四脏，故为身之本也。**故春气者病在头，**在头颈项。**夏气者病在脏，**脏谓心腹。**秋气者病在肩背，**肩背为秋气也。**冬气者病在四肢。**冬为痹厥，多在四肢。**故春喜病鼽衄，**伤寒，春病在头，故喜鼽衄也。**夏喜病洞泄寒中，**伤风，夏病在藏，故喜病洞泄寒中者也。**仲夏喜病胸胁，**伤温，夏病在胸胁，故喜病胸胁。**秋喜病风疟，**仲夏伤暑者，秋喜病风疟也。**冬喜病痹厥。**伤湿，冬病故为痹厥。**故冬不按跷，春不病鼽衄，春不病颈项，**夫冬伤寒气在于腠理者，以冬强勇按跷多劳，因腠理开，寒气入客。今冬不作按跷，则无伤寒，至春不患热病鼽衄，故春不病颈项者也。跷，几小反，强勇貌也。**夏不病洞泄寒中，仲夏不病胸胁，**春伤风时，多循于头，入于腑脏，故至夏日作飧泄寒中病也。所以春无伤风，即无夏飧泄之病，故至仲夏不病胸胁。**秋不病风疟，**秋不病肩背胸胁，仲夏不伤暑于胸胁，至秋无疟及肩背胸胁病也。**冬不病痹厥飧泄，而汗出藏于清者，至春不病温。**冬病痹厥飧泄内虚，又因汗出，寒入藏于内，故至春病温，是为冬伤于寒，春为温病所由者也。**夏暑汗不出者，秋成风疟。**小寒入腠理，不得汗泄，至秋寒气感而成疟也。**此平人脉法地也。**平人脉法，要须知风、寒、暑、湿四气为本，然后候知弦、钩、毛、沉四时脉也。地，即本也。**岐伯曰：阴中有阴，阳中有阳。平**

旦至日中，天之阳，阳中之阳也；日中至昏，天之阳，阳中之阴也；子午以东，昼为阳也；卯酉已北，夜为阴。故平旦至日中，阳中之阳也；日中至昏，阳中之阴也。**合夜至鸡鸣，天之阴，阴中之阴也；鸡鸣至平旦，天之阴，阴中之阳也。**子午已西，夜为阴；卯酉已南，昼为阳。故合夜至鸡鸣，阴中之阴也；鸡鸣至平旦，阴中之阳也。**故人亦应之。**人同阴阳，故人亦有阳中之阳，阳中之阴，阴中之阴，阴中之阳也。**夫言人之阴阳，则外为阳，内为阴。**皮毛肤肉在外，为阳；筋骨脏腑在内，为阴。**言人身之阴阳，则背为阳，腹为阴。**背在胸上近头，故为阳也；腹在胸下近腰，故为阴也。**言人之身，五脏中之阴阳，则脏者为阴，腑者为阳；肺、肝、心、脾、肾，五脏皆为阴；胆、胃、大肠、小肠、三焦、膀胱，六腑皆为阳。**就身之中，五脏藏于精神为阴，六腑贮于水谷为阳也。**所以欲知阴中之阴而阳中之阳何也？为冬病在阴，夏病在阳，春病在阴，秋病在阳。**所以须知阴阳相在者，以其四时风寒暑湿在阴阳也。何者？冬之所患咳嗽痹厥，得之秋日伤湿，阴也；夏之所患飧泄病者，得之春日伤风，阳也；春之所患温病者，得之冬日伤寒，阴也；秋之所患疟疾病者，得之夏日伤暑，阳也。**皆视其所在，为施针石。**视，瞻候也。宜以三部九候瞻知所在，然后命于针、灸、砭石、汤药、导引，五立疗方，施之不误，使十全者也。**故背为阳，阳中之阳，心也；背为阳，阳中之阴，肺也；腹为阴，阴中之阴，肾也；**心肺在膈已上，又近背上，所以为阳也。心以属火，火为太阳，故为阳中之阳也。肺以属金，金为少阴，故为阳中之阴也。**腹为阴，阴中之阳，肝也；**肾肝居膈已下，又近下极，所以为阴也。肾以属水，水为太阴，故为阴中之阴也。肝以属木，木为少阳，故为阴中之阳也。**腹为阴，阴中之至阴，脾也。**脾居腹中至阴之位，以资四脏，故为阴中之至阴。**此皆阴阳表里、外内、左右、雌雄、上下相输应也，故以应天之阴阳也。** 五脏六腑，即表里阴阳也。皮肤筋骨，即内外阴阳也。肝肺所主，即左右阴阳也。牝脏牡脏，即雌雄阴阳也。腰上腰下，即上下阴阳也。此五阴阳，气相输会，故曰合于天也。**问曰：五脏应四时有仿乎？答曰：有。东方青色，入通于肝，开窍于目，藏精于肝，** 精，谓木精也，汁也，三合，藏之肝府胆中也。**其病发惊骇，** 起怒亡魂，故惊骇也。**其味辛，** 肝味正酸而言辛者，于义不通。有云：金克木为妻，故肝有辛气。**其类草木，** 五行各别多类，故五行中各别称类也。草木类同也。**其畜鸡，其谷麦，其应四时，上为岁星，** 春当岁星。**是以春气在头也，其音角，** 头为身之初首，故春气在也。**其数八，** 成数八。**是以知病之在筋也，其臭臊。** 是以知筋位居春，故病在筋也。**赤色入通于心，** 火生于木，心又属火，火色赤，故通心。**开窍于耳，**《九卷》云：心气通舌。舌既非窍，通于耳。**藏精于心，** 心有七孔三胞，盛精汁三合。**故病在五脏，** 心为五脏主，不得受于外邪，受外邪则五脏皆病也。**其味苦酸，** 酸为苦母，并母言之，故有苦酸。**其类火，其畜羊，其谷黍，**《九卷》云：黄黍味辛。苦味刻辛，仍金火相济，故并言之。**其应四时，其星上为荧惑，** 夏时上为荧惑。**以知病在脉也，** 脉位居夏，故病在脉。**其音徵，其数七，** 成数七也。**其臭焦。黄色入通于脾胃，** 五色皆自通脏，不言其腑。此言腑者，以胃为四脏资粮，故兼言也。**开窍于口，藏精于脾，** 精，脾中散膏半斤，主裹血，温五脏也。**故病在于舌本，** 脾脉足太阴连舌本，故夏病在舌本也。**其味甘，其类土，其畜牛，其谷稷，其应四时，上为镇星，** 其脾王四季，故季夏上为镇星也。**故知病在肉也，其音宫，其数五，** 脾肉在夏，故有病在肉。其数五，谓生数。**其臭香。白色入通于肺，开窍于鼻，藏精于肺，** 精，肺液也。**故**

病在于背，肺为阳中之阴，在背，故病在背。**其味辛，其类金，其畜马，其谷稻，**《九卷》云：粳米味甘，黍味辛。此中稻辛。**其应四时，上为太白星，**秋时上为太白星。**故知病在皮毛，**皮毛在秋，故病在皮毛也。**其音商，其数九，其臭腥。**九为成数。**黑色入通于肾，开窍于二阴，**二阴，谓前后阴也。**藏精于肾，**精，谓肾液。**病在于溪谷，其味咸，其类水，其畜豕，其谷豆，**肉之大会为谷，小会为溪。肉分之间，溪谷之会，肾间动气为原气，在溪谷间，故冬病在也。**其应四时，上为辰星，**冬时上为辰星。**以知病在骨，**骨气在冬，故病在骨。**其音羽，其数六，其臭腐。**六为成数。**岐伯曰：善为脉者，谨察五脏六腑逆顺，阴阳表里雌雄之纪，藏之心意，合之于精，非其人勿教，非其人勿授，是谓得道。**善候脉者，须察脏腑之气，有逆有顺，阴阳表里，雄雌纲纪，得之于心，合于至妙，然后教于人。教于人之道，观人所能，妙知声色之情，可使瞻声察色，诸如是等，谓其人也。教，谓教童蒙也。授，谓授久学也。如是行者，可谓上合先圣人道也。

　　黄帝问于岐伯曰：人有四经十二顺，四经，谓四时经脉也。十二顺，谓六阴爻、六阳爻，相顺者也。**四经应四时，十二顺应十二月，**肝、心、肺、肾四脉，应四时之气；十二爻，应十二月。十二月应十二脉。十二经脉也。**脉有阴阳，**十二经脉，六阴六阳。**知阳者知阴，知阴者知阳。**妙知人迎之变，即悬识气口；于气口之动，亦达人迎。**凡阳有五，五五二十五阳。**五脏之脉于五时见，随一时中即有五脉，五脉见时皆有胃气，即阳有五也。五时脉见，即有二十五阳数者也。**所谓阴者真脏，其见则为败，败必死。**于五时中，五脏脉见，各无胃气，唯有真脏独见，此为阴也。**所谓阳者，胃脘之阴阳。**胃脘之中，包裹五谷，其五脏为阳，此则对藏阴为阳，故曰胃脘阴阳者也。**别于阳者，知病之处**；阳，胃气也。足阳明脉通于胃，是以妙别阳明胃气，则诸脉受病所在并知之。**别于阴者，知死生之期。**妙别五脏之脉，即知死生有期。**三阳在头，三阴在手，**三阳行胃人迎之脉，在头；三阴行太阴寸口之脉，在手也。**所谓一也。**阴阳上下，动如引绳，故曰一也。**别于阳者，知病忌时**；善别胃脉，即知胃气有无，禁忌在于四时。**别于阴者，知死生之期。**善别手太阴脉，即知真脏脉之有无，死生之期。**谨熟阴阳，无与众谋。**谨能纯熟阴阳脉气之道，决于心者，不复有疑，故不与众人谋议也。**所谓阴阳者，去者为阴，至者为阳；动者为阳，静为阴；数者为阳，迟者为阴。**凡阴阳者，去、静与迟皆为阴，至、动与数皆为阳。**凡持真脏之脉者，肝至悬绝九日死，**有本为十八日。**心至悬绝九日死，肺至悬绝十日死，肾至悬绝五日死，脾至悬绝四日死。**得真脏脉者死，然死之期得五脏悬绝已去，各以其脏之气分昼日为数。脉至即绝，久而不来，故曰悬绝。**问曰：二阳之病发心痹，有不得隐曲，女子不月，其传为风消，其传为息贲，三日者死，不治。**二阳者，阳明也。阳明，谓手阳明大肠脉也，足阳明胃脉也。阳明所发，心痹等病也。隐曲，大小便。风消，谓风热病消骨肉。息贲，贲，膈也，为膈息也。**曰：三阳为病发寒热，下为痈肿，及为痿厥喘悁，其传为索泽，其传为颓疝。**三阳，太阳也，谓手太阳小肠脉也，足太阳膀胱脉也。太阳所发，寒热等病。悁，季绵反，忧患也。索，夺也。忧恚不已，传为夺人色润泽也。**曰：一阳发病，少气喜咳喜泄，传为心瘛，其传为隔。**一阳，少阳也，手少阳三焦脉也，足少阳胆脉也。少阳发少气等病。隔，塞也。**二阳一阴发病，主惊骇背痛，喜噫喜欠，名曰风厥。**二阳，阳明也。一阴，厥阴也，手厥阴心包脉也，足厥阴肝脉也。此二脉发惊骇等病，风厥也。**二阴一阳发病，喜**

胀心满喜气。二阴，少阴也，手少阴心脉也，足少阴肾脉。少阴、少阳发喜胀等病。**三阳三阴发病，为偏枯痿易，四肢不举**。三阳，太阳也。三阴，太阴也，手太阴肺脉也，足太阴脾脉也。太阴发偏枯等病也。**鼓一阳曰钩曰鼓**，一阳，少阳也。少阳脉至手太阴寸口，其脉鼓也。鼓，脉鼓动也。一阳之鼓曰钩也。一阴曰毛，一阴，厥阴也。厥阴脉至之寸口曰毛，此阴脉，不称鼓也。有本一曰阴曰毛也。**鼓阳胜阴曰弦**，脉鼓阳胜于阴曰弦。**鼓阳至而绝曰石**，至者为阳也，鼓阳至绝曰石也。**阴阳相过曰弹**。阴阳之脉至寸口相击，曰弹也。

  凡痹之客五脏者，肺痹者，烦则满喘而呕。邪气客肺及手太阴，故烦满喘呕也。**心痹者不通，烦则下鼓，暴上气而喘，嗌干喜噫，厥气上则恐**。邪气客心及手太阳，故上下不通，烦则少腹鼓胀等病也。**肝痹者，夜卧则惊，多饮数小便，上为演怀**。邪气客肝及足厥阴脉，厥阴脉系目及阴，故卧惊数小便。演当涎，谓涎流怀中心也。**肾痹者善胀，尻以代踵，脊以代项**。邪客肾及少阴之脉，故喜胀脊曲也。**脾痹者，四肢懈惰，发咳呕汁，上为大寒**。邪客脾及足太阴脉，不得营于四肢，故令懈惰，又发脾咳，胃寒呕冷水也。**大肠痹者，数饮出而不得，中气喘争，时发飧泄**。邪客大肠及手阳明脉，大肠中热，大便难，肺气喘争，时有飧泄也。**胞痹者，少腹膀胱按之两髀若沃以汤，涩于小便，上为清涕**。膀胱盛尿，故谓之胞，即尿脬。脬，匹苞反。邪客膀胱及足太阳，膀胱中热，故按之髀热，下则小便有涩，上则鼻清涕出也。**阴气者，静则神藏，躁则消亡**。五脏之气，为阴气也；六腑之气，为阳气也。人能不劳五脏之气，则五神各守其脏，故曰神脏也。贼郎反。若怵惕思虑，悲哀动中，喜乐无极，愁忧不解，盛怒不止，恐惧不息，躁动不已，则五神消灭，伤脏者也。**饮食自倍，肠胃乃伤**。凡人饮食，胃实则肠虚，肠实则胃虚，肠胃更实更虚，故得气通，长生久视。若饮食自倍，则气不通，夭人寿命也，此则伤腑也。**淫气喘息，痹聚在肺；**淫，过也。喘息，肺所为也。喘息过者，则肺虚邪客，故痹聚也。**淫气忧思，痹聚在心；**忧思，心所为。忧思过者，则心伤邪客，故痹聚也。**淫气呕唾，痹聚在肾；**呕唾，肾所为也。呕唾过者，则肾虚邪客，故痹聚也。**淫气渴乏，痹聚在肝；**肝以主血，今有渴乏，多伤血肝虚，故痹聚也。**淫气饥绝，痹聚在胃。**饥者，胃少谷也。饥过绝食则胃虚，故痹聚。**淫气壅塞，痹聚在脾。**谷气过塞则实，而痹聚于脾也。

　　阴争于内，阳扰于外，魄汗未藏，四逆而起，起则动肺，使人喘喝。五脏为阴，内邪阴气以伤五脏，故曰争内；六腑为阳，外邪阳气以侵六腑，故曰扰外。皮毛腠理者，肺魄所主，故汗出腠理，名魄汗也。藏，犹闭也。阴阳争扰，汗出腠理未闭，寒气因入，四肢逆冷，内伤于肺，故使喘喝。喝，喘声，呼割反。阴之所生，和本曰味。五脏所生，和气之本，曰五味也。**是故刚与刚，阳气破散，阴气乃消亡。**刚与刚，阳盛也。阳盛必衰，故破散也。无阳之阴，必消亡也。**淖则刚柔不和，经气乃绝。**淖，乱也，音浊。言阳散阴消，故刚柔不和，则十二经气绝也。**岐伯曰：所谓生阳死阴者，肝之心，谓之生阳；**木生火也。**心之肺，谓之死阴；**火克金也。**肺之肾，谓之重阴；**少阴重至阴也。**肾之脾，谓之辟阴，死不治。**辟，重迭。至阴、太阴重也。**结阳者，肿四肢。**结，聚。**结阴者，便血一升，再结二升，三结三升。**三聚多至三升也。**阴阳结者针，多阴少阳曰石水，少腹肿。**少阴为水，故"多"字误耳。**三阳结谓之消，**消渴、消中也。三阳，太阳。**二阳结谓之隔，**便溲不通也。二阳，阳明也。**三阴结谓之水，**三阴，太阴。**一阴一阳结，谓之喉痹。**厥阴、少阳也。**阴抟阳别，谓之有子，**阴脉聚，阳脉不聚也。**阴阳虚肠辟死。**阴阳腑脏脉皆虚者，肠澼迭死。**死阴之属，不过三日而死；生阳之属，不过四日而已。**阴阳死生期也。**阳加于阴谓之汗，**加，胜之也。**阴虚阳抟谓之崩。**崩，下血也。**三阴俱抟，三十日夜半死。**太阴总得三阴之气。**二阴俱抟，十五日夕时死。**少阴总得二阴之气。**一阴俱抟，十日平旦死。**厥阴气皆来聚，故曰俱也。**三阳俱抟且鼓，三日死。**三阳之脉，聚而且鼓。**三阳三阴俱抟，心腹满，发尽不得隐曲，五日死。二阳俱抟，募病温，死不治，不过十日死。**阳明之气皆聚，则阳明募病。有本为"其"也。

　　　　　　仁安二年丁亥正月十二日以同本书写之

　　　　　　　　同□□□□□移点了　丹波赖基

本云

　　　　仁平元年二月十二日以同本书写移点校合了　宪基

卷第四 [佚]

卷第五 人合

通直郎守太子文学臣杨上善奉敕撰注

[篇名佚]

□……□。……二节，故得怀子也。**天有阴阳，人有夫妻；岁有三百六十五日，人有三百六十五节；地有高山，人有肩膝；地有深谷，人有腋腘；**戈麦反，曲脚也。**地有十二经水，人有十二经脉；地有雾气，人有卫气；地有草蘆，**千古反，草名也，又死草也。**人有毫毛；天有昼晦，人有卧起；天有列星，人有齿牙；地有小山，人有小节；地有山石，人有高骨；地有林木，人有幕筋；地有聚邑，人有腘肉；岁有十二月，人有十二节；地有时不生草，人有毋子。此人所以与天地相应者也。**幕，当为膜，亦幕覆也。膜筋，十二经筋及十二筋之外裹膜分肉者，名膜筋也。人身上有二十六形，应天地之形也。

阴阳合

黄帝曰：余闻天为阳，地为阴，日为阳，月为阴，其合之于人奈何？岐伯曰：**腰以上为天，腰以下为地，故天为阳，地为阴。**夫人身阴阳应有多种：自有背腹上下阴阳，有脏腑内外阴阳，有五脏雄雌阴阳，有身手足左右阴阳，有腰上下天地阴阳也。**足之十二脉，以应十二月，月生于水，故在下者为阴**；腰下为地，故两足各有三阴三阳，应十二月，故十二脉也。人身左右随是一边即有十二脉者，天地通取也。月为太阴之精，生水在地，故为阴也。**手之十指，以应十日，日生于火，故在上者为阳。**日为太阳之精，生火在天，故为阳也。**黄帝曰：合之于脉奈何？岐伯曰：寅者正月，生阳也，主左足之少阳；未者六月，主右足之少阳；卯者二月，主左足之太阳；午者五月，主右足之太阳；辰者三月，主左足之阳明；巳者四月，主右足之阳明。此两阳合于前，故曰阳明。**从寅至未六辰为阳，从申至丑六辰为阴。十一月一阳生，十二月二阳生，正月三阳生。三阳已生，能令万物生起，故曰生阳。生物阳气，正月未大，故曰少阳；六月阳气衰少，故曰少阳。二月阳气已大，故曰太阳；五月阳气犹大，故曰太阳。三月、四月二阳合明，故曰阳明也。**申者七月，生阴也，主右足之少阴；丑者十二月，主左足之少阴；酉者八月，主右足之太阴；子者十一月，主左足之太阴；戌者九月，主右足之厥阴；亥者十月，主左足之厥阴。此两阴交尽，故曰厥阴。**五月一阴生，六月二阴生，七月三阴生。三阴已生，能令万物始衰，故曰生阴。生物七月阴气尚少，故曰少阴；十二月阴气已衰，故曰少阴。八月阴气已大，故曰太阴；十一月阴气犹大，故曰太阴。九月、十月二阴交尽，故曰厥阴。厥，尽也。**甲主左手之少阳，己主右手之少阳。乙主左手之太阳，戊主右手之太阳。丙主左手之阳明，丁主右手之阳明。此两火并合，故为阳明。**甲、乙、丙、丁、戊、己，为手之阳也；庚、辛、壬、癸，为手之阴也。甲己为少阳者，春气孚于正月，故曰少阳；己为夏阳将衰，故曰少阳。甲在东方，故为左也；己在中宫，故为右也。乙戊为手太阳者，乙为二月，阳气已大，故曰太阳；戊夏阳盛，故为太阳。乙在东方，戊在中宫，故有左右也。丙丁为阳明者，丙为五月，丁为六月，皆是南方火也，二火合明，故曰阳明也。**庚主右手之少阴，癸主左手之少阴。辛主右手之太阴，壬主左手之太阴。故足之阳者，阴中之少阳也；足之阴者，阴中之太阴也。**庚癸为少阴者，十二辰为地，十干为天，天中更有阴阳，故甲乙等六为阳，庚辛等四为阴。庚为七月申，阴气未大，故曰少阴；癸为十二月丑，阴气将终，故曰少阴。辛壬为太阴者，辛为八月酉，阴气已大，故曰太阴；壬为十一月子，阴气盛大，故曰太阴。心主厥阴之脉，非正心脉，故十干外无所主也。足为阴也，故足有阳，阴中少也；足之有阴，阴中大也。**手之阳者，阳中之太阳也；**手之六阳，乃是腰以上阳中之阳，故曰太阳。**手之阴者，阳中之少阴也。**手之六阴，乃是腰以上阳中之阴，以其阳太阴少，故曰少阴也。**腰以上者为阳，腰以下者为阴。**此上下阴阳也。**其于五脏也，心为阳中之太阳，肺为阳中之少阴，**以上上下阴阳，此为五脏阴阳。心、肺居膈以上为阳，肝、脾、肾居膈以下为阴。故阳者呼，心与肺也；阴者吸，肝与肾也。心肺俱阳，心以属火，故为阳中太阳也；心肺俱阳，肺以属金，故为阳中少阴也。**肝为阴中之少阳，脾为阴中之至阴，肾为阴中之太阴。**三脏居膈以下为阴，肝脏属木，故为阴中少阳也。脾在膈下属土，且以居下，故为阴中至阴。肾下属水，故为阴中之太阴也。**黄帝曰：以治之奈何？**岐伯曰：**正月、二月、三月，人气在左，无刺左足之阳；**春之三月，人三阳气在左足王处，故不可刺也。**四月、五月、六月，人气在右，无刺右足之阳；**夏之三月，人三阳气在右足王处，故不可刺也。**七月、八月、九月，人气在右，无刺右足之阴；**秋之三月，人三阴气在右足王处，故不可刺也。**十月、十一月、十二月，人气在左，无刺左足之阴。**冬之三月，人三阴气在左足王处，故不可刺也。**黄帝曰：五行以东方为甲乙木主春，春者苍色，苍色主肝，肝者主足厥阴也。今乃以甲为左手少阳，不合于数，何也？**岐伯曰：**此天地之阴阳也，非四时五行之以次行也。且夫阴阳者有名而无形，故数之可十，离之可百，散之可千，推之可万，此之谓也。**五行次第阴阳，以甲为厥阴；上下天地阴阳，以甲为阳者，良以阴阳之道无形无状，裁成造化，理物无穷，可施名以名实，故数之可十，推之可万也。

黄帝曰：余闻天为阳，地为阴，日为阳，月为阴，三百六十五日成一岁，人亦应之。今闻三阴三阳，不应阴阳，其故何也？三阴三阳之数各三，不应天地日月阴阳二数，何也？黄帝非不知之，欲因问广演阴阳变化无穷之数也。**岐伯曰：阴阳者，数之可十，离之可百，散之可千，推之可万，万之大，不可胜数也，然其要一也。**言阴阳之理，大而无外，细入无间，毫末之形，并阴阳雕刻，故其数者，不可胜数也。故阴中有阴，阳中有阳，阳中有阴，阴中有阳，然则混成同为一气，则要一也。**天覆地载，万物方生也。**二仪合气也。**未出地者，命曰阴处，名曰阴中之阴；**辨阴阳，所谓雌雄者也。人之与物，未生以前，含在阴中，则未出地也。未生为阴，在阴之中，故为阴中之阴也。**则出地者，命曰阴中之阳。**所生已生曰阳，初生未离于地，故曰阴中之阳也。**阳予之正，阴为之主。**阳气以为人物生正，阴气以为人物养主也。**故生因春，长因夏，收因秋，藏因冬，失常则天地四塞。**一气离为阴阳，以作生养之本，复分四时，遂为生长收藏之用，终而复始，如环无端，谓之常也。若失其常，四时之施，壅塞不行也。**阴阳之变，其在人者，亦数之可散也。**散，分也。阴阳之变，遍通内外，外物既尔，内身之变，亦可分为众多，不可胜数也。**黄帝曰：愿闻三阴三阳之离合也。**别为三阴三阳，推之可万，故为离也。唯一阴一阳，故为合也。**岐伯曰：圣人南面而立，**古者圣人欲法天、地、人三才形象，处于明堂，南面而立，以取法焉。**前曰广明，后曰太冲，太冲之地，名曰少阴，**圣人中身以上，阳明为表在前，故曰广明。太阴为里在后，故广明下名曰太阴。冲脉在太阴之下，故称后曰太冲。太冲脉下，次有少阴，故曰少阴为地，以肾最居下故也。**少阴之上，名曰太阳，**太阳即足太阳，是肾之府膀胱脉也。脏阴在内，腑阳居外，故为上者也。**太阳根于至阴，结于命门，**至阴，是肾少阴脉也，是阴之极，阳生之处，故曰至阴。太阳接至阴而起，故曰根于至阴。上行络项，聚于目也。结，聚也。**名曰阴中之阳。**少阴水中而有此阳气，故曰阴中之阳也。**中身而上，名曰广明，广明之下，名曰太阴，**身中表之上，名曰广明。脾脏足太阴脉从足至舌下，太阴脉在广明里，故为下也。广明为表，故为上也。**太阴之前，名曰阳明。**阳明根起于厉兑，结于颡大，阳明脾府之脉，在太阴表前，从足指厉兑上行，聚于颡上额颅。颡，额也，苏荡反。**名曰阴中之阳。**人腹为阴，阳明从太阴而起，行于腹阴，上至于颡，故为阴中阳。**厥阴之表，名曰少阳，少阳根起于窍阴，结于窗笼，名曰阴中之少阳。**厥阴之脉，起于足大指丛毛之上，循阴股上注于肺，阴脏行内也。少阳肝府之脉，起足窍阴，上聚于耳，为表阳府也。以少阳属木，故为阴中少阳也。**是故三阳之离**

合也，太阳为关，阳明为阖，少阳为枢。三阳离合为关、阖、枢，以营于身也。夫为门者，其有三义：一者门关，主禁者也。膀胱足太阳脉主禁津液及于毛孔，故为关也；二者门阖，谓是门扉，主关闭也。胃足阳明脉令真气止息，复无留滞，故名为阖也；三者门枢，主转动者也。胆足少阳脉主筋，纲维诸骨，令其转动，故为枢也。**三经者，不得相失，抟而勿传，命曰一阳。**唯有太阳关者，则真气行止留滞，骨摇动也。唯有阳明阖者，则肉节败、骨动摇也。唯有少阳枢者，则真气行止留滞，肉节内败也。相得各守所司，同为一阳之道也。抟，相得也。传，失所守也。**愿闻三阴。岐伯曰：外者为阳，内者为阴。然则中为阴，其冲在下者，名曰太阴，太阴根起于隐白，结于太仓，名曰阴中之阴。**冲在太阴之下，少阴脉上。足太阴脉从隐白而出，聚于太仓，上至舌本。是脾阴之脉行于腹阴，故曰阴中之阴也。**太阴之后，名曰少阴。少阴根起于涌泉，结于廉泉，名曰少阴。**肾脉足少阴，从足小指之下入涌泉，上行聚于廉泉，至于舌本也。**少阴之前，名曰厥阴，厥阴根起于大敦，结于玉英，**肝脉足厥阴在少阴前，起于大指丛毛之上，入大敦，聚于玉英，上头与督脉会于颠，注于肺中也。**阴之绝阳，名曰阴之绝阴。**无阳之阴，是阴必绝，故曰阴之绝阴。**是故三阴之离合也，太阴为关，厥阴为阖，少阴为枢。**三阳为外门，三阴为内门。内门亦有三者：一者门关，主禁者也。脾脏足太阴脉主禁水谷之气，输纳于中不失，故为关也。二者门阖，主关闭者也。肝脏足厥阴脉主守神气出入通塞悲乐，故为阖也。三者门枢，主动转也。肾脏足少阴脉主行津液，通诸经脉，故为枢者也。**三经者，不得相失也，抟而勿沉，名曰一阴。**三阴，经脉也。三阴之脉，抟聚而不偏沉，故得三阴同一用也。**阴阳钟钟也，传为一周，**钟钟，行不止住貌。营卫行三阴三阳之气，相注不已，传行周旋，一日一夜五十周也。**气里形表而相成者也。**五脏之气在里，内营形也；六腑之气在表，外成形者也。

四海合

黄帝问岐伯曰：余闻刺法于夫子，夫子之所言，不离于营卫血气。夫十二经脉者，内属于腑脏，外络于肢节，子乃合之于四海，何乎？血，谓十二脉中血也。气，谓十二脉中当经气也。**岐伯曰：人亦有四海十二经水。十二经水者，皆注于海。海有东西南北，命曰四海。黄帝曰：以人应之奈何？岐伯曰：人亦有四海。黄帝曰：请闻人之四海。岐伯曰：人有髓海，有血海，有气海，有水谷之海，凡此四者，所以应四海者也。**十二经水者，皆注东海，东海周环，遂为四海。十二经脉皆归胃海，水谷胃气环流，遂为气、血、髓、谷之海，故以水谷之海比于东海也。**黄帝曰：远乎哉，夫子之合人天地四海也。愿闻应之奈何？岐伯曰：必先明知阴阳表里营输所在，四海定矣。**胃脉以为阳，表也；手太阴、足少阴脉为阴，里也；冲脉为十二经脉及络脉之海，即亦表亦里也。**黄帝曰：定之奈何？岐伯曰：胃者为水谷之海，其输上在气街，下至三里；**胃盛水谷，故名水谷之海。胃脉，足阳明也。足阳明脉过于气街、三里，其气上下输此等穴也。**冲脉者为十二经之海，其输上在于大杼，下出于巨虚之上下廉；**冲脉管十二经脉。大杼是足太阳、手少阳脉所发之穴。巨虚上下廉，则足阳明脉所发之穴。此等诸穴，皆是冲脉致气之处，故名输也。**膻中者，为气之海，其输上在柱骨之上下，前在于人迎；**膻，胸中也，音檀。食入胃已，其气分为三道，有气上行经隧，聚于胸中，名曰气海，为肺所主。手阳明是肺府脉，行于柱骨上下，入缺盆，支者上行至鼻，为足阳明，循颈下人迎之前，皆是膻中气海，气之输也。**脑为髓之海，其输上在其盖，下在风府。**胃流津液，渗入骨空，变而为髓，头中最多，故为海也。是肾所主，其气上输脑盖百会之穴，下输风府也。**黄帝曰：凡此四海者，何利何害？何生何败？岐伯曰：得顺者生，得逆者败；知调者利，不知调者害。**得生得败，言逆顺大也；为利为害，言调不轻也。**黄帝曰：四海之逆顺奈何？岐伯曰：气海有余者，气满胸中，急息面赤；气海不足则气少，不足以言。**有余，谓邪气盛于真气也。面赤，谓气上冲面，阳脉盛也。**血海有余者，则常想其身大，怫然不知其所病；血海不足，则常想其身小，狭然不知其所病。**血多脉盛，故神想见身大也。怫，扶弗反，怫郁不安，不知所苦也。**水谷之海有余者，则腹满胀；水谷之海不足，则饥不受谷食。髓海有余者，则轻劲多力，自过其度；髓海不足，则脑转耳鸣，胻酸，眩瞀目无所见，懈怠安卧。**脑减不满颅中，故脑易转，喜耳鸣也。髓不满胻中，故胻酸疼也。脑虚少，筋□血等精液不足，故眩冒无所见也。髓虚，四肢腰腿无力，故懈怠安卧也。酸，息官反。眩，玄遍反，瞑目乱也。瞀，亡到反，覆也。**黄帝曰：余以闻逆顺，调之奈何？岐伯曰：审守其输而调其虚实，毋犯其害，顺者得复，逆者必败。黄帝曰：善。**输，谓四海之输也。

十二水

黄帝问于岐伯曰：经脉十二者，外合于十二经水，而内属于五脏六腑。天下凡有八十一州，此中国，州之一也，名为赤县神州。每一州之外，有一重海水环之，海之外，有一重大山绕之，如此三重海，三重山，环而围绕，人居其内，名曰一州。一州之内，凡有十二大水，自外小山、小水不可胜数。人身亦尔，大脉总有十二，以外大络、小络亦不可数。天下八十一州之中，唯取中国一州之地，用法人身十二经脉内属脏腑，以人之生在此州中，禀此州地形气者也。**夫十二经水者，其大小、深浅、广狭、远近各不同，五脏六腑之高下、小大，受谷之多少亦不等，相应奈何？**问其十二经脉取法所由也。**夫经水者，受水而行之；**此问其脏腑经络各有司主调养所由。十二经水，各从其源受水，输之于海，故曰受水行也。**五脏者，合神气魂魄而藏；**五脏合五神之气，心合于神，肝合于魂，肺合于魄，脾合于营，肾合于精，五脏与五精神气合而藏之也。**六腑者，受谷而行之，受气而扬之；**胃受五谷成熟，传人小肠，小肠盛受也。小肠传入大肠，大肠传导也。大肠传入广肠，广肠传出也。胃下别汁，走膀胱之胞，传阴下泄也。胆为中精，有木精三合，藏而不泻。此即五腑受谷行之者也。五腑与三焦共气，故六腑受气，三焦行之为原，故曰扬也。**经脉者，受血而营之。合而以治奈何？刺之深浅，灸之壮数，可得闻乎？**营气从中焦并胃口，出上焦之后，所谓受气，泌糟粕，承津液，化津液精微，注之肺脉之中，化而为血，流十二脉中，以奉生身，故生身之贵，无过血也。故营气独得行于十二经道营身，故曰营气。营气行经，如雾者也。经中血者，如渠中水也。故十二经受血各营也。**岐伯答曰：善乎哉问也。天至高不可度，地至广不可量，此之谓也。且夫人生天地之间，六合之内，此天之高，地之广，非人力所能度量而至也。若夫八尺之士，皮肉在此，外可度量切循而得也，死可解部而视也。**二仪之大，人力不可度量。人之八尺之身，生则观其皮肉，切循色脉，死则解其身部，视其腑脏，不同天地，故可知也。**其脏之坚脆，腑之大小，谷**

之多少，脉之长短，血之清浊，气之多少，十二经之多血少气，与其少血多气，与其皆多血气，与其皆少血气，皆有大数。其治以针艾，各调其经气，固其常有合乎？夫人禀气受形，既有七种不同，以针艾调养固有常契，不可同乎天地无度量也。**黄帝曰：余闻之快于耳，不解于心，愿卒闻。**快于耳，浅知也；解于心，深识也。**岐伯答曰：此人之所以参天地而应阴阳，不可不察。**正以天地不可度量，人参天地，故不可不察也。**足太阳外合于清水，内属于膀胱。**清水出魏郡内黄县，南经清泉县，东北流入河也。**足少阳外合于渭水，内属于胆。**渭水出陇西首阳县乌鼠同穴山，东北至华阴入河，过郡四，行一千八百七十里，雍州浸也。**足阳明外合于海水，内属于胃。**海，晦也，言其水广博，望之晦阔，不测崖际，故曰海也。海，即四海也。足阳明脉血气最多，合之四海，众水之长也。**足太阴外合于湖水，内属于脾。**湖当为虖。虖陀水出代郡卤城县，东流过郡九，行千三百四十里，为并州川。一解云：湖当为沽，沽水出渔阳郡，东南入海，行七百五十里。此二水亦得为合也。**足少阴外合于汝水，内属于肾。**汝水出汝南郡定陵县高陵山，东南流入淮，过郡四，行一千三百四十里也。**足厥阴外合于沔水，内属于肝。**沔，绵善反。沔水出武郡番冢山，东流入江也。**手太阳外合于淮水，内属于小肠，而通水道焉。**淮水出南阳郡平武县桐柏山，东南流入海，过郡四，行三千二百四十里也。**手少阳外合于漯水，内属于三焦。**漯，汤合反。漯水出平原郡，东北流入于海。又河内亦有漯水，出王屋山，东南流入河。此二水并得为合也。**手阳明外合于江水，内属于大肠。**江水出蜀岷山郡升迁县，东南流入海，过郡九，行七千六百六十里也。**手太阴外合于河水，内属于肺。**河水出昆仑山东北隅，便潜行至葱岭于阗国，到积石山，东北流入海，过郡十六，行九千四百里也。**手少**

阴外合于济水，内属于心。济水出河东恒县，至王屋山，东北流入于河。**手心主外合于漳水，内属于心包。**漳水，清漳水也，出上党沽县西北少山，东流合浊漳入于海。一解是浊漳，浊漳出于上党长子县西发鸠山，东流入海也。**凡此五脏六腑十二经水者，皆外有源泉而内有所禀，此皆外内相贯，如环无端，人经亦然。**十二经水，如江出岷山，河出昆仑，即外有源也。流入于海，即内有所禀也。水至于海已，上为天河，复从源出，流入于海，即为外内相贯，如环无端也。人经亦尔，足三阴脉从足指起，即外有源也。上行络腑属脏，比之入海，即内有所禀也。以为手三阴脉，从胸至手，变为手三阳脉，从手而起，即外有源也。上行络脏属腑，即内有所禀也。上头以为足三阳脉，从头之下足，复变为足三阴脉，即外内相贯，如环无端也。**故天为阳，地为阴，腰以上为天，腰以下为地。**人腰以上，为天为阳也；自腰以下，为地为阴也。经脉升天降地，与经水同行，故得合也。**故清以北者为阴，湖以北者为阴中之阴，**清水以北，已是其阴，湖在清北，故为阴中之阴也。**漳以南者为阳，河以北至漳者为阳中之阴，**漳南为阳，河北为阴，故河北至漳为阳中阴也。**漯以南至江者为阳中之太阳，**漯居阳地，故为阳中太阳。**此一州之阴阳，所以人与天地相参者也。**阴阳之理无形，大之无外，小之无内，但人生一州之地，形必象之，故以一州阴阳合人者也。**黄帝曰：夫经水之应经脉也，其远近浅深，水血之多少各不同，合而以刺之奈何？**问有三意：经水经脉远近，一也；浅深，二也；水之与血多少，三也。然则身经脉有三不同，请随调之。**岐伯答曰：足阳明，五脏六腑之海，**胃受水谷，化成血气，为足阳明脉，资润五脏六腑，五脏六腑禀承血气，譬之四海，滋泽无穷，故名为海也。**其脉大血多，气盛热壮，**足阳明脉，具有四义，故得名海。其脉粗大，一也；其血又多，二也；其谷气盛，三也；阳气热，四也。有此四义，故得比海也。**刺此者，不深弗散**，刺此，道刺中度人足三阳脉，足阳明脉须深六分，以为深也。其脉在皮下深，血气又盛，故深六分，方得散其气也。**不留不泻**。血气既盛，留之方得顿而泻也。若热在皮肤之中聚为病者，即疾泻之，故曰热即疾泻也。**足太阳深五分，留七呼。足少阳深四分，留五呼。足阳明深六分，留十呼。足太阴深三分，留四呼。足少阴深二分，留三呼。足厥阴深一分，留二呼**。问曰：十二经脉之气，并有发穴，多少不同，然则三百六十五穴各属所发之经。此中刺手足十二经者，为是经脉所发三百六十五穴？为是四肢流注五脏三十输，及六腑三十六输穴也？答曰：其正取，四肢三十输及三十六输。余之间穴，有言其脉发会其穴，即属彼脉，故取其脉者，即是其脉所发之穴也。问曰：此手足阴阳所刺分数，与《明堂》分数大有不同，若为取定？答曰：此及《明堂》所刺分数各举一例，若随人随病，其例甚多，不可一概也。今足太阳脉在皮肉中有深四分有余，故以刺入五分为例。若脉行更有深浅，可以意扪循取之为当，余皆仿此。留七呼者，此据太阳脉气强弱以为一例。若病盛衰，更多少可随时调之，不可以为定也，余皆仿此也。**手之阴阳，其受气之道近，其气之来疾，其深皆毋过二分，其留皆毋过一呼**。手之六阴，从手至胸，属脏络腑，各长三尺五寸。手之六阳，从手至头，属腑络脏，各长五尺。足之六阴，从足至胸，属脏络腑，各长六尺五寸。足之六阳，从足至头，属腑络脏，各长八尺。此手足十二脉之当经血气上下环流也。然足经既长，即血气环流，其道远也；复是阴气，故其行迟也。手经既短，即血气环流，其道近也；复是阳气，故其行疾也。以其道近脉浅，刺深无过二分也。以其气疾，故留之不过一呼也。**其少长小大肥瘦，以心撩之，命曰法天之常**。撩，力条反，取也。人之生也，五时不同：初生为婴儿，能笑以上为孩，六岁以上为小，十八以上为少，二十以上为壮，五十以上为老。今量三十以下为少，三十以上为长。黄帝之时，七尺五寸以上为大，不满七尺五寸为小。今时人之大小，可以意取之。天者，理也。少长、小大、肥瘦之变，变而不恒，以合理为妙，此天之常道也。贤人以意取之，妙合其理，故曰法天之常也。**灸之亦然。灸而过此者，得恶火即骨枯脉溃；刺而过此者则脱气。**灸法亦须量人少长、小大、肥瘦，气之盛衰，穴之分寸，四时寒温，壮数多少，不可卒中失于常理。故壮数不足，厥疾不瘳；若过其限，火毒入身，诸骨枯槁，经脉溃脓，名为恶火之病。火无善恶，火壮伤多，故名恶火也。**黄帝问曰：夫经脉之小大，血之少多，肤之厚薄，肉之坚脆，及䐃之大小，可为度量乎？**肤，皮也。䐃，臑等块肉也。举人形有十种不同，请设度量合中之法也。**岐伯答曰：其可为度量者，取其中度者也，不甚脱肉而血气不衰者也。若失度之人，瘠瘦而形肉脱者，恶可以度量刺乎？审、切、循、扪、按，视其寒温盛衰而调之，是谓因适而为真者也。**中度者，非唯取七尺五寸以为中度，亦取肥瘦、寒温、盛衰，处其适者，以为中度。瘠，音藉也。七尺五寸人为中度者量定。扪，没屯反，摸也。

仁安二年二月十一日以同本书写之

　　　　　　同十三日移点校合了　丹波赖基

本云

仁平元年二月二十三日以同本书写移点校合了　宪基

卷第六 脏腑之一

通直郎守太子文学臣杨上善奉敕撰注

[篇名佚]

……**在我者气也，德流气薄而生者也。**未形之分，授与我身，谓之德者，天之道也。故《庄了》曰：未形之分，物得之以生，谓之德也。阴阳和气，质成我身者，地之道也。德中之分流动，阴阳之气和亭，遂使天道无形之分，动气和亭，物得生也。**故生之来谓之精，**雄雌两神相抟，共成一形，先我身生，故谓之精也。**两精相抟谓之神，**即前两精相抟，共成一形，一形之中，灵者谓之神者也，斯乃身之微也。问曰：谓之神者，未知于此精中始生？未知先有今来？答曰：案此《内经》但有神伤、神去，并无神灭之言，是知来者，非同始生也。又案，释教精合之时，有神气来托，则知先有，理不虚也，故孔丘不答。有知无知，量有所由，唯佛明言，是可依。**随神往来者谓之魂，**魂者，神之别灵也，故随神往来，藏于肝，名曰魂。**并精而出入者谓之魄，**魄，亦神之别灵也，并精出此而入彼，谓为魄也。并，薄浪反。**所以任物者谓心，**物，万物也。心，神之用也。任知万物，必有所以，神为魄灵，能任万物，故任物者谓之心也。**心有所忆谓之意，**意，亦神之用也。任物之心，有所追忆，谓之意也。**意之所存谓之志，**志，亦神之用也。所忆之意，有所专存，谓之志也。**因志而存**

变谓之思，思，亦神之用也。专存之志，变转异求，谓之思。**因思而远慕谓之虑，**虑，亦神之用也。变求之思，逆慕将来，谓之虑也。**因虑而处物谓之智。**智，亦神之用也。因虑所知，处物是非，谓之智也。**故智者之养生也，**神之所用，穷在于智，故曰智者之养生也。**必顺四时而适寒暑，**智者养生，要有三道，春夏养阳，使适于暑也；秋冬养阴，使适于寒。**和喜怒而安居处，**喜怒所生，生于居处，智者廉而中节，故因以和安也。**节阴阳而调柔刚，**阴以致刚，阳以起柔，两者有节，则柔刚调矣。**如是则邪僻不至，长生久视。**智者行廉，顺和节养之道，则五脏神守，六腑气调，经脉周营，腠理密致，如此疵疠元本不生，八正四邪无由得至，自斯已往，岁齐天地，莫见终时，或类彭年，长生久视也。**是故怵惕思虑者，流溢而不固。**怵惕思虑，多伤于心，神伤无守，所为不固也。**悲哀动中者，竭绝而失生。**人之悲哀动中，伤于肝魂，泪竭筋绝，故失生也。**喜乐者，掸散而不藏。**喜乐志达气散，伤于肺魄，故精不守藏也。掸，土安反，牵引也。**愁忧者，闭塞而不行。**愁忧气结，伤于脾意，故闭塞不行也。**盛怒者，迷惑而不理。**盛怒气聚，伤于肾志，故迷惑失理也。**恐惧者，荡惮而不收。**右肾命门藏精气，恐惧惊荡，则精气无守而精自下，故曰不收。惮，□□反，惊也。**心怵惕思虑则伤神，**心，脏也。怵惕，肾来乘心也；思虑，脾来乘心。二邪乘甚，故伤神也。**神伤则恐惧自失，破䐃脱肉，**神为其主，故神伤则反伤右肾，故恐惧自失也。亦反伤脾，故破䐃脱肉也。**毛悴色夭，死于冬。**毛悴肺伤，色夭肝伤也，以神伤则五脏皆伤也。冬，火死时也。**肝悲哀动中则伤魂，**肝，脏也。悲哀太甚伤肝，故曰动中。肝伤则伤魂。**魂伤则狂忘不精，不敢正当人，**魂既伤已，肝肾亦伤，故狂及忘不精，不敢当人也。**缩而挛筋，两胁骨举，**肝足厥阴脉环阴器，故魂肝伤，宗筋缩也。肝又主诸筋，故挛也。肝在两胁，故肝病两胁骨举也。**毛悴色夭，死于秋。**秋，木死时也。**肺喜乐无极则伤魄，**肺，脏也，喜乐。心喜乘肺，无极伤魄也。**魄伤则狂，狂者意不存人，皮革焦，**魄伤则伤脏，故发狂病也。以乐荡神，故狂病意不当人。以肺病，皮革焦也。**毛悴色夭，死于夏。**夏，金死时。**脾愁忧而不解则伤意，意伤则悗乱，四肢不举，**肺来乘脾，故愁忧不已伤意，发狂悗乱，并脾病四肢不举也。**毛悴色夭，死于春。**春，土死时也。问曰：脾主愁忧。又云：精气并于肝则忧，即肝为忧也。《素问》云：心在变动为忧，即心为忧也。肺在志为忧也，即肺为忧。其义何也？答曰：脾为四脏之本，意主愁忧。故心在变动为忧，即意之忧也。或在肺志为忧，亦意之忧也。若在肾志为忧，亦是意之忧也。故愁忧所在，皆属脾也。**肾盛怒而不止则伤志，**肝来乘肾，故不已伤志也。**志伤则善忘其前言，腰脊不可以俯仰屈伸，**肾志伤，故喜忘。肾在腰脊之中，故肾病不可俯仰屈伸也。**毛悴色夭，死于季夏。**季夏，水死时也。**恐惧而不解则伤精，**恐惧起自命门，故不解伤精也。**精伤则骨酸痿厥，精□□。**精为骨髓之液，故精伤则骨酸疼及骨痿也。**是故，五脏主藏精者也，**人肾有二：左为肾脏，右为命门。命门藏精，精者五脏精液，故五脏藏精。**不可伤，伤则守失而阴虚，阴虚则无气，无气则死矣。**五脏之神不可伤也，伤五神者，则神去无守，藏守失也。六腑为阳，五脏为阴，脏无神守，故阴虚也。阴脏气无，遂致死也。故不死之道者，养五神也。人皆怵惕思虑，则以伤神；悲哀动中，日亡魂性；喜乐无极，神魄散扬；愁忧不解，志意悗乱；盛怒无止，失志多忘；恐惧惊神，伤精痿骨。其以千端之祸，害此一生，终以万品欲情，潦乱真性，仍服金石贵宝，摧斯易往之躯；多求神仙芳草，日役百年之命。昔彭、聃以道怡性，寿命遐长；秦、武采药求仙，早升霞气。故广成子语黄帝曰："来，吾语汝至道，无视止听，抱神以静，形将自正也。必静必清，无劳汝形，无摇汝精，心无所知，神将守形，可以长生。故我修身千二百岁，人皆尽死，而我独存。得吾道者，上为皇，下为王；失吾道者，上见光，下为土。"是知安国安人之道，莫大怡神，亡神亡国之灾，无出情欲。故岐伯以斯至道上答黄轩，述千古之遗风，拯万叶之荼苦也。**是故用针者，察观病人之能，以知精神魂魄之存亡得失之意，五脏已伤，针不可以治之也。**上古但有汤液之为而不用针，至黄帝贼邪伤物，故用针石，并药灸等杂合行之，以除疾病。疗病之要，必本其人五神存亡，可得可失，死生之意，然后命诸针药，以行调养。若其人纵逸，五神以伤，愚医不候神气存亡，更加针药，必使早夭，不待时也。**肝藏血，血舍魂，肝气虚则恐，实则怒。**肝、心、脾、肺、肾，谓之五脏，藏五精气也。血、脉、营、气、精，谓之五精气，舍五神也。肝主于筋，人卧之时，血归于肝，故魂得舍血也。肾为水脏，主于恐惧；肝为木脏，主怒也。水以生木，故肝子虚者，肾母乘之，故肝虚恐也。**心藏脉，脉舍神，心气虚则悲，实则笑不休。**肝为木脏，主悲哀也；心为火脏，主于笑也。木以生火，故火子虚者，木母乘之，故心虚悲者也。**脾藏营，营舍意，脾气虚则四肢不用，五脏不安，实则胀，经溲不利。**溲，小留反。营，血肉也。脾主水谷，脏腑之主，虚则阳府四肢不用，阴脏不安；实则胀满及女子月经并大小便不利，故以他乘致病也。**肺藏气，气舍魄，肺气虚则息利少气，实则喘喝胸凭仰息。**肺主五脏谷气，亦不受他乘，故虚则喘息利而少气，实则胸满息难也。**肾藏精，精舍志，肾气虚则厥，实则胀，五脏不安。**肺为金脏，主于狂厥；肾为水脏，主于水胀。五脏不安，金以生水，故水子虚者，金母乘之，故狂厥逆也。**必审察五脏之病形，以知其气之虚实而谨调之。**医疗之道，先识五脏气之虚实，及知虚实所生之脏，然后命乎针药，谨而调之。

五脏命分

黄帝问于岐伯曰：**人之血气精神者，所以奉于生而周于性命者也。**太初之无，谓之道也。太极未形，物得以生，谓之德也。未形德者，有分且然无间，谓之命也。此命流动生物，物成生理，谓之形也。形体保神，各有所仪，谓之性也。是以血气精神，奉于一形之生，周于形体所仪之性，亦周有分无间之命。故命分流动成形体，保神为性，形性久居为生者，皆血气之所奉也。**经脉者，所以行血气而营阴阳，濡筋骨，利关节者也。**十二经脉也。十二经脉，行营血气，营于三阴三阳，濡润筋骨，利关节也。**卫气者，所以温分肉，充皮肤，肥腠理，司开阖者也。**卫气慓悍，行于分肉，司腠理开阖也。**志意者，所以御精神，收魂魄，适寒温，和喜怒者也。**脾肾之神志意者，能御精神，令之守身；收于魂魄，使之不散。调于寒暑，得于中和，和于喜怒，不过其节者，皆志意之德也。**是故，血和则经脉流行，营覆阴阳，筋骨劲强，关节滑利矣。**营气和益也。覆者，营气能营覆阴阳也。**卫气和则分解滑利，皮肤调柔，腠理致密矣。**卫司腠理，故致密也。**志意和则精神专直，魂魄不散，悔怒不至，五脏不受邪气矣。**志意所为必当，故无悔矣。志意司腠理，外邪不入，故五脏不受也。**寒温和则六腑化谷，风痹不作，**寒暑内适六腑，则中和谷化，贼风邪痹无由起也。**经脉通利，肢节得矣。此人之常平也。**若尔，血气营卫志意调者，乃是人之平和者。**五脏者，所以藏精神血气魂魄者也。六腑者，所以化谷而行津液者也。此人之所以具受于天也，愚智贤不肖，毋以相倚也。**五脏藏神，六腑化谷，此乃天之命分，愚智虽殊，得之不相依倚也。津液，即泣汗涎涕唾也。**然其有独尽天寿，而毋邪僻之病，百年不衰，虽犯风雨卒寒大暑，犹不能害也；有其不离屏蔽室内，无怵惕之恐，然犹不免于病者，何也？愿闻其故。**人有劳神怵惕，无所不为，虽犯贼风邪气，独尽天年。复有闲居无思，不预外邪，不免于病，中道伤命。同禀血气，何乃有殊？愿闻其故也。**岐伯对曰：窘乎哉问也。**窘，奇殒反，急也。**五脏者，所以参天地，副阴阳，而连四时，化五节者也。**肺心居其上，故参天也；肝脾肾在下，故参地也。肝心为牡，副阳也；脾肺肾等为牝，副阴也。肝春、心夏、肺秋、肾冬，即连四时也。从五时而变，即化五节。节，时也。**五脏者，固有小大、高下、坚脆、端正偏倾者；六腑者，亦有长短、小大、厚薄、结直、缓急者。**天地阴阳，四时八节，造化不同，用参五脏，何得一也？五脏各有五别，一一之府，皆准五脏，亦有五别。故脏腑别言，各有五别，五五二十五也。五脏既五，六腑亦五，三焦一府属于膀胱，故唯有五。**凡此二十五者，各各不同，或善或恶，或吉或凶，请言其方。**心小则安，此为善也。易伤以忧，即为恶也。心坚则脏安守固，此为吉也。心脆则喜病消瘅热中，即为凶也。如此脏腑随义皆有善恶吉凶，请具陈也。**心小则安，邪弗能伤，易伤以忧；心大则忧不能伤，易伤于邪。**脏小则神小，不敢自宽，故常安，邪不入也。脏大则神大□纵，故忧不能伤，邪入不安也。**心高则满于肺中，悗而喜忘，难开以言；**心脏高者，则神高也。心高，肺逼迫于心，故悗喜忘也。亦以其神高，不受他言，故难开以言也。**心下则脏外，易伤于寒，易恐以言。**心下则在肺脏之外，神亦居外，故寒易伤也。亦以神下，故易恐以言也。**心坚则脏安守固，**脏坚则神守亦坚固，故其心脏安不病，其神守坚固。**心脆则喜病消瘅热中。**五脏柔脆，神亦柔脆，故脏柔脆人血脉不行，转而为热消肌肤，故病消瘅热中也。音丹。热中，胃中热故也。**心端正则和利难伤；**五脏端正，神亦端正也。神端正，性亦和柔，故声色芳味之利难相伤也。斯乃贤人君子，所以得心神也。**心偏倾，操持不一，无守司也。**心脏偏倾不一，神亦如之，故操持百端，竟无守司之恒，此为众人小人所得心神也。心脏以神，有此八变。后之四脏，但言脏变，皆不言神变者，以神为魂魄意志之主，言其神变，则四种皆知，故略不言也。**肺小则少饮，不病喘喝；**天分所得肺小，则少饮浆水。又肺小不受外邪，故不病喘渴。喝，喘声。**肺大则喜病胸痹、喉痹、逆气。**肺大喜受外邪，故喜病痹及逆气也。**肺高则上气，肩息欲咳；**肺高则上迫缺盆，故上气喘息。两肩并动，故曰肩息。以肺上迫，故数欲咳。**肺下则居贲迫肝，善胁下痛。**贲，当膈也，补昆反。肺气委膈，下迫于肝，致胁下痛，以肝居胁下故也。**肺坚则不病咳上气；**肺脏坚固，不为邪伤，故无咳与上气也。**肺脆则善病消瘅易伤。**以下四脏所生之变，例同心脏。**肺端正则和利难伤也，肺偏倾则胸偏痛也。**偏倾者，随偏所在，即偏处胸痛也。**肝小则安，无胁下之病；**肝小不受外邪，故安，无两胁下痛。**肝大则逼胃迫咽，迫咽则喜膈中，且胁下痛。**胃居肝下，咽在肝傍，肝大下逼于胃，傍迫于咽，迫咽则咽膈不通饮食，故曰膈中也。肝大受邪，故两胁下痛。**肝高则上支贲，切胁急，为息贲；**肝高上支于膈，又切于胁，支膈切胁既急，即喘息于贲，故曰息贲也。**肝下则安胃，胁下空，空则易受邪。**胃居肝下，是以肝下则安于胃上，胁下无物，故易受邪气。**肝坚则脏安难伤也，**肝坚则外邪不入，故安，难伤也。**肝脆则喜病消瘅易伤也。肝端正则和利难伤也；肝偏倾则胁下偏痛也。**偏近一箱，则一箱空处偏痛也。**脾小则安，难伤于邪也；**脾小外邪不入，故安而难伤也。**脾大则善凑眇而痛，不能疾行。**眇，以沼反，肷空处也。脾大凑向空肷而痛，大而不行，则肷肷空也。**脾高则肷引季胁而痛；**脾下则肷缓，高则肷牵，季胁中痛也。**脾下则下加于大肠，加于大肠则脏外喜受邪。**脾下即是大肠，故脾下加，出于脾脏所居之外，故喜受邪。**脾坚则脏安难伤也；**外邪不伤，故安。**脾脆则喜病消瘅易伤也。脾端正则和利难伤也，脾偏倾则喜瘈喜胀。**瘈，充曳反，牵纵也。脾偏形近一箱，动而多瘈，又气聚为胀也。**肾小则安，难伤也；**肾小不受外邪，故安而难伤也。**肾大则喜病腰痛，不可以俯仰，易伤以邪也。**肾大在于腰中，故俯仰皆痛也。**肾高则善背膂痛，不可以俯仰；**肾高去腰，著于脊膂，故脊膂痛，不得俯仰也。**肾下则腰尻痛，不可以俯仰，为狐疝。**肾下入于尻中，下迫膀胱，故尻痛不可俯仰。疝，所奸反，小腹痛，大小便难，曰疝。疝有多种，此为狐疝，谓狐夜时不得小便，少腹处痛，日出方得，人亦如此，因名狐疝也。**肾坚则不病腰背痛，**肾在腰背之间，故肾坚则腰不痛也。**肾脆则喜病消瘅易伤也。肾端正则和利难伤也，肾偏倾则喜腰尻偏痛。**二肾有一偏倾，则偏处痛也。**凡此二十五变者，人之所以喜常病也。**人之五脏，受之天分，有此二十五变者，不由人之失养之愆，故虽不离屏蔽，常喜有前病也。**黄帝曰：何以知其然也？**五脏二十五变皆在身中，变生常病亦居其内，未知因何候知，以为调养也。**岐伯曰：赤色小理者心小，粗理者心大。**理者，肉之文理。粗，音粗也。**无髑骬者心高，髑骬小短举者心下。髑骬长者心坚，髑骬弱以薄者心脆。髑骬直下不举者心端正，髑骬倚一方者心偏倾也。**髑骬，胸前蔽骨，蔽心神也。其心上入肺中，不须蔽骨，故心高以无蔽骨为候也。高者，志意高远也。故短小举者，为心下之候。下者，志意卑近也。**白色小理者肺小，粗理者肺大。巨肩反膺陷喉者肺高，合腋张胁者肺下。好肩背厚者肺坚，肩背薄者肺脆。**

好肩膺者肺端正，胁偏竦者肺偏倾也。大肩，胸膺反出，喉骨陷入，肺必高上。青色小理者肝小，粗理者肝大。广胸反骹者肝高，合胁兔骹者肝下。胸胁好者肝坚，胁骨弱者肝脆。膺腹好相得者肝端正，胁骨偏举者肝偏倾也。骹，足胫也。反，前曲出也。黄色小理者脾小，粗理者脾大。揭唇者脾高，唇下纵者脾下。唇坚者脾坚，唇大而不坚者脾脆。唇上下好者脾端正，唇偏举者脾偏倾也。揭，举也，起轧反。黑色小理者肾小，粗理者肾大。高耳者肾高，耳后陷者肾下。耳坚者肾坚，耳薄不坚者肾脆。耳好前居牙车者肾端正，耳偏高者肾偏倾。一厢独高为偏。凡此诸变者，持则安，减则病。凡此二十五变，过分以为不善，减则为病，持平安和，以为大则也。黄帝曰：善哉，然非余之所问也。愿闻人之有不可病者，至尽天寿，虽有深忧大恐怵惕之志，犹不能感也，甚寒大热，弗能伤。其有不离屏蔽室内，又无怵惕之恐，然不免于病者，何也？愿闻其故。子言五脏之变，所知是要，然非吾之问本意。问本意者，人生尽于天寿，内则深忧大恐，外则甚寒极热，然无所伤，不为病也。而有外无寒暑之侵，内去怵惕之怀，而疾病百端，其故何也？岐伯曰：五脏六腑者，邪之舍也，请言其故。五脏六腑坚端正者，和利得人，则道之宅也。脏腑脆而偏倾，则邪气舍也。为道之宅，则其性和柔，神明聪利，人之受附也。为邪之舍，不离病也，心奸邪也，喜为盗也，乖公正也，言不恒也。是知二十五变，虽得之于天，调养得中，纵内外邪侵，不为病也。乖和失理，虽不离屏蔽，终为病也。前言一脏各有五变，未极理也；今言一变具有五脏，方得尽理，故请言故也。五脏皆小者，少病，善焦心愁忧；夫五神以依脏，故前言心脏之变，神亦随之；次说四脏之变，不言神变；今总论五脏，初有四变，唯言于神；次有二变，但说于脏；次有二变，复但言神也。心脏形小，外邪难入，故少病；神亦随小，故不自申，焦心愁忧也。**五脏皆大者，缓于事，难使忧。五脏皆高者，好高举措**；措，置也，且故反。**五脏皆下者，好出人下。**意志卑弱。**五脏皆坚者，无病；五脏皆脆者，不离于病。五脏皆端正者，和利得人；五脏皆偏倾者，邪心喜盗，不可以为人平，反复言语也。**喜，虚意反，好也。和，谓神性和柔；利，谓得于名利，并为人所附也。

脏腑应候

黄帝问曰：愿闻六腑之应。五脏应候已说于前，六腑之候阙而未论，故次问之。**岐伯答曰：肺合大肠，大肠者，皮其应也；心合小肠，小肠者，脉其应也；肝合胆，胆者，筋其应也；脾合胃，胃者，肉其应也；肾合三焦膀胱，三焦膀胱者，腠理毫毛其应也。**肾合三焦膀胱，故有五腑也。五脏为阴，合于五腑。五腑为阳，故皮、脉、筋、肉、腠理毫毛，五腑候也。**黄帝曰：应之奈何？岐伯答曰：肺应皮，皮厚者大肠厚，皮薄者大肠薄。皮缓腹果，腹果大者大肠大而长，皮急者大肠急而短。皮滑者大肠直，皮肉不相离者大肠结。**应，候也。肺以皮为候，肺合大肠，故以其皮候大肠也。结，纡屈多。**心应脉，皮厚者脉厚，脉厚者小肠厚；皮薄者脉薄，脉薄者小肠薄。皮缓者脉缓，脉缓者小肠大而长；皮薄而脉冲小者，小肠小而短。**心合于脉，脉在皮中，故得以皮候脉，脉候小肠也。冲，虚也，脉虚小也。**诸阳经脉皆多纡屈者，小肠结。**诸阳经，六阳经也。小肠之脉，太阳也。太阳与诸阳为长，故诸阳经纡屈多者，则知小肠亦纡屈也，纡屈即名为结也。阳经在于肤不见，候其阳络，即经可知矣。**脾应肉，肉䐃坚大者胃厚，肉䐃么小者胃**

薄。**肉䐃小而麽者胃不坚。**脾以合胃，故以肉䐃候于胃也。麽，薄也，莫可反。**肉䐃不称其身者胃下，下者下管约不利。肉䐃不坚者胃缓，**谓䐃颗累与身大小不相称也。胃下逼于下管，故便溲不利。**肉䐃无小果累者胃急。肉䐃多小果累者胃结，**结者胃上管约不利。果，音颗，谓肉䐃无小颗瑕连累。**肝应爪，爪厚色黄者胆厚，爪薄者胆薄。爪坚者胆急，爪濡者胆缓。**肝以合胆，胆以应筋，爪为筋余，故以爪候胆也。**爪无弱者胆直，**无弱，强也。爪强胆直也。**爪恶色多败者胆结。**人之爪甲色不得明净，又多好破坏者，其人胆纡屈结也。**肾应骨，密理厚皮者三焦膀胱厚，粗理薄皮者三焦膀胱薄。腠理疏者三焦膀胱缓，急皮而无毫毛者三焦膀胱急。毫毛美而粗者三焦膀胱直；稀毫毛者三焦膀胱结。**肾以应骨，骨应三焦膀胱，三焦膀胱气发腠理，故以腠理候三焦膀胱也。三焦之气如雾沤沟渎，与膀胱水府是同，故合为一府也。腠理毫毛在皮，故亦以皮之毫毛为候也。**黄帝曰：薄厚美恶皆有形，愿闻其所病。**已闻六腑美恶之形，然未知美恶生病何如也。**岐伯曰：各视其所外应，以知其内脏，则知其所病矣。**各视外候，则知所生病矣。

脏腑气液

五脏常内阅于上，在七窍。阅，余说反，简也。其和气上于七窍，能知臭、味、色、谷、音等五物，各有五别也。**肺气通于鼻，鼻和则鼻能知臭香矣；**肺脉手太阴正别及络皆不至于鼻，而别之入于手阳明脉中，上透鼻孔，故得肺气通于鼻也。又气有不循经者，积于胸中，上肺循喉咙而成呼吸，故通于鼻也。鼻为肺窍，故肺气和者，则鼻得和气，故能知臭香。《素问》言有五臭，经无五香。香，脾之臭也。

心气通于舌，舌和则舌能知五味矣；舌虽非窍，手少阴别脉循经入心中，上系舌本，故得心气通舌也。《素问》"赤色入通于心，开窍于耳"者，肾者水也，心者火也，水火相济，心气通耳，故以窍言之，即心以耳为窍。又手太阳心之表，脉入于耳中，故心开窍在于耳也。**肝气通于目，目和则目能辨五色；**肝脉足厥阴上颃颡也，连目系，故得通于目系。**脾气通于口，口和则口能知五谷矣；**脾足太阴脉上膈侠咽，连舌本，散舌下，故得气通口也。谷有五味，舌已知之，五谷之别，口知之也，故食麦者，不言菽也。**肾气通于耳，耳和则耳能闻五音矣。**手足少阳、手足太阳及足阳明络皆入耳中。手少阳、足少阳、手太阳，此三正经入于耳中。足太阳脉在耳上角，又入脑中，即亦络入于耳。足阳明耳前上行，亦可络入耳中。手阳明络别入耳中。计正经及络手足六阳皆入耳中。《经》说"五络入耳中"，疑足太阳络不至于耳也。**五脏不和则七窍不通，六腑不和则留为痈疽。**五脏主藏精神，其脉手足六阴，络于六腑，属于五脏。六腑主贮水谷，其脉手足六阳，络于五脏，属于六腑。七窍者，精神户牖也。故六阴受邪入脏，则五脏不和，五脏不和，则七窍不通利也。六阳受邪入腑，则六腑不和，六腑不和则阳气留处为痈疽。**故邪在腑则阳脉不利，阳脉不利则气留之，气留之则阳气盛矣。**故外邪循脉入腑，则腑内不调，流入阳脉，阳脉涩而不利，阳气留停，不和于阴，故阳独盛也。**阳气太盛则阴脉不利，阴脉不利则气留之，气留之则阴气盛矣。阴气太盛，则阳气弗能营也，故曰关。**阴气和阳，故阴气和利也。阳气盛不和于阴，则阴气涩也。阴气涩而停留，则阴气独而盛也。阴脉别走和阳，故阳得通也。阴既独盛，不和于阳，则阳气不能营阴，故阴脉关闭也。**阳气太盛，则阴气弗得营也，故曰格。阴阳俱盛，弗得相营也，故曰关格。**阳气独盛，不和于阴，则阴脉不能营阳，以阳拒格，故名格。**关格者，不得尽期而死矣**。阴阳脉有关格，即以其时与之短期，不可极乎天寿者也。

五脏气：心主噫，肺主咳，肝主语，脾主吞，肾主欠。噫，乙或反，饱满出气也。五脏从口中所出之气，皆是人常气之变也。《素问》肾主嚏不同也。**六腑气：胆为怒，胃为气逆、为哕，小肠大肠为泄，膀胱不约为遗溺，下焦溢为水**。皆是六腑之气所变之病。《素问》胃为逆气为恐，肠为泄，膀胱不利癃遗溺也。**五并：精气并于肝则忧，并于心则喜，并于肺则悲，并于肾则恐，并于脾则畏，是谓精气并于脏也**。精，谓命门所藏精也，五脏之所生也。五精有所不足，不足之脏虚而病也。五精有余，所并之脏亦实而病也。命门通名为肾，肝之母也，母实并子，故为忧也。心为火也，精为水也，水克于火，遂怀为喜。肺为金也，水子并母，故有悲怜。精并左肾，则肾实生恐。脾为土也，水并于土，被克生畏。《素问》精并于脾，消食生饥。如是相并为病，乃有无穷，斯为阴阳五行之变也。**五恶：肝恶风，心恶热，肺恶寒，肾恶燥，脾恶湿，此五脏气所恶**。东方生风，风生于肝，肝之盛即便恶风。以子从树生，子生多盛，必衰本树，相生之物，理皆然也，故肝恶风也。南方生热，热从心生，故心恶热也。《素问》曰：西方生燥，燥生于肺。若尔，则肺恶于燥。今此肺恶寒、肾恶燥者，燥在于秋，寒之始也；寒在于冬，燥之终也。肺在于秋，以肺恶寒之甚，故言其终；肾在于冬，以肾恶燥不甚，故言其始也。中央生湿，湿生于脾，以其脾盛，故恶湿也。**五液：心主汗，肝主泪，肺主涕，肾主唾，脾主涎，此五液所生**。汗者水也，遍身腠理之液也，心者火也，人因热饮热食，乃因时热蒸于湿气，液出腠理，谓之汗也。肝通于目，目中出液，谓之泪也。肺通于鼻，鼻中之液，谓之涕也。肾脉足少阴，上至颃颡，通出口中，名之为唾，故肾主唾也。脾足太阴脉，通于五谷之液，上出廉泉，故名为涎。**五脏：心藏神，肺藏魄，肝藏魂，脾藏意，肾藏精志。**五脏，财浪反。肾有二枚：左箱为肾，藏志也；在右为命门，藏精。**五主：心主脉，肺主皮，肝主筋，脾主肌，肾主骨。**

黄帝问于岐伯曰：余闻方士，或以脑髓为脏，或以为腑；或以肠胃为脏，或以为腑。敢问更相反，皆自谓是。不知其道，愿闻其说。方，道也。异道之士，所说脏腑不同。脑、髓、骨、脉、胆及女子胞，此六或有说之为脏，或有说之为腑。胃、大肠、小肠、三焦、膀胱，此五或有说之为脏，或有说之为腑。所说脏腑相反，何者为真？**岐伯曰：脑、髓、骨、脉、胆及女子胞，此六者，地气所生也，皆藏于阴而象于地，故藏而不泻，名曰奇恒之府。**胞，豹交反，生儿裹也。地主包纳收藏，脑髓等六，法地之气，阴藏不泻，故得名脏；以其聚，故亦得名腑。腑，聚也。此六非是常府，乃是奇恒之府。奇，异；恒，常。**夫胃、大肠、小肠、三焦、膀胱此五者，天气之所生也，其气象于天，故泻而不藏，此受五脏浊气，故名曰腑。**天主输泄风气雨露，故此五者受于五脏糟粕之浊，法于天气，输泻不藏，故是恒府。唯有五者，以胆一种藏而不泻，割入奇府，是肝之表，故得名腑也。**此不能久留，输泻魄门，**并精出入之处，谓之魄门。此五之中，三焦亦能输泻精气于魄门也。**亦为五脏使，水谷不得久藏。**五脏在内为主，六腑在外为使，使之行于水谷也。**所谓五脏者，藏精神而不泻者也，故满而不能实。**精神适于藏中不离，故不泻而满也。虽满常虚，故不实。**六腑者，实而不能满。所以然者，水谷之入口则胃实而肠虚，食下则肠实而胃虚，故曰实而不满。**肠胃更满，故为实也；更虚，故不满也。饱食未消，肠中未有糟粕，即胃实肠虚也；食消以下于肠，胃中未有食入，即肠实胃虚也。

以其胃虚，故气得上也；以其肠虚，故气得下也。气得上下，神气宣通，长生久视。

问曰：**太阴阳明，表里也，脾胃脉也，生病异，何也？**足太阴、足阳明，脾胃二脉，诸经之海，生病受益，以为根本，故别举为问也。**答曰：阴阳异位，更实更虚，更逆更顺，或从内，或从外，所从不同，故病异名。**太阴为阴，阳明为阳，即异位也。春夏阳明为实，太阴为虚；秋冬太阴为实，阳明为虚，即更虚实也。春夏太阴为逆，阳明为顺；秋冬阳明为逆，太阴为顺也。手三阴，从内向外也；手三阳，从外向内也。足之三阴，从内向外；足之三阳，从外向内也。十二经脉阴阳六种不同，生病固亦多也。**黄帝曰：愿闻其异状。**问其病异。**答曰：阳者天气也，主外；阴者地气也，主内。故阳道实，阴道虚。**阳为天气主外，故阳道实也；阴为地气主内，故阴道虚也。**故犯贼风虚邪者，阳受之；食饮不节，起居不时者，阴受之。**风寒暑湿虚邪外入腠理，则六阳之脉受之；饮食男女不节，即六阴受之。**阳受之则入六腑，阴受之则入五脏。**六阳受于外邪，传入六腑；六阴受于内邪，传入五脏也。**入六腑则身热不时卧，上为喘呼；**六腑阳气在外，故身热也。阳盛昼眠不得至夜，故不时卧也。阳气盛于上，故上为喘呼也。**入五脏则膜满闭塞，下为飧泄，久为肠澼。**阴邪在中，实则膜胀肠满，闭塞不通，虚则下利肠澼。**故喉主天气，咽主地气。**肺为天也，喉出肺中之气呼吸，故主天；脾为地也，咽出脾胃噫气，故主地。**故阳受风气，阴受湿气。**风从上下，故阳受之；湿从下上，故阴受之。**故阴气从足上行至头，而下循臂至指端；阳气从手上行至头，而下至足。**足三阴脉，从足至头，从头下胸，横出腋下，循臂至指端，为手三阴脉也。变为手三阳脉，从手指端上行至头，下行至足，为足三阳。阴阳相注，如环无端。**故曰：阳**

病者，上行极而下行；阴病者，下行极而上行。故伤于风者，上
先受之；伤于湿者，下先受之。阳病者，三阴之脉上行至头极已为
阳，受风热已下行也；阴病者，三阳之脉下行至足极已为阴，受寒湿
已上行。故伤风上先受之，伤湿下先受也。

问曰：见真脏曰死，何也？无余物和杂，故名真也。五脏之
气，皆胃气和之，不得独用。如至刚不得独用，独用即折，和柔用之
即固也。五脏之气，和于胃气，即得长生；若真独见，无和胃气，必
死期也。欲知五脏真见为死，和胃为生者，见于寸口，诊手太阴，即
可知之也。见者如弦是肝脉也，微弦为平好也。微弦，谓弦之少也，
三分有一分为微，二分胃气与一分弦气俱动，为微弦也。三分并是弦
气，竟无胃气，为见真脏也。见真脏死，其理至妙，请陈其理，故曰
何也。答曰：五脏者皆禀气于胃，胃者五脏之本也。五脏不能自
致于手太阴，必因于胃气，乃能至手太阴。胃受水谷，变化精气而
资五脏，故五脏得至手太阴，寸口见于微弦也。故五脏各以其时，自
为而至手太阴。五脏主于五时，至其时也，其藏有病之甚者，胃气不
与之居，不因胃气，以呼吸之力独自至于太阴，寸口见于真弦也。故
邪气胜者精气衰。真脏脉弦不微，无胃气者，则知肝病胜也。肝病邪
胜，则胃谷精气衰。故病甚者，胃气不能与之俱至于手太阴，故真
脏之气独见。独见者，为病胜脏也，故曰死。黄帝曰：善。真见
病甚，故致死也。

问曰：脾病而四肢不用，何也？五脏皆连四肢，何因脾病独四
肢不用也？答曰：四肢皆禀气于胃，而不得径至，必因脾乃得禀。
今脾病，不能为胃行其津液，四肢不得禀水谷气，气日以衰，脉
道不利，筋骨肌肉皆无气生，故不用焉。土王四季，四季皆有土
也；脾长四脏，四脏皆有脾也。何者？四肢百体禀气于胃，胃以水谷

津液资四肢之用，资四肢之时，胃气不能径到四肢，要因于脾，得水谷津液营卫之气，营于四肢，四肢禀承，方得用也。若其脾病，脉道不通，则筋骨肌肉无气以生，故不用也。**问曰：脾之不主时何也？**

答曰：脾者土也，治中央，常以四时长四脏，各十八日寄治，不得独主时，脾脏者常著土之精也。四脏之本，皆为土也。十八日用，故曰寄也。著，澄略反，在也。脾脏在土之精妙也。**土者，主万物而法天地，故上下至头足，不得主时。**土为万物之质，法于天地，与万物为质，故身与头、手、足为体，身不别主时。**问曰：脾与胃也，以募相逆耳，而能为之行津液，何也？**脾阴胃阳，脾内胃外，其位各别，故相逆也。其器异，何能为胃行津液气也？一曰相连，脾胃表里阴阳，募既相假，故曰相连也。**答曰：足太阴，三阴也，其脉贯胃，属脾络嗌，故太阴为之行气于三阴。**嗌，于未反，咽也。足太阴脉贯胃属脾，上行络嗌，其气强盛，能行三阴之脉，故太阴脉得三阴名也。**阳明者表也，五脏六腑之海也，亦为之行气于三阳。**脏腑各因其经募，而受气于阳明，故为胃行其津液。四肢不得禀水谷之气，日以益衰，阴道不利，筋骨脉肉皆毋气以主，故不用焉。阳明为阴阳脏腑之海，五脏六腑各因十二经脉受气于阳明，故经脉得为胃行津液之气，四肢禀承，四肢得气也。经脉不通阳明，则阴脉不通，筋骨脉肉无气以主也。

仁安二年三月十三日以同本书写了

移点校合了　丹波赖基

本云

仁平元年二月二十一日以同家本书写移点校合了　宪基

卷第七 ［佚］

卷第八 经脉之一

通直郎守太子文学臣杨上善奉敕撰注

经脉连环

雷公问于黄帝曰：《禁服》之言：凡刺之理，经脉为始，营其所行，制其度量，内次五脏，别其六腑。愿尽闻其道。雷公先口吟此《九针》六十篇之道，勤服日久，编绝简垢，恐绝子孙，请问其约。黄帝乃令设盟诚之，详授针灸经脉脏腑之道，故今问之。**黄帝曰：人始生，先成精，**人生成形，凡有八种，谓先遗体，阴阳二精，一也。**精成而脑髓生，**阴阳二精，变成脑髓。脑、髓同是骨中脂也，在头为脑，在四肢为髓。二也。**骨为干，**干，本也。脑髓之骨成，与皮肉筋脉为本。三也。**脉为营，**经脉成，通行血气，以营其身，四。**筋为纲，**筋膜成，纲维四肢，约束百体。五也。**肉为墙，**其肉成已，盛裹筋骨，壅罗脏腑。六。**皮肤坚，**皮肤成已，腠理坚实。七也。**毛发长，**毛发成已，润泽滋长。八也。**谷入于胃，脉道以通，血气乃行。**人体成长，经脉血气遂得通行。雷公曰：愿卒闻经脉之始生。

黄帝曰：经脉者，所以能决死生，人之死生，血气先见经脉，故欲知死生，必先候经脉也。**处百病**，百病所生，经脉由之，欲处分百病，须候经脉也。**调虚实，不可不通也**。人之虚实之气，欲行补泻，须通经脉也。

肺手太阴之脉，手太阴乃是五脏六腑经脉通行气之要道也。夫阴阳者，变化无方，随物施名，名有多种。肺在西方金位，阴气始生，名为少阴。居腰已上，脏腑之盖，居高而尊，因名太阴，即帝王所主也。经脉与别，壅遏营气，令无所避，故名曰脉也。**起于中焦**，十二经脉生处，皆称为"起"；所经之处名"出"，亦称"至"、称"注"，此为例也。膈下脐上为中焦也。**下络大肠，还循胃口，上膈属肺**，膈，佳麦反。五脏六腑气相通者，脏脉必络腑属脏，腑脉必……**从肺系横出腋下，下循臑内，行少阴心主之前，下肘中，循臂内上骨下廉，入寸口，上鱼，循鱼际，出大指之端；其支者，从腕后直出次指内廉，出其端**。是动则病肺胀满，膨膨而喘咳，缺盆中痛，甚则交两手而瞀，此为臂厥。是主肺所生病者，咳上气喘渴，烦心胸满，臑臂内前廉痛厥，掌中热。气盛有余则肩背痛，肺气盛，故上冲肩背痛也。**风寒汗出，中风不浹，数欠**。肺脉盛者则大肠脉盛，天有风寒之时，犹汗出藏中，身外汗少，故曰不浹。祖夹反，谓润洽也。有本作"汗出中风，小便数而欠"。阴阳之气上下相引，故多欠也。**气虚则肩背痛寒**，盛气冲满，肩背痛也，肩背元气虚而痛也。阳虚阴并，故肩背寒也。**少气不足以息，溺色变**。肺以主气，故肺虚少气，不足以息也。大肠脉虚，令膀胱虚热，故溺色黄赤也。溺，音尿。**为此诸病**，手太阴脉气为前诸病也。**盛则泻之，虚则补之**，《八十一难》曰："东方实，西方虚，泻南方，补北方，何谓也？然，金木水火土，当更相平。东方者木也，木欲实，金当平之；

火欲实，水当平之；土欲实，木当平之；金欲实，火当平之；水欲实，土当平之。东方者肝也，肝实则知肺虚。泻南方，补北方。南方火者，木之子也；北方水者，木之母也。水以胜火。子能令母实，母能令子虚，故泻火补水，欲令金得平木也。"**热则疾之**，热气冲肤，闭而不通者，刺之摇大其穴，泻也。**寒则留之**，有寒痹等在分肉间者，留针经久，热气当集，此为补也。**陷下则灸之**，经络之中，血气减少，故脉陷下也。火气壮火，宜补经络，故宜灸也。**不盛不虚，以经取之**。《八十一难》云：不盛不虚，以经取之。是谓正经自病，不中他邪，当自取其经。前盛虚者，阴阳虚实，相移相倾，而他经为病。有当经自受邪气为病，不因他经作盛虚。若尔，当经盛虚，即补泻自经，故曰以经取之。**盛者则寸口大三倍于人迎，虚者则寸口反小于人迎**。厥阴少阳，其气最少，故寸口阴气一盛，病在手足厥阴；人迎阳气一盛，病在手足少阳。少阴、太阳，其气次多，故寸口阴气二盛，病在手足少阴；人迎阳气二盛，病在手足太阳。太阴、阳明，其气最多，故寸口阴气三盛，病在手足太阴；人迎阳气三盛，病在手足阳明。所以厥阴、少阳，气盛一倍为病；少阴、太阳，二倍为病；太阴、阳明，三倍为病。是以寸口人迎，随阴阳气而有倍数，候此二脉，知于阴阳气之盛也。其阴阳虚衰，寸口人迎反小，准此可知也。

　　大肠手阳明之脉，手阳明脉，起手之指端上行，下属大肠，通行大肠血气，故曰大肠手阳明脉也。**起于大指次指之端**，手阳明与手太阴合。手太阴从中焦至手大指次指之端，阴极即变为阳。如此阴极阳起，阳极阴起，行手、头及足，如环无端也。**循指上廉，出合谷两骨之间**，掌骨及大指本节表，两骨之间也。**上入两筋之中，循臂上廉，入肘外廉，上臑外前廉**，手三阴行臑内，手三阳行臑外，阳明行臑外前楞也。**上肩，出髃前廉**，髃，音隅，角也，两肩端高骨即肩角也，又五口反。**上出于柱骨之会上，下入缺盆，**柱骨，谓缺盆骨上极高处也。与诸脉会入缺盆之处，名曰会也。手阳明脉上至柱骨之上，复出柱骨之下，入缺盆也。**络肺，下膈属大肠；**腑气通脏，故络脏属腑也。**其支者，从缺盆上颈贯颊，入下齿中，还出侠口，交人中，左之右，右之左，上侠鼻孔。**颈，项前也。交，谓相交，不相会入也。**是动则病齿痛颐肿。**齿痛，谓下齿痛也。颐，谓面颧秀高骨也，专劣反。**是主津所生病者，**《八十一难》云：邪在血，为所生也。血主濡之也，是为血及津液皆为濡也。津，汗也。以下所生之病，皆是血之津汗所生病也。**目黄口干，鼽衄，喉痹，肩前臑痛，大指次指痛不用。**手阳明经是腑阳脉，多为热痛，故循经所生七种病也。鼻孔引气，故为鼽也，鼻形为鼽也。有说鼽是鼻病者，非也。**气盛有余则当脉所过者热肿，**是动所生之病，有盛有虚。盛者，此脉所过之处热及肿也。**虚则寒栗不复。**阳虚阴并，故寒栗也。不复，不得复于平和也。**为此诸病，盛则泻之，虚则补之，热则疾之，寒则留之，陷下则灸之，不盛不虚，以经取之。**盛者则人迎大三倍于寸口，虚者则人迎反小于寸口。

胃足阳明之脉，起于鼻，交颊中，下循鼻外，入上齿中，还出侠口环唇，下交承浆，却循颐后下廉，出大迎，循颊车，上耳前，过客主人，循发际，至额颅；其支者，从大迎前下人迎，循喉咙，入缺盆，下膈属胃络脾；足阳明脉起于鼻，下行属胃，通行胃之血气，故曰胃足阳明脉也。手阳明经从手上侠鼻孔，到此而起，下行至于足指，名足阳明经。十二经脉行处及穴名，备在《明堂经》，具释之也。客主人，即上关穴也。颊，阿葛反，鼻茎也。颅，音卢。胃腑通气入脏，故属胃络脾也。**其直者，从缺盆下乳内廉，下侠脐，入气街中；其支者，起胃下口，循腹里，下至气街中而合，以下**

髀，**抵伏兔**，胃传食入小肠处，名胃下口。此脉一道，从缺盆下乳内廉肤肉之中，下侠脐至气街中。前者一道，从缺盆属胃；今从胃下口下行，与气街中者合为一脉而下。抵，至也，丁礼反。**下膝入膑中，**膝，胫头也。膑，膝之端骨也，频忍反。**下循胻外廉，下足跗，入中指内间；**胻，故孟反。其支者，下膝三寸而别，以下入中指外间；**其支者，别跗上，入大指间，出其端。**脉从气街下行至足指间，凡有三道。**是动则病洒洒振寒，**洒洒，恶寒貌，音洗，谓如水洒洗寒也。**善伸数欠颜黑，**凡欠及多伸，或为阳上阴下，人之将卧，阴阳上下相引，故数欠。颜额，阳也。黑，阴色。阴气见额阳，病也。**病至则恶人与火，闻木音则惕然而惊，心欲动，**至，甚也。阳明，土也。土恶木，故病甚恶木音也。阳明主肉，血盛，故恶火也。阳明厥喘闷，闷故恶人也。**独闭户牖而处，**阴静而阇，阳动而明。今阴气加阳，故欲闭户独处也。**甚则欲上高而歌，弃衣而走，**阳盛故也。**贲响腹胀，是为骭厥。**贲，音乡。谓阳气贲聚虚满为腹胀也。以阳盛于脚，故欲登高，弃衣而走，名为骭厥也。**是主血所生病者，狂疟温淫汗出，**阳明主肉，血为肉液，故亦主血也。淫，过也，谓伤寒热病，温热过甚而热汗出也。**衄衊，口㖞唇胗，颈肿喉痹，**衊，出血也。不言鼻衄而言衄衊者，然鼻以引气也，衄鼻形也，鼻形之中出血也。胗，唇痒疮，音紧。**腹外肿，膝膑肿痛，**阳明，一道行于腹外，一道行于腹内。腹内水谷行通，故少为肿；腹外卫气数壅，故腹外多肿也。**循膺、乳、街、股、伏兔、骭外廉、足跗上皆痛，中指不用。**上七处并是足阳明脉所过，故循上七处痛者，是阳明脉病也。股，髀内阴股也。足中指内外间，阳明脉支所至，故脉病中指不用也。**气盛则身以前皆热，**足阳明脉唯行身前，故脉盛，身前皆热也。**其有余于胃，则消谷善饥，溺色变。**脉气有余身前，故身前皆热；若有余胃中，故善饥溺变也。**气不足则身以前皆寒栗，胃中寒则胀满。**有余，身前胃中有热有饥；不足，身前胃中寒栗胀满。阳气有余，阴气不足；阳气不足，阴气有余。今但举一边为例耳。**为此诸病，盛则泻之，虚则补之，热则疾之，寒则留之，陷下则灸之，不盛不虚，以经取之。盛者则人迎大三倍于寸口，虚则人迎反小于寸口。**

　　脾足太阴之脉，足太阴脉，起于足大指端，上行属脾，通行脾之血气，故曰脾足太阴脉者也。**起于大指之端，循指内侧白肉际，过核骨后，**核，胡革反。人足大指本节后骨，名为核骨也。**上内踝前廉，**十二经脉皆行筋肉骨间，惟此足太阴经，上于内踝薄肉之处，脉得见者也。**上腨内，循胫骨后，交出厥阴之前，**内踝直上名为内；外踝直上名为外；胫后腓肠名为腨。太阴从内踝上行八寸，当胫骨后，交出厥阴之前上行之。**上循膝股内前廉，入股属脾络胃，**膝内之股近膝名膝股，近阴处为阴股也。**上膈侠咽，连舌本，散舌下；其支者，复从胃别上膈，注心中。**舌下散脉，是脾脉也。**是动则病舌强，食则呕，胃脘痛，**脘，胃府也。脘，音管也。**腹胀善噫，得后出余气则快然如衰，**寒气客胃，厥逆从下上散，散已复上出胃，故为噫也。谷入胃已，其气上为营卫及膻中气，后有下行与糟粕俱下者，名曰余气。余气不与糟粕俱下，壅而为胀，今得泄之，故快然腹减也。**身体皆重。**身及四肢皆是足太阴脉行胃气营之，若脾病，脉即不营，故皆重也。**是主脾所生病者，舌本痛，**脾所生病，太阴脉行至舌下，故舌本痛也。**体不能动摇，**脾不营也。**食不下，烦心，心下急痛，**脾脉注心中，故脾生病，烦心，心急痛也。**溏，瘕，泄，**溏，食消利也。瘕，食不消，瘕而为积病也。泄，食不消，飧泄也。**水闭，**脾所生病，不营膀胱，故小便不利也。**黄瘅，不能卧，强欠，**内热身黄病也。脾胃中热，故不得卧也。将欠不得欠，名曰强欠。**股膝内肿**

厥，足大指不用。或痹不仁，不能用也。**为此诸病，盛则泻之，虚则补之，热则疾之，寒则留之，陷下则灸之，不盛不虚，以经取之。盛者则寸口大三倍于人迎，虚者则寸口反小于人迎。**

　　心手少阴之脉起于心中，出属心系，下膈络小肠；十二经脉之中，余十一经脉及手太阳经，皆起于别处，来入脏腑。此少阴经起自心中，何以然者？以其心神是五神之主，能自生脉，不因余处生脉来入，故自出经也。肺下悬心之系，名曰心系。余经起于余处，来属脏腑。此经起自心中，还属心系，由是心神最为长也。问曰：《九卷》心有二经，谓手少阴、心主。手少阴经不得有输。手少阴外经受病，亦有疗处。其内心脏不得受邪，受邪即死。又《九卷·本输》之中，手少阴经及输并皆不言。今此《十二经脉》及《明堂流注》少阴经脉及输皆有，若为通释？答曰：经言心者，五脏六腑之大主，精神之舍，其脏坚固，邪不能客。客之则心伤，心伤则神去，神去即死。故诸邪之在于心者，皆在心之包络，包络，心主脉也，故有脉不得有输也。手少阴外经有病者，可疗之于手掌兑骨之端。又恐经脉受邪伤脏，故《本输》之中，输并手少阴经亦复去之。今此《十二经脉》手少阴经是动所生，皆有诸病，俱言盛衰，并行补泻，及《明堂流注》具有五输者，以其心脏不得多受外邪，其于饮食汤药，内资心脏，有损有益，不可无也。故好食好药资心，心即调适；若恶食恶药资心，心即为病。是以心不受邪者，不可多受邪也。言手少阴是动所生致病及《明堂》有五输疗者，据受内资，受外邪也。言手少阴是受邪，故有病也。**其支者，从心系上侠咽，系目系；**筋骨血气四种之精与脉合为目系，心脉系于目系，故心病闭目也。**其直者，复从心系却上肺，上出腋下，下循臑内后廉，行太阴心主之后，下肘内，循臂内后廉，抵掌后兑骨之端，**直小指掌后尖骨，谓之兑骨也。**入掌内廉，循小指**

之内出其端。掌外将侧，名曰外廉；次掌内将侧，名曰内廉也。**是动则病嗌干心痛，渴而欲饮，为臂厥。**心经病，心而多热，故渴而欲饮。其脉循臂，故是动为臂厥之病也。**是主心所生病者，目黄胁痛，臑臂内后廉痛厥，掌中热痛也。**其脉上腋近胁，故胁痛也。臑臂内后廉，脉行之处，痛及厥也。厥，气失逆也。**为此诸病，盛则泻之，虚则补之，热则疾之，寒则留之，陷下则灸之，不盛不虚，以经取之。**盛者则寸口大再倍于人迎，虚者则寸口反小于人迎。

　　小肠手太阳之脉，手太阳脉起于手指，上行入缺盆，下属小肠，通小肠血气，故曰小肠手太阳脉也。**起于小指之端，循手外侧上腕，出踝中，**人之垂手，大指著身之侧，名手内侧；小指之后，名手外侧。足胫骨与足腕骨相属之处，著胫骨端内外高骨，名曰内外踝；手之臂骨之端，内外高骨，亦名为踝也。手太阳脉贯踝也。**直上循臂下骨下廉，**臂有二骨：垂手之时，内箱前骨名为上骨，外箱后骨名为下骨。手太阳脉行下骨下将侧之际，故曰下廉也。**出肘内侧两骨之间，上循臑外后廉，**手阳明上臑外前廉，手少阳循臑外，此手太阳循臑外后廉。手三阴脉行于臑内，手三阳脉行于臑外，此为异也。**出肩解，**肩臂二骨相接之处，名为肩解。**绕肩胛，交肩上，入缺盆，**肩，两肩也。甲，两甲也。两箱之脉，各于两箱绕肩胛已，会于大椎，还入缺盆，此为正也。有说两箱脉来交大椎上，会大椎穴以为交者，《经》不言交，不可用也。**络心，循咽下膈抵胃，属小肠；其支者，从缺盆循颈上颊，至目锐眦，却入耳中；其支者，别颊上𬈎抵鼻，至目内眦。**脉络心，循咽而下，抵著胃下，属于小肠。上至颧𬈎，傍抵鼻孔，至目内眦。目眦有三：目之内角为内眦，外角为锐眦，上崖为上眦也。**是动则病嗌痛颔肿，不可以顾，肩似拔，臑似折。**臂臑痛若折者也。**是主液所生病者，耳聋目黄颊肿，颈颔肩臑肘臂外后廉痛。两大骨相接之处，有谷精汁，补益脑髓，皮肤润泽，谓之为液，手太阳主之。邪气病液，遂循脉生诸病也。**为此诸病，盛则泻之，虚则补之，热则疾之，寒则留之，陷下则灸之，不盛不虚，以经取之。盛者则人迎大再倍于寸口，虚者则人迎反小于寸口。**

膀胱足太阳之脉，足太阳脉，起目内眦，上头下项侠脊属膀胱，通膀胱血气，故曰膀胱足太阳脉也。**起于目内眦，上额交颠上；其支者，从颠至耳上角；其直者，从颠入络脑，还出别下项，循肩髆内侠脊抵腰中，入循膂，络肾属膀胱；其支者，从腰中下贯臀，入腘中；**颠，顶也。顶上有骨空，太阳入骨空，络脑还出也。髆，音博。臀，音屯，尻之厚肉也。**其支者，从髆内左右别下贯胛，过髀枢，**胛，侠脊肉也，似真反。髀枢，谓髀骨尻骨相抵相入转动处也。**循髀外后廉，下合腘中，以下贯腨，出外踝之后，循京骨，至小指外侧。**京骨，谓外踝下近前高骨也。京，高大也。**是动则病冲头痛，目似脱，项似拔，脊痛腰似折，髀不可以回，腘如结，腨如裂，是为踝厥。**腘、腨之病者，皆是太阳行踝之后，为厥失逆之病也。结，谓束缚也。**是主筋所生病者，痔疟狂颠疾，头囟项痛，目黄泪出鼽衄，项背腰尻腘腨脚皆痛，小指不用。**足太阳水，生木筋也，故足太阳脉主筋者也。所以邪伤于筋，因而饱食，筋脉横解，肠澼为痔也。**为此诸病，盛则泻之，虚则补之，热则疾之，寒则留之，陷下则灸之，不盛不虚，以经取之。盛者则人迎大再倍于寸口，虚者则人迎反小于寸口。**

肾足少阴之脉，足少阴脉，上行属肾，通行肾之血气，故曰肾足少阴脉也。**起于小指之下，斜走足心，出于然骨之下，**足太阳腑脉至足小指而穷，足少阴脏脉从足小指而起，是相接也。然骨，在内踝下近前起骨是也。**循内踝之后，别入跟中，**少阴脉行至内踝之后，别分一道入足跟中也。**以上腨内，出腘内廉，上股内后廉，贯脊属肾络膀胱**；贯脊，谓两箱二脉，皆贯脊骨而上，各属一肾，共络膀胱。**其直者，从肾上贯肝膈，入肺中，循喉咙，侠舌本**；直贯肝膈而过称贯，即舌下两傍脉是也。**其支者，从肺出络心，注胸中**。从肺下行，循心系络于心，注胸中也。**是动则病饥不欲食，面黑如地色**，少阴脉病，阴气有余，不能消食，故饥不欲食也。以阴气盛，故面黑如地色也。**咳唾则有血，喝喝如喘**，唾为肾液，少阴入肺，故少阴病热，咳而唾血。虽唾，喉中不尽，故呼吸有声，又如喘也。喝，呼葛反。**坐而欲起，起目䀮䀮，如无所见**，少阴贯肝，肝脉系目。今少阴病，从坐而起，上引于目，目精气散，故䀮䀮无所见也。莫郎反。**心如悬病饥状**，足少阴病，则手少阴之气不足，故心如悬饥状也。**气不足则善恐，心惕惕如人将捕之，是为骨厥**。肾主恐惧，足少阴脉气不足，故喜恐，心怵惕。前之病，是骨厥所为，厥谓骨精失逆。惕，耻激反，谓惧也。**是主肾所生病者，口热舌干，咽肿上气，嗌干及痛，烦心心痛，黄瘅肠澼**，热成为瘅，谓肾脏内热发黄，故曰黄瘅也。肾主下焦，少阴为病，下焦大肠不和，故为肠澼也。**脊股内后廉痛，痿厥嗜卧**，津液不通，则筋弛好卧也。**足下热而痛**。少阴虚则热并，故足下热痛也。**为此诸病，盛则泻之，虚则补之，热则疾之，寒则留之，陷下则灸之，不盛不虚，以经取之。灸则强食生肉**，不盛不虚以经取者，亦以经取灸也。故疗肾所生之病亦有五法：自火化以降，并食熟肉，生肉令人热中，人多不欲食之。肾有虚风冷病，故强令人生食豕肉，温肾补虚，脚腰轻健，人有患脚风气，食生猪肉得愈者众，故灸肾病，须食助之。一也。**缓带**，带若急则肾气不适，故须缓带，令腰肾通畅，火气宣行。二也。**被发**，足太阳脉，从顶下腰至脚，今灸肾病，须开顶被发，阳气上通，火气宣流。三也。**大杼，**足太阳脉，循于肩髃，下络于肾，今疗肾病，可策大杼而行，牵引肩髃，火气通流。四也。**重履而步。**燃磁石疗肾气，重履引腰脚，故为重履者，可末磁石，分著履中，上弛其带令重，履之而行。以为轻者，可渐加之令重，用助火气，若得病愈，宜渐去之，此为古之疗肾腰法。五也。**盛者则寸口大再倍于人迎，虚者则寸口反小于人迎。**

　　心主手厥阴心包之脉，心神为五脏六腑之主，故曰心主。厥阴之脉，行至于足，名足厥阴；行至于手，名手厥阴。以阴气交尽，故曰厥阴。心外有脂，包裹其心，名曰心包。脉起胸中，入此包中，名手厥阴。故心有两经也：心中起者，名手少阴；属于心包，名手厥阴。有脉别行，无别脏形，三焦有气有脉，亦无别形，故手厥阴与手少阳以为表里也。**起于胸中，出属心包，下膈历络三焦；**自有经历而不络著，手厥阴既是心脏之府，三焦府合，故属心包，经历三焦，仍络著也。三焦虽复无形，有气故得络也。**其支者，循胸出胁，下腋三寸，上抵腋下，下循臑内，行太阴、少阴之间，入肘中，下臂行两筋之间，入掌中，循中指出其端；其支者，别掌中，循小指、次指出其端。**循胸出胁之处，当腋下三寸，然后上行，抵腋下方，下循臂也。太阴、少阴既在前后，故心主厥阴行中间也。**是动则病手热肘挛腋肿，甚则胸中满，心澹澹大动，面赤目黄。**澹，徒滥反，水摇；又，动也。**是心主脉所生病者，烦心心痛，掌中热。**心包既病，故令烦心心痛。**为此诸病，盛则泻之，虚则补之，热则疾之，寒则留之，陷下则灸之，不盛不虚，以经取之。盛者则寸口大一倍于人迎，虚者则寸口反小于人迎。**

　　三焦手少阳之脉，上焦在心下，下膈在胃上口，主纳而不出，其理在膻中。中焦在胃中口，不上不下，主腐熟水谷，其理在脐傍。下焦在脐下，当膀胱上口，主分别清浊，主出而不内，其理在脐下一寸。上焦之气如云雾在天，中焦之气如沤雨在空，下焦之气如沟渎流地也。手少阳脉是三焦经隧，通行三焦之血气，故曰三焦手少阳脉也。**起于小指、次指之端，上出两指之间，循手表出臂外两骨之间，上贯肘，循臑外上肩，而交出足少阳之后，入缺盆，**上肩交足少阳，行出足少阳之后，方入缺盆也。**布膻中，散络心包，下膈遍属三焦；**遍，甫见反。散布膻中也。有本"布"作"交"者，检非也。三焦是气，血脉是形，而言属者，谓脉气相入也。**其支者，从膻中上出缺盆，上项，系耳后直上，出耳上角，以屈下颊至𩩲；其支者，从耳后入耳中，出走耳前，过客主人前，交颊，至目锐眦。**系，古帝反，有本作侠也。**是动则病耳聋浑浑淳淳，嗌肿喉痹。**浑浑淳淳，耳聋声也。**是主气所生病者，汗出，目锐眦痛，颊痛，耳后肩臑肘臂外皆痛，小指、次指不用。**气，谓三焦气液。**为此诸病，盛则泻之，虚则补之，热则疾之，寒则留之，陷下则灸之，不盛不虚，以经取之。盛者则人迎大一倍于寸口，虚者则人迎反小于寸口。**

胆足少阳之脉，足少阳脉，起目锐眦，下行络肝属胆，下行至足大指三毛，通行胆之血气，故曰胆足少阳脉也。**起于目锐眦，上抵角，下耳后，循颈行手少阳之前，至肩上，却交出手少阳之后，入缺盆；**角，谓额角也。项前曰颈。足少阳脉，从耳后下颈，向前至缺盆，屈回向肩，至肩屈向后，复回向颈，至颈始入缺盆。是则手少阳上肩入缺盆，肩上自然交足少阳也。足少阳从颈前下至缺盆向肩，即是行手少阳前也；至肩交手少阳已，向后回入缺盆，即是行手少阳之后也。**其支者，从耳后入耳中，出走耳前，至目锐眦后；其支者，别目锐眦，下大迎，合手少阳于𩩲，下加颊车，下颈，合缺盆，以下胸中，贯膈络肝属胆，**大迎，在曲颔前一寸二分骨陷者中。

足少阳至大迎已，向颐，与手少阳合已，却斜下向颊车，加颊车已，然后下颈至缺盆，与前直者合。颊车，在大迎上，曲颊端。有本云：别目锐眦，迎手少阳于颐。无"大"、"合"二字。以义量之，二脉双下，不得称迎也。**循胁里，出气街，绕毛际，横入髀厌中；**街，衢道也。足阳明脉及足少阳脉气所行之道，故曰气街。股外髀枢，名曰髀厌也。**其直者，从缺盆下腋，循胸过季胁，下合髀厌中，**胁有前后，最近下后者为季胁。有本作肋。**以下循髀太阳，出膝外廉，下外辅骨之前，直下抵绝骨之端，下出外踝之前，循足跗上，入小指、次指之间；**膀胱足太阳脉，从髀外下足，因名髀太阳。辅骨，绝骨穷也，外踝上阳辅穴也。**其支者，别跗上，入大指之间，循大指歧内出其端，还贯爪甲，出三毛。**其足少阳脉，出大指端，还屈回贯甲，复出三毛。一名丛毛，在上节后毛中也。**是动则病口苦，善太息，心胁痛，不能反侧，**胆热，苦汁循脉入颊，故口苦，名曰胆瘅。脉循胸胁，喜太息及心胁皆痛也。**甚则面尘，体无膏泽，足少阳反热，是为阳厥。**甚，谓阳厥热甚也。足少阳起面，热甚则头颅前热，故面尘色也。阳厥，少阳厥也。**是主骨所生病者，头角颔痛，目锐眦痛，**水以主骨，骨生足少阳，故足少阳痛病还主骨也。额角，在发际也。头角，谓顶两箱，额角后高骨角也。颔，谓牙车骨，上抵颅以下者，名为颅骨。**缺盆中肿痛，腋下肿，马刀侠瘿，汗出振寒疟，**脉从缺盆下腋，故腋下肿；复从颊车下颈，故病马刀侠瘿也。马刀，谓痈而无脓者是也。汗出、振寒、疟等，皆寒热病，是骨之血气所生病也。**胸胁肋髀膝外至胫绝骨外踝前及诸节皆痛，小指、次指不用。**足少阳脉主骨，络于诸节，故病诸节痛也。**为此诸病，盛则泻之，虚则补之，热则疾之，寒则留之，陷下则灸之，不盛不虚，以经取之。盛者则人迎大一倍于寸口，虚者则人迎反小于寸口。**

肝足厥阴之脉，足厥阴脉，从足指上行，环阴器，络胆属肝，通行肝之血气，故曰肝足厥阴脉也。起于大指丛毛之上，循足跗上廉，去内踝一寸，上踝八寸，交出太阴之后，上腘内廉，循阴股，入毛中，环阴器，抵少腹，侠胃属肝络胆，上贯膈，布胁肋，髀内近阴之股，名曰阴股。循阴器一周，名环也。循喉咙之后，上入颃颡，连目系，上出额，与督脉会于颠；喉咙上孔名曰颃颡。督脉出两目上颠，故与厥阴相会也。其支者，从目系下颊里，环唇内；其支者，复从肝别贯膈，上注肺。肺脉手太阴从中焦起，以次四脏六腑之脉皆相接而起，唯足厥阴脉环回，从肝注于肺中，不接手太阴脉，何也？但脉之所生，禀于血气，血气所生，起中焦仓廪，故手太阴脉从于中焦，受血气已，注诸经脉。中焦乃是手太阴受血气处，非是脉次相接之处，故脉环周，至足厥阴，注入脉中，与手太阴脉相接而行，不入中焦也。是动则病腰痛，不可以俯仰，丈夫㿉疝，妇人少腹肿腰痛，甚则嗌干面尘。肝合足少阳，阳盛并阴，故面尘色也。是主肝所生病者，胸满呕逆，飧泄狐疝，遗溺闭癃。脉抵少腹侠胃，故生飧泄也。狐夜不得尿，至明始得，人病与狐相似，因曰狐疝。有本作㿉疝，谓偏㿉病也。癃，篆文㿗字，此经淋病也，音隆。为此诸病，盛则泻之，虚则补之，热则疾之，寒则留之，陷下则灸之，不盛不虚，以经取之。盛者则寸口大一倍于人迎，虚者则寸口反小于人迎。

经脉病解

太阳所谓肿、腰脽痛者，正月太阳寅。寅，太阳也。脽，尻也，音谁也。十一月一阳生，十二月二阳生，正月三阳生。三阳生寅之时，其阳已大，故曰太阳也。**正月阳气出在上，**一阳在地下，深芽初发也；二阳在地中，浅芽出也；三阳在地上出，故曰正月阳气出在上也。**而阴气盛，阳未得自次也，故肿、腰脽痛。**三阴犹在地上未没，故阴气盛也。以阴气盛隔，阳气未得次第专用，故发肿于肤肉，生痛于腰也。**偏虚为跛者，正月阳冻解地气而出也。**所谓偏虚者，冬寒颇有不足者，故偏虚，故跛。正月已有三阳，故冻解，阳气出于地也。先有三阴，故犹有冬寒，阳气不足也。人身亦尔，半阳不足，故偏虚。跛，谓左脚偏跛也。**所谓强上者，阳气大上而争，故强上。**三阳向盛，与三阴战，得大得上，而阴犹争也。**所谓耳鸣者，阳气万物上而跃，故耳鸣。**正月阳气令万物涌跃鸣上，故生病气上冲耳鸣也。**所谓甚则狂癫疾者，阳尽在上而阴气从下，下虚上实，故癫疾。**三阳爻与三阴争，而三阳俱胜，尽在于头，为上实；三阴从下，即为下虚。于是发病，脱衣登上，驰走妄言，即谓之狂；僵仆而倒，遂谓之颠也。**所谓浮为聋者，皆在气也。**诊人迎之脉，得三阳浮者，皆是太阳之气为聋也。**所谓入中为瘖者，阳盛已衰，故为瘖。**太阳之气中伤人者，即阳大盛，盛已顿衰，故为瘖也。瘖，不能言也。**内夺而厥，则为瘖痱，此肾虚也，**阳气外衰，故但为瘖也；左肾气内虚夺而厥者，则为瘖痱，音肥，风病不能言也。谓四肢不用，瘖不能言，心无所知，甚者死，轻者生，可疗也。**少阴不至，少阴不至者厥也。**少阴，肾脉也。足少阴脉不通，则血气不资于肾，故厥为瘖痱也。

　　少阳所谓心胁痛者，言少阳戌也，戌者心之所表也，手少阳脉络心包，足少阳脉循胁里，故少阳病心胁痛也。戌为九月，九月阳少，故曰少阳也。戌少阳脉，散络心包，故为心之所表。**九月阳尽而阴气盛，故心胁痛。**阴气已盛，阳气将尽，少阳为病，故心胁痛也。

所谓不可反侧者，阴气藏物也，物藏则不动，故曰不可反侧。九月物藏，静而不动，阴之盛也，故病不能反侧也。**所谓甚则跃者，九月万物尽衰，草木毕落而堕也，则气去阳而之阴，**跃，涌动也。甚，谓九月阴气外盛。故万物之气极毕堕落，则万物之气去阳之阴也。**气盛而阳之下长也，故曰跃。**阴气盛于地上，阳气在于地下，涌动万物之根，令其内长也。

　　阳明所谓洒洒振寒者，阳明，三阳之长也。午为五月，阳之盛也。在于广明，故曰阳明。**阳明者午也，五月盛阳之阴也，**五月盛阳，一阴爻生，即是阳中之阴也。**阳盛而阴气加之，故洒洒振寒。**一阴始生，劲猛加阳，故洒洒振寒也。**所谓胫肿而股不收者，五月盛阳之阴也，阳者衰于五月，而阴气一下，与阳始争，故胫肿而股不收。**腰已上为阳，腰已下为阴，五月有一阴气在下始生，与阳交争，阳强实于上，阴弱虚于下，故胫肿、股不收也。**所谓上喘为水者，曰阴气下，下复上，上则邪客于脏腑间，故为水。**五月阳明，一阴为病，谓上喘咳水病者也。一阴上下胸腹之中，不依常度，遂邪随阴气客于腑脏之间，故为水病也。**所谓胸痛少气者，水在脏腑也，水者阴气也，阴气在中故少气。**火为阳气，水为阴气，水在脏腑之间，故阳气少也。**所谓甚则厥，恶人与火，闻木音惕然而惊者，阳气与阴气相抟，水火相恶，故惕然而惊。**阳明脉气与阴气俱盛，水火相恶，故惕然惊也。木胜土，故闻木音惕然惊也。**所谓志欲独闭户牖而处者，阴阳相抟也，阳尽而阴盛也，故欲独闭户牖居。**阴阳相争更胜，阳盛已衰，次阴气盛，故好闭户牖独居闟处也。**所谓病重至则欲乘高而歌，弃衣而走者，阴阳复争而外并于阳也，故使之弃衣而走。**阴阳相争，阴少阳多，阴并外阳，故欲弃衣走也。**所谓客孙脉则头痛鼻鼽腹肿者，阳明并于上，上者则其孙脉太阴也，故**

头痛鼻鼽腹肿。太阴经脉，至于舌下，太阴孙络，络于头鼻，故阳明并于太阴孙络，致鼽腹肿也。

太阴所谓病胀者，曰太阴者子也，十一月万物气皆藏于中，故曰病胀。以十一月阴气大，故曰太阴。阴气内聚，阳气外通；十一月阴气内聚，虽有一阳始生，气微未能外通，故内壅为胀也。所谓上走心为噫者，曰阴气盛而上走阳，阳者阳明络属心，故曰上走心为噫。十一月有五阴爻，故阴气盛也。太阴在内，所以为下也；阳明居外，所以为上也。阳明之正，上入腹里，属胃，散之脾，上通于心，故阳明络属心者也。寒气先客胃中，复有厥气从胃上散，其厥气复出胃之中，上胃口以连心，故曰上走心为噫也。所谓食则呕者，曰物盛满而上溢，故呕。胃中食满，阳气销之。今十一月，一阳力弱，未能熟消，故胃满而溢，谓之呕。此呕，吐也。所谓得后与气则快然而衰者，曰十一月阴气下衰，而阳气且出，故曰得后与气则快然而衰。阳气未大，故腹满为胀。阴气向下，一阳引之，故得后便及泄气，快然腹减。

少阴所谓腰痛者，曰少阴者肾也，七月万物阳气皆伤，故腰痛。七月秋气始至，故曰少阴。十一月少阴之气大，三月少阴已厥，故少阴至肾七月之时，三阴已起，万物之阳已衰，太阳行腰，太阳既衰，故腰痛也。所谓上气咳，上气喘者，曰阴气在下，阳气在上，诸气浮，无所依从，故呕咳上气喘也。此肾咳也。阴阳二气不和，各在上下，故诸阳气浮无所依，好为呕、咳、上气喘也。所谓邑邑不能久立久坐，起则目䀮䀮无所见者，万物阴阳不定，未有主也，秋气始至，微霜始下，而方杀万物，阴阳内夺，故曰目䀮䀮无所见也。七月阴阳气均未有定主，秋气始至，阳气初夺，故邑然怅望，不能久立。又阴阳内各不足，故久坐起，目䀮无所见也。

有本作"露"，但白露即霜之微也。十月已降甚霜，即知有本作"十月"者，非也。**所谓少气善怒者，阳气热不治，阳气不得出，肝气当治而未得也，故喜怒者，名曰前厥。**少阴气用也，则阳气热而不用，故不得出也。肝以主怒，少阴用时，肝气未得有用，故喜怒也。喜怒之病，名曰前厥者也。**所谓恐如人将捕之者，秋气万物未得毕去，阴气少，阳气入，阴阳相抟，故恐。**七月万物少衰，未至枯落，故未得毕去也。始凉未寒，故阴气少也。其时犹热，故阳气入也。然则二气相薄不足，进退莫定，故有恐也。**所谓恶闻食臭者，胃无气，故恶闻食臭也。**七月阳衰，胃无多气，故恶闻食气也。**所谓面黑地色者，秋气内夺，故变于色也。**七月三阳已衰，三阴已起，然阳去阴来不已，则阴强阳弱，故夺色而变。**所谓咳则有血者，阳脉伤也，阳气未盛于上，腹满，满则引，故血见于鼻也。**七月金主肺也，肺主咳也，不咳则已，咳则伤阳，阳伤血脉，故腹满，见血于鼻中也。

厥阴所谓癞疝、妇人少腹肿者，曰厥阴者辰也，三月阳中之阴也，邪在中，故曰癞疝少腹肿。三月阴气将尽，故曰厥阴。三月为阳，厥阴脉在中，故曰阳中之阴。邪客厥阴之脉，遂为癞疝。癞，谓丈夫少腹寒气盛，积阴器之中而痛也。疝，谓寒积气上，入小腹而痛也。病在少腹痛，不得大小便，病名曰疝也。**所谓腰脊痛不可以俯仰者，三月一振荣华，而万物一俯而不仰也。**振，动也。三月三阳合动而为春，万物荣华，低枝垂叶，俯而不仰，故邪因客厥阴，腰脊痛，俯不仰也。**所谓钉癃疝胀者，曰阴一盛而胀，阴胀不通，故曰癞癃。**毒热客于厥阴，故为钉肿。邪客于阴器，遂为癃病，小便难也。客于皮肤中，因为肤胀。三月为阳，阴气一在而盛，故阴器肿胀。阴器肿胀不通，故为癞癃也。**所谓甚则嗌干热中者，阴阳相抟而热则**

干，**故曰嗌干也**。甚，谓厥阴邪气盛也。厥阴之脉，侠胃属肝络胆，上入颃颡，故阴阳相薄，热中而嗌干也。

阳明脉病

黄帝问于岐伯曰：阳明之脉病，恶人与火，闻木音则惕然而惊。钟鼓不为动，闻木音而惊者，愿闻其故。岐伯对曰：阳明者胃之脉也，胃者土也，故闻木音而惊者，土恶木也。十二经脉而别解阳明者，胃受水谷以资脏腑，其气强大，气和为益之大，受邪为病之甚，故别解之。**黄帝曰：善。其恶火何也？岐伯曰：阳明主肉，其血盛，邪客之则热，热甚则恶火。其恶人何也？岐伯曰：阳明厥则喘如悗，悗则恶人。**悗，武盘反，此经中为"闷"字。**黄帝曰：善。或喘而死者，或喘而生者，其故何也？岐伯曰：厥逆连脏则死，连经则生。**连脏病深故死，连经病浅故生。**黄帝曰：善。阳明病甚，则弃衣而走，登高而歌，或至不食数日，踰垣上屋，所上非其素时所能也，病反能，何也？岐伯曰：四肢者，诸阳之本也，邪盛则四肢实，实则能登高。黄帝曰：其弃衣何也？岐伯曰：热盛于身，故弃衣而走。其骂詈不避亲疏而歌者何也？岐伯曰：阳盛则使人不欲食，故妄言。**素，先也。其人非是先有此能，因阳明病故也。手足阳明之脉盛实，好为登陟。以其热闷，所以弃衣也。

仁安二年四月五日以同本书写了

校合了　丹波赖基

本云

仁平元年七月二十四日以家本书写移点校合了　宪基

卷第九 经脉之二

通直郎守太子文学臣杨上善奉敕撰注

经脉正别

黄帝问于岐伯曰：余闻人之合于天道也，内有五脏，以应五音、五色、五时、五味、五位；外有六腑，以应六律，六律建主阳。天地变化之理谓之天道，人从天生，故人合天道。天道大数有二，谓五与六。故人亦应之，内有五脏，以应音、色、时、味、位等立，主阴也；外有六腑，以应六律立，主阳也。建，立也。**诸经而合之十二月、十二辰、十二节、诸经，**谓人之十二经脉也，与月、辰、节、水、时等诸十二数合也，十二节，谓四时八节也，又十二月各有节也。**十二经水、十二时。十二经脉者，此五脏六腑之所以应天道也。夫十二经脉者，人之所以生，**十二经脉乃是五脏六腑经隧，故偏劝通之。举其八德，以劝通之。人之受身时，一月而膏，二月而脉，为形之先，故所以生也。**病之所以成，**邪客孙脉入经，通于腑脏成病，故曰所以成也。**人之所以治，**行诸血气，营于阴阳，濡于筋骨，利诸关节，理于身者谓经脉。**病之所以起，**经脉是动所生，故病起也。**学之所以始，**将学长生之始，须行导引，调于经脉也。**工之所止也，**欲行十全之道济人，可留心调于经脉。止，留也。**粗之所易，**愚人以经脉为易，同楚人之贱宝也。**工之所难也。**智者以经脉为妙，若和璧之难知也。**请问其离合出入奈何？**经脉之别，曰离与出；复还本经，曰合与入也。广陈其理，请解所由，故曰奈何也。**岐伯稽首再拜答曰：明乎哉问也！此粗之所过，工之所息也，请卒言之。**近学浅知，谓之粗也；深求远达，谓之工也。工者，宅心经脉之道，以十全为意；粗者，志存名利之弊，假媒寄过而已。息，留也。为益之大，故请卒言之。**足太阳之正，别入于腘中，其一道下尻五寸，别入于肛，属于膀胱，散之肾，循膂当心入散；直者，从膂上出于项，复属于太阳，此为一经。**十二大经，复有正别。正，谓六阳大经别行，还合腑经。别，谓六阴大经别行，合于腑经，不还本经，故名为别。足少阴、足厥阴虽称为正，生别经不还本经也，唯此二阴为正，余阴皆别。或以诸阴为正者，黄帝以后撰集之人，以二本莫定，故前后时有称"或"，有言"一曰"，皆是不定之说。足太阳正者，谓正经也。别者，大经下行至足小指外侧分出二道：一道上行至于腘中；一道上行至于尻臀，下人于肛，肛谓白膖，亦名广肠，次属膀胱，上散之肾，循膂上行，当心入内而散。直者，谓循膂上行至项，属于太阳，此为一正经之别。**足少阴之正，至腘中，别走太阳而合，上至肾，当十四椎，出属带脉；直者，系舌本，复出于项，合于太阳，此为一合。**或以诸阴之别皆为正。足三阳大经从头至足，其正别则从足向头，其别皆从足指大经终处别而上行，并至其出处而论属合也。足三阴大经从足至胸，其正别则从足上行向头，亦至其出处而言属合。足少阴正，上行至腘，别走太阳，合而上行，至肾出属带脉。带脉起季肋端，故少阴当十四椎出属带脉也。直而不属带脉者，上行至项，复合太阳，则此少阴二合太阳，此太阳、少阴表里以为一合也。**足少阳之正，绕髀入毛际，合于厥阴；别者，入季肋之间，循胸里属胆，散之肝上贯心，上侠咽，出颐颔中，散于面，系目系，**

合少阳于外眦。足少阳正，上行至髀，绕髀入阴毛中，厥阴大经环阴器，故即与合也。合厥阴外，别循胸里属胆，上肝贯心，上行至面，还合本经。**足厥阴之正，别跗上，上至毛际，入合于少阳，与别俱行，此为二合。**足厥阴正，与大经并行，至跗上，上行阴毛，少阳行于此，故与之合已，并行向头。此足少阳、厥阴表里以为二合。**足阳明之正，上至髀，入于腹里，属于胃，散之脾，上通于心，上循咽，出于口，上颃颡，还系目系，合于阳明。**足阳明正，上行至髀，入腹属胃，之脾通心，上行至目系，还合本经也。**足太阴之别，上至髀，合于阳明，与别俱行，上络于咽，贯舌本，此为三合。**足太阴别，上行至髀，与阳明合并而行，上贯于舌中，故舌下中脉者足太阴也。此足阳明、太阴表里以为三合也。**手太阳之正，指地，别于肩解，入腋走心，系小肠。**地，下也。手太阳正，从手至肩，下行走心，系小肠，为指地也。小肠，即太阳也。手之六经，唯此一经下行，余并上行向头也。**手少阴之别，入于渊腋两筋之间，属于心，上走喉咙，出于面，合目内眦，此为四合。**手少阴别，上行入于渊腋，入属心，上行出面，合目内眦，内眦即手太阳也，此手太阳、少阴表里以为四合。**手少阳之正，指天，别于颠，入于缺盆，下走三焦，散于胸中。**天，上也。手少阳正，从手上颠，为指天也。下走三焦，即手少阳上散胸中也。**手心主之别，下渊腋三寸，入于胸中，别属三焦，出循喉咙，出耳后，合少阳完骨之下，此为五合。**手心主别，从手上行至腋，下腋三寸，至于渊腋，入于胸中，属三焦已，上行出耳后完骨下，合手少阳。此手少阳、心主表里以为五合。**手阳明之正，至膺乳，别上于肩髃，入柱骨之下，走大肠，属于肺，上循喉咙，出缺盆，合于阳明。**手阳明正，从手上行，注于膺乳，上行至肩髃柱骨之下，下走大肠，上属于肺，上出缺盆之处，合大经也。**手太阴之别，入渊腋少阴之前，入走肺，散之大肠，上出缺盆，循喉咙，复合阳明。此为六合。**手太阴别，从手上行至腋，下腋至渊腋，至手少阴前，入走肺，之于大肠，上出缺盆，循喉咙，合于阳明。至于大肠，已为一合，至喉咙更合，故云复也。此阳明、太阴表里以为六合。此十二经脉正别行处，与十二大经大有不同，学者多不在意，所以诊病生处，不能细知也。

脉行同异

黄帝问于岐伯曰：**脉之屈折，出入之处，焉至而出？焉至而止？焉至而徐？焉至而疾？焉至而入？六腑之输于身者，余愿尽闻其序。**举其五义，问五脏脉行处，并问身之六腑之输。**别离之处，离而入阴，别而行阳，皆何道从行？愿闻其方。**岐伯对曰：**窘乎哉问，明乎哉道。**问阴阳二脉离合之处也。**黄帝曰：愿卒闻之。岐伯曰：手太阴之脉，出于大指之端，内屈循白肉，至本节之后太渊，留以澹；以外屈上于本节，**手太阴脉，从脏行至腕后，一支上大指、次指之端，变为手阳明脉；其本从腕后上鱼，循鱼际出大指之端，即指端内屈回，循大指白肉至本节后太渊穴处，停留成澹而动，然后外屈上于本节也。澹，徒滥反。**以下内屈，与手少阴心主诸络会于鱼际，数脉并注，**上本节已，方从本节以下内屈，与手少阴心主诸络会于鱼际，然后则与数络共为流注也。**其气滑利，伏行壅骨之下，外屈出于寸口而行，上至于肘内廉，入于大筋之下，内屈上行臑阴，入腋下，内屈走肺，**壅骨，谓手鱼骨也。臑阴，谓手三阴脉行于臑中，故曰臑阴。其脉元出中焦，以是肺脉，上属于肺，今从外还，俱至于肺，故手太阴经上下常通，是动所生之病，疗此一经也。**此顺行逆数之屈折也。**手太阴一经之中，上下常行，名之为顺数。其屈折从手向身，故曰逆数也。**心主之脉，出于中指之端，内屈循中指内廉以上，留于掌中，伏行两骨之间，外屈其两筋之间，骨肉之际，其气滑利，上行三寸，外屈行两筋之间，上至肘内廉，入于小筋之下，两骨之会，上入于胸中，内络心肺。**心主之脉，从心包起，出于中指之端，即中指端内屈回，循中指内廉，上入胸中，内络心肺。心主一经，上下恒通，是动所生，但疗此经。举手太阴、心主二经，余之十经顺行逆数例皆同也。营卫之气，一日一夜行二十八脉五十周，如环无端，与正经异也。**黄帝曰：手少阴之脉独无输，何也？岐伯曰：少阴，心脉也。心者，五脏六腑之大主也，精神之舍也，其脏坚固，邪弗能客也，客之则心伤，心伤则神去，神去则死矣。故诸邪之在于心者，皆在于心之包络。包络者，心主之脉也，故独无输焉。黄帝曰：少阴独无输者，不病乎？岐伯曰：其外经病而脏不病，故独取其经于掌后兑骨之端。**其脏坚固者，如五脏中心有坚脆，心脆者则善病消瘅，以不坚故。善病消瘅，即是受邪，故知不受邪者，不得多受外邪。至于饮食资心以致病者，不得无邪，所以少阴心主所生病皆有疗也。又《明堂》手少阴亦有五输主病，不得无输，即其信也。兑骨之端，手少阴输也。**其余脉出入屈折，其行之徐疾，皆如手太阴、心主之脉行也。**余，谓十种经脉者也。**故本输者，皆因其气之实虚疾徐以取之，是谓因冲而泻，因衰而补，如是者邪气得去，真气坚固，是谓因天之序。**因冲，冲盛也。真气，和气也。是谓因天四时之序，得邪去真存也。

　　黄帝曰：经脉十二，而手太阴、足少阴、阳明独动不休，何也？总问三脉常动所由。**岐伯曰：足阳明，胃脉也。胃者，五脏**

六腑之海也。谷入于胃，变为糟粕、津液、宗气，分为三隧，泌津液注之于脉，化而为血，以营四末，内注五脏六腑，以应刻数，名为营气。其出悍气慓疾，先行四末分肉皮肤之间，昼夜不休者，名为卫气。营出中焦，卫出上焦也。大气抟而不行，名为宗气，积于胸中，命曰气海，出于肺，循喉咙，呼则出，吸则入也。故胃为五脏六腑之海也。**其清气上注于肺，气从太阴而行之，**胃之清气，上注于肺，从手太阴一经之脉上下而行。**其行也，以息往来。**其手太阴脉上下行也，要由胸中气海之气，出肺循喉咙，呼出吸入，以息往来，故手太阴脉得上下行。**故人一呼脉再动，一吸脉亦再动，呼吸不已，故动而不止。**脉，手太阴脉也。人受谷气，积于胸中，呼则推于手太阴，以为二动，吸则引于手太阴，复为二动，命为气海，呼吸不已，故手太阴动不止也。**黄帝曰：气之过于寸口也，上焉息？下焉伏？何道从还？不知其极。**气，谓手太阴脉气，从手寸口上入肺而息，从肺下至手指而屈。伏，屈也。肺气循手太阴脉道下手至手指端，还肺之时，为从本脉而还？为别有脉道还也？吾不知端极也。**岐伯曰：气之离于脏也，卒如弓弩之发，如水之下崖，上于鱼以反衰，其余衰散以逆上，故其行微。**气，手太阴脉气也。手太阴脉气，从胃中焦上入于肺，下腋向手上鱼，至少商之时，以乘脏腑盛气，如弓弩之发机，比湍流之下岸，言其盛也。从少商反回，逆上向肺，虽从本脉而还，以去脏腑渐远，其脏腑余气衰散，故其行迟微也。**黄帝曰：足之阳明，何因而动？**十二经脉虽皆有动，余之九经动有休时，唯此三经常动不息，太阴常动，已具前章，故次问阳明常动之义，故曰何因动也。**岐伯曰：胃气上注于肺，**问曰：十二经脉别走，皆从脏之阴络别走之阳，亦从腑之阳络别走之阴。此之别走，乃别胃府盛气，还走胃脉阳明经者，何也？答曰：胃者水谷之海，五脏六腑皆悉禀之，别起一道之气合于阳明，故阳明得在经脉中长动，在结喉两箱，名曰人迎，五脏六腑脉气并出其中，所以别走与余不同。**其悍气上冲头者，循咽上走空窍，**悍气冲时，循咽上走七窍，使七窍通明也。悍，音汗。**循眼系，入络脑，出颔，下客主人，循牙车，合阳明，**复循眼系，络脑两箱，出于颔下。颔，谓牙车骨，属颅骨之下也。**并下人迎，此胃气别走于阳明者也。**足阳明经及别走气二脉引下以为人迎也，故胃别气走阳明也。**故阴阳上下，其动也若一。**阴谓寸口，手太阴也；阳谓人迎，足阳明也。上谓人迎，下谓寸口，有其二义：人迎是阳，所以居上也；寸口是阴，所以居下也。又人迎在颈，所以为上；寸口在手，所以为下。人迎寸口之动，上下相应俱来，譬之引绳，故若一也。所论人迎、寸口，唯出黄帝正经，计此之外，不可更有异端。近相传者，直以两手左右为人迎、寸口，是则两手相望以为上下，竟无正经可凭，恐误物深也。**故阳病而阳脉小者为逆，阴病而阴脉大者为逆。**阳太阴小，乃是阴阳之性。阳病，人迎大小俱病，而大者为顺，小者为逆；阴病，寸口大小俱病，而小者为顺，大者为逆。顺则易疗，逆则为难也。**故阴阳俱静与其动，若引绳相顿者，病也。**谓人迎寸口之脉乍静乍躁，若引绳相顿乍动乍静者，病也。**黄帝曰：足少阴何因而动？**已言阳明常动于前，次论足少阴脉动不休也。**岐伯曰：冲脉者，十二经之海也，与少阴之大络起于肾下，出于气街，循阴股内廉，斜入腘中，循胫骨内廉，并少阴之经，下入内踝之后，入足下；其别者，斜入踝，出属、跗上，入大指之间，注诸络以温足胫，此脉之常动者也。**少阴正经，从足心上内踝之后，上行循胫向肾。冲脉起于肾下，与少阴大络下行出气街，循胫入内踝，后下入足下。按《逆顺肥瘦》"少阴独下"中云："注少阴大络。"若尔，则冲脉共少阴常动也。若取与少阴大络俱下，则是冲脉常动，少阴不能动也。黄帝曰：营卫之行也，上下相贯，如环之无端。今有其卒然遇邪气，及逢大寒，手足懈惰，其脉阴阳之道，相输之会，行相失也，气何由得还？营行手太阴，下至手大指、次指之端，回为手阳明，上行至头，下足阳明，如此十二经脉，阴阳相贯，如环无端也。卒有邪气及寒客于四肢，阴阳相输之道不通，何由还也？**岐伯曰：夫四末阴阳之会者，此气之大络也。四街者，气之径也。故络绝则经通，四末解则气从合，相输如环。**四末，谓四肢，身之末也。四街，谓胸腹头胻脉气道也。邪气大寒客于四末，先客络脉，络脉虽壅，内经尚通，故气相输如环，寒邪解已，复得通也。**黄帝曰：善。此所谓如环之无端，莫知其纪，终而复始之谓也。**述其所解。

经络别异

黄帝曰：经脉十二经脉者，伏行分肉之间，深而不见，其常见者，足太阴过于内踝之上，毋所隐，故见也。诸脉之浮而常见者，皆络脉也。十二经脉及诸络脉，其不见者，谓十一经也；其可见者，谓足太阴经，上行至于踝上，以其皮薄故见也，余诸络脉，皆见者也。**六经络手阳明、少阳之大络也，起于五指间，上合肘中。**六阳络中：手阳明络，肺府之络也；手少阳络，三焦之络也。手阳明大肠之经，起大指、次指之间，即大指、次指及中指内间，手阳明络起也。手少阳经，起小指、次指间，即小指、次指及中指外间，手少阳脉起也。故二脉络起五指间也。**饮酒者，卫气先行皮肤，先充络脉，络脉先盛，故卫气已平，营气乃满，而经脉大盛也。**酒是熟谷之液，入胃先行皮肤，故卫气盛。卫气注入脉中故平，营气满也。营气满于所入之经，则所入经，脉络大盛动也。**脉之卒然动者，皆邪**

气居之，留于本末，十二经脉有卒然动者，皆是营卫之气将邪气入此脉中，故此脉动也。本末，即是此经本末也。络脉将邪入于卫气，卫气将邪入于此脉本末之中，留而不出，故为动也。酒即邪也。**不动则热**，若邪在脉中，盛而不动，则当邪居处，蒸而热也。**不坚则陷且空，不与众同，是以知其何脉之病也。**当邪居处，热邪盛也，必为坚硬。若寒邪盛多，脉陷肉空，与平人不同。以此候之，知十二经中何经之病。

雷公曰：何以知经脉之与络脉异耶？黄帝曰：**经脉者常不可见，其虚实也，以气口知之，脉之见者皆络脉也。**经脉不见，若候其虚实，当诊寸口可知之也。络脉横居，五色可见，即目观之，以知虚实也。**雷公曰：细子无以明其然。**细子，谦称也。经脉诊气口可知虚实，犹未明其络脉见之然也。黄帝曰：**诸络脉皆不能经大节之间，必行绝而道出，入复合于皮中，其会皆见于外。**大节，谓四肢十二大节等也。凡络脉之行，至大节间止，经于络道出节至外，入于皮中，与余络合，见于皮。绝，止也。**故诸刺络脉者，必刺其结上，甚血者虽毋结，急取之以泻其邪而出其血，留之发为痹也。**此言疗络所在也。结，谓聚也。邪客于络，有血聚处，可刺去之。虽无聚处，观于络脉血盛之处，即有邪居，可刺去之，恐其邪气停留，发为痹病也。**凡诊络脉，脉色青则寒且痛，赤则有热。胃中寒，手鱼之络多青矣；胃中有热，鱼络亦赤；鱼黑者，留久痹也；其有赤有青有黑者，寒热；**此言诊络虚实法也。络色有三，青、赤、黑也。但青有寒，但赤有热，但黑有痹，三色具者即有寒热也。色之候者，青、赤二色候胃中也。皆候鱼络知者，手阳明脉与太阴合，太阴之脉循胃口至鱼，故候太阴之络，知胃寒热。胃中有痹，亦可候鱼，若邪客处久留成痹，即便诊之。**其青而小短者，少气也。**青色主寒，而短小者，即寒气少也。**凡刺寒热者，皆多血络，必间日而一取之，血尽而止，乃调其虚实。**此言刺络脉法也。寒热，胃中寒热也，以胃气故青赤，络脉血乃多者也。欲为多日刺之，故间日取，得平乃止也。**其小而短者少气，甚泻之则悗，悗甚则仆，不能言，悗则急坐之。**阴络小而短者，则阴气少，故甚泻踣倒；坐而屈之即脉满，故醒而能言也。亦可阴阳络皆小短，即二气俱少，泻之仆也。仆，踣也。

十五络脉

手太阴之别，名曰列缺，十二正经，有八奇经，合二十脉，名为之经。二十脉中，十二经脉督脉及任冲脉有十四经，各别出一脉，有十四脉，脾脏复出一脉，合有十五脉，名为大络。任冲及脾所出，散络而已；余十三络，从经而出，行散络已，别走余经，以为交通。从十五络别出小络，名为孙络。任、冲二脉虽别，同称一络，名曰尾翳，似不别也。别于太阴正经，故曰别也，余皆仿此。此别走络，分别大经，所以称缺。此穴列于缺减大经之处，故曰列缺也。**起于腕下分间，**腋下分间，即手太阴经也。**并太阴之经直入掌中，散入于鱼际。其病手兑掌热，取之去腕一寸半，别走阳明。**并，薄浪反。络入鱼际，别走阳明经也，阳明与太阴合也，余皆仿此也。

手少阴之别，名曰通里，去腕一寸，别而上行，循经入于心中，系舌本，属目系。其实则支膈，虚则不能言，取之腕后一寸，别走太阳。里，居处也。此穴乃是手少阴脉气别通，为络居处，故曰通里也。支，撑也。少阴脉起心中，故实则撑膈而间之，虚则不能言也。

手心主之别，名曰内关。手心主至此太阴、少阴之内，起于别络，内通心包，入于少阳，故曰内关也。**去腕二寸，出于两筋间，循经以上系于心，包络心系。实则心痛，虚则为烦，取之两筋间。**检《明堂经》，"两筋间"下有"别走少阳"之言，此经无者，当是脱也。

手太阳之别，名曰支正，正，正经也。支，络脉也。太阳正经之上，支别此络，走向少阴，故曰支正也。**去腕五寸，内注少阴；其别者，上走肘，络肩髃。实则节弛肘废，虚则生肬，小者如指痂疥，取之所别。**弛，纵缓也。肬，音尤，疣也。又赘也，皮外小结也。疣，音目。痂，假瑕反，疮甲也。疥，公薤反。

手阳明之别，名曰偏历，手阳明经上，偏出此络，经历手臂，别走太阴，故曰偏历也。**去腕三寸，别走太阴；其别者，上循臂，乘肩髃，上曲颊遍齿；其别者入耳，会于宗脉。实则龋耳聋，虚则齿寒痹膈，取之所别。**手阳明络，上于曲颊，偏入下齿之中。宗，总也。耳中有手太阳、手少阳、足少阳、足阳明络四脉总会之处，故曰宗脉。手阳明络别入耳中，与宗脉会，故实则龋而聋也。五阳之脉皆贯于膈，故阳虚膈中痹热之病知此也。

手少阳之别，名曰外关，此处少阳之络，别行心主外关，故曰外关也。**去腕二寸，外绕臂，注胸中，合心主。其病实则肘挛，虚则不收，取之所别。**实则肘急，故挛；虚则缓纵，故肘不收也。

足太阳之别，名曰飞阳，此太阳络，别走向少阴经，迅疾如飞，故曰飞阳也。**去踝七寸，别走少阴。实则鼻窒头背痛；虚则鼽衄，取之所别。**窒，塞也，知栗反。太阳走目内眦，络入鼻中，故实则鼻塞也。虚则无力自守，故鼻衄也。

足少阳之别，名曰光明，光明，即眼也。少阳、厥阴主眼，故少阳络得其名也。**去踝五寸，别走厥阴，下络足跗上。实则厥，虚则痿躄，坐不能起，取之所别。**少阳之络，腰以上实，多生厥逆病也；腰已下脉虚，则痿躄，跛不能行也。躄，音擘。

足阳明之别，名曰丰隆，足阳明谷气隆盛，至此处丰溢出于大络，故曰丰隆。**去踝八寸，别走太阴；其别者，循胫骨外廉，上络头，合诸经之气，下络喉嗌。其病气逆则喉痹卒瘖，实则狂癫疾，虚则足不收，胫枯，取之所别。**实并于上，故为癫疾。虚则下不足，故足不收。

足太阴之别，名曰公孙，肝木为公，心火为子，脾土为孙。穴在公、孙之脉，因名公孙也。**去本节之后一寸，别走阳明；其别者，入络肠胃。厥气上逆则霍乱，实则腹中切痛，虚则鼓胀，取之所别。**阳明络入肠胃，清浊相干，厥气乱于肠胃，遂有霍乱。食多脉实，故肠中痛。无食脉虚，故邪气胀满也。

足少阴之别，名曰大钟，钟，注也。此穴是少阴大络别注之处，故曰大钟。**当踝后绕跟，别走太阳；其别者，并经上走于心包，下贯腰脊。其病气逆则烦闷，实则闭癃，虚则腰痛，取之所别。**大锺络走心包，故病则烦闷，实则膀胱闭淋，不足则为腰痛也。

足厥阴之别，名曰蠡沟，蠡，力洒反，瓢勺也。胻骨之内，上下虚处，有似瓢勺渠沟，此因名曰蠡沟。**去内踝五寸，别走少阳；其别者，循胫上睾，结于茎。其病气逆则睾肿卒疝，实则挺长热，虚则暴痒，取之所别。**睾，囊也。此络上囊，聚于阴茎也。挺长，阴挺出长也。虚则阴痒也。

督脉之别，名曰长强，督脉，诸阳脉长，其气强盛，穴居其处，故曰长强也。**侠膂上项，上散头上，下当肩胛左右，别走太阳，入贯膂。实则脊强，虚则头重，高摇之，侠脊之有过者，取之所**

别。侠脊有过，则知督脉两道以为定也。

任冲之别，名曰尾翳，下鸠尾，散于腹。实则腹皮痛，虚则痒搔，取之所别。尾即鸠尾，一名尾翳，是心之蔽骨。此之络脉，起于尾翳，故得其名。任、冲二经，此中合有一络者，以其营处是同，故合之也。任冲浮络，行腹皮中，故实盛痛也。虚以不足，故邪为痒搔。桑牢反。

脾之大络脉，名曰大包，脾为中土，四脏之主，包裹处也，故曰大包也。**出渊腋下三寸，布胸胁。实则身尽痛，虚则百节皆纵。此脉若罗络之血者，皆取之所别。**脾之盛气，腋下三寸，当渊腋而出，布于胸胁，散于百体。故实则遍身皆痛，虚则谷气不足，所以百节缓纵。此脉乃是人身之上罗络之血脉也，由是有病皆取之也。

凡此十五络者，实则必见，虚则必下，视之不见，求之上下，人经不同，络脉异所。盛则血满脉中，故必见。虚则脉中少血，故必下。脉下难见，故上下求之。人之禀气得身，百体不可一者，岂有经络而得同乎？故须上下求之，方得见也。

经脉皮部

黄帝问岐伯曰：余闻皮有分部，前说十五大络，循其行处，以求其病；次说皮部十二络以十二经上皮分十二部，以取其病，故曰皮有部也。**脉有经纪，**大络小络，总以十二大脉，以为皮部经纪。**筋有结络，**十二经筋，各有结聚，各有包络。**骨有度量，**骨有大小长短度量。**其所生病各异，**以其皮脉筋骨各各不同，故皮脉筋骨生病异之。**别其分部，左右上下，阴阳所在，**别在皮脉筋骨分部异者，有左有右，有上有下，有阴有阳，六种所在。**病之终始，**病客前六，有初有极也。**愿闻其道。岐伯曰：欲知皮部，以经脉为纪，诸经皆然。**欲知皮之部别，十二经为纲纪也。十二经皮部络，皆以此为例也。**阳明之阳，名曰害蜚，上下同法，**蜚，扶贵反。阳明大经为阳，故大小络为阳明之阳。阳明之脉有手有足，手则为上，足则为下。又手阳明在手为下，在头为上；足阳明在头为上，在足为下。诊色行针，皆同法也，余皆仿此。**视其部中有浮络者，皆阳明之络也，**浮，谓大小络见于皮者也。**其色多青则痛，多黑则痹，**络脉俱有五色，然众络以色偏多者候其别病。邪客分肉之间，迫肉初痛，故络青也。久留为冷为热，或为不仁以成于痹，故络青深，为焴黑也。**多黄赤则热，**瘅热在中，气溢皮肤，故络黄赤也。**多白则寒，**垩白，寒色。故寒气在中，络白色也。**五色皆见则寒热，**青、赤、黄等为阳色也，白、黑二种为阴色也，今二色俱见，当知所病有寒热也。**络盛则入于经，**盛，大小络盛也。大小络中痛、痹、热、寒、寒热五邪盛者，则循络入经也。**阳主外，阴主内。**阳络主外，阴络主内也。在阳络者主外，在阴络者主内也。**少阳之阳，名曰枢持，上下同法，视其部中有浮络脉者，皆少阳之络也，络盛则入客于经，故在阳者主内，在阴者主出，渗于内也，诸经皆然矣。**少阳络盛则入于经，故主内也；经盛外溢，故主出也。诸阴阳络主内出者，例以此知也。渗，山荫反，下入也。**太阳之阳，名曰关枢，上下同法，视其部中有浮络脉者，皆太阳之络也，络盛则入客于经。**外盛者则入于大经也。**少阴之阴，名曰枢檽，**而泉反。**上下同法，视其部中有浮络者，皆少阴之络也，络盛则入客于经，其入于经也，从阳部注于经，**从阳络部注于阳经也。**其经出者，从阴注于骨。**从阴络部出注阴经，内注于骨，少阴主骨也。**心主之阴，名曰害肩，上下同法，视其部中有浮络者，皆心主之络也，络盛则入客于经。太阴之阴，名曰**

关枢，上下同法，视其部中有浮络者，皆太阴之络也，络盛则入客于经。凡十二经脉者，皮之部也。皮有部者，以十二脉分为部也。是故百病之始生也，下广论外邪生于百病，次第所由也。必先客于皮毛，邪中之则腠理开，开则入客于络脉，留而不去，传入于经，留而不去，传入于腑，禀于肠胃。外邪气，风、寒、暑、湿。邪入身为病，先著皮毛，留而不去，则腠理孔开，因开而入，即客于络脉，络脉传入阳经，阳经传入六腑，于是禀承肠胃之气以为百病。邪之始入于皮也，泝然起毫毛，开腠理；泝，苏护反，流逆上也，谓寒邪逆入腠理也。外邪入身为病也，初著皮毛，能开腠理也。其入于络也，则络脉盛色变；能令络盛色变也。其入客于经也，则减虚乃陷下；减气为虚，乃血少脉陷也。其留于筋骨之间，寒多则筋挛骨痛，热多则筋弛骨消，肉烁腘破，毛直而败矣。循经入于筋骨之间，留而不去。寒邪不去则为二病：筋挛拘急，一也；骨乃疼痛，二也。若热邪不去，则为五病：筋热缓弛，一也；骨热消细，二也；身肉烁，三也。烁，式药反，淫邪在肉也；腘臑破裂，四也；毛焦而直，五也。热邪如此，客于筋骨之间，遂至于死也。黄帝曰：夫子言皮之十二部，其生病何如？岐伯曰：皮者脉之部也，邪客于皮则腠理开，开则邪入客于络脉，络脉满则注于经脉，经脉满则入舍于腑脏，故皮者有分部，不与而生大病。前明邪入皮毛乃至禀于肠胃，次言邪入乃至筋骨之间，今言邪入至于脏腑，皆所以从浅至深，以至于大，在浅不疗，遂生大病也。与，疗也。黄帝曰：善。

夫络脉之见也，其五色各异，青、黄、赤、白、黑不同，其故何也？岐伯曰：经有常色而络无常变。常，谓五色见者定是络色也。然五脏六腑之经定属五行，故脏腑大经各有常色。阴络随于阴经，色亦不改。阳络虽属阳经，以是阳脉之阳，故随时变也。黄帝曰：经之常色何如？岐伯曰：**心赤，肺白，肝青，脾黄，肾黑，皆亦应其经脉之色。**五脏五行之色皆合经脉，故经之色常也。**黄帝曰：其络之阴阳，亦应其经乎？岐伯曰：阴络之色应其经。阳络之色变无常，随时而行。**络有阴阳，阴络是阴之阴，故随经色不变；阳络是阳之阳，故随时变也。**寒多则凝泣，凝泣则青黑；热多则淖泽，淖泽则黄赤。此其常色者，谓之无病也。**淖，丈卓反，濡甚也。解其阳络随时而变也，冬月寒甚，则经脉凝泣，凝泣不通则阳络壅而青黑；夏日热盛，血气濡甚，则阳络热而黄赤也。阳络如此随四时而变者，此为阳络常色，谓之无病之候也。不可见而色见者，病也。**色俱见者，谓之寒热。帝曰：善。**随一时中五色俱见者，此为寒热之病也。

仁安二年四月□□日以同本书写之

移点校合了　丹波赖基

本云

仁平九年八月二日以同家本移点校合　宪基

卷第十 经脉之三

通直郎守太子文学臣杨上善奉敕撰注

督　脉

黄帝曰：宗气之道，内谷为宝。……留于肺内，则其道□。谷入于胃，乃传之于肺，流溢于中，布散于外，流溢脏腑之中，布散□络之脉也。精专者行于经隧，常营毋已，终而复始，是谓天地之纪。谷入于胃，化其精微，上注于肺，清者为营，浊者为卫，营在脉中，卫在脉外，日夜行身，营五十周，如环无端，此为天地之纲纪也。故气从太阴出，注于阳明。至肝，从肝上注肺，□□□□□□□□□手足阳明，次□□□□□□□□□□，脉还注于肺。上循喉咙，入颃颡之窍，究于畜门。言太阴别络入渊腋少阴之前，入走肺，散之太阳，上出缺盆，循喉咙上行，合阳明，故营气从脾入少阴肺，上循喉咙至颃颡，究于畜门。颃颡，上枯浪反，下苏朗反，口中□□也。口中肺系上双穴……喉咙至此……其别者，上额循颠，下项中，循脊入骶，是督脉也，络阴器，上过毛中，入脐中，上循腹里，入缺盆，下注肺中，复出太阴。其手太阴别至此，合阳明已，更别起一脉也。上额循颠下项，循脊入于尾骶之骨也。骶，脊穷骨也，丁礼反。入络阴器，上行过毛入脐，循腹里，入于缺盆，下注肺中，复出太阴。若准《素问》□□□□□□□□□□□□□也。

　　黄帝问于岐伯曰：余闻风者百病之始也，以针治之奈何？ 风、气，一也。人在气中，如鱼在水，摄养有方则长生久视，纵情乖理，动为百病，故问针道摄养之理也。**岐伯曰：督脉起少腹以下骨中央，女子入系庭孔，其孔溺孔之端，** 此脉起少腹，循阴器，上至目内眦，复上额交颠入脑，还出别下项，侠脊，入循膂，络肾，然后别从肾上而还至于肾。《九卷》："别于畜门，上额，循颠，下项脊入骶络器，入脐中上腹至缺盆。" 二经相证，督脉之逆显然。又按考古本，竟谓此为任脉之言，而有不识，以此督脉□□□□□□□□□□□腹。《八十一难》云："起于下极。" 横骨一名下极，即是少腹之下也。骨之中央，髋骨中央也。又《八十一难》云："起下极之输，并脊上行，至于风府，为阳脉之海。" 义亦同也。庭孔，溺孔之端孔也。**其络循阴器，合篡间，绕篡后，** 督脉之络，出庭孔，别左右，循男女阴器，于篡间合，复绕于篡后也。篡，音督，此两阴之前后也。**别绕臀，至少阴与巨阳中络者，合少阴上股内后廉，贯脊属肾，** 从篡后复别两箱绕臀，行至足少阴与足太阳经合于少阴，行于股，复贯脊属肾也。**与太阳起于目内眦，** 从肾与足太阳上行，起于目内眦也。**上额交颠上，入络脑，还出别下项，循肩髆内，侠脊抵腰中，入循膂络肾而止。其男子循茎下至篡，与女子等。** 督脉与太阳两道上至二目内眦，上额至颠相交已，入脑还出，别为两箱下项，复循左右肩髆之内，侠脊抵腰，循膂络于二肾方止，男女皆同也。旧来相传为督脉当脊中唯为一脉者，不可为正也。**其少腹直上者，贯脐中央，上贯心入喉，上颐环唇，上系两目之下中央。** 督脉起于少腹以下，至额前者，从少腹至肾上行，还走至肾而止。此从少腹直上至两目之下也。贯脐、贯心、入喉、上颐，皆为一道也。环唇以上，复为二道，各当目下直瞳子，故曰中央也。**此生病，从少腹上冲心而痛，不得前后，为冲疝，从少腹**

上冲心痛，前后之脉为病，不得前后便，冲疝病也。**不字癃痔遗溺嗌干，督脉生病，治督脉**。不字，母子不产病也。癃痔遗溺，脉从阴器上行至咽，故为此等病也。任脉冲脉，行处相似，故须细别。督脉生病，疗之于督脉，勿疗之任脉也。有本无"痔"字。

带　脉

足少阴之正，至腘中，别走太阳心而合，上至肾，当十四椎，出属带脉。《八十一难》云："带脉起于季肋，为回身一周。"既言一周，亦周腰脊也，故带脉当十四椎，束带腰腹，故曰带脉也。

阳明者，五脏六腑之海也，主润宗筋。宗筋者，束肉骨而利机关。阳明主于水谷，故为脏腑之海，能润宗筋，约束骨肉，利诸机关也。**冲脉者，经脉之海也，主渗灌溪谷**，阳明以为脏腑之海。冲脉血气壮盛，故为经脉之海，主渗灌骨肉会处，益其血气。**与阳明合于筋阴，总宗筋之会，会于气街，而阳明为之长，皆属于带脉而络于督脉**。冲脉与阳明二脉合于阴器，总聚于宗筋，宗筋即二核及茎也，复会于左右气街，以左右阳明为主，共属带脉，仍络于督脉，以带脉为控带也。**故阳明虚则宗筋纵，带脉不引，故足痿不用**。阳明谷气虚少，则宗筋之茎弛纵，带脉不为牵引，则筋脉弛舒，故足痿也。

阴阳跷脉

黄帝问曰：乔脉安起安止，何气营此？乔一作跷，禁娇反，皆疾健貌。人行健疾，此脉所能，故因名也。乔，高也。此脉从足而出，以上于头，故曰乔脉。问其终始之处，及问此脉何脏之气营也。**岐伯**

对曰：跷脉者，少阴之别，起于然骨之后，上内踝之上，《九卷经》云："跷脉从足至目，各长七尺五寸，总二跷当一丈五尺。"则知阴阳二跷俱起于跟，皆至目内眦，别少阴于然骨之后，行于跟中，至于照海，上行至目内眦者，名为阴跷；起于跟中，至于申脉，上行至目内眦者，名曰阳跷。故《八十一难》曰："阴阳二跷皆起跟中上行。"阴跷至咽，交灌冲脉；阳跷入于风池。皆起跟中上行，是同入目内眦，至咽中与冲脉交，此犹言二脉行处，不言终处，二脉上行，终于目内眦以为极也。然骨之后，即跟中也。《九卷》与《八十一难》虽左右并具，两跷丈尺，义皆同也。然骨之后是足少阴别脉也。然骨，跟骨曲下少前大起骨也。直上循阴股入阴，上循胸里入缺盆，上出人迎之前，入頄属目内眦，合于太阳阳跷而上行。入阴者，阴跷脉入阴器也。此是足少阴之别，名为阴跷，入缺盆上行。阳跷从风池□至口边，会地仓、承泣，与阴跷于目锐眦相交已，别行入頄，至目内眦。阴跷与太阳、阳跷三脉合而上行也。气并相还，则为濡目，气不营，则目不合。阴阳二气相并相还，阴盛故目中泪出濡湿也。若二气不相营者，是则不和，阳盛故目不合也。黄帝问曰：气独行五脏，不营六腑，何也？帝问阴脏少阴别者阴跷脉所营，谓阳气不营六腑，故致斯问也。岐伯答曰：气之不得毋行也，阴阳一气，相注如环，故不得无行也。如水之流，如日月之行不休，故阴脉营其脏，阳脉营其腑，如环之无端，莫知其纪，终而复始。水之东流，回环天地，故行不休。日月起于星纪，终而复始，故行不止也。三阴之脉，营脏注阳；三阳之脉，营腑注阴。阴阳相注如环，比水之流，日月之行，终而复始，莫知其纪也。其流溢之气，内溉脏腑，外濡腠理。此谓二跷之气。黄帝问曰：跷脉阴阳，何者当数？岐伯答曰：男子数其阳，女子数其阴，当数者为经，其不当数者为络。黄帝曰：善。

男子以阳跷为经，以阴跷为络；女子以阴跷为经，以阳跷为络也。

阴跷阳跷，阴阳相交，阳入阴出，阴阳交于锐眦，阳气盛则瞋目，阴气盛则瞑目。 二跷交于目内眦，阳跷之气从外入内，阴跷之气从内出外。阳跷脉盛，目瞋不合；阴跷脉盛，则目瞑不开矣。

邪客于足阳跷，令人目痛，从内眦始。 二跷交于目兑眦已，俱至目内眦，故邪客痛从目内眦起也。

任　脉

黄帝曰：妇人之毋须者，毋血气乎？ 欲明任脉、冲脉之故，因问以起。**岐伯曰：任脉、冲脉，皆起于胞中，上循脊里，为经络海。** 此经任脉起于胞中，纪络于唇口。皇甫谧录《素问》："任脉起于中极之下，以上毛际，循腹里，上关元，至咽喉。"吕广所注《八十一难》本，言任脉与皇甫谧所录文同。检《素问》无此文，唯《八十一难》有前所说。又吕广所注《八十一难》本云："任脉起于胞门子户，侠脐上行至胸中。"《九卷》又云："会厌之脉，上经任脉。"但中极之下，即是胞中，亦是胞门子户，是则任脉起处同也。《八十一难》一至胸中，一至咽喉。此经所言，别络唇口。又云："会厌之脉，上经任脉。"是经胸至咽，言其行处，未为终处。至脉络唇口，满四尺五寸，方为极也。又《八十一难》侠脐上行。又《明堂》言："目下巨窌、承泣，左右四穴，有□脉、任脉之会。"则知任脉亦有分岐上行者也。又任、冲二脉上行虽别，行处终始其经同也。旧来为图，任脉唯为一道，冲脉分脉两箱，此亦不可依也。此脉上行，为经络海，任维诸脉，故曰任脉。胞即膀胱，膀胱包尿，是以称胞，即尿脬也。胞门与子户相近，任冲二脉起于中也。脊里，谓不行皮肉中也。十二经脉、奇经八脉、十五络脉、皮部诸络，皆以任、冲二脉血气为本，故为海。**其浮而外者，循腹上行，会于咽喉，别而络唇口。**任冲二脉，从胞中起，分为二道：一道后行，内著脊里而上；一道前行，浮外循腹上络唇口也。**血气盛，则充肤热肉；血独盛，则淡渗皮肤，生毫毛。**任冲之血独盛，则澹聚渗入皮肤，生毫及毛。毛，即须发及身毛也。**今妇人生，有余于气，不足于血，以其数脱血故也。任冲之脉，不营其口唇，故须不生焉。**妇人气多血少，任冲少血，故不得营口以生毫毛也。**黄帝曰：士人有其伤于阴，阴气绝而不起，阴不用，然其须不去，其故何也？宫者之独去，何也？愿闻其故也。**士人或有自伤，其阴不能复起，然髭须不落。宫刑之法伤者，阴亦不起，何因须独去之也。**岐伯曰：宫者去其宗筋，伤其冲脉，血泻不复，肉肤内结，口唇不营，故须不生。**人有去其阴茎，仍有髭须，去其阴核，须必去者，则知阴核并茎为宗筋也。去其宗筋，泻血过多，肤肉结涩，内不营其口，以无其血，故须不生也。**黄帝曰：其病天宫者，未尝被伤，不脱于血，然其须不生，其故何也？岐伯曰：此故天之所不足也，其任冲不盛，宗筋不成，有气无血，口唇不营，故须不生。**人有天然形者，未尝被伤，其血不脱而须不生者，此以天然不足于血，宗筋不成，故须不生也。**黄帝曰：善乎哉！圣人之通万物也，若日月之光影，音声之鼓响，闻其音而知其形，其非夫子，孰能明万物之精？**见表而知里，睹微而识著，瞻日月而见光影，听音声而解鼓响，闻五声而通万形，察五色而辨血气者，非岐伯至圣，通万物之精，孰能若此也？**是故圣人视其真色，黄赤者多热气，青白者少热气，黑色者多血少气。**表内不误，故曰真色。黄赤，太阳、阳明之色，故多热也。青白，少阳、阳明之色，故少热也。黑为阴色，故多血少气也。**美眉者太阳多血，通髯极须者少阳多血，美须者阳明多血，**

此其时然也。太阳之血营眉，故美眉之人，即知太阳多血。少阳之血荣通髯，故少阳行处通髯多，则知少阳多血也。通髯，颊上毛也。须美者则知阳明多血。须，谓颐下毛也。乃是其见眉须，则知血气多少也。**夫人之常数，太阳常多血少气，少阳常多气少血，阳明常多血气，厥阴常多气少血，少阴常多血少气，太阴常多血气，此天之常数也。**手足少阴、太阳多血少气，以阴多阳少也。手足厥阴、少阳多气少血，以阳多阴少也。手足太阴、阳明多血少气，以阴阳俱多谷气故也。此乃授人血气多少之常数也。

冲 脉

黄帝曰：脉行之逆顺奈何？血气相注，如环无端，未知行身逆顺如何也。**岐伯曰：手之三阴，从脏走手；**夫冲脉亦起于胞中，上行循腹而络唇口，故经曰：任脉、冲脉，皆起于胞中，上络唇口。是为冲脉上行与任脉同。《素问》"冲脉起于关元，随腹直上。"吕广注《八十一难》本云："冲脉起于关元，随腹里直上，至咽喉中。"皇甫谧录《素问》云："冲脉起于气街，并阳明之经，侠脐上行，至胸中而散。"此是《八十一难》说，检《素问》无文，或可出于别本。气街近在关元之下，出气街即入关元上行，虽不言至咽，其义亦同也。《素问》又云："冲脉与阳明宗筋会于气街。"即冲脉与阳明宗筋会气街已，并阳明之经而上，亦不异也。《九卷经》又云：冲脉者，十二经之海也，与少阴之大络起于肾下，出于气街，循阴股内廉，斜入腘中，循胫骨内廉，并少阴之经，下入内踝之后，入足下；其别者，邪入踝，出属、跗上，入大指之间，注诸络以温足胫，此脉之常动者也。前云冲脉十二经海者，黄帝谓跗上动者为足少阴，岐伯别之以为冲脉常动。前云上络唇口，此云上出颃颡；此云注少阴大络出气街，前云起于肾下出气街。此云下至内踝之属而别，前云入内踝之后入足下。前云出属跗上入大指间，此云出跗属下循跗入大指间。其义并同也。冲，壮盛貌。其脉起于脐下，一道下行入足指间，一道上行络于唇口，其气壮盛，故曰冲脉也。脉从身出向四肢为顺，从四肢上身为逆也。脏，谓心肺。心肺在内，故为阴也。心肺之阴起于三脉向手，故曰手之三阴从脏走手。此为从阴之阳，终为阳中之阴也。**手之三阳，从手行头；**手之三阴之脉，从脏受得血气，流极手指端已，变而为阳，名手三阳，从手上头，此为从阳之阳，终为阳中之阳者也。**足之三阳，从头走足；**手之三阳至头，曲屈向足，至足指端，从阳之阴，终为阴中之阳也。**足之三阴，从足走腹。**足之三阳下行至足指极已，变而生足之三阴，上至胸腹，从阴之阴，终为阴中之阴也。复从脏走手，如环无端。**黄帝曰：少阴之脉独下行，何也？**足之三阴从足上行，常见跗上动脉，谓是足少阴下行动脉，故致斯问也。**岐伯曰：不然。**脐下肾间动气，人之生命，是十二经脉根本。此冲脉血海，即是五脏六腑十二经脉之海也，渗于诸阳，灌于诸精，故五脏六腑皆禀而有之，是则脐下动气在于胞也。冲脉起于胞中，为经络海，当知冲脉从动气生，上下行者为冲脉也。其下行者，虽注少阴大络下行，然不是少阴脉，故曰不然也。**夫冲脉者，五脏六腑之海也，五脏六腑皆禀焉。其上者，出于颃颡，渗诸阳，灌诸精；**冲脉，气渗诸阳，血灌诸精。精者，目中五脏之精。**其下者，注少阴之大络，出之于气街，循阴股内廉，入腘中，伏行骭骨内，下至内踝之属而别；其下者，并于少阴之经，渗三阴；其前者，伏行出跗属，下循跗入大指间，渗诸络而温肌肉，故别络结则跗上不动，不动则厥，厥则寒矣。**胫骨与跗骨相连之处曰属也。至此分为二道：一道后而下者，并少阴经，循于小络，渗入三阴之中；其前而下者，至跗属，循跗下入大指间，渗入诸阳络，温于足胫肌肉。故冲脉之络，结而不通，则跗上冲脉不动，不动则肾气不行，失逆名厥，故足寒也。**黄帝曰：何以明之？**帝谓少阴下行至跗常动，岐伯乃言冲脉下行至跗上常动者，未知以何明之，令人知也。**岐伯曰：以言道之，切而验之，其非必动，然后乃可以明逆顺之行也。**欲知冲脉下行常动非少阴者，凡有二法：一则以言谈道，冲脉少阴有动不动；二则以手切按，上动者为冲脉，不动者为少阴。少阴逆而上行，冲脉顺而下行，则逆顺明也。**黄帝曰：窘乎哉！圣人之为道也。明于日月，彻于毫厘，其非夫子，孰能道之？**窘，急也。圣人智慧通达之明于日月，故能彻照毫毛之微，如此非岐伯之鉴，谁能言也？**黄帝曰：愿闻人之五脏卒痛，何气使然？或动喘应手者奈何？岐伯对曰：寒气客于冲脉，冲脉起于关元，随腹直上，则脉不通，则气因之，故喘动应手矣。**

阴阳维脉

　　阳维之脉，令人腰痛，痛上弗然脉肿，刺阳维之脉，脉与太阳合腨下间，上地一尺所。飞阳之脉，在内踝上二寸，太阴之前，与阴维会。《八十一难》云：阳维起于诸脉之会，则诸阳脉会也；阴维起于诸阴之交，则三阴交也。阳维维于阳，纲维诸阳之脉也；阴维维于阴，纲维诸阴之脉也。阴阳不能相维，则怅然失志，不能自持，阳不维于阳，阴不维于阴也。阳维阴维绮络于身，溢蓄不能还流溉灌，诸经血脉隆盛，溢入八脉而不还也。腨下间上地一尺所，即阳交穴，阳维郄也。阴维会即筑宾穴，阴维郄也。

经脉标本

黄帝曰：**五脏者，所以藏精神魂魄也。**肾藏精也，心藏神也，肝藏魂也，肺藏魄也。脾藏意智，为五脏本，所以不论也。**六腑者，所以受水谷而行化物者也。**胆之府，唯受所化木精汁三合，不能化物也，今就多者为言耳。**其气内入于五脏，而外络肢节。**六腑谷气，化为血气，内即入于五脏，资其血气，外则行于分肉，经络肢节也。**其浮气之不循经者，为卫气；其精气之行于经者，为营气。**六腑所受水谷，变化为气，凡有二别：起胃上口，其悍气浮而行者，不入经脉之中，昼从于目，行于四肢分肉之间二十五周，夜行五脏二十五周，一日一夜行五十周，以卫于身，故曰卫气；其谷之精气，起于中焦，亦并胃上口，行于脉中，一日一夜亦五十周，以营于身，故曰营气也。**阴阳相随，外内相贯，如环之无端，混乎孰能穷之？**浮气为阳为卫，随阴从外贯内；精气为阴为营，随阳从内贯外也。阴阳相贯成和，莫知终始，故如环无端也。**然其分别阴阳，皆有标本虚实所离之处。**夫阴阳之气在于身也，即有标有本，有虚有实，有所历之处也。**能别阴阳十二经者，知病之所生。**十二经脉有阴有阳，能知十二经脉标本所在，则知邪入病生所由也。**知候虚实之所在者，能得病之高下。**十二经脉，上实下虚病在下，下实上虚病在其上，虚实为病，高下可知也。**知六腑之气街者，能解结挈绍于门户。**街，六腑气行要道也。门户，输穴也。六腑，阳也。能知六腑气行要道，即能挈继输穴门户解结者也。绍，继也。**能知虚实之坚耎者，知补泻之所在。**知虚为耎，知实为坚，即能泻坚补耎也。耎，而免反，柔也。**能知六经标本者，可以无惑于天下。**三阴三阳，故曰六经也。标本即根条。知六经脉根条，则天下皆同，所以不惑者也。

岐伯曰：博哉，圣帝之论！臣请尽意悉言之。赞帝所知极物之理也。尽意，欲穷所知也。悉言，欲极其理也。**足太阳之本，在跟以上五寸中，标在两缓命门。命门者，目也。**血气所出，皆从脏腑而起，今六经之本皆在四肢，其标在腋肝输以上，何也？然气生虽从腑脏为根，末在四肢，比天生物，流气从天，根成地也。跟上五寸，当承筋下，足跟上，是足太阳脉为根之处也。其末行于天柱，至二目内眦，以为标末也。肾为命门，上通太阳于目，故目为命门。缓，大也，命门为大故也。**足少阳之本，在窍阴之间，标在窗笼之前。窗笼者，耳也。**足少阳脉为根在窍阴，其末上出天窗，支入耳中，出走耳前，即在窗笼之前也。以耳为身窗舍，笼音声，故曰窗笼也。**足阳明之本，在厉兑，标在人迎颊下，上侠颃颡。**足阳明之为根在厉兑，其末上至人迎颊下也。**足太阴之本，在中封前上四寸之中，标在背输与舌本。**足太阴脉出足大指端内侧，行于内踝下微前商丘，上于内踝，近于中封。中封虽是厥阴所行，太阴为根，此中封之前四寸之中也。末在背第十一椎两箱一寸半脾输，及连舌本，散在舌下也。**足少阴之本，在内踝下二寸中，标在背输与舌下两脉。**足少阴脉起小指下，斜起走足心，至内踝下二寸为根也。末在背第十四椎两箱一寸半肾输，及循喉咙，侠舌本也。**足厥阴之本，在行间上五寸所，标在背输。**足厥阴脉起于大指丛毛之上，行大指歧内行间上五寸之中为根也。末在背第九椎两箱一寸半肝输也。**手太阳之本，在外踝之后，标在命门之上三寸。**手太阳脉起于小指之端，循手外侧上腕，出外踝之后为根也。手腕之处，当大指者为内踝，当小指者为外踝也。其末在目上三寸也。**手少阳之本，在小指、次指之间上二寸，标在耳后上角下外眦。**手少阳脉起于小指、次指之端，上出两指间上二寸之中为根也。末在耳后完骨下，发际上，出耳上角，下至外眦也。**手阳明之本，在肘骨中，上至别阳，标在颊下合于钳上。**手阳明厥脉起大指、次指之端，循指上廉至肘外廉骨中，上至臂臑，臂臑手阳明络，名曰别阳，以下至肘骨中，为手阳明本也。末在颊下一寸，人迎后，扶突上，名为钳。钳，颈铁也，当此铁处，名为钳上。渠廉反。**手太阴之本，在寸口之中，标在腋内动脉。**手太阴之脉出大指、次指之端，上至寸口为根也。末在腋下天府动脉也。**手少阴之本，在兑骨之端，标在背输。**手少阴脉出于手小指之端，上至腕后兑骨之端神门穴为根也。末在于背第五椎下两傍一寸半心输。问曰：少阴无输，何以此中有输？答曰：少阴无输，谓无五行五输，不言无背输也，故此中有背输也。若依《明堂》，少阴经有五输，如别所解也。**手心主之本，在掌后两筋之间二寸中，标在腋下三寸。**手心主脉出中指之端，上行至于掌后两筋之间间使上下二寸之中为根也。末在腋下三寸天池也。**凡候此者，下虚则厥，下盛则热痛；上虚则眩，上盛则热痛。**此，谓本标也。下则本也。上，标即上也。诸本阳虚者，手足皆冷为寒厥；诸本阳盛，则手足热痛为热厥。诸标阴虚，则为眩冒；诸标阴盛，则头项热痛也。**故实者绝而止之，虚者引而起之。**阴阳盛实，绝泻止其盛也。阴阳虚者，引气而补起也。

请言气街：街，道也。补泻之法，须依血气之道，故请言之也。**胸气有街，腹气有街，头气有街，胻气有街。**胸、腹、头、胻四种，身之要也。四处气行之道，谓之街也。**故气在头者，止之于脑，**脑为头气之街，故头有气，止百会也。**气在胸者，止之膺与背输。**膺中肺输，为胸气之街，故胸中有气，取此二输也。**气在腹者，止之于背输与冲脉于脐左右之动者。**脾输及脐左右冲脉，以为腹气之街，若腹中有气，取此二输也。**气在胻者，止之于气街与承山踝上下。**

三阴气街，并与承山至踝上下，以为胻气之街。若胻有气，取此三处也。**取此者用毫针，**取此四街之气，宜用第七毫针也。**必先按而在久，应于手，乃刺而予之。**刺气街法也，皆须按之良久，或手下痛，或手下脉动应手知已，然后予行补泻之。**所治者，谓头痛眩仆，腹中痛满暴胀，**头痛眩仆，可止之于脑，头气街也。腹中痛等，取之于胸及腹气街也。**及有新积痛可移者，易已也；积不痛者，难已也。**胸腹之中有积病，痛而可移者易已；积而不痛，不可移者难已也。

经脉根结

岐伯曰：天地相感，寒暖相移，阴阳之道，孰少孰多？推前后皆有其问，此中义例须说，岐伯即亦不待于问也。二仪之气交泰，故曰相感。阴盛移为阳，阳盛移为阴，故阴阳之气不可偏为多少也。**阴道偶而阳道奇，**阳为天道，其数奇也；阴为地道，其数偶也。**发于春夏，阴气少而阳气多，阴阳不调，何补何泻？**有病发于春夏，春夏阳多阴少，是为阴阳不调，若为补泻也？**发于秋冬，阳气少而阴气多，阴气盛而阳气衰，则茎叶枯槁，湿而下归，阴阳相移，何补何泻？**有病发于秋冬，秋冬阴多阳少，阳气衰故茎叶枯槁，阴气盛故津液归根，是亦阴阳相移，多少不同，若为补泻也？**奇邪离经，不可胜数，**风寒暑湿，百端奇异，侵经络为病，万类千殊，故不可胜数也。离，历也。**不知根结五脏六腑，折关败枢开阖而走，阴阳大失，不可复取。**根，本也。结，系也。人之不知根结是脏腑之要，故邪离经脉，折太阳骨节关，亦败少阳筋骨维枢，及开阳明之阖，胃及太阳气有失泄也。良以不知根结，令关枢阖不得有守，故阴阳失于纲纪，病成不可复取也。**九针之要，在于终始，故知终始，一言而**

毕，不知终始，针道绝灭。终始，根结也。知根结之言，即一言也。

太阳根于至阴，结于命门。此太阳根结与标本同，唯从至阴上跟上五寸为本有异耳。阳明根于厉兑，结于颡大。颡大者钳耳也。此与标本终始同也。少阳根于窍阴，结于窗笼。亦与标本同也。太阳为关，阳明为阖，少阳为枢。三阴三阳之脉，为身为门，营卫身也。门有三种：一者门关，比之太阳；二者门扉，比之阳明；三者门枢，比之少阳也。关折则肉节渎而暴疾起矣，故暴病者取之太阳，视有余不足。渎者，肉宛焦而弱。太阳主骨气为关，故骨气折，肉节内败。渎，音独，胎生内败曰渎。肉节内败，故暴病起。暴病起者，则知太阳关折，所以调太阳也。阖折则气无以所止息而痿疾起矣，故痿疾者取之阳明，视有余不足。阳明主肉主气，故肉气折损，则正气不能禁用，即身痿厥，痿而不收，则知阳明阖折也。无所止息者，谓真气稽留，邪气居之。能止气不泄，能行气滋息者，真气之要也。阳明阖折，则真气稽留不用，故邪气居之，痿疾起也。枢折则骨繇而不安于地，故骨繇者取之少阳，视有余不足。少阳主筋，筋以约束骨节。骨节气弛，无所约束，故骨摇。骨摇，故知少阳枢折也。骨繇者，节缓而不收。所谓骨繇者，摇也，当核其本。骨节缓而摇动。核，音核。诊候研核，得其病源，然后取之也。

太阴根于隐白，结于太仓。隐白，足大指端。太仓，在腹中管穴，与标本不同。少阴根于涌泉，结于廉泉。少阴先出涌泉为根，行至踝下二寸中为本，上行至结喉上廉泉为结，上至舌本及肾输为标，有此不同也。厥阴根于大敦，结于玉英，终于膻中。厥阴先出大敦为根，行至行间上五寸所为本，行至玉英、膻中为结，后至肝输为标，有此不同也。太阴为关，厥阴为阖，少阴为枢。门有二种，有内门、外门。三阴为内门，三阳为外门。内门关者，谓是太阴；内门阖者，谓是厥阴；内门枢者，谓是少阴也。**关折则仓廪无所输膈洞者，取之太阴，视有余不足，故关折者气不足而生病。**太阴主水谷以资身肉，太阴脉气关折，则水谷无由得行，故曰仓无输也。以无所输，膈气虚弱，洞泄无禁，故气不足而生病也。**阖折则气弛而喜悲，悲者取之厥阴，视有余不足。**厥阴主筋，厥阴筋气缓纵，则无禁喜悲。**枢折则脉有所结而不通，不通者取之少阴，视有余不足，有结者皆取之。**少阴主骨，骨气有损，则少阴之脉不流，故有所结不通。结，即少阴络结也。

足太阳根于至阴，流于京骨，注于昆仑，入于天柱、飞阳也。输穴之中，言六阳之脉，流井、荥、输、原、经、合，五行次第至身为极。今此手足六阳，从根至入，流注上行，与《本输》及《明堂流注》有所不同。此中"根"者皆当彼所出，此中"流"者皆当彼所过，唯手太阳流，不在完骨之过，移当彼经阳谷之行，疑其此经异耳。此中"注"者皆当彼行，唯足阳明不当解溪之行，移当彼合下陵，亦谓此经异耳。此中"入"者并与彼不同，六阳之脉皆从手足指端为根，上络行至其别走大络称"入"。入有二处，一入大络，一道上行至头入诸天柱，唯手足阳明□□于前人迎、扶突。《流注》以所出为井，此为根者，井为出水之处，故根即井也。天柱，侠项大筋外廉陷中，足太阳之正经也。飞阳在足外踝上七寸，足太阳之大络也。**足少阳根于窍阴，流于丘墟，注于阳辅，入于天容、光明也。**天容在耳下曲颊后，足少阳正经也。光明在外踝上七寸，足少阳大络也。**足阳明根于厉兑，流于冲阳，注于下陵，入于人迎、丰隆也。**人迎在结喉傍大脉动应手，足阳明正经也。丰隆在足外踝上八寸骭外廉陷者中，足阳明之大络也。**手太阳根于少泽，流于阳谷，注于少海，入天窗、支正也。**天窗在曲颊下扶突后动应手陷者中，手太阳之正经也。支正在腕后五寸，手太阳之大络也。**手少阳根于关冲，流于阳池，注于支沟，入天牖、外关也。**天牖在颈，缺盆上，天容后，天柱前，完骨下，发际上，手少阳正经也。外关在腕后三寸空中一寸，手阳明之大络也。**手阳明根于商阳，流于合谷，注于阳溪，入扶突、偏历也。**扶突在曲颊下一寸，人迎后，手阳明正经也。偏历在腕后三寸，手阳明之大络也。**此所谓根十二经者，盛络者皆当取之。**此根入经，唯有六阳；具而论者，更有六阴之脉，言其略耳。此谓根者，皆是正经。循此十二正经，傍有络脉血之盛者，皆当其部内量而取之。

仁安二年四月二十七日以同本书写了

以同本移点校合了　丹波赖基

本云

仁平元年八月二十五日以同本书写移点比校了　宪基

卷第十一 输穴

通直郎守太子文学臣杨上善奉敕撰注

本 输

黄帝问于岐伯曰：**凡刺之道，必通十二经脉之所终始**，手之三阴，始之于胸，终于手指；手之三阳，始于手指，终之于头。足之三阳，始起于头，终之于足；足之三阴，始起于足，终之于腹。**络脉之所别起**，十五络脉，皆从脏腑正经别走相入。**五输之所留止**，各从井出，留止于合。**五脏六腑之所与合**，五脏六经为里，六腑六经为表，表里合也。**四时之所出入**，秋冬，阳气从皮外入至骨髓，阴气出至皮外；春夏，阴气从皮外入至骨髓，阳气出至皮外。**脏腑之所流行**，脏腑出于营卫二气，流行于身也。**阔数之度**，营卫所行阔数度量。**浅深之状**，络脉为浅，经脉为深。**高下所至，愿闻其解**。经脉高上于头，下至于足。此之九义，并请闻之。**岐伯答曰：请言其次**。次者，井、荥、输、经、合等阴阳五行次第也。**肺出少商，少商者，手大指端内侧也，为井**；肺脉从脏而起，出至大指、次指之端；今至大指之端，还入于脏，此依经脉顺行从手逆数之法也。井者，古者以泉源出水之处为井也，掘地得水之后，仍以本为名，故曰井也。人之血气出于四肢，故脉出处以为井也。手足三阴皆以木为井，相生至于水之合也；手足三阳皆以金为井，相生至于土之合也。所谓阴脉出阳，至阴而合；阳脉出阴，至土而合也。**溜于鱼际，鱼际者，手鱼也，为荥；**腕前大节之后，状若鱼形，故曰手鱼也。脉出少商，溢入鱼际，故为荥也。乌迴反。**注于太渊，太渊者，鱼后下陷者之中也，为输；**输，送致聚也。《八十一难》曰：五脏输者，三焦行气之所留止。故肺气与三焦之气送致聚于此处，故名为输也。**行于经渠，经渠者，寸口之中也，动而不居，为经；**寸口之中，十二经脉历于渠汌，故曰经渠。居，停也。太阴之脉动于寸口不息，故曰不居。经者，通也，肺气至此常通，故曰经也。**入于尺泽，尺泽者，肘中之动脉也，为合，手太阴经也。**如水出井以至海，为合。脉出指井，至此合于本脏之气，故名为合。解余十输，皆仿于此。诸输穴名义，已《明堂》具释也。**心出中冲，中冲者，手中指之端也，为井；溜于劳宫，劳宫者，掌中中指本节之内间也，为荥；**《明堂》一名五星也，掌中动脉也。**注于大陵，大陵者，掌后两骨之间方下者也，为输；行于间使，间使者两筋之间，三寸之中也，有过则至，无过则止，为经；**方下，陷中也。三寸之中者，三寸之际也。有虚实之过，则气使至此；无过不至，故止也。《明堂》此手心主经下，有手少阴五输，此经所说心不受邪，故手少阴无输也。**入于曲泽，曲泽者，肘内廉下陷者之中也，屈而得之，为合，手心主经也。肝出大敦，大敦者，足大指之端及三毛之中也，为井；**足大指端及三毛皆是大敦，厥阴脉井也。**溜于行间，行间者，大指之间也，为荥；**《明堂》足厥阴脉动应手也。**注于太冲，太冲者，在行间上二寸陷者之中也，为输；**《明堂》本节后二寸或一寸半陷中也。**行于中封，中封者，在内踝前一寸半陷者中也，使逆则宛，使和则通，摇足而得之，为经；**气行曰使。宛，不伸也，塞也。《明堂》内踝前一寸，仰足而取之，陷者中。伸足乃得之也。**入于曲泉，曲泉者，辅骨之下，大筋**

之上也，屈膝而得之，为合，足厥阴经也。《明堂》在膝内辅骨下，大筋上，小筋下，陷中也。**脾出隐白，隐白者，足大指之端内侧也，为井；溜于大都，大都者，本节之后下陷者之中也，为荥；注于太白，太白者，核骨之下也，为输；**核骨在大指本节之后，然骨之前高骨是也。核，茎革反。**行于商丘，商丘者，内踝下之陷者之中也，为经；**《明堂》足内踝下微前。**入于阴之陵泉，阴之陵泉者，辅骨之下陷者之中也，屈伸而得之，为合，足太阴经也。**膝下内侧辅骨下也。**肾出涌泉，涌泉者，足心也，为井；**《明堂》一名地冲也。**溜于然谷，然谷者，然骨之下也，为荥；**《明堂》一名龙泉，在足内踝前起大骨下陷中。即此大骨为然骨。**注于太溪，太溪者，内踝之后跟骨之上陷者之中也，为输；**《明堂》跟骨上动脉也。**行于复溜，复溜者，上踝二寸，动而不休也，为经；**《明堂》一名昌阳，一名伏白，足少阴脉，动不休也。**入于阴谷，阴谷者，辅骨之后，大筋之下，小筋之上也，按之应手，屈膝而得之，为合，足少阴经也。**《明堂》在膝内辅骨之后。按应手，谓按之手下觉异也。

膀胱出于至阴，至阴者，足小指之端也，为井；《明堂》在足小指外侧，去爪甲角如韭叶也。**溜于通谷，通谷者，本节之前，为荥；**《明堂》通谷者，小指外侧，本节前陷中也。**注于束骨，束骨者，本节之后也，为输；**《明堂》在足小指外侧，本节后陷中也。**过于京骨，京骨者，外踝之下也，为原；**脐下动气者，人之生命，十二经之根本也，故名曰原。三焦者，原气之别使，主行三气，经营五脏六腑。故原者，三焦之尊称也，是以五脏六腑皆有原也。肺之原出大泉，心之原出大陵也，肝之原出太冲，脾之原出太白，肾之原出大溪，手少阴经原出神门掌后兑骨之端。此皆以输为原者，以输是三焦所行之气留止处也。六腑原者，胆原出丘虚，胃原出冲阳，大肠原出合谷，小肠原出完骨，膀胱原出京骨，三焦原出阳池。六腑者阳也，三焦行于诸阳，故置一输名原，不应五时也。所以腑有六输，亦与三焦共一气也。行于昆仑，昆仑者，在外踝之后，跟骨之上也，为经；入于委中，委中者，腘中也，为合，委而取之，足太阳经也。《明堂》在腘中央约文中动脉也。胆出于窍阴，窍阴者，足小指、次指之端也，为井；《明堂》足小指、次指端，去爪甲角如韭叶。溜于侠溪，侠溪者，小指、次指之间也，为荥；《明堂》小指、次指歧骨间本节前陷中。注于临泣，临泣者，上行一寸半陷者中也，为输；《明堂》在足小指、次指本节后间陷者中，去侠溪一寸半也。过于丘墟，丘墟者，外踝之下陷者之中也，为原；《明堂》外踝下如前陷者中，去临泣三寸也。行于阳辅，阳辅者，外踝之上，辅骨之前，及绝骨之端也，为经；《明堂》无"及"，及即两处也。入于阳之陵泉，阳之陵泉者，在膝外陷者中也，为合，伸足而得之，足少阳经也。《明堂》在膝下外廉也。胃出于厉兑，厉兑者，足大指之内，次指之端也，为井；《明堂》去爪甲角如韭叶也。溜于内庭，内庭者，次指外间陷者中也，为荥；《明堂》足大指、次指外间也。注于陷谷，陷谷者，中指内间上行二寸陷者之中也，为输；《明堂》足大指、次指外间本节后陷者中，去内庭二寸也。过于冲阳，冲阳者，足跗上五寸陷者中也，为原，摇足而得之；《明堂》一名会原，足跗上五寸骨间动脉上，去陷谷三寸也。行于解溪，解溪者，上冲阳一寸半陷者中也，为经；《明堂》冲阳后一寸半腕上也。入于下陵，下陵者，膝下三寸，胻外三里也，为合；复下三寸，为巨虚上廉也；复下三寸，为巨虚下廉也。大肠属上，小肠属下，足阳明胃脉也，大肠、小肠皆属于此，足阳明经也。人膝如陵，陵下三寸，一寸为一里也。三里以下，三寸之下上下处，上际为上廉，下际为下廉。以在胻骨外侧，故名为廉。足阳明脉行此虚中，大肠之气在上廉中与阳明合，小肠之气在下廉中与阳明合，故曰大肠属上，小肠属下也。**三焦者，上合于手少阳，出于关冲，关冲者，手小指、次指之端也，为井；溜于腋门，腋门者，小指、次指之间也，为荥；注于中渚，中渚者，本节之后也，为输；过于阳池，阳池者，在腕上陷者之中也，为原；**阳池，《明堂》一名别阳，在手表腕上陷中也。**行于支沟，支沟者，腕上三寸两骨间陷者中也，为经；入于天井，天井者，在肘外大骨之上陷者中也，为合，屈肘而得之。**《明堂》在肘外大骨之后，肘后一寸两筋间陷中也。**三焦下输，在于足太阳之前，少阳之后，出于腘中外廉，名曰委阳，此太阳之络也。手少阳经也。**上焦如雾，中焦如沤，下焦如渎，此三焦之气上下皆通，故上输在背第十三椎下两傍各一寸半，下输在此太阳之间出腘外廉足太阳络。三焦下行气聚之处，故曰下输也。**足三焦者，太阳之所将，太阳之别也，上踝五寸，而别入贯腨肠，出于委阳，并太阳之正，入络膀胱，约下焦，**腨，遄免反，腓肠也。肾间动气，足太阳将原气，别使三焦之气，出足外侧大骨下赤白肉际陷中为原，上踝五寸，别入贯腨肠，出委阳，并太阳之正，入腹络膀胱，下焦即膀胱也。原气太阳络于膀胱，节约膀胱，使溲便调也。以此三焦原气行足，故名足三焦也。**盛则闭癃，虚则遗溺，遗溺则补，闭癃则泻。小肠上合于手太阳，出于少泽，少泽者，小指之端也，为井；**《明堂》一名少吉，去爪甲下一分陷中。**溜于前谷，前谷者，手小指本节之前陷者中也，为荥；**《明堂》在手小指外侧中也。**注于后溪，后溪者，本节之后也，为输；**《明堂》在手小指外侧本节后陷中也。**过于完骨，完骨者，在手外侧腕骨之前也，为原；**《明堂》在手外侧腕前起骨下陷中。即此起骨为腕骨，此经名完骨。胡端反。**行于阳谷，**

阳谷者，在兑骨之下陷者中也，为经；《明堂》在手外侧腕中兑骨之下也。入于小海，小海者，在肘内大骨之外，去肘端半寸陷者之中也，伸臂而得之，为合，手太阳经也。《明堂》屈肘乃得之。大肠上合于手阳明，出于商阳，商阳者，大指、次指之端也，为井；《明堂》一名而明，一名绝阳，大指、次指内侧，去爪甲角如韭叶也。溜于二间，二间在本节之前，为荥；《明堂》二间在手大指、次指本节前内侧陷中也。注于三间，三间在本节之后，为输；《明堂》一名少谷，在手大指、次指本节后内侧陷中也。过于合谷，合谷者，在大指之间也，为原；《明堂》一名虎口，在大指歧骨间也。行于阳溪，阳溪者，在两筋之间陷者中，为经；《明堂》一名中槐，在腕中上侧两筋间也。入于曲池，曲池者，在肘外辅曲骨之中也，屈肘而得之，为合，手阳明经也。是谓五脏六腑之输，五五二十五输，六六三十六输。心不受邪，手少阴无输，故五脏各五输，有二十五输。依《明堂》手少阴有五输，总有三十输。六腑有原输，故有三十六输。皆是脏腑之气，送致聚于此穴，故名为输也。六腑皆出足三阳，上合于手者也。六腑足阳明脉上合手阳明，足太阳上合手太阳，足少阳上合手少阳也。

缺盆之中，任脉也，名曰天突。次任脉之侧动脉，足阳明也，名曰人迎二；次脉手阳明也，名曰扶突二；次脉手太阳也，名曰天窗二；次脉足少阳也，名曰天容二；次脉手少阳也，名曰天牖二；次脉足太阳也，名曰天柱二；次脉项中央之脉督脉，名曰风府二。腋内动脉，手太阴也，名曰天府。腋下三寸，手心主也，名曰天池。此言脉在胸项颈腋之下次，以任脉在阴，居于前中，督脉在阳，处于后中，任之左右，六阳为次，两侧腋下，二阴所行，此之十输，脉之要者也。刺上关者，呿不能欠；上关开口有空，刺之有伤，不得开口，故不能欠也。呿，丘庶反，张口也。**刺下关者，欠不能呿。**下关合口有空，刺之有伤，不得合口，故不能呿也。**刺犊鼻者，屈不能伸；**犊鼻在膝膑下骭上侠解大筋中，刺之伤筋，筋病，屈不能伸也。《明堂》无禁也。**刺内关者，伸不能屈。**内关在手掌后去腕二寸，别走少阳，手心主络，《明堂》无禁，刺之伤骨，骨伤，伸不能屈也。**手阳明次在其外，不至曲颊一寸。**手阳明从缺盆上颈贯颊，入下齿中，不至曲颊，故去曲颊一寸是也。**手太阳当曲颊。**手太阳循颈上颊。颊，曲颊也，近牙车是也。**足少阳在耳下曲颊之后；**足少阳支从耳后出走耳前，至目兑眦后，故在耳下曲颊后是也。**手少阳出耳后，上加完骨之上；**手少阳上项侠耳后，故直上出耳上角；完骨在耳后，故上加完骨上是也。**足太阳侠项大筋之中发际。**两大筋中发际，此太阳输也。**阴尺动脉在五里，五输之禁。**阳为寸，故阴为尺。阴尺之中，五脏动脉在肘上五里五输大脉之上。《明堂》云：五里在肘上三寸，手阳明脉气所发，行向里大脉中央，禁不可刺，灸十壮，左取右，右取左。大脉，五脏大脉气输也，故禁刺不禁灸也。**肺合大肠，大肠，传导之腑也；**传导糟粕，令下之也。**心合小肠，小肠者，受盛之腑也；**胃化糟粕，小肠受而盛也。**肝合胆，胆者，中精之腑也；**胆不同肠胃受传糟粕，唯藏精液于中也。**脾合胃，胃者，五谷之腑也；**受五谷之味也。**肾合膀胱，膀胱者，津液腑也。**膀胱盛尿，故曰津液之府也。**少阴属肾，肾上连肺，故将两脏矣。**足少阴脉贯肝入肺中，故曰上连也。肾受肺气，肾便有一，将为两脏。《八十一难》曰：五脏亦有六者，谓肾有两脏也。**三焦，中渎之腑也，水道出，属膀胱，是孤之腑也，**中，谓脏腑中也。下焦如渎，从上焦下气，津液入于下焦，下焦津液流入膀胱之中，无脏为合，故曰孤腑也。**此六腑之所与合者也。**府者聚也。五谷清浊气味皆聚于中，故六皆名腑。孤府内与六腑气通，故曰合也。**春取络脉诸荥大经分肉之间，甚者深取，间者浅取之**；春时阳气，始生微弱，未能深至经中，故取络脉及取诸荥，并大经分肉之间也。**夏取诸输孙络、肌肉皮肤之上**；阳气始长，热熏腠理，内至于经，然犹脉疲气弱，故取诸输孙络之分、腠理肌肉皮肤之上也。**秋取诸合，余如春法**；阴气始煞，犹未能盛，故取于输及以合也。春时阴气衰少为弱，阳气初生为微。秋时阳气衰少为弱，阴气始生为微，病间故如春法，取络荥大经分间，亦随病间甚，浅深为度也。**冬取诸井、诸输之分，欲深而留之**。冬时足少阴气急紧，足太阳伏沉，故取诸井以下阴气，取荥以实阳气，皆深为之者也。**此四时之序**，依于四时行疗次序。**气之所处**，随于四时人气在处也。**病之所舍**，随于四时邪之居所也。**脏之所宜也**。疗五脏病，依四时所宜也。**转筋者，立而取之，可令遂已**。人立，筋病痛聚，故立燔针刺之。**痿厥者，张而刺之，可令立快**。手足痿厥，开张即得其输，然后刺之。

变　输

黄帝曰：余闻刺有五变，以主五输，愿闻其数。岐伯曰：人有五脏，脏有五变，变有五输，故五五二十五输，以应五时。五时，谓春、夏、长夏、秋、冬也。黄帝曰：愿闻五变。岐伯曰：肝为牡脏，其色青，其时春，其音角，其味酸，其日甲乙；心为牡脏，其色赤，其时夏，其日丙丁，其音徵，其味苦；脾为牝脏，其色黄，其时长夏，其日戊己，其音宫，其味甘；肺为牝脏，其色白，其音商，其时秋，其日庚辛，其味辛；肾为牝脏，其色黑，其时冬，其日壬癸，其音羽，其味咸，是谓五变。肝、心属于木火，故为牡脏；肺、脾、肾属于土金水，故为牝脏。牝牡五脏、五色、五时、五音、五味，故有二十五之变也。**黄帝曰：以主五输奈何？** **岐伯曰：脏主冬，冬刺井；**冬时万物收藏，故五脏主冬也。井，为木也。木，春也。春时万物始生，如井中泉水。冬时万物始萌，如井水深，未出而刺之者，刺井微也。**色主春，春刺荥；**春时万物初生鲜华，故五色主春。荥，火也。火，夏也。夏时万物荥长，如水流溢。春时万物始生，未荥而刺之者，亦刺荥微也。**时主夏，夏刺输；**夏时万物荥华，四时之胜，故五时主夏。输，土也。土，长夏也。长夏之时，万物盛极，如水致聚。夏时万物荥未盛极而刺之者，亦刺输微也。**音主长夏，长夏刺经；**长夏万物荥盛，音律和四时之序，故五音主于长夏。经，金也。金，秋也。秋时万物将衰。长夏之时，万物盛而未衰而刺之者，亦刺经微。**味主秋，秋刺合。**秋时万物皆熟，众味并盛，故五味主秋也。合，水也。水，冬也。冬时万物收藏，如水之入海。秋时万物收而未藏而刺之者，亦刺合微也。**是谓五变，以主五输。**是万物五变，主五行输也。**黄帝曰：诸原安合以致六输？**五变合于五输，原之一输与何物合？**岐伯曰：原独不应五时，以经合之，以应其数，故六六三十六输。**六腑者，阳也。人之命门之气，乃是肾间动气，为五脏六腑十二经脉性命根，故名为原。三焦者，原气之别使，通行原之三气，经营五脏六腑，故原者三焦之尊称也，不应五时，与阳经而合以应其数，故有六六三十六输也。**黄帝曰：何谓脏主冬，时主夏，音主长夏，味主秋，色主春？愿闻其故。岐伯曰：病在脏者，取之井；**井，木也。井主心下满，是肝为满也。冬时心下满病，刺其井者，遣其本也。**病变于色者，取之荥；**荥，火也。荥主身热，是心为热也。春时身热之病，刺其荥者，亦遣其本也。**病时间时甚者，取之输；**输，土也。输主体重节痛，时间时甚，是脾为病也。夏时体重节痛，时间时甚，刺其输者，亦遣其本也。**病变于音者，取之经，经满而血者，**经，金也。金主喘咳寒热，经血而满，是肺为病也。长夏喘咳寒热，经血而满，刺其经者，亦遣其本也。**病在胃，及以饮食不节得病者，取之于合，**合，水也。合主逆气而泄，是肾为病也。秋时饮食不节，逆而泄，刺其合者，亦遣其本也。**故命曰味主合，**故味病主合也。**是谓五变。黄帝曰：善。**以原不应五时，故有五变也。**问曰：春取络脉分肉何也？答曰：春者木始治，肝气生，肝气急，其风疾，经脉常深，其气少，不能深入，故取络脉分肉间也。**络脉浮浅，经脉常深，春时邪在络脉分肉间，故取之也。**曰：夏取盛经分腠何也？曰：夏者火始治，心气始长，脉瘦气弱，阳气流溢，熏热分腠，内至于经，故取盛经分腠，绝肤而病去者，邪居浅也。**阳气独盛，故脉瘦气弱也。热气内至于经，外熏分腠，故取盛经分腠浅处也。**所谓盛经者，阳脉也。**三阳，盛经也。夏日其经热盛，故取其盛经部内分腠。**曰：秋取经输者何也？曰：秋者金始治，肺将初杀，金将胜火，阳气在合，阴气初胜，湿气及体，阴气未盛，未能深入，故取输以泻阴邪，取合以虚阳邪，阳气始衰，故取于合。**经输者，谓经之穴也。秋病在输者，故取其输以泻阴邪；阳衰在合，故取于合以虚阳邪也。**曰：冬取井荥何也？曰：冬者水始治，肾方闭，阳气衰少，阴气紧，巨阳伏沉，阳脉乃去，**紧，盛也。巨阳足太阳气，伏沉在骨也。**故取井以下阴逆，取荥以实阳气。故取井荥，春不鼽衄，此之谓也。**井为木也，荥为火也。冬合之时取井荥者，冬阴气盛，逆取其春井，泻阴邪也；逆取其夏荥，补其阳也。故冬无伤寒，春不鼽衄也。

腑病合输

黄帝曰：余闻五脏六腑之气，荥输所入为合。今何道从入？入安连过？愿闻其故。问脏腑脉之荥输之合，行处至处也。**岐伯答曰：此阳脉之别入于内，属于腑者也。**此言合者，取三阳之脉别属腑者称合，不取阴脉。以阳脉内属于腑，邪入先至于腑，后至于脏故也。**黄帝曰：荥输与合，各有名乎？岐伯答曰：荥输治外经，合治内腑。**五脏六腑，荥输未至于内，故但疗外经之病。此言合者，唯取阳经属内腑者，以疗内腑病也。**黄帝曰：治内腑奈何？岐伯答曰：取之于合。黄帝曰：合各有名乎？岐伯答曰：胃合入于三里，胃**气，循足阳明脉，合于三里，故胃有病，取之三里，疗胃府也。**大肠合入于巨虚上廉，**大肠之气，循胃足阳明脉，合巨虚上廉，故大肠有病，疗巨虚上廉也。**小肠合入于巨虚下廉，**小肠之气，循足阳明脉，合巨虚下廉，故小肠有病，疗巨虚下廉也。**三焦合入于委阳，**三焦之气，循足太阳合于委阳，故三焦有病，疗于委阳也。**膀胱合入于委中，**膀胱之气，循足太阳脉，下合委中，故膀胱有病，疗于委中也。**胆合入于阳陵泉。**胆气，循足少阳脉，下合阳陵泉，故胆有病，疗阳陵泉也。**黄帝曰：取之奈何？岐伯答曰：取之三里者，低跗；取之巨虚者，举足；取之委阳者，屈伸而索之；委中者，屈而取之；阳陵泉者，正立竖膝，予之齐下，至委阳之阳取之；取诸外经者，揄伸而从之。**以下取六合之输，疗内府法也。正立则膝竖。揄，与朱反，引也。**黄帝曰：愿闻六腑之病。**六腑与六输而合疗内府之病，而未知府病之形也。**岐伯答曰：面热者，足阳明病；**以下言手足阳明病。面热，阳明脉起面，故足阳明病，面热为候也。**鱼络**

血者，手阳明病；手阳明脉行于鱼后，故鱼络血见，手阳明病候也。
两跗之上脉坚若陷者，足阳明病，此胃脉也。足阳明下足跗入大指
间，故跗上脉紧若陷，足阳明病候。大肠病者，肠中切痛而鸣濯濯，
冬日重感于寒则泄，当脐而痛，不能久立，与胃同候，取巨虚上
廉。以下言六腑病形并取穴所在。当脐痛者，回肠，大肠也，大肠当
脐，故病当脐痛也。与胃同候者，大肠之气与胃足阳明合巨虚上廉，
故同候之。濯，徒角反，肠中水声也。胃病者，腹䐜胀，胃管当心
而痛，上交两胁，膈咽不通，食饮不下，取之三里。胃管当心痛
者，胃脉足阳明之正，上至髀，入于腹里，属胃散脾，上通于心，上
循咽，其足阳明大络，循胫骨外廉，上络头，故胃管及当心而痛，上
交于胁，膈中并咽，并不得通也。小肠病者，小腹痛，腰脊控睾而
痛，时窘之后，小肠当少腹附脊，左环叶积，故少腹腰脊控睾而痛，
时急之膜大便之处也。当耳前热，若寒甚，若独肩上热甚，小肠手
太阳，上颊至目锐眦，却入耳中，故小肠病，循此寒及热也。及手小
指、次指之间热，若脉陷者，此其候手太阳也，取巨虚下廉。手
太阳脉出行之处，故此处热、脉陷以为候也。三焦病者，腹气满，少
腹尤坚，不得小便，窘急，尤，甚也。溢则为水，留则为胀，候
在足太阳之外大络，络在太阳、少阳之间，亦见于脉，取之委
阳。下焦溢则为水也。太阳、少阳之间，三焦下输委阳也。膀胱病，
少腹偏肿而痛，以手按之，则欲小便而不得，偏肿者，大腹不肿
也，此腑病也。眉上热若脉陷，及足小指外侧及胫踝后皆热，若
脉陷，取之委中央。膀胱足太阳脉，起目内眦，上额下项，循胫踝后
至足小指外侧，故膀胱病，循脉行处热及脉陷以为候也。胆病者，善
太息，胆病则魂神不畅，故好太息也。口苦，呕宿汁，胆热溢木精，
故口苦呕宿胆汁。心下澹澹恐，如人将捕之，胆病心动怖畏，故如

人将捕也。**嗌中吤吤然数唾，候在足少阳之本末，**吤吤，阂也，谓咽嗌之中如有物阂也，居薤反。足少阳本在窍阴之间，标在窗笼，即本末也。**亦视其脉之陷下者灸之，其寒热也，取之阳陵泉。**脉陷下者寒，故灸之也。寒热取阳陵泉，通行针灸也。**黄帝曰：刺之有道乎？岐伯曰：刺此者，必中气穴，毋中肉节。中气穴则针游于巷，中肉节则肉肤痛，**以下行针法也。中于肉，肉者不著分肉之间，中于节者，不针骨穴之内，皆不游巷也。巷，谓街巷，空穴之处也。**补泻反则病益笃，**虚而泻之，实而补之，故曰反也。**中筋则筋缓，**中筋不中其痛，则筋伤无力，故缓也。**邪气不出，与真气相薄，乱而不去，反还内著，用针不审，以顺为逆。黄帝曰：善。**若中肉节及中于筋，不当空穴，邪气不出，与真气相薄，正邪相乱，更为内病也，以其用针不审，乖理故也。

气　穴

黄帝问岐伯曰：余闻气穴三百六十五，以应一岁，未知其所谓，愿卒闻之。三百六十五穴，十二经脉之气发会之处，故曰气穴也。**岐伯稽首再拜曰：窘乎哉问也！其非圣帝，孰能穷其道焉？固请溢意尽言其处。黄帝捧手遵循而却曰：夫子之开余道也，目未见其处，耳未闻其数，而目以明，耳以聪矣。**遵循，音逡巡。穷，究寻也。溢意，纵志也。处，三百六十五穴也。捧手，端拱也。遵循而却，服膺之动也。虽未即事见闻，因言具知，故已聪明也。**岐伯曰：此所谓圣人易语，良马易御。黄帝曰：非圣人易语也，世言其真数，开人意也。**帝言岐伯以有圣德，言其实理，虽非圣帝，亦可知矣。**今余所访问者，此真数也，如发蒙解惑，未足以**

论也。然余愿夫子溢志尽言其处，今皆解其意，请藏之金匮，不敢复出。余所问者，但可发蒙解惑，而未足以为至极之论也。唯愿夫子纵志言之，藏之不敢失坠也。**岐伯再拜而起曰：臣请言之。背与心相控而痛，所治天突与十椎及上纪、下纪。上纪者，胃脘也；下纪，关元也。**任脉上于脊里，为经络海，其浮而外者，循腹里当脐上胸，至咽喉，络唇口，故背胸相控痛者，任脉之痛也。此等诸穴，是任脉所贯，所以取之也。**邪击阴阳左右，如此其病前后痛涩，胸胁痛而不得息，不得卧，上气短气偏痛，脉满起斜出尻脉，络胸支心贯膈，上肩加天突，斜下肩，交十椎下脏。**量此脉行处生病，皆是督脉所为。下脏者，下络肾脏也。**脏输五十穴，**五脏各有五输，合二十五输，此一厢手足为言。今两厢合论，故有五十穴也。**腑输七十二穴，**六腑各有六输，此三十六输，此亦一厢手足为言。两厢合论，故有七十二穴也。**热输五十九穴，水输五十七穴，**头上五行行五，五五二十五穴，中胭两傍傍五，凡十穴，大杼上两傍各一，凡二穴，目瞳子浮白二穴，两髀厌中二穴，犊鼻二穴，耳中多所闻二穴，眉本二穴，完骨二穴，项中央一穴，枕骨二穴，上关二穴，大迎二穴，下关二穴，天柱二穴，巨虚上下四穴，曲牙二穴，天突一穴，天府二穴，天牖二穴，扶突二穴，天窗二穴，肩解二穴，关元一穴，委阳二穴，肩贞二穴，肩髃二穴，脐一穴，肓输二穴，背输二穴，膺输二穴，分肉二穴，踝上横骨二穴，阴阳跷四穴，凡三百六十五穴，针之所由行也。以上九十九穴，通疗诸病也。**水输在诸分，热输在气穴，寒热输在两骸厌中二穴，**以上言三种之输穴之所在。骸，核皆反，骨也。别本为"骱"，于靡反，骨端曲貌也。**大禁二十五，在天府下五寸。**三百六十五穴中，有大禁者，五里穴也，在臂天府以下五寸，五五二十五往泻此穴气，气尽而死，故为大禁也。

问曰：少阴何以主肾？肾何以主水？问少阴之脉主之所由也。
答曰：**肾者至阴也，**至，极也。肾者，阴之极也。**至阴者盛水也，**
阴气舍水，故曰盛水。**肾者少阴，少阴者冬脉也，**一曰肺者，量为
不然也。少阴亦盛也，少阴之脉盛，属于冬分也。**故其本在肾，其末**
在肺，皆积水也。肾脉少阴，上入肺中，故曰末在肺也。所以肾之与
肺，母子上下俱积水也。**问曰：肾何以能聚水而生病？**肾为至阴聚
水，未知何由生病？**答曰：肾者胃之关闭，关闭不利，故聚水而**
从其类。上下溢于皮肤，故为胕肿。胃主水谷，胃气关闭不利，肾
因聚水，肺气之应，溢于皮肤，故为胕肿。胕，扶府反，与腐同义也。

问曰：诸水皆生于肾乎？答曰：肾者牝脏也，地气上者，属于肾
而生水液，故曰至。牝，阴也。地气，阴气也。阴气盛水，上属于
肾，生于津液也，故以肾为极阴也。**勇而劳甚则肾汗出，汗出逢风，**
内不得入其脏，而外不得越于皮肤，客于六腑，行于皮肤，传为
胕肿，本之于肾，名曰风水。勇者腰脊用力劳甚，肾上腰开汗出，
邪风因入，其风往来，内不得入腑之余脏，外不得泄腑之皮肤，聚水
客于六腑之中，行于皮传为胕肿，其本肾风所为，名曰风水也。**问曰：**
水输五十七处者，是何所主也？答曰：肾输五十七穴，积阴之所
聚也，水所从出入也。以下言水输也。肾为积阴，故津液出入也，皆
肾为主。**尻上五行行五者，此皆肾输也。**尻上五行合二十五输者，
有非肾脉所发，皆言肾输，以其近肾，并在肾部之内，肾气所及，故
皆称肾输也。**故水病下为胕肿大腹，而上为喘呼不得卧者，标本**
俱病也，故肺为喘呼，肾为水肿。标为肺也，本为肾也，肺为喘呼，
肾为水肿，二脏共为水病，故曰俱病也。**肺为逆，故不得卧。**肺以主
气，肺病气逆，故曰水病不得卧也。**分之相输受者，水气之所留也。**

肾以主水，肺以主气，故曰分之。二气通聚，故曰相输受也。相输受者，水之与气并留止也。**伏兔上各二行行五者，此肾之所冲也。**伏兔以上各二行，左右四行，合有二十输者，皆是肾气足少阴傍冲脉所冲之输也。**三阴之所交结于脚者也，踝上各一行行六者，**足三阴脉交结脚者，从踝以上左右各有一行，行六输，合有十二输，故总有五十七穴也。**此肾脉之下行者也，名曰太冲。**冲脉上出于颃颡，下者注足少阴大络，以下伏行出跗循跗，故曰肾脉下行名曰太冲也。**凡五十七穴者，皆脏阴之终也，水之所客也。**是等诸穴，皆肾之阴脏所终之输，水客之舍也。**黄帝问于岐伯曰：夫子言治热病五十九输，余论其意，未能别其处也，愿闻其处，因闻其意。岐伯曰：头上五行行五，以越诸阳之热逆者。**以下言热输也。人头为阳，故头上二十五输，以越诸阳热者也。**大杼、膺输、缺盆、背输，此八者，以泻胸中之热；**杼，除吕反。膺输，膺中输也。背输，肺输。此八前后近胸，故泻胸中热也。**气街、三里、巨虚上下廉，此八者，以泻胃中之热；**此八皆是胃脉足阳明所贯之输，故泻胃中热气也。**云门、髃骨、委中、髓空，此八者，以泻四肢之热；**云门近肩，髃骨在肩，并向手臂也；委中在腘，髓空在腰，一名腰输，皆主于脚，故泻四肢之热也。**五脏输傍五，此十者，以泻五脏之热。**皆太阳五脏之输，左右各有五输，故有十输，以泻五脏之热也。**凡此五十九穴者，皆热之左右也。**皆热病左右之输也。**问曰：人伤于寒而传为热，何也？答曰：夫寒盛则生热。**夫阳极则降，阴极则升，是以寒极生热，热极生寒，斯乃物理之常也。故热病号曰伤寒，就本为名耳。

　　黄帝问于岐伯曰：愿闻五脏之输出于背者。五脏之输者，有在手足，今者欲闻背之五输也。**岐伯对曰：胸中大输在杼骨之端，**杼骨，一名大杼，在于五脏六腑输上，故是胸之膻中气之大输者也。**肺**

俞在三椎之间，心俞在五椎之间，膈俞在七椎之间，肝俞在九椎之间，脾俞在十一椎之间，肾俞在十四椎之间，皆侠脊相去三寸所。俞，尸句反，送致也。此五脏俞侠脊即椎间相去远近，皆与《明堂》同法也。即欲而验之，按其处应中而痛解，乃其俞也。以下言取输法也。纵微有不应寸数，按之痛者为正。灸之则可，刺之则可。气盛则泻之，虚则补之。以火补者，勿吹其火，须自灭也。以火泻者，疾吹其火，傅其艾，须其火灭也。针之补泻，前后数言，故于此中言灸补泻。火烧其处，正气聚，故曰补也；吹令热入，以攻其病，故曰泻也。傅，音付。以手拥傅其艾吹之，使火气不散也。

欲知背俞，先度其两乳间中折之，更以他草度去其半已，即以两禺相柱也，乃举以度其背，令其一禺居上，齐脊大椎，两禺在下，当其下禺者，肺之俞也，复下一度，心俞也，复下一度，右角肝俞也，左角脾俞也，复下一度，肾俞也，是谓五脏之俞，灸刺之度也。以上言量背俞法也。经不同者，但人七尺五寸之躯虽小，法于天地，无一经不尽也。故天地造化，数乃无穷，人之输穴之分，何可同哉？昔神农氏录天地间金石草木三百六十五种，法三百六十五日，济时所用。其不录者，或有人识用，或无人识者，盖亦多矣。次黄帝取人身体三百六十五穴，亦法三百六十五日。身体之上，移于分寸，左右差异，取病之输，实亦不少。至如《扁鹊灸经》取穴及名字，即大有不同。近代《秦承祖明堂》《曹子氏灸经》等所承别本，处所及名亦皆有异，而除疴遣疾，又复不少，正可以智量之，适病为用，不可全言非也。而并为非者，不知大方之论。所以此之量法，圣人设教有异，未足怪之也。

黄帝问于岐伯曰：余以知气穴之处，游针之居，愿闻孙络溪谷亦有所应乎？岐伯曰：孙络三百六十五穴会，以应一岁，以下言孙络之会也。十五络脉从经脉生，谓之子也。小络从十五络生，乃是经脉孙也。孙络与三百六十五穴气会，以法一岁之气也。**以溢奇邪，以通营卫。**溢，谓沟溢，水行处也。孙络行于奇邪营卫之气，故曰溢。火逼反。**稽留营溢，气浊血著，外为发热，内为少气。**若稽留营血，溢中不行，遂令气浊血著，皮肤发热，营卫不行，故曰少气也。**疾泻毋怠，以通营卫，见而泻之，毋问所会。**如此孙络血气溢道不通，有血之处，即疾泻之，以通营卫，不须求其输会而生疑虑。**黄帝曰：善。愿闻溪谷之会。岐伯曰：分肉之大会为谷，肉之小会为溪，肉分之间，溪谷之会，以行营卫，以舍大气。**以下言分肉相合之间，自有大小。大者称谷，小者名溪，更复小者以为沟溢，皆行营卫，以舍邪之大气也。**邪溢气壅，脉热肉败，营卫不行，必将为脓，**以下言气壅成热以为痈疽。邪气客此溪、谷、沟、溢之间，满溢留止，营卫气壅，脉热肉腐，称为壅脓也。**内消骨髓，外破大胭，留于节腠，必将为败。**气壅为热，消骨破胭，留于骨节，聚于腠理，以为壅疽，遂至败亡也。**积寒留舍，营卫不居，寒肉缩筋，时不得伸，内为骨痹，外为不仁，**以下言寒气留积溪、谷、沟、溢，为痹不仁也。**命曰不足，大寒留于溪谷。**寒气留积为痹不仁者，命曰阳气不足，大寒留于溪、谷、沟、溢故也。**溪谷三百六十五会，亦应一岁。**人之大小分肉之间，有三百六十五会也。**其小痹淫溢，循脉往来，微针所及，与法相司。**寒湿之气，入于腠理，以为微痹，淫溢流于脉中，循脉上下，往来为痛，可用小针，相司为当。**黄帝曰：善。乃辟左右，再拜而起曰：今日发蒙解惑，藏之金匮，不敢复出。乃藏之金兰之室，署曰气穴所在。**帝以道尊德贵，屈敬故也。金兰之室，藏书府也。**岐伯曰：孙络之脉别经者，其血盛而当泻者，亦三百六十五脉，并注于络，传注十二络脉，非独十四络脉**

也，举可泻孙络注大络之数也，并注于十二皮部络也。十二别走络脉，并任督二脉，为十四络也。脾之大络，从脾而出，不从脉起，故不入数。言诸孙络传注十二之络，非独注于十四络也。**内解泻于中者十脉。**解，别也。其诸络脉别者，内泻十脉也。十脉，谓五脏脉，两箱合论，故有十也。

气　府

足太阳脉气所发者七十三穴：**两眉头各一，**攒竹穴，二也。**入发项二寸，间半寸，**额上入发一寸，后从项入发一寸，故曰入发项二寸。间亦有一寸半处，故曰半寸也。**傍五相去二寸，其浮气在皮中者凡五行，**《明堂》傍相去一寸半，有此不同也。其浮气，足太阳浮气在此五行穴之下也。**行五，五五二十五，**二十五穴者，面上五脉上头，并入发一寸，以上周通高处，当前横数，于五脉上凡有五处，处各五穴。当前谓囟会、前项、百会、后顶、强间，五也。督脉两傍，足太阳脉五处、承光、通天、络郄、玉枕，左右十也。足太阳两傍，足少阳脉临泣、目窗、正营、承灵、脑空，左右十也。太阳为二阳之总，故皆为太阳所营，二十七也。**项中大筋两傍各一，**两傍天柱二穴，二十九也。**风府两傍各一，**天牖二穴，三十一也。**侠脊以下至尻二十一节十五间各有一，**太椎以下至尻尾二十一节十五间两傍各有一输，为三十输，六十一也。**委中以下至足小指傍六输。**从足小指上至委中，有井、荥、输、原、经、合等左右十二输等，七十三也。

足少阳脉气所发者五十二穴：两角上各二，两角上等天冲、曲鬓，左右四穴也。**耳前角上各一，**颔厌左右二穴，六也。**客主人各一，**一名上关，二穴，八也。**下关各一，**下关耳前动脉二穴，十也。**耳**

下牙车之后各一，大迎一名髓空，二穴，十二也。**缺盆各一**，缺盆一名天盖，二穴，十四。**腋下三寸，胁下下至胠八间各一**，腋下左右三寸间，渊液、辄筋、天池三穴。胁下至胠，章门、维道、日月三穴，正经气发也。腹哀、大横，此二穴正经虽不言发，近此三正经气也。带脉、五枢，此二穴少阳别气至。上窌一穴，少阳脉络别至也。左右二十二，三十六穴也。是则腋下三寸为胁，胁下八间之外为胠，则胠胁之言可别矣。**髀枢中傍各一**，环跳、居髎左右四穴，四十也。**膝以下至足小指、次指各六输**。足少阳井等六输，左右十二，五十二也。**足阳明脉气所发者六十二穴：额颅发际傍各三**，头维、本神、曲差，左右六穴也。**面鼽骨空各一**，鼽，渠留反，鼻表也。有云鼻塞病，非也。颧窌左右二穴，八也。《明堂》虽不言气发，足阳明正别上頗系目系，故至颧窌也。**大迎之骨穴各一**，左右二穴，十也。**缺盆外骨各一**，天髎左右二穴，十二也。天髎，足阳明大络至此穴也。**膺中骨间各一**，膺中，膺窗也。左右二穴，十四也。**侠鸠尾之外，当乳下三寸，侠胃脘各五**，乳根、不容、承满、梁门、关门，左右十穴，二十四也。**侠脐广三寸各三**，太一、滑肉、天枢，左右六穴，三十也。**下脐二寸侠之各六**，外陵、太巨、水道、归来、府舍、冲门，左右十二穴，四十二也。太阴脉穴更无别数，所以亦入阳明也。**气街动脉各一**，气街左右二穴，四十四。**伏兔上各一**，髀关二穴，四十六。**三里以下至足中指各八输，分上所在穴空**。井荥等六输及巨虚上下廉，左右十六穴，六十二也。巨虚上廉，足阳明与大肠合，巨虚下廉，足阳明与小肠合，故左右合有十六也。**手太阳脉气所发者二十六穴：**"三十"错为"二十"字也。**目内眦各一**，睛明左右二穴。**巨骨下骨穴各一**，巨骨左右二穴，四也。**曲腋上骨穴各一**，曲垣左右二穴，六也。**柱骨出陷者各一**，肩井二穴，八也。**上天窗四寸各一**，足太阳近天容，手太阳脉未至天容，谓"天容"字错，未详所出。左右八穴，十六。**肩解各一**，秉风左右二穴，十八。**肩解下三寸者各一**，天宗、臑腧、肩贞，左右六穴，二十四。**肘以下至于手小指本各六输**。六输左右十二穴，三十六也。**手阳明脉气所发者二十二穴：鼻穴外廉项上各一**，迎香、天窗，左右四穴，天窗去手阳明络近，故得其气也。**大迎骨空各一**，大迎左右二穴，六也。**柱骨之会各一**，柱骨左右二穴，八也。上出柱骨之会，上下入缺盆中，过此二穴，故得其气也。**禺骨之会各一**，肩髃二穴，十也。**肘以下至手大指、次指本各六输**。肘下六输，左右十二穴，二十二也。**手少阳脉气所发者三十三穴：鼽骨下各一**，颧髎二穴。**眉本各一**，丝竹空左右二穴，四也。**角上各一**，颔厌左右二穴，六也。**下完骨后各一**，天容左右二穴，八也。**项中足太阳之前各一**，大椎、大杼，左右及中三穴，十一。**扶突各一**，扶突左右二穴，十三也。扶突近手少阳经也。**肩贞各一**，肩贞左右二穴，十五。**肩贞下三寸分间各一**，肩髎、臑会、消泺，左右六穴，二十一也。肩髎、臑会近手少阳也。**肘以下至手小指、次指本各六输**。六输左右十二穴，三十三也。一曰二十八者，数不同也，疑其错。

　　督脉气所发者二十六穴：项中央三，项中央者，项内也，非唯当中也，故项内下行，瘖门一，天柱二，为三也；上行，风府一，风池二，为三，总有六穴也。督脉上入风池，即为信也。**大椎以下至尻二十节间各一，胝下凡二十一节，脊椎法**。胝，竹尸反，此经音抵，尾穷骨，从"骨"为正。大椎至胝二十一节，有二十间，间有一穴，则二十六穴也。《明堂》从兑端上项，下至瘖门，有十三穴；大椎以下，至胝骨长强，二十一节，有十一穴。凡二十四穴，督脉气所发。与此不同，未详也。**任脉之气所发者十八穴：喉中央二**，廉泉、天突二穴也。**鸠尾下三寸，胃脘五寸，胃脘以下下至横骨八寸一一，腹脉法。**鸠尾以下至横骨一尺六寸，寸有一穴，有一十六穴。并已前有一十八穴也。《明堂》中央任脉气所□□穴合有二十六，此经从旋玑以下至中庭六穴，合□□六，此经从旋玑以下至横骨虽发□□下，分寸复与《明堂》不同，亦未详也。**五脏之输各五，凡五十穴。足少阴舌下，厥阴毛中急脉各一，**五脏之输有二十五，两箱合论，故有五十。足少阴至舌下一□□□，亦不与《明堂》同。厥阴毛中急脉，当是同骨，故有五□□。**手少阴各一，阴阳跷各一，手足诸鱼际脉气所发者，凡三百六十五穴。**手少阴左右二穴。阴跷所生照海，阳跷所起申脉，左右四穴。手鱼际二，足鱼际、足太阴脉太白二，左右有十穴。总二十六脉，有三百八十四穴。此言三百六十五穴者，举大数为言，过与不及，不为非也。三百八十四穴，乃是□□诸脉发穴之义，若准《明堂》，取穴不尽，仍有重取，以……

骨　空

　　黄帝问于岐伯曰：**余闻风者百病之始也，以针治之奈何？**岐伯曰：**风从外入，令人振寒、汗出、头痛、身重、恶风寒，治在风府，调其阴阳，不足则补，有余则泻。**风为百病之源，风初入身，凡有五种：一者振寒，二者汗出，三者头痛，四者身重，五者恶风寒。□观虚实，取之风府。风府，受风要处也。**大风颈项痛，刺风府，风府在上椎。**大风，谓眉鬓落，大风病也。在上椎者，大椎上入□□□。**大风汗出，灸谚谚，谚谚在背下侠脊傍三寸所，厌之令病者呼谚谚，谚谚应手。从风增风，刺眉头。**上谚，一之反；下嘻，火之反。谓病声也。风起则风病发，故曰从风，皆刺攒竹也。**失枕，在**

肩上之横骨间。失枕为病，可取肩上横骨间，谓柱骨间□。**折使揄**
臂齐肘，正灸脊中，除胕络季胁引少腹而痛。折使中也，谓使引
臂，当肘灸脊中，除胕络季胁与少腹相引痛病也。**胀，刺譩譆。**譩譆在
足太阳，故大肠胀，刺譩譆也。**腰痛不可以转摇者，急引阴卵，刺**
九髎与痛上，九髎在腰尻分间。八髎与腰输为九髎。此经"髎"字
音聊，空穴也。**鼠瘘寒热，还刺寒府，寒府在膝外解营。**寒热府在
膝外解之营穴也，名曰骹关也。瘘，音漏也。**取膝上外者使之拜，取**
足心者使之跪。凡取膝上外解使拜者，屈膝伏也。取涌泉者，屈膝至
地，身不伏，为跪也。

督脉起少腹以下骨中央，女子入系庭孔，其孔溺孔之端，骨
中，尻下大骨空中也。下入骨空中，其女子系尾穴端，男子循阴茎也。
其络循阴器合篡间，绕篡后，别绕臀，至少阴与巨阳中络者，合
少阴上股内后廉，贯脊属肾，与太阳起于目内眦，督脉络也。绕
阴器合于篡间，绕篡后复合，然后亦分为二道，绕臀至足少阴及足太
阳二络，合足少阴之经，上阴股后廉，至脊属肾，寻足太阳脉，从颃
颡上至于目内眦而出也。**上额交颠上，入络脑，还出别下项，循**
肩髆内，侠脊抵腰中，入循膂络肾而止；其男子循茎下至篡，与
女子等；从目内眦出已，两道上额，至顶上相交已，左右入脑中，还
出两箱别下项，各循肩髆之内，侠脊下至腰中，各循脊膂，还复络肾，
从颃颡出兑端，上鼻上，下项，下至骶骨，气发于穴，余行之处，并
不发之穴也。**其少腹直上者，贯脐中央，上贯心入喉，上颐环唇，**
上系两目之下中央。有人见此少腹直上者，不细思审，谓此督脉以
为任脉，殊为未当也。**此生病，从少腹上冲心而痛，不得前后，为**
冲疝。其女子不字，癃痔遗溺嗌干。督脉生病治督脉，此八种病，
循督脉而生，故疗督脉之穴也。**治在骨上，甚者在脐下营。**以下言

疗督脉穴。骨上，量是骶骨骨上，督脉标也。脐下营者，督脉本也，营亦穴处也。**其上气有音者，治其喉中央，在缺盆中者。**有音，上气喘喝声也。喉中央，廉泉也。缺盆中央，天突穴也。**其病上冲喉者治渐，渐者上侠颐。**上侠颐者，是大迎穴道也。**蹇膝伸不屈，治其楗。**伸不得屈，骨病也。楗，渠偃反。在髀辅骨以上，膝上横骨以下，名楗也。**坐而膝痛，治其机。**侠髋□□相接之处，为机。**立而暑解，治其厌关。**人立肢节解处热，疗其厌关。厌关，骸关也，□膝骨相属，屈伸之处也。**膝痛，痛及母指，治其腘。**母指，小母指也。足少阴、足太阳皆行腘中至足小指，故疗其腘也。**坐而膝痛如物隐者，治其关。**腘上髀枢为关也。**膝痛不可屈伸，治其背内；**背内，谓足太阳背输内也。**连胻若折，治阳明中输髎；**膝痛不得屈伸，连脚胻其痛若折者，疗足阳明中输。足阳明中输，谓是巨虚上廉也。髎，输穴也。**若别，治巨阳、少阳荥。**若胻痛若别，可治足太阳、足少阳二脉营穴也。**淫泺不能久立，治少阳之维，在外踝上四寸。**泺，罗各反。淫泺，膝胻痹痛无力也。外踝上五寸，足少阳光明穴也；少阳维者，在四寸中也。**辅骨上横骨下为楗，侠髋为机，膝解为骸关，侠膝之骨为患骸，骸下为辅，辅上为腘，腘上为关，项横骨为枕。**膝辅骨上，横骨下，为楗；当膝解处，为骸也。项横骨，项上头后玉枕也。骸，孔昆反，又音完。**水输五十七者，尻上五行，行五；伏兔上两行，行五，左右各一行，行六穴。**前已言水输，今复重言者，此言水骨空，水输主骨，故重言也。**髓空脑后三分，在颅际兑骨之下，一在龈基下，一在项中复骨下，一在脊骨上空，在风府上，脊骨下空，在尻骨下空。数髓空在面侠鼻，或骨空在口下当两肩。两髆骨空，在髆中之阳。臂骨空在阳，去踝四寸两骨之间。股骨上空在股阳，出上膝四寸。胻骨空在辅骨之上端。股**

际骨空在毛中动脉下。尻骨空在髀骨之后，相去四寸。扁骨有渗理，毋髓空，易髓无空。言骨上有空，五谷津液入此骨空，资脑髓也。此骨空种数所在难分，有可知者，不可知者，故置而不数也。"两肩"，有本为"唇"也。

仁安二年五月十三日以同本书写之

　　　　　　以同本移点了校合了　丹波赖基

本云

仁平四年三月二十五日以家本移点校合之　宪基

卷第十二 营卫气

通直郎守太子文学臣杨上善奉敕撰注

营卫气别

黄帝问岐伯曰：人焉受气？人之生也，禀气而生，未知禀受何气？阴阳焉会？未知所受阴阳□□□□□？何气为营？何气为卫？营安从生？卫于焉会？问营卫知名之所由，□□□气生处□□。老壮不同气，阴阳异位，愿闻其会。问□□□□□□。岐伯答曰：人受气于谷，谷入于胃，以传肺，五脏六腑皆以受气，人之受气，受谷气也。肺以□气，故谷之精气传之与肺，□□□气传与脏腑，故脏腑皆受气于肺也。其清者为营，浊者为卫，谷之清气为营，谷之浊气为卫。营在脉中，卫在脉外，清血之气，在于脉中，周身不住，以营于身，故曰营气。谷之浊气，在于脉外，亦周身不住卫身，故曰卫气也。营周不休，营气法天，营身不息，故曰不休。五十而复大会。营气营身五十周已，大会于两手太阴中也。阴阳相贯，如环无端。营气起于中焦，下络大肠，上膈属肺，以肺系横出腋下，至手大指、次指之端，入手阳明，从手阳明入足阳明，次入足太阴，次入手少阴，次入手太阳，次入足太阳，次入足少阴，次入手心主，次入手少阳，次入足少阳，次入足厥阴，还手太阴，阴阳相贯，终而复始，与天地同纪，故曰如环无端也。卫气行于阴二十五度，行于阳

亦二十五度，分为昼夜，以下言卫气之行也。度，周也；阴者，五脏也；阳者，三阳脉也。卫气昼行三阳之脉二十五周，夜行五脏亦二十五周，故曰分为昼夜也。**故气至阳而起，至阴而止。**气，卫气也；阳，日阳也；阴，夜阴也。卫气至平旦□太阳而起，□□□阳□，至夜阴时行肾等五脏，阳气已止也。**故日中而阳陇，为重阳。**陇，大也，日中阳极，故为大也。日为阳也，极至日中，故曰重阳也。**夜半而阴陇，为重阴。**夜为阴极，至夜半，故曰重阴也。**故太阴主内，太阳主外，各行二十五度，分为昼夜。**内，五脏也；外，三阳也。卫气夜行五脏二十五周，昼行三阳二十五周，阴阳分昼夜也。**夜半为阴陇，夜半后□□□，平旦阴尽而阳受气。日中而阳陇，日西而阳衰，日入而阳尽而阴受气。夜半而大会，万民皆卧，命曰合阴。平旦阴尽而阳受气。如是毋已，与天地同纪。**阴阳之气，更盛更衰，终而复始，此为物化之常也。夜半万人皆卧，人气与阴气合，故曰合阴。平旦阴□阳生，日中名为合□□□夜□□□。**黄帝问曰：老人之不夜瞑者，何气使然？少壮不夜寤者，何气使然？岐伯答曰：壮者之气血盛，其肌肉滑，气道通，营卫之行，不失其常，故昼精而夜瞑。老者之气血衰，肌肉枯，气道涩，五脏之气相薄，其营气衰小而卫气内代，故昼不精，夜不得瞑。亡年反。**以下言老、壮之人营卫气异也。营气衰小，脉中□□也；卫气内代，脉外气衰。代，蹇息也。

黄帝曰：宗气之道，内谷为宝。人之生也，以气为宗。宗气之道，无贵内谷。内谷即肠胃□□也，肠胃宗气，生身最重，故名宝也。**谷入于胃，乃传之于肺，流溢于中，布散于外，**谷入胃已，精浊下流，清精注肺，肺得其气，流溢五脏，布散六腑也。**精专者行于经隧，常营毋已，终而复始，是谓天地之纪。**精专血气，常营无已，名曰营气也。**故气从太阴出，注手阳明，上行至面，注足阳明，下行至跗上，注大指间，与太阴合，**以下言营行十二经脉也。气，营气也。营气起于中焦，并胃口，出上焦之后，注手太阴、手阳明，乃之足阳明也。**上行抵脾。从脾注心中，循手少阴出腋下臂，注小指之端，合手大阳，上行乘腋出颐内，注目内眦，上颠下项，合足太阳，循脊下尻，下行注小指之端，**足太阴脉注心中，从心中循手少阴脉行也。合者，合手小指端也。上颠下项者，十二经中，手太阳脉支者，别颊上颐抵鼻至目内眦；足太阳脉，起目内眦。此言上颠者，循手太阳气至目内眦，合足太阳之气，与之共行，上项下项，然后称合，理亦无违也。**循足心，注足少阴，上行注肾。从肾注心，外散于胸中，循心注脉，出腋下臂，入两筋之间，入掌中，出中指之端，还注小指、次指之端，合手少阳。上行注膻中，散于三焦，从三焦注胆出胁，注足少阳，下行至跗上，复从跗注大指间，合足厥阴。上行至肝，从肝上注肺，上循喉咙，入颃颡之窍，究于畜门。其别者，上额循颠下项中，循脊入骶，是督脉也，络阴器，上过毛中，入脐中，上循腹里，入缺盆，下注肺中，复出太阴。此营气之行逆顺之常也。**问曰：肝脉足厥阴，上贯膈，布胁肋，循喉咙之后，上入颃颡，连目系，上出额，与督脉会于颠。此言足厥阴脉循喉咙，究于畜门，循颠入骶等是督脉者，未知督脉与足厥阴脉同异何如？答曰：足厥阴脉从肝上注肺，上循喉咙，上至于颠，与督脉会。督脉自从畜门上额至颠，下项入骶，与厥阴不同。此言别者上额循颠之言，乃是营气行足厥阴至畜门，别于厥阴之脉，循督脉上额至颠，下项入骶络阴器，上循腹里入缺盆，复别于督脉，注于肺中，复出手太阴之脉，此是营气循列度数常行之道，与足厥阴及督脉各异也。颃颡，当会厌上双孔。畜门，鼻孔也。逆顺者，在手循阴而出，循阳而入；在足循阴而入，循阳而出，此为营气行逆顺常也。

黄帝曰：愿闻营卫之所行，皆何道从行？岐伯答曰：**营出于中焦，卫出于上焦**。夫三焦者，上焦在胃上口，主内而不出，其理在膻中；中焦在胃中口，不上不下，主腐熟水谷，其理在脐旁；下焦在脐下，当膀胱上口，主分别清浊，主出而不内，其理在脐下一寸。故营出中焦者，出胃中口也；卫出上焦者，出胃上口也，**黄帝曰：愿闻三焦之所出**。前问营卫二气所出，出于三焦，未知上焦卫气出在何处？故致斯问。**岐伯曰：上焦出于胃上口，并咽以上贯膈，布胸中，走腋，循太阴之分而行，还注阳明，上至舌**，咽胃之际，名胃上口。胃之上口出气，即循咽上布于胸中，从胸中之腋，循肺脉手太阴行至大指、次指之端，注手阳明脉，循指上廉上至下齿中。气到于舌，故曰上至舌也。此则上焦所出与卫气同，所行之道与营共行也。**下足阳明**，其脉还出侠口交人中，左之右，右之左，上侠鼻孔，与足阳明合。足阳明下行至足太阴等，与营气俱行也。**常与营俱行于阳二十五度，行于阴亦二十五度，一周也，故五十周而复大会于手太阴**。营气行昼，故即行阳也；行夜，故即行阴也。其气循二十八脉十六丈二尺，昼行二十五周，夜行二十五周，故一日一夜行五十周，平旦会手太阴脉也。一度有一周，五十周为日夜一大周矣。上焦卫气循营气行，终而复始，常行无已也。**黄帝曰：人有热饮食下胃，其气未定，则汗出，或出于面，或出于背，或出于身半，其不循卫气之道而出，何也？岐伯曰：此外伤于风，内开腠理，毛蒸理泄，卫气走之，固不得循其道，此气慓悍滑疾，见开而出，故不得从其道，故命曰漏泄**。蒸，之冰反，火气上行也。卫气在于脉外分肉之间，腠理伤风，因热饮食，毛蒸理泄，腠理内开。慓，芳昭反，急也。悍，胡旦反，勇也。言卫气勇急，遂不循其道，即出其汗，谓之漏泄风也。**黄帝曰：愿闻其中焦之所出。岐伯曰：中焦亦并胃口，出上焦之后，此所谓受气者，泌糟粕，承津液，化其精微，上注于肺脉，乃化而为血，以奉生身，**泌，音必。中焦在胃中口，中焦之气，从胃中口出已，并胃上口，出上焦之后，□五谷之气也，泌去糟粕，承□津液之汁，化其精微者，注入手太阴脉中，变赤称血，以奉生身。**莫贵于此，故独得行于经隧，命曰营气。**人眼受血，所以能视；手之受血，所以能握；足之受血，所以能步。身之所贵，莫先于血，故得行于十二经络之道，以营于身，故曰营气也。隧，道也。故中焦□□营气也。**黄帝曰：夫血之与气，异名同类，何也？岐伯曰：营卫者精气也，血者神气也，故血之与气，异名同类焉。故夺血者毋汗，夺气者毋血，故人生有两死而毋两生。**营卫者人之至精之气，然精非气也；血者神明之气，而神非血也，故比之神气、精气无异也。脱血亦死，脱气亦死，故有两死也；有血亦生，有气亦生，随有一即生，故无两生也。**黄帝曰：愿闻下焦之所出。岐伯答曰：下焦者，别回肠，注于膀胱而渗入焉。故水谷者，常并居于胃中，成糟粕，而俱下于大肠，而成下焦，渗而俱下，济泌别汁，循下焦而渗入膀胱焉。**回肠，大肠也。下焦在脐下，当膀胱上口，主分别清浊，出而不内，此下焦处也。济泌别汁，循下焦渗入膀胱，此下焦气液也。膀胱，尿脬也。**黄帝曰：人饮酒亦入胃，谷未熟而小便独先下，何也？岐伯答曰：酒者熟谷之液也，其气悍以滑，故后谷入而先谷出焉。**其气悍者，酒为熟谷之气，又热，故气悍以滑也。**黄帝曰：善。余闻上焦如雾，中焦如沤，下焦如渎，此之谓也。**上焦之气，如雾在天，雾含水气，谓如云雾也。沤，屋豆反，久渍也。中焦血气在于脉中润渍，谓之沤也。下焦之气溲液等，如沟渎流在地也。

营卫气行

黄帝问伯高曰：夫邪气之客于人也，或令人目不瞑不卧出者，何气使然？厥邪客人为病，目开不得瞑，卧之不欲起也。伯高答曰：五谷入于胃也，其糟粕、津液、宗气，分为三隧。宗，总也。隧，道也。糟粕、津液、总气，分为三隧也。故宗气积于胸中，出于喉咙，以贯心肺而行呼吸焉。糟粕津液，浊秽下流，以为溲便。其清者宗气，积于膻中，名曰气海，其气贯于心肺，出入喉咙之中而行呼吸，一也。营气者，泌其津液，注之于脉，化而为血，以营四末，内注五脏六腑，以应刻数焉。营气起于中焦，泌五谷津液，注于肺脉手太阴中，化而为血，循脉营于手足，回入五脏六腑之中，旋环以应刻数，二也。卫气者，出其悍气之慓疾，而先行四末、分肉、皮肤之间而不休者也，昼日行于阳，夜行于阴，其入于阴也，常从足少阴之分间，行于五脏六腑。卫气起于上焦，上行至目，行手足三阳已，夜从足少阴分，上行五脏，至昼还行三阳，如是行五脏。行六腑者，夜行五脏之时，脏脉络腑，故兼行也，以腑在内故，三也。今厥气客于脏腑，则卫气独卫其外，卫其外则阳气瞋，瞋则阴气益少，阳跷满，是以阳盛，故目不得瞑。厥气，邪气也。邪气客于内脏腑中，则卫气不得入于脏腑，卫气唯得卫外，则为盛阳。瞋，张盛也。脏腑内气不行，则内气益少。阳跷之脉在外营目，今阳跷盛溢，故目不得合也。瞑，音眠。黄帝曰：善。治之奈何？伯高曰：补其不足，泻其有余，调其虚实，以通其道而去其邪，不足，阴气也。有余，外阳气。饮以半夏汤一剂，阴阳已通，其卧立至。以下言半夏汤方，以疗厥气，厥气既消，内外气通，则目合得卧。

黄帝曰：善。此所谓决渎壅塞，经络大通，阴阳和得者也。愿闻其方。沟渎水壅，决之则通。阴阳气塞，针液导之，故曰决渎，所以请闻其方也。伯高曰：其汤方以流水千里以外者八升，扬之万遍，取其清五升煮之，炊以苇薪，大沸，量秫米一升，治半夏五合，徐炊，令竭为一升半，去其滓，饮汁一小杯，日三，稍益，以知为度。故其病新发者，覆杯则卧，汗出则已矣；久者，三饮而已。饮汤覆杯即卧，汗出病已者，言病愈速也。三饮者，一升半为一齐，久病三服即瘥，不至一齐，新病一服即愈也。

黄帝曰：余闻十二经脉，以应十二经水。十二经水者，其五色各异，清浊不同，人之血气若一，应之奈何？十二水，谓泾、渭、海、湖、汝、沔、淮、漯、江、河、济、漳。此十二水，十二经所法，以应五行，故色各异也。江清河浊，即清浊不同也。若，如也。人血脉如一，若为彼十二经水也？岐伯曰：人之血气，苟能若一，则天下为一矣，恶有乱者乎？人之血气苟能一种无差异者，不可同应于十二经水，正以血脉十二经不同，故得应于十二经水，所以有相乱也。黄帝曰：余问一人，非问天下之众。岐伯曰：夫一人者，亦有乱气，天下之众，亦有乱气，其合为一耳。非直天下众人血脉有乱，一人自有十二经脉，故有乱也。黄帝曰：愿闻人气之清浊。岐伯曰：受谷者浊，受气者清，受谷之浊，胃气也；受气之清，肺气也。清者注阴，阴，肺也。浊者注阳，阳，胃也。浊而清者上出于咽，谷气浊而清者，上出咽口，以为噫气也。清而浊者则下行，谷气清而浊者，下行经脉之中，以为营气。清浊相干，命曰乱气。清者为阴，浊者为阳，清浊相干，则阴阳气乱也。黄帝曰：夫阴清而阳浊，浊者有清，清者有浊，别之奈何？问清浊之状也。岐伯曰：气之大别，气之细别多种，今言其大略耳。清者上注于肺，谷之清气，上注于肺。**浊者下流于胃**。谷之浊者，下流于胃。**胃之清气，上出于口**；胃中谷气浊而清者，上咽出口，以为噫气。**肺之浊气，下注于经，内积于海**。注肺清，而浊气下注十二经，并积膻中，以为气海而成呼吸也。**黄帝曰：诸阳皆浊，何阳独甚乎**？诸阴皆清，诸阳皆浊。诸阳之脉皆浊，未知何经独受中之浊也。**岐伯曰：手太阳独受阳之浊**。胃者，腐熟水谷，传与小肠，小肠受盛，然后传与大肠，大肠传过，是为小肠受秽浊最多，故小肠经受阳之浊也。**手太阴独受阴之清，其清者上走空窍**，肺脉手太阴受于清气，其有二别。有清清之气，行于三百六十五络，皆上于面，精阳之气上行目而为精，其别气走耳而为听，其宗气上出于鼻而为嗅，其浊气出于唇口为味，皆是手太阴清气行之故也。**其浊者下行诸经**。手太阴清而浊者，下入于脉，行十二经中也。**诸阴皆清，足太阴独受其浊**。六阴之脉皆清，足太阴以是脾脉，脾主水谷浊气，故足太阴受阴之浊也。**黄帝曰：治之奈何**？**岐伯曰：清者其气滑，浊者其气涩，此气之常也。故刺阳者，深而留之；刺阴者，浅而疾之；清浊相干者，以数调之**。诸经多以清者为阳，浊者为阴；此经皆以谷之悍气为浊为阳，谷之精气为清为阴，有此不同也。故人气清而滑利者，刺浅而疾之；其气浊而涩者，刺深而留之；阴阳清浊气并乱，以理调之，理数然也。

　　黄帝曰：经脉十二者，别为五行，分为四时，何失而乱？**何得而治**？**岐伯曰：五行有序，四时有分，相顺则治，相逆则乱**。相顺者，十二经脉皆有五行四时之分。诸摄生者，摄之当分，则为和为顺；乖常失理，则为逆为乱也。**黄帝曰：何谓相顺**？**岐伯曰：经脉十二者，以应十二月。十二月者，分为四时。四时者，春夏秋冬，其气各异，营卫相随，阴阳已和，清浊不相干，如是则顺而**

治。营在脉中，卫在脉外，内外相顺，故曰相随，非相随行，相随和也。**黄帝曰：何谓逆而乱？** **岐伯曰：清气在阴，浊气在阳，**清气在于脉内，为营为阴也；浊气在于脉外，为卫为阳也。**营气顺行，卫气逆行，**营卫气顺逆十二经而行也。卫之悍气，上至于目，循足太阳至足指为顺行；其悍气散者，复从目，循手太阳向手指，是为逆行也。此其常也。**清浊相干，乱于胸中，是谓大悗。**悗，音闷。阳气入阴，阴气入阳，即清浊乱也。营气逆行，卫气顺行，即逆顺乱也。**故气乱于心，则烦心密嘿，俯首静伏；**密嘿烦心，不欲言也。俯首，低头静伏也。**乱于肺，则俛仰喘喝，接手以呼；**肺手太阴脉行臂，故肺气乱，肺及臂手闷，所以接手以呼也。**乱于肠胃，则为霍乱；**肠胃之中，营卫之气相杂为乱，故为霍乱。霍乱，卒吐利也。**乱于臂胫，则为四厥；**四厥，谓四肢冷，或四肢热也。**乱于头，则为厥逆，头重眩仆。**厥逆头重，谓头寒或热，重而眩仆也。**黄帝曰：五乱者，刺之有道乎？** **岐伯曰：有道以来，有道以去，审知其道，是谓身宝。**有道者，理其乱，使从其道。**黄帝曰：善。愿闻其道。** **岐伯曰：气在于心者，取之手少阴经、心主输；**气在于心取手少阴经者，《上经》云：心不受邪。今气在心，若为不受邪也？若言邪在心之包络，即应唯疗手心之经，何为心病二经俱疗？故知心者亦受邪也。输，谓手少阴、手心主二经各第三输也。**气在于肺，取之手太阴荥、足少阴输；**手太阴荥，肺之本输。足少阴输，乃是肾脉。以其肾脉上入于肺，上下气通，故上取太阴荥，下取足少阴输。**气在于肠胃，取之足太阴、阳明下者取三里；**足太阴，脾脉也。脾胃腑脏阴阳气通，故肠胃气乱，取足太阴也。阳明之脉，是胃本经，胃之上输在背，下输在三里也。**气在于头，取之天柱、大杼；**足太阳脉行头，天柱、大杼，并是足太阳脉气所发，故取之也。**不知，取足太阳荥输；**取前二穴不觉愈者，可取足太阳第二荥穴及第三输也。**气在于臂足，先去于血脉，后取阳明、少阳之荥输。**手足四厥，可先刺去手足盛络之血，然后取于手足阳明荥之与输，及手足少阳荥及输也。**黄帝曰：补泻奈何？岐伯曰：徐入徐出，谓之导气，**补者徐入疾出，泻者疾入徐出，是谓通导营卫之气，使之和也。**补泻无形，所以谓之同精，是非有余不足也，乱气之相逆也。**补泻虽复无形无状，所以同欲精于气之是非有余不足及乱气之逆也。故精者，补泻之妙，意使之和也。**黄帝曰：光乎哉道，明乎哉论，请著之玉板，命曰治乱。**帝赞岐伯之言有二：一则所言光扬大道，二则所论开道巧便。故请传之不朽也。

营五十周

黄帝曰：余愿闻五十营。**岐伯答曰：天周二十八宿，宿三十六分，**此据大率言耳，其实弱三十六分。**人气行一周，谓昼夜周。一千八分。**其实千分耳，据三十六全数乘之，故剩八分也。宿各三十五分七分分之五，则千分也。知必然者，下云气行一周，日行二十分，气行再周，日行四十分，人昼夜五十周，故知一千分也。**日行二十八分，**人经脉上下、左右、前后二十八脉，周身十六丈二尺，日行二十分，人经脉一周，言八分者误也，以上下文会之可知也。**以应二十八宿，漏水下百刻，以分昼夜。**以二十八脉气之周身，上应二十八宿，漏水之数，昼夜之分，俱周匝。**故人一呼，脉再动，气行三寸；一吸，脉亦再动，气行三寸。呼吸定息，气行六寸。**一息之间，日行未一分，故不言日行之数。**十息，气行六尺，日行二分。**一息六寸，十息故六尺也。二分，谓二十七分分之二十分也。人气十息，行亦未一分也。十三息半，则一分矣。**二百七十息，气行十六丈二尺，气行交通于中，一周于身，下水二刻，日行二十分**。十息六尺，故二百七十息，气行一百六十二尺。又日行二十分者，十息得二十七分之二十，百息得二百，二百息得四百，二百七十息得五百四十分，以二十七除之，则为二十分矣。**五百四十息，气行再周于身，下水四刻，日行四十分**。倍一周身之数。**二千七百息，气行十周于身，下水二十刻，日行五宿二十分**。十倍一周，故日行二百分也。宿各三十六分，故当五宿二十分也。由此言之，故知五十周以一千分为实也。**一万三千五百息，气行五十营于身，水下百刻，日行二十八宿，漏水皆尽，脉终矣**。此人昼夜之息数，气行二十八脉之一终，与宿漏相毕。**所谓交通者，并行一数**，谓二手足脉气并行，而以一数之，即气行三寸者，两气各三寸也。而二气之行，相交于中，故曰交通。上有交通之文，故云所谓也。**故五十营备，得尽天地之寿矣**，寿，即终之义也。天地以二十八宿下水百刻为一终也。**气凡行八百一十丈**。即二十八脉相续五十周之数也。

卫五十周

黄帝问于伯高曰：愿闻卫气之行，出入之合何如？伯高答曰：岁有十二月，日有十二辰，子午为经，卯酉为纬，天周二十八宿而面有七星，四七二十八星，房昴为纬，虚张为经。经云"虚张为经"者错矣，南方七宿星为中也。是故房至毕为阳，昴至尾为阴，经云"昴至尾为阴"，便漏心宿也。阳主昼，阴主夜。故卫气之行，一日一夜五十周于身，昼日行于阳二十五周，夜行于阴二十五

周于五脏。昼行手足三阳，终而复始，二十五周；夜行五脏，终而复始，二十五周也。**是故，平旦阴气尽，阳气出于目，目张则气上行于头，循项下足太阳，循背下至小指之端**；行于五脏，阴气尽也。卫气出目，循足太阳气出于目也。小指之端，足小指外侧端也。**其散者，别于目锐眦，下手太阳，下至小指之端外侧。其散者，别目锐眦，下足少阳，注小指、次指之间，以上循手少阳之分，下至小指、次指之间；别者，至耳前，合于颔脉，注足阳明，下行至跗上，入五指之间。其散者，从耳下，下手阳明入大指之间，入掌中**；眦，才支反，曰崖，一曰目匡。散者，卫之悍气，循足太阴脉而有余别，故曰散者。别目锐眦，目外决眦也。目之锐眦，有手太阳，无足太阳，今言别者，足太阳脉系于目系，其气至于锐眦，故卫气别目锐眦，下手太阳，至小指之端外侧也。行此手足太阳，一刻时也。卫之悍气别者，循足少阳至小指、次指之间，别者循手少阳至于小指、次指之间，二刻时也。卫之悍气别者，合于颔脉，谓足阳明也。入五指间者，谓足阳明络，散入十指间，故刺疟者先刺足阳明十指间也。手阳明偏历大络，乘肩髃，上曲颊偏齿，其别者从齿入耳，故卫别于耳下，下手阳明至大指间。入掌中者，手阳明脉不入掌中，而言入者，手阳明脉气虽不至掌中，卫之悍气循手阳明络至掌中，三刻时也。**其至于足也，入足心，出内踝下，行阴分，复合于目，为一周**。卫之悍气，昼日行手足三阳已，从于足心，循足少阴脉上，复合于目，以为行阳一周，如是昼日行二十五周也。**是故日行一舍，人气行一周于身与十分身之八**；以下具言行阳二十五周，人气行身一周，复行第二周内十分之中八分，即日行之一舍也。**日行二舍，人气行三周于身与十分身之六；日行三舍，人气行于身五周与十分身之四；日行四舍，人气行于身七周与十分身之二；日行五舍，人**

气行于身九周；日行六舍，人气行于身十周与十分身之八；日行七舍，人气行于身十二周于身与十分身之六；日行十四舍，人气行二十五周于身有奇分十分身之四，**人气昼日行阳，二十五周于身有奇分十分身之二，言"四"误也。**阳尽而阴受气矣。其始入于阴，常从足少阴注于肾，**肾注于心，卫之阳气，昼日行三阳二十五周已，至夜行于五脏二十五周。肾脉支者从肺出络心，故卫气循之注心者也。卫气夜行五脏，皆从能克注于所克之脏以为次也。**心注于肺，**心脉直者手少阴复从心系却上肺，故卫气循心注肺者也。**肺注于肝，**肝脉支者复从肝别贯膈上注肺，故卫气循肺注肝者也。**肝注于脾，**肝脉侠胃，胃脉络脾，故得肝脉注于脾也。**脾复注于肾，为一周。**脾脉足太阴从下入少腹，气生于肾，故卫气循之注肾者也。**是故夜行一舍，人气行于阴脏一周与十分脏之八，亦如阳之行二十五周而复合于目。**前行阳中，日行一舍，人气行身一周，复行后周十分身之八分；此夜行一舍，人气行阴脏一周，复行后周十分脏之八，与前行阳二十五周数同，亦有二十五周。合五十周，复合于目，终而复始也。**阴阳一日一夜，合有奇分十分身之二与十分脏之二，**行阳奇分十分身之二，行阴奇分亦有十分脏之二，其数同也。**是故人之所以卧起之时有早晏者，奇分不尽故也。黄帝曰：卫气之在于身也，上下往来不以期，候气而刺之奈何？伯高曰：分有多少，日有长短，春秋冬夏，各有分理，然后常以平旦为纪，以夜尽为始。是故一日一夜，水下百刻，二十五刻者，半日之度也，常如是毋已，日入而止，随日之长短，各以为纪而刺之。谨候其时，病可与期；失时反候，百病不治。故曰：刺实者刺其来也，刺虚者刺其去也。**此言气存亡之时，以候实虚而刺之。刺实等，卫气来而实者，可刺而泻之；卫气去而虚者，可刺而补之。**是故谨候气之所在而刺之，是谓逢时。**补泻之道，必须候于邪气所在刺之。**病在三阳，必候其气之加在于阳分而刺之；病在于三阴，必候其气之加在于阴分而刺之。**病在手足三阳刺之，可以用疗阳病之道也；病在三阴刺之，可以取疗阴病之道也。**水下一刻，人气在太阳；**在太阳者，在手足太阳也。**水下二刻，人气在少阳；**在少阳者，谓是手足少阳。**水下三刻，人气在阳明；**在阳明，谓是手足阳明也。**水下四刻，人气在阴分。水下五刻，人气在太阳；水下六刻，人气在少阳；水下七刻，人气在阳明；水下八刻，人气在阴分。水下九刻，人气在太阳；水下十刻，人气在少阳；水下十一刻，人气在阳明；水下十二刻，人气在阴分。水下十三刻，人气在太阳；水下十四刻，人气在少阳；水下十五刻，人气在阳明；水下十六刻，人气在阴分。水下十七刻，人气在太阳；水下十八刻，人气在少阳；水下十九刻，人气在阳明；水下二十刻，人气在阴分。水下二十一刻，人气在太阳；水下二十二刻，人气在少阳；水下二十三刻，人气在阳明；水下二十四刻，人气在阴分。水下二十五刻，人气在太阳，此半日之度也。从房至毕一十四舍，水下五十刻，日行半度，回行一舍，水下三刻与七分刻之二。**回行一舍，水下三刻与七分刻之四，言“七分刻之二”者错矣。置五十刻，以十四舍除之，得三刻十四分之八，法实俱半之，得七分之四也。《大要》曰：**常以日之加于宿上也，人气在太阳。**卫气行三阳上于目者，从足心循足少阴脉上至目，以为一刻。若至于夜，便入肾中，从肾注于肺，昼夜行脏二十五周，明至于目，合五十周，终而复始，以此为准，不烦注解也。**是故日行一舍，人气行三阳与阴分，常如是无已，与天地同纪，纷纷盼盼，终而复始，一日一夜，下水百刻而尽矣。**纷，孚云反，乱也。盼，普患反。谓卫气行身不息，纷纷盼盼，无有穷之也。

仁安二年五月二十三日以同本书之

　　　　以同本移点了，一校了　丹波赖基

本云

仁平四年五月三日以家本书写移点校合了　宪基

卷第十三 身度

通直郎守太子文学臣杨上善奉敕撰注

经 筋

足太阳之筋，起于小指之上，结于踝，斜上结于膝，其下者，循足外侧结于踵，上循根结于腘；其别者，结于腨外，上腘中内廉，与腘中并上结于臀，上侠脊上项；其支者，别入结于舌本；其直者，结于枕骨，上头下颜，结于鼻；其支者，为目上纲，下结于頄；其下支者，从腋后外廉结于肩髃；其支者，入腋下，上出缺盆，上结于完骨；其支者，出缺盆，斜上出于頄。十二经筋与十二经脉，俱禀三阴三阳行于手足，故分为十二。但十二经脉主于血气，内营五脏六腑，外营头身四肢。十二经筋内行胸腹郭中，不入五脏六腑。脉有经脉、络脉；筋有大筋、小筋、膜筋。十二经筋起处与十二经脉流注并起于四末，然所起处有同有别。其有起维筋、缓筋等，皆是大筋别名也。十二筋起处、终处及却结之处，皆撰为图，画六人，上具如《别传》。小指上，谓足指表上也。结，曲也，筋行回曲之处谓之结。却结，经脉有却，筋有结也。颜，眉上也。下结于頄，頄中出气之孔谓之鼻也，鼻形谓之頄也。**其病小指支，跟肿痛，腘挛，脊反折，项筋急，肩不举，腋肢，缺盆纽痛，不可左右摇。**纽，女巾反，谓转处痛也。**治在燔针却刺，**脉病言针灸之言，筋病但言燔针者，但针灸、汤药之道，多通疗百病，然所便非无偏用之要也。**以知为数，**所以唯知病瘥为针度数，如病筋痛，一度却刺不瘥，可三四度，量其病瘥为数也。**以痛为输，**输，谓孔穴也。言筋但以筋之所痛之处，即为孔穴，不必要须依诸输也。以筋为阴阳气之所资，中无有空，不得通于阴阳之气上下往来，然邪入膜袭筋为病，不能移输，遂以病居痛处为输，故曰：筋者无阴无阳，无左以右候病也。《明堂》依穴疗筋病者，此乃依脉引筋气也。**名曰仲春痹。**圣人南面而立，上覆于天，下载于地，总法于道，造化万物，故人法四大而生，所以人身俱应四大。故正月即是少阳，以阳始起，故曰少阳；六月少阳，以阳衰少，故曰少阳。二月太阳，以其阳大，故曰太阳；五月太阳，以阳正大，故曰太阳。三月、四月阳明，二阳相合，故曰阳明。十二经筋，感寒、湿、风三种之气，所生诸病，皆曰筋痹。筋痹燔针为当，故偏用之。余脉、肉、皮、筋等痹，所宜各异也。

足少阳之筋，起于小指、次指之上，上结外踝，上循胻外廉，结于膝外廉；其支者，别起外辅骨，上走髀，前者结于伏兔之上，后者结于尻；其支者，起外辅骨，凡有二支也。故前支上结伏兔，后支上走髀，结于尻前也。**其直者，上胁乘季胁，上走腋前廉，系于膺乳，结于缺盆；**䏚，季胁下也，以沼反。**其直者，上出腋，贯缺盆，出太阳之前，循耳后，上额角，交颠上，下走颔，上结于頄；其支者，结目外眦为外维。其病足小指、次指支转筋，引膝外转筋，膝不可屈伸，腘中筋急，前引髀，后引尻，上即䏚季胁痛，上引缺盆膺乳颈，**外维，太阳为目上纲，阳明为目下纲，少阳为目外维也。**维筋急，从左之右，右目不可开，**此筋本起于足，至项上而交，至左右目，故左箱有病，引右箱目不得开；右箱有病，引左箱目不得开也。**上过右角，并跷脉而行，左络于右，故伤左角，右足不用，命曰维筋相交。治在燔针却刺，以知为数，以痛为输，名曰孟春痹。**跷脉至于目眦，故此筋交颠，左右下于目眦，与之并行也。筋既交于左右，故伤左额角，右足不用；伤右额角，左足不用，以此维筋相交故也。

足阳明之筋，起于中三指，结于跗上，斜外上加于辅骨，上结于膝外廉，直上结于髀枢，上循胁属脊；刺疟者，刺足阳明十指间，是知足阳明脉入于中指内间外间，脉气三指俱有，故筋起于中指并中指左右二指，故曰中三指也。有本无"三"字。髋骨如臼，髀骨如枢，髀转于中，故曰髀枢也。**其直者，上循骭结于膝；其支者，结于外辅骨，合于少阳；直者，上循伏兔，上结于髀，聚于阴器，上腹而布，至缺盆结，**布，谓分布也。**上颈，上侠口，合于䪼，下结于鼻，上合于太阳为目上纲，阳明则为目下纲；其支者，从颊结于耳前。**太阳为目上纲，故得上眦动也；阳明为目下纲，故得下眦动也。**其病足中指支，骭转筋，脚跳坚，伏兔转筋，髀前肿，㿉疝，腹筋急，引缺盆颊口卒㖞，急者目不合，热则筋弛纵，目不开。**寒则目纲上下拘急，故开不得合也。热则上下缓纵，故合不得开。㖞，音僻。**颊筋有寒则急，引颊移口；有热则筋弛纵缓，不胜故㖞。**足阳明筋侠口过颊，故曰颊筋。移，谓引口离常处也。不胜，谓热不胜其寒，所以缓口移去，故㖞僻也。**治之以马膏，膏其急者，以白酒和桂，以涂其缓者，**马为金畜，克木筋也，故马膏疗筋。急，病急也。桂酒泄热，故可疗缓筋也。**以桑钩钩之，即以生桑炭置之坎中，高下与坐等，以膏熨急颊，且饮美酒，啖美炙。**不饮酒者，自强也，为之三拊而已。**治在燔针却刺，以知为数，以痛为输，名曰季春痹。**以新桑木粗细如指，以绳系之，拘其缓箱，挽急箱。仍于壁上为坎，令与坐等，坎中生桑炭火。以马膏涂其急箱，犹须饮酒啖炙，和其寒温。如此摩拊饮啖，为之至三，自得中平。拊，摩也，音抚。

足太阴之筋，起于大指之端内侧，上结于内踝；其直者，上结于膝内辅骨，膝内下小骨辅大骨者，长三寸半，名为内辅骨也。上循阴股结于髀，聚于阴器，阴器，宗筋所聚也。上腹结于脐，循腹里结于胁，散于胸中；其内者，著于脊。循腹里，即别著脊也。其病足大指支，内踝痛，转筋痛，膝内辅骨痛，阴股引髀而痛，阴器纽痛，上引脐与两胁痛，引膺中与脊内痛。治在燔针却刺，以知为数，以痛为输，名曰仲秋痹。七月足之少阴，始起，故曰少阴；十二月手之少阴，以其阴衰，故曰少阴。八月足之太阴，以其阴太，故曰太阴；十一月手之太阴，以其阴正大，故曰太阴。九月足之厥阴，十月手之厥阴，交尽，故曰厥阴。八月之筋感三气之病，名曰筋痹。有本以足太阴为孟秋，足少阴为仲秋，误耳。

足少阴之筋，起于小指之下，并太阴之筋，斜走内踝之下，结于踝，与足太阴之筋合，而上结于内辅之下，并太阴之筋而上循阴股，结于阴器，循脊内侠膂，上至项，结于枕骨，与足太阳之筋合。其病足下转筋，及所过而结者皆痛及转筋，病在此者主痫瘛及痉，在外者不能俯，在内者不能仰。故阳病者腰反折不能俯，阴病者不能仰。瘛，充曳反。痉，擎井反，身强急也。在此，谓在足少阴也。在小儿称痫，在大人多称癫。背为外为阳也，腹为内为阴也。故病在背筋，筋急故不得低头也；病在腹筋，筋急不得仰身也。治在燔针却刺，以知为数，以痛为输，在内者熨引饮药，痛在皮肤筋骨外者，可疗以燔针；病在腹胸内者，宜行熨法及道引并饮汤液药等也。此筋折纽发数甚者，死不治，名曰孟秋痹。其筋转痛，轻而可为燔针；若折曲绉发之甚，死而不疗也。

足厥阴之筋，起于大指之上，上结于内踝之前，上循胫，上结于内辅之下，上循阴股，结于阴器，结络诸筋。足三阴及足阳明筋皆聚阴器，足厥阴屈络诸阴，故阴器名曰宗筋也。**其病足大指支，内踝之前痛，内辅痛，阴股痛转筋，阴器不用，伤于内则不起，伤于寒则阴缩入，伤于热则纵挺不收。治在行水清阴气，其病筋者，燔针却刺，以知为数，以痛为输，名曰季秋痹。**妇人挺长为病，丈夫挺不收为病。阴气，即丈夫阴气，谓阳气虚也。阳气虚，故缩或不收，得阴即愈也。

手太阳之筋，起于小指之上，上结于腕，上循臂内廉，结于肘内兑骨之后，弹之应于小指之上，上入结于腋下；手小指表，名上。肘兑，谓肘内箱尖骨，名曰兑骨。应，引也。**其支者，后走腋后廉，上绕肩胛，循颈出足太阳之筋前，结于耳后完骨；其支者，入耳中；其直者，出耳上，下结于颔，**含感反。**上属目外眦。**其病小指支痛，肘内兑骨后廉痛，循臂阴入腋下，腋下痛，腋后廉痛，绕肩、肩胛引颈而痛，应耳中鸣，痛引颔，目瞑良久乃能视，臂臑内为臂阴也。瞑，目闭也，音眠。**颈筋急则为筋瘘颈肿，寒热在颈者，治在燔针却刺，以知为数，以痛为输，其为肿者，伤而兑之。其支者，上曲耳，循耳前属外目眦，上额结于角，其病当所过者支转筋。治在燔针却刺，以知为数，以痛为输，名曰仲夏痹。**筋瘘，此之谓也。筋瘘颈肿者，皆是寒热之气也。故疗寒热筋瘘颈肿者，可以针伤于兑骨后弹应小指之处，兑之令尽。兑，尖锐尽端也。"伤"，或为"复"也。六月手之少阳，正月足之少阳，五月手之太阳，二月足之太阳，四月手之阳明，三月足之阳明，筋于此时感气为病，故曰仲夏等痹也。

手少阳之筋，起于小指、次指之端，结于腕上，循臂结于肘，上绕臑外廉，上肩走颈，合手太阳；其支者，当曲颊入系舌本；其支者，上曲牙，循耳前属目外眦，上乘颔，结于角。其病当所过者支转筋，舌卷。治在燔针劫刺，以知为数，以痛为输，名曰季夏痹。曲颊，在颊曲骨端。足少阳筋循颈向曲颊后，当曲颊入系舌本，谓当风府下，舌根后，故风府一名舌本也。

手阳明之筋，起于大指、次指之端，结于腕，上循臂，上结于肘外，上臑，结于髃；其支者，绕肩胛，侠脊；直者，从肩髃上颈；其支者，上颊，结于頄；肩髃，肩角也，音隅，又音偶也。其直者，上出手太阳之前，上左角，络头，下右颔。其病当所过者肢痛及转筋，肩不举，颈不可左右视。治在燔针劫刺，以知为数，以痛为输，名曰孟夏痹。其筋左右交络，故不得左右顾视。今经不言上右角、络头、下左颔，或可但言一边也。

手太阴之筋，起于大指之上，循指上行，结于鱼后，大指表名为上，循手向胸为上行也。行寸口外侧，上循臂结于肘中，上臑内廉，入腋下，出缺盆，结肩前髃，上结缺盆，并太阴脉行，故在臑也。肩端之骨名肩髃，是则在后骨之前，即肩前髃也。下络胸里，散贯贲，合贲下，下抵季肋。贲，谓膈也。筋虽不入脏腑，仍散于膈也。其病当所过者支转筋痛，其成息贲者，胁急吐血。治在燔针劫刺，以知为数，以痛为输，息，谓喘息。肺之积，名息贲，在右胁下，大如杯，久不愈，令人洒淅振寒热、喘咳，发肺痈也。名曰仲冬痹。十二月手之少阴，七月足之少阴，十一月手之太阴，八月足之太阴，十月手心主厥阴，九月足厥阴，筋于此时感气为病，名为仲冬痹也。十二经脉，足之三阴三阳，配十二月，手之三阴三阳，配甲乙等十数，与此十二经筋不同，良以阴阳之气，成物无方故耳。

手心主之筋，起于中指，与太阴之筋并行，结于肘内廉，上臂阴，结腋下，下散前后侠胁；其支者入腋，下散胸中，结于贲，结于膈也。其病当所过者支转筋，及胸痛息贲。治在燔针却刺，以知为数，以痛为输，名曰孟冬痹。当此筋所过之处为痹，即是所行之筋为病也。

手少阴之筋，起于小指之内侧，结于兑骨，上结肘内廉，上入腋，交太阴，伏乳里，结于胸中，循贲，兑骨，谓掌后当小指下尖骨也。交手太阴已，伏于乳房之里，然后结于胸也。**下系于脐。其病内急，心承伏梁，下为肘纲。其病当所过者则支转筋，筋痛。治在燔针却刺，以知为数，以痛为输。其成伏梁唾脓血者，死不治。**心之积，名曰伏梁，起脐上，如臂，上至心下。其筋循膈下脐，在此痛下，故曰承也。人肘屈伸，以此筋为纲维，故曰肘纲也。**经筋之病，寒则筋急，热则弛纵不收，阴痿不用也。**凡十二经筋，寒则急，热则纵，不用也。**阳急则反折，阴急则俯不伸。**人背为阳，腹为阴。故在阳之筋急者，反折也；在阴之筋急，则俯而不伸也。**焠刺者，刺寒急，热则筋纵，毋用燔针。**焠，千内反，谓烧针刺之也。问曰：热病皆有行灸，筋热为病，何以不用火针？答曰：皮肉受于热病，脉通而易，故须行灸；筋自受病，通之为难，寒热自在于筋，病以痛为输，不依余输也。**名曰季冬痹。**经筋之病下，总论十二经筋；此之一句，属手少阴筋也。

足之阳明，手之太阳，筋急则口目为僻，目眦急不能卒视，治皆如上方。检手太阳有耳中鸣、引颔、目瞑之言，无口目僻，亦可引颔即口目僻也。皆用前方寒急焠刺也。

骨 度

黄帝问伯高曰：脉度言脉之长短，何以立之也？ 脉度，谓三阴三阳之脉所起之度，但不知长短也。**伯高答曰：先度其骨节之小大广狭长短，而脉度定矣。** 人之皮肉可肥瘦增减，骨节之度不可延缩，故欲定脉之长短，先言骨度也。**黄帝问曰：愿闻众人之度，人长七尺五寸者，其骨节之大小长短各几何？** 圣人、贤人及天，别与分者之外。众人之骨，度量多同，故请众人之度，及请中度之人大小长短也。**伯高答曰：头之大骨围二尺六寸，** 众人之中，又为三等：七尺六寸以上，名为大人；七尺四寸以下，名为小人；七尺五寸，名为中人。今以中人为法，则大人、小人皆以为定。何者？取一合七尺五寸人身量之，合有七十五分，则七尺六寸以上大人，亦准为七十五分，七尺四寸以下乃至婴儿，亦准七十五分，以此为定，分立经脉长短并取空穴。自颈项骨以上为头颅骨，以为头大骨也，当其粗处以绳围也。**胸围四尺五寸，** 缺盆以下，髑骭以上，为胸，当中围也。**腰围四尺二寸。** 当二十一椎腰输之中围也。**发所覆者，颅至项长尺二寸，** 头颅骨，取发所覆之处，前后量也。**发以下至颐长一尺，君子参折。** 发际以下至颐端，量之一尺。一尺面分中分为三，三分谓天地人。君子三分齐等，与众人不同也。参，三也。**结喉以下至缺盆中长四寸，** 颐端，横当结喉端也。结喉端至缺盆中，不取上下量。**缺盆以下至髑骭长九寸，** 从缺盆中至髑骭歧际量也。过则肺大，不满则肺小。心肺俱在胸中，心在肺间，故不言大小也。**髑骭以下至天枢长八寸，** 天枢侠脐，故量髑骭下但八寸。**过则胃大，不满则胃小。** 八寸之中亦有脾脏，以其胃大，故但言胃大小也。**天枢以下至横骨长六**

寸半，过则回肠广长，不满则短。横骨，谓阴上横骨。回肠，大肠也。大肠当脐，小肠在后附脊脐上，故不言之也。**横骨长六寸半**，横量非数。**下至内辅之上廉长一尺八寸**，内辅，膝下内箱骨，辅胫也。**内辅之上廉以下至下廉长三寸半**，内辅骨长三寸半也。**内辅之下廉以下至内踝长尺三寸，内踝以下至地长三寸**，内踝端至地也。**膝腘以下至跗属长尺六寸，跗属以下至地长三寸**，从膝以下，当膝后曲处量也。**故骨围大则太过，小则不及**。故头骨围大，则过于身骨；头骨围小，不及身骨也。**角以下至柱骨长一尺**，缺盆左右箱上下高骨，名曰柱骨。从额角至此柱骨端，合有一尺，与颐端齐也。计柱骨上下长四寸，《经》不言也。**行腋中不见者长四寸**，排手而行，取腋下不见处以上至柱骨，四寸也。**腋以下至季胁长尺二寸**，季肋曰季胁。**季胁以下至髀枢长六寸**，尻、髀二骨相接之处，名曰髀枢。**髀枢以下至膝中长尺九寸**，当膝侧中。**膝以下至外踝长尺六寸**，至外踝之中也。**外踝以下至京骨长三寸，京骨以下至地长一寸**。外踝下如前高骨，名曰京骨。**耳后当完骨者广九寸，耳前当耳门者广尺三寸**，头颅围有二尺六寸，此完骨相去九寸，耳门相去尺三寸，合有二尺二寸，小四寸者，各取完骨之前至耳二寸，两箱合有四寸，并前即有二尺六寸，《经》不言之也。**两颧之间相去七寸，两乳之间广九寸半，两髀之间广六寸半**。两颧、两乳取其端，两髀取中也。**足长尺二寸，广四寸半**。取足中指至足跟端量之，以取长也；以尺二长中折处横量之，以取广也。**肩至肘长尺七寸**，从肩端至肘端量也。**肘至腕长尺二寸半**，肘端至腕。腕者，臂手相接之处。**腕至中指本节长四寸**，指有三节，此为下节，故曰本节。**本节至其末长四寸半**。从本节端至中指末，合四寸半。今人取手大指、次指第一节为寸，以定针灸分寸者，不相当也。**项发以下至膂骨长三寸半**，膂骨，脊骨也。

从后发际下至脊端量之也。**膂骨以下至尾骶二十一节长三尺，**每七节长一尺也，故二十一节长三尺也，下文具之。**上节长一寸四分分之一，奇分在下，**举上一节以为例，余皆同也。分之一者，一寸四分之外，更有余分之一也，其实则七分分之二也。**故上七节下至于膂骨九寸八分分之七。**此七节之数也。每节一寸四分分之一，故七节得九寸八分分之七，其实一尺也。何者？每节余分七分分之二，七节有余分十四，以七除十四得二分，二分并九寸八分，故为一尺也。**此众人之骨度也，所以立经脉之长短也。**此为众人骨度多同者为准，以立经脉长短也。**是故视其经络之在于身也，其见浮而坚者，其见明而大者，多血；细而沉者，少气也。**见而浮坚者，络脉也。见而明大者，血盛也。细而沉者，少气少血。或作"多气也"。

肠 度

黄帝问伯高曰：余愿闻六腑传谷者，肠胃之大小长短，受谷之多少奈何？三焦腑传于谷气，胆腑受于谷精，三肠及胃传谷糟粕。传糟粕者，行谷之要，故肠胃有六种之别也。**伯高答曰：请尽言之。谷之所从出入、浅深、远近、长短之度：**黄帝问六种也，外更请说四种，故曰尽言之也。谷行从口曰入，泄肛曰出，自唇至齿为浅，从咽至肠曰深，谷至于胃曰近，从胃向䐈曰远，肠十六曲曰长，咽一尺六寸曰短也。**唇至齿长九分，口广二寸半，齿以后至会厌深三寸半，大容五合；**会厌，舌后喉咙上，出气入鼻口之孔，上有肉厌盖孔，开阖气之出入也。**咽大二寸半，至胃长一尺六寸。**咽，会厌后下食孔也。下至胃，长一尺六寸。**胃纡曲屈，伸之，长二尺六寸，大一尺五寸，径五寸，大容三斗。**胃中央大，两头小，伸而度之，二尺六寸也。围之，有一尺五寸，曰大。量径，有五寸也。容水谷，三斗也。**小肠后傅脊，左环叶积，其注于回肠者，外傅于脐上，回运环反十六曲，大二寸半，径八分分之少半，长三丈二尺。**傅，附也。糟粕从胃传入小肠，小肠附脊，外注回肠于脐上也。**回肠当脐，左环回周叶积而下，回运环反十六曲，大四寸，径一寸少半，长二丈一尺。**回肠，大肠也。小肠附脊而在后，大肠近脐而在前，故大肠输在上，小肠输在其下也。**广肠傅脊以受回肠，左环叶积上下辟，大八寸，径二寸大半，长二尺八寸。**广肠，白膸也，附脊以受大肠糟粕。辟，著脊也。谓白膸当中宽八寸，上受大肠之处，下出泄处，皆径有二寸半，总长二尺八寸也。**肠胃所入至所出，长六丈四寸四分，**咽之上口为所入，广肠之下以为所出，唇齿相去九分，齿与会厌相去三寸半，会厌至胃咽长一尺六寸，胃之终始长二尺六寸，小肠终始长三丈二尺，回肠终始长二丈一尺，广肠终始长二尺八寸，故有六丈四寸四分也。**其回曲环反三十二曲。**胃有一曲，小肠十六曲，大肠十六曲，合而言之，计有三十三曲，其胃大曲短，不入其数，故有三十二曲，皆以七尺五寸中度之人为准也。

　　黄帝曰：愿闻人之不食，**七日而死，其故何也？**七日不食而死，余时之言，既闻肠胃大小，未知所盛水谷多少而尽，至七日而死也。**伯高曰：臣请言其故。胃大尺五寸，径五寸，长二尺六寸，横屈受三斗，其中之谷常留者二斗，水一斗而满。**故事所由，水谷合有三斗，满于胃中也。**上焦泄气，出其精微，慓悍滑疾，**上焦之气，从胃上口而出，其气精微，慓悍滑疾，昼夜行身五十周，即卫气也。**下焦下溉诸肠。**下焦别回肠，注于膀胱，譬之沟渎流地，下溉诸肠，膀胱为黑肠，及广肠等也。**小肠大二寸半，径八分分之少**

半，长三丈二尺，受一斗三合合之太半，谷四升，水六升三合合之大半。言以一分三，则二为大半，一为少半也。回肠大四寸，径一寸少半，长二丈一尺，受一斗七升升之半，谷一斗，水七升升之半。升之半，半升也。广肠大八寸，径二寸大半，长二尺八寸，受九升三合八分合之一。广肠受水谷之数也。肠胃之长，凡长六丈四寸四分，受水谷六斗六升六合八分合之一，此肠胃所受水谷之数。计肠胃所受之数，剩升之半合之大半也。平人则不然，胃满则肠虚，肠满则胃虚，更满更虚，故气得上下，前之所论，乃据肠胃之量所受数。若言生平之人，则肠胃之中盈虚更起，不得一时则存前数也。食满胃中，则胃实肠虚也，肠虚故气得下也；糟入肠中，则胃虚肠实也，胃虚故气得上也。以其肠胃盈虚，气得上下也。五脏安定，欲资水谷之味，故须盈也。欲受水谷之气，故待虚也。气味内和，故五脏安定也。血脉和利，气味通于上下，故脉和利。精神乃居，脏安脉和，则五神五精居其脏也。故神者水谷之精气。水谷精气，资成五神，故水谷竭，神乃亡也。故肠胃之中，常留谷二斗四升，水一斗一升。计肠胃所受六斗六升六合八分合之一，据其盈虚，在人常须三斗五升也。故平人日再后，后二升半，一日中五升，七日五七三斗五升，而留水谷尽矣。再后五升，还须资食，合有三斗五升。若一日不食后五升者，则少五升也。若七日常后，七日不食，则五七三斗五升皆尽。故平人不饮食，七日而死者，水谷、精气、津液皆尽矣，故七日而死矣。命门所藏，谓之精也。上焦宣五谷味，熏肤充身泽毛，如雾露之溉，遂谓之气。腠理发泄出汗，谓之津。谷气淖泽注于骨，骨属屈伸，淖泽补益髓脑，皮肤润泽，谓之为液。水谷既尽，精、气、津、液四物皆尽，故七日死。

脉 度

黄帝问曰：**愿闻脉度**。先言骨度及肠胃度大小长短于前，次当依序以论诸脉长短，故须问之也。**岐伯答曰：手之六阳，从手至头五尺，**手阳明，大肠脉也。手太阳，小肠脉。手少阳，三焦脉也。三脉分在两手，故有六脉，余仿此。各依营行次第，手之三阴，足之三阳，皆从内起，向于手足；手之三阳，足之三阴，皆从外起，向于头腹。此数手足之脉长短，故皆从手足向内数之，与手足脉十二经流注入身数亦同也。**五六三丈。**计手六阳从指端至目，循骨度直行，得有五尺，不取循绕并下入缺盆属肠胃者，以循骨度为数，去其覆回行者及与支别，故有三丈也。**手之六阴，从手至胸中三尺五寸，三六丈八尺，五六三尺，**手太阴，肺脉也。手少阴，心脉也。手心主，心包络脉也。手之三阴，皆亦直循骨度，从手至胸三尺五寸，不取下入属脏络腑者，少阴从心系上系目系，其支别者亦不取。**凡二丈一尺。足之六阳，从足至顶八尺，六八四丈八尺。**足阳明，胃脉也。足太阳，膀胱脉也。足少阳胆脉也。计人骨度，从地至顶七尺五寸，从足至项八尺者何也？以其足六阳脉，从足指端当至踝五寸，故有八尺也，亦不取腑脏及支别矣。**足之六阴，从足至胸中六尺五寸，六六三丈六尺，五六三尺，**足太阴，脾脉也；足少阴，肾脉也；足厥阴，肝脉也。足六阴脉，从足至胸中六尺五寸。太阴、少阴俱至舌下，厥阴至顶，及入脏腑与支别亦不数之也。**凡三丈九尺。跷脉从足至目七尺五寸，二七丈四尺，二五一尺，**跷，阴阳二跷也，起处终处长短是同七尺五寸也。按中人长七尺五寸，二跷皆起跟中，上至于目内眦七尺五寸，若为合数？然二跷至目内眦，与足太阳合，上行络左右额角，故得合数，检足少阳筋即知也。**凡一丈五尺。督脉、任脉各四尺五寸，二四八尺，二五一尺，**督脉起于少腹以下，上行至头，任脉唯至两目之下。督脉上行至目，复上颠，别下项，下极骶行所，其长与任脉不同，若为皆有四尺五寸？然任脉□□□□，外循腹上行而络唇口者；督脉取其起于下极之输，侠于齐脊，上至风府者，以充四尺五寸之数，余不入数也。**凡九尺。凡都合十六丈二尺，此气之大经隧也。经脉为里，支而横者为络，络之别者为孙络，盛而有血者疾诛之，盛者徐泻之，虚者饮药以补之。**人之血脉，上下纵者为经，支而横者为纬也，凡手足左右各有十二，合二十四脉。阴跷、阳跷、任脉、督脉，总二十八脉，在肤肉之里，皆上下行，名曰经脉。十五络脉及孙络见于皮表，横络如纬，名曰络脉。皆是血气所贯注，故称为隧也。凡大小络虚，皆须饮药补之，不可去血，去血虚虚，不可不禁也。

仁安二年六月七日以同本书写了

移点校合了　丹波赖基

本云

久寿二年四月一日以相传本移点比校了　宪基

卷第十四 诊候之一

通直郎守太子文学臣杨上善奉敕撰注

［篇名佚］

黄帝问曰：余闻九针于夫子，众多博大，不可胜数。余愿闻要道，以属子孙，传之后代，言其术之要，贻之于将来也。著之骨髓，藏之肝肾，言贵而秘之。歃血而受，不敢妄泄，歃，山辄反，饮也。言敬之之诚也。令合天道，必有终始，所为契理，随变而益。上应天光星辰历纪，合于三光。下副四时五行，贵贱更互，顺气而变。冬阴夏阳，以人应之奈何？愿闻其方。请问人同其数。岐伯对曰：妙乎哉问也！此天地之至数也。前阴阳至数者，天地至理之数也。黄帝曰：愿闻天地之至数，合于人形，血气通，以决死生，为之奈何？重请人之合道之数也。岐伯对曰：天地之至数，始于一，终于九焉。一者天，二者地，三者人，因而三之，三三者九，以应九野。言三中各有三，数合于九野也。故人有三部，部各有三候，以决死生，以处百病，以调虚实，而除邪疾。□□人身分为三部，部各有三，故为九候，以决死生。因之以候百病，得调虚实。黄帝曰：何谓三部？岐伯对曰：有下部，有中部，有上部，部各有三候，三候者，有天、有地、有人，必指而道之，乃以为真。详指其身，以道九候所候之脏也。故下部之天以候肝，地以候

肾，人以候脾胃之气。身为三部，头为天也，咽下膈上至手为人，膈
下至足以为地也。三部之中各复有三，故有九处。地中之上，肝为天
也，足厥阴脉为天，以候肝也；地中之下，肾为地也，足少阴脉为地，
以候肾也；地中之中，脾与胃为人也，足太阴脉、足阳明脉为人，以
候脾胃脏腑也。胃为五脏资粮，吉凶在胃，故以胃候之也。**黄帝曰：**
中部之候奈何？岐伯对曰：亦有天，亦有地，亦有人。天以候
肺，地以候胸中之气，人以候心。人中之上，肺为天也，手太阴脉
为天以候肺脏也；人中之下，胸中之气以为地也，手阳明脉为地以候
胸中之气，手阳明脉主气，故候胸中气也；人中之中，心为人也，手
少阴脉为人以候心脏也。**黄帝曰：上部之候奈何？岐伯对曰：亦有**
天，亦有地，亦有人。天以候头角之气，地以候口齿之气，人以
候耳目之气。天中之上，头角之气以为天也。两额动脉为天，以候头
角之气。头角，谓是头之两额角也。足少阳脉起目锐眦，上抵角；足
阳明脉从上关上角，循发际，二脉皆至额角。《明堂经》虽不言脉动，
额角惟有此二脉也。此经两额动脉以候头角之气，即知此二脉动也。
又，人额角并有动脉，即其信也。天中之下，口齿之气以为地也。两
颊动脉为地，以候口齿之气。足阳明脉循颐后，动在大迎之中，循颊
车，故以为候也。天中之中，耳目之气以为人也。耳前动脉为人，以
候耳目之气。手太阳脉循目，与手少阳二脉会于耳前，目后和窈穴
□□而动，故以为候也。**三部者，各有天，各有地，各有人。三而**
成天，三而成地，三而成人，合则为九，人身分为三部：头上法
天，天有三部；从膈以下法地，地有三部；膈上胸中法人，人有三部。
故合有九也。**九分为九野，九野九脏。故神脏五，形脏四，故为**
九脏。《吕氏春秋》云："天有九野，中央曰钧天，东方曰苍天，东北
方曰旻天，北方曰玄天，西北方曰幽天，西方曰皓天，西南方曰朱天，

南方曰炎天，东南方曰阳天，是谓九天之分。"今此九野以五神脏及四形脏以为九野之分也。五脏藏神，故□□□□□□□□□及膀胱并藏水谷，不同三焦无形，故曰形□□□□□□□□□□，故不入四脏。又，头角一，口齿二，耳目三，胸中四，并有其形，各藏其气，故曰形脏，并五神脏，合为九脏，以为九野也。**五脏以败，其色必夭，夭必死矣。**人之为形，譬诸草木，根荄先变，而枝随之。五脏将败，是知必然之期矣。**黄帝曰：以候奈何？岐伯对曰：必先度其形之肥瘦，以调其气之虚实，实则泻之，虚则补之。必先去其血脉，而后调之，无问其病，以平为期。**色未夭前，肥而实者，调而泻之；瘦而虚者，调而补之。补泻之前，必先□□□络□□，然后行于针药，补泻道也。

黄帝曰：决死生奈何？岐伯对曰：形盛脉细，少气不足以息者危；形瘦脉大，胸中多气者死；决于死生，凡有十八候，其形衰盛，诊三部九候，并皆细小而虚，中气少，不足以息，是形胜气，其人性命足危。一也。其形痛瘦，诊三部脉皆虚大，胸中呼吸气多，是气胜形，为死。二也。**形气相得者生；**形盛气盛，形瘦气细者得生。三也。**参伍不调者病；**谓其人形气有时相得，有不相得，参类品伍不能调者，其人有病。四也。**以三部九候皆相失者死；**三部九候不得齐一，各各不同，相失故死。五也。**上下左右之脉相应如参舂者病甚；**三部九候之脉，动若引绳，不可前后也。今三部在头为上，三部在足为下，左手三部为左，右手三部为右，脉之相应参动，上下左右，更起更息，气有来去，如碓舂不得齐一。又舂，其脉上下参动也，束恭反。所以病甚。六也。**上下左右相失不可数者死；**上下左右脉动各无次第，数动脉不可得者，脉乱故死。七也。**中部之候虽独调，与众脏相失者死；**肺、心、胸中，以为中部，诊手太阴、手阳明、手少阴，呼吸三脉调和，与上下部诸脏之脉不相得者为死。八也。**中部之候相减者死；**中部手太阴、手阳明、手少阴三脉动数，一多一少，不相同者为死，九也。**目内陷者死。**五脏之精，皆在于目，故五脏败者为目先陷，为死也。以上十候，决死生也。

黄帝曰：何以知病之所在？病之所在，在于死生，与决死生，亦不易也，但决有多端，故复问也。**岐伯对曰：察其九候，独小者病，独大者病，独疾者病，独迟者病，独热者病，独寒者病，脉独陷者病。**以次复有一十八候，独小大等即为七也。九候之脉，上下左右均调若一，故偏独者为病也。**以左手上去踝五寸而按之，右手当踝而弹之，其应过五寸以上需需然者不病；**脉和调也。人当内踝之上，足太阴脉见，上行至内踝上八寸，交出厥阴之后，其脉行胃气于五脏，故于踝上五寸，以左手按之，右手当踝弹之，左手下需调动，其人不病，为候八也。需需，动不盛也。需，而免反。**其应疾中手浑浑然者病；**弹之，左手之下浑浑动而不调者病，其候九也。**中手徐徐然者病，其应上不能至五寸，弹之不应者死；**足太阴血气微弱，弹之徐徐者有病；不至五寸，不应其手者为死，十也。**脱肉身不去者死；**去者，行也。脱肉赢瘦，身弱不能行者为死，十一也。**中部乍疏乍数者死；**中部，谓手太阴、手阳明、手少阴。乍有疏数为死，十二也。**其脉代而钩者，病在络脉；**中部之脉，手太阴，秋脉也；手少阴，夏脉也。秋脉王时，得于脾脉，土来乘金，名曰虚邪，故为病也。夏脉王时得脾脉者，土来乘火，名曰实邪，故为病也。夏脉其病皆在络脉，可刺去血，为病十三也。**九候之相应也，上下若一，不得相失，一候后则病，二候后则病甚，三候后则病危。所谓后者，应不俱也。察其病脏，以知死生之期；**九候上下动脉，相应若一，不得相失，忽然八候相应俱动，一候在后，即有一失，故病；二候在后，不与七候俱动，即为二失，故病甚也；三候在后，不与六候俱动，即为三失，故病危也。三候在后为病，宜各察之，是何脏之候，候之即知所候之脏，病有间甚，死生之期。三候在后为病有三失，为十六也。**必先知经脉，然后知病脉，真脏脉见胜者死**；欲依九候察病，定须先知十二经脉及诸络脉行所在，然后取于九候，候诸病脉，有真脏脉，无胃气之柔，独胜必当有死，为十七也。**足太阳气绝者，其足不可屈伸，死必戴眼**。足太阳脉，从目络头至足，故其脉绝，脚不屈伸，戴目而死，为十八也。

黄帝曰：冬阴夏阳奈何？ 九候之脉并沉细绝，故为阴也，然极于冬分，故曰冬阴；九候之脉盛躁喘数，故为阳也，极于夏分，故曰夏阳。请陈其理也。**岐伯对曰：九候之脉，皆沉细悬绝者为阴，主冬，故以夜半死**；深按得之，曰沉。动犹引线，曰细。来如断绳，故曰悬绝。九候之脉皆如此者，阴气胜。阳气外绝，阴气独行，有里无表，死之于冬，阴极时也。夜半死者，阴极时也。此一诊也。**盛躁而喘数者为阳，主夏，以日中死**；其气洪大，曰盛。去来动疾，曰躁。因喘数而疾，故曰喘数。九候皆如此者，皆阳气胜。阴气内绝，阳气独行，有表无里，死之于夏，阳极时也。日中死者，阳极时也。此为二诊。**是故寒热者，以平旦死**；脾病寒热，死于平旦，平旦木也，木克于土，故脾病至平旦死。此为三诊也。**热中及热病，以日中死**；肺中热、伤寒热病，皆是阳病，故死于日中阳极时也。此为四诊也。**风病者，以日夕死**。风为肝病，酉为金时，金克于木，故日夕死。此为五诊也。**病水者，以夜半死**；水病，阴病也。夜半子时，阴极死也。此为六诊。**其脉乍疏乍数，乍迟乍疾，以日乘四季死**，脾者土也，王于四季，平和时，脉在中宫，静而不见，有病见时，乍疏乍数，故以日乘四季时死也。**形肉已脱，九候虽调犹死**。土为肉也，肉为身主，故脉虽调，肉脱故死。此为七诊也。**七诊虽见，九候皆顺者不死。**所言不死者，风气之病及经间之病，似七诊之病而非也，故言不死。**若有七诊之病，其脉候亦败者死矣，必发哕噫。**虽有七诊死征，九候之脉顺四时者，谓之不死。言七诊见脉顺生者，谓风及气并经脉间有轻之病见，微似于七诊，非真七诊，所以脉顺得生。若有七诊，其脉复败，不可得生。五脏先坏，其人必发哕而死也。**必审问其故，所始、所病与今之所方病，**候病之要，凡有四种：一者望色而知，谓之神也；二者听声而知，谓之明也；三者寻问而知，谓之工也；四者切脉而知，谓之巧也。此问有三：一问得病元始，谓问四时何时而得，饮食男女因何病等；二问所病，谓问寒热痛痒诸苦等；三问方病，谓问今时病将作种种异也。**而后切循其脉，**先问病之所由，然后切循其脉，以取其审。切，谓切割，以手按脉，分割吉凶；循，谓以手切脉，以心循历脉动所由，故曰切循其脉也。**视其经络浮沉，**经，谓十二经并八奇经。络，谓十五大络及诸孙络。切循之道，视其经脉浮沉，络脉浮沉，沉者为阴，浮者为阳，以知病之寒温也。**以上下逆顺循之，其脉疾者不病，其脉迟者病，脉不往来者死，皮肤著者死。**上，谓上部；下，谓下部。亦上谓咽之左右，下谓手之左右。寸口脉从脏起，下向四肢者，名之为顺；脉从四肢，上向脏者，称之为逆。切循上下顺逆之脉，疾行应数，谓之不病；上下有失，迟不应数，谓之病也。手之三阴为往，三阳为来；足之三阳为往，三阴为来。皆不往来，谓之死也。人之气和，皮肉相离。劲强相著者，死也。

黄帝曰：其可治者奈何？前帝所言，多有死候，故问有病可疗者也。**岐伯对曰：经病者治其经，孙络病者治其孙络，**以下言有可疗病也。邪在经者取其经，邪在孙络取孙络也。**血病身有痛者而**

治其经络。大经大络共为血病，身体痛者，经与大络皆治之也。**真病者在奇邪，奇邪之脉则缪刺之**。真，正也。当脏自受邪，病不从传来，故曰正病。奇邪，谓是大经之上奇大络也。宜行缪刺，左右互取也。**留瘦不移，节而刺**。留，久也。久瘦有病之人，不可顿刺，可节量刺之。**上实下虚者，切而顺之，索其经络脉，刺出其血以通之**。上实下虚，可循其经络之脉，血之盛者，皆刺去其血，通而平之。**瞳子高者太阳不足，戴眼者太阳绝，此决死生之要，不可不察也**。太阳之脉为目上纲，故太阳脉足，则目本视也；其气不足，急引其精，故瞳子高也；其脉若绝，睑精痿下，故戴目也。此等皆是决生死之大要，不可不察也。**手指及手外踝上五寸指间留针**。前太阳不足及足太阳绝者，足太阳脉也；此疗乃是手太阳脉者，以手之太阳，上下接于目之内眦，故取手之太阳疗目高戴也，取手小指端及手外踝上五寸小指之间也。**上部天，两额之动脉也；上部地，两颊之动脉也；上部人，耳前之动脉也**。上部之天，两额足少阳、阳明二脉之动，候头角气。上部之地，两颊足阳明在大迎中动，候口齿气。上部之人，目后耳前，手太阳、手少阳、足少阳三脉在和窌中动，候耳目之气也。**中部天，手太阴也；中部地，手阳明也；中部人，手少阴也**。中部之天，手太阴脉动，在中府、天府、侠白、尺泽四处，以候肺气。中部之地，手阳明脉，检《经》无动处，吕广注《八十一难》云："动在口边，以为候者，候大肠气。"中部之人，手少阴动，在极泉、少海二处，以候心气也。**下部天，足厥阴也；下部地，足少阴也；下部人，足太阴也**。下部之天，足厥阴脉动，在曲骨、行间、冲门三处，以候肝气。下部之地，足少阴脉动，在大溪一处，以候肾气。下部之人，足太阴脉动，在中府、箕门、五里、阴廉、冲门、云门六处，以候脾气。十二经脉，手心主无别心脏，不入九候。手太阳、手少阳、足太阳、足少阳、足阳明，此五皆是五脏表经，候脏知表，故不入于九候也。

四时脉形

黄帝问岐伯曰：春脉如弦，何如而弦？岐伯曰：春脉者肝脉也，东方木也，万物所以始生也。故其气来濡弱轻虚而滑，端直以长，故曰弦，反此者病。凡人之身，与天地阴阳四时之气皆同，故内身外物虽殊，春气俱发。肝气春王，故春脉来，比草木初出。其若琴弦之调品者，不大缓，不大急，不大虚，不大实，不涩不曲。肝气亦然，濡润、柔弱、软小、浮虚、轻滑、端直，而尺部之上长至一寸，故比之弦。软，如遄反。黄帝曰：何如而反？岐伯曰：其气来实而强，此谓太过，病在外；其气来不实而微，此谓不及，病在中。其春脉坚实劲直，名为来实而强，此为春脉少阳有余，邪在胆府少阳，故曰在外。一曰"而弦"，疑非也。其春脉厥阴脉来，虽然不实而更微弱，此为不足，邪在肝脏厥阴，故曰在中也。黄帝曰：春脉大过与不及，其病皆何如？岐伯曰：太过则令人喜忘，忽忽眩冒而癫疾；春脉太过，以邪在胆少阳，少阳之脉循胸里，属胆，散之上肝贯心，又抵角上头，故喜忘，忽忽眩瞀而癫也。其不及则令人胸痛引背，下则两胁胠满。黄帝曰：善哉。肝虚则胸痛引背，两胁胠满，皆肝脏病也。胠，去居反。腋下三寸以下，胁也；胁下至八间之外，胠也。黄帝问岐伯曰：夏脉如钩，何如而钩？岐伯对曰：夏脉者心脉也，南方火也，万物所以盛长也，故其气来盛去衰，故曰钩，反此者病。夏阳气盛，万物不胜盛长，遂复垂下，故曰钩也。夏脉从内起，上至于手，不胜其盛，回而衰迟，故比之钩也。黄帝曰：

何如而反？岐伯曰：**其气来盛去亦盛，此谓太过，病在外；其气来不盛，去反盛，此谓不及，病在中。**来去俱盛，太阳气盛也，邪在少阳、太阳，故曰在外也。其来不盛，阳气有衰，脉行衰迟，去反盛者，阴气盛实，病在心脏也，故曰在中。**黄帝曰：夏脉太过与不及，其病皆何如？岐伯曰：太过则令人身热而骨痛，为浸淫；**肾主骨，水也。今太阳大盛，身热乘肾，以为微邪，故为骨痛。浸淫者，滋长也。**其不及则令人烦心，上见噫唾，下为气。黄帝曰：善哉。**阳虚阴盛，故心烦也。心脉入心中，系舌本，故上见噫。市滞反，谓嚼唾也。气，谓广肠泄气也。**黄帝问于岐伯曰：秋脉如浮，何如而浮？岐伯对曰：秋脉者肺脉也，西方金也，万物所以收也，故其气来轻虚以浮，其气来急去皆散，故曰浮，反此者病。**秋时阳气已衰，阴气未大，其气轻虚，其来以急，其去浮散，故曰如浮也。**黄帝曰：何如而反？岐伯曰：其气来毛而中央坚，两傍虚，此谓太过，病在外；其气来毛而微，此谓不及，病在中。**其脉来如以手按毛，毛中央坚，此为阳盛，病在大肠手阳明，故曰在外。如手按毛，毛中央微，肺气衰微，故曰在中也。**黄帝曰：秋脉太过与不及，其病皆何如？岐伯曰：大过则令人气逆而背痛温温然；**腑阳气盛，则气逆连背痛。温温然，热不甚也。**其不及，则令人喘呼而咳，上气见血，下闻病音。黄帝曰：善哉。**肺气不足，喘呼咳而上气，唾而有血，下闻胸中喘呼气声也。**黄帝问于岐伯曰：冬脉如营，何如而营？岐伯对曰：冬脉肾脉也，北方水也，万物所以藏也，故其气来沉以抟，故曰营，反此者病。**营，聚也。谓万物收藏归根，气亦得深抟骨，沉聚内营，故曰如营也。**黄帝曰：何如而反？岐伯曰：其气来如弹石者，此谓太过，病在外；**其脉如石，以为平也。弹石，谓今石脉上来弹手，如石击手，如弹之以石，谓肾太阳气有余，病在膀胱太阳，故曰在外也。**其气去如毛者，此谓不及，病在中。**肾气不足，故其气去，按之如按羽毛，病在于肾，故曰在中。一曰"如数"也。**黄帝曰：冬脉太过与不及，其病皆何如？岐伯曰：太过则令人解㑊，脊脉痛而少气不欲言；**太过，足太阳盛，太阳之脉行头、背、脚，故气盛身解㑊也。解，音懈。㑊，相传音亦。谓怠惰运动难也。太阳既盛，肾阴气少，气少故不欲言也。**不及则令人心如悬病饥，脊中痛，少腹满，小便变。黄帝曰：善哉。**肾脉上入于心，故肾虚心如悬状，如病于饥。当脊中肾气不足，故痛也。又小腹虚满，小便变色也。**黄帝曰：四时之序，逆顺之变异矣，然脾脉独何主乎？**四时四脏气，候脉之逆顺、弦钩浮营、太过不及等，变异多端，已闻之矣。然四脏之脉于四时而王，未知脾脉独主何时也。**岐伯曰：脾者土也，孤脏以灌四傍者也。**孤，尊独也。五行之中，土独为尊，以王四季。脾为土也，其味甘淡，为酸苦辛咸味液，滋灌四傍之脏，其脉在关中宫，独四时不见，故不主时也。**黄帝曰：然则脾之善恶，亦可得见乎？岐伯曰：善者不可见，恶者可见。**善，谓平和不病之脉也。弦、钩、浮、营四脉见时，皆为脾胃之气滋灌俱见，故四脏脉常得平和。然则脾脉以他为善，自更无善也，故曰善者不可见也。恶者，病脉也。脾受邪气，脉见关中，诊之得知，故曰可见也。**黄帝曰：恶者何如可见也？岐伯曰：其来如水流者，此谓太过，病在外；其来如鸟之啄者，此谓不及，病在中。**当关指下有脉，如水之流动，即脾气大过也，此阳气病在胃足阳明，故曰在外。其脉来时如鸟啄指，此为脾虚受病，故曰在中。一曰"鸟距"，如鸟距隐人指也。**黄帝曰：夫子之言脾之孤脏也，中央土也，以灌四傍，其太过与不及，其病皆何如？岐伯曰：太过则令人四肢不举，**胃气虽盛，脾病不为行气四肢，故曰四肢不举也。**其不及则令人九窍不通，**

名曰重强。脾虚受病，不得行气于九窍，故不通也。不行气于身，故身重而强也。巨两反。**黄帝惧然起，再拜稽首，**惧，敬起也。道大于天，故受道拜而稽首也。**曰：吾得脉之大要，天下至数，**弦、钩、浮、营等脉，大过不及之理，名曰脉之大要。至数，至理也。**脉变，揆度奇恒，道在于一数，神转而不回，回则不转，乃失其机，至数之要，迫近以微，**唯是血气一脉，随四时而变，故曰脉变。方欲切脉以求，谓之揆也。以四时度之，得其病变，谓之度也。有病不得以四时死者，曰奇也。得以四时死者，曰恒也。虽有此二种不同，道在一数。言一数者，谓之神转，神转谓是神动而营，神而营者不可曲，曲而不动则失神藏机。机，微也。故脉诊至理，近机微也。**著之玉板，藏之于府，每旦读之，名曰生机。**书而藏之，日日读之，以为摄生机要，故曰生机也。

真脏脉形

大骨枯槁，大肉陷下，胸中气满，喘息不便，其气动形，期六月死，真脏见，乃予之期日。骨为身干，人之将死，肉不附骨，遂至大骨亦无润泽，故曰枯槁，即骨先死也。身之小肉皆脱，乃至大肉亦陷，即肉先死也。肺气虚少，邪气盈胸，故喘息不安也。喘息气急，肩膺皆动，故曰动形也。肺病次传，至肺再伤，故六月死也，此乃不至七传者也。有前病状，真脏未见，期六月死。真脏脉见，即与死期，不至六月也。古本有作"正脏"，当是秦皇名"正"，故改为"真"耳。真、正，义同也。**大骨枯槁，大肉陷下，胸中气满，喘息不便，内痛引肩项，期一月死，真脏见，乃予之期日。**内痛，谓是心内痛也。心府手太阳脉从肩络心，故内痛引肩项也。心不受病，受病不离一月，故一月死。真脏脉见，即不至一月，可即与死期也。**大骨枯槁，大肉陷下，胸中气满，喘息不便，内痛引肩项，身热脱肉破䐃，真脏见，十月之内死。**此内痛，即脾胃痛也。手少阳脉遍应三焦，脾胃即中焦也，上出缺盆上项，故脾胃中痛引肩项也。脾主身肉，故脾胃病，身热脱肉破䐃者也。䐃，其殒反。前之病状，真脏未见，十月已上而死。真脏脉见，十月内死，良以脾胃受于谷气，故至十月而死也。**大骨枯槁，大肉陷下，肩随内消，动作益衰，真脏未见，期一岁死，见其真脏，乃予之期日。**肾府足太阳脉，循肩髆内，故肾病，肩随内脏消瘦也。又两肩垂下，曰随。肾间动气，五脏六腑十二经脉之原，故肾病，动运皆衰也。肾间动气强大，故真脏脉未见者，肾气未是甚衰，所以期至一年。肾气衰甚，真脏即见，故与之死日之期也。**大骨枯槁，大肉陷下，胸中气满，肉痛中不便，肩项身热，破䐃脱肉，目匡陷，真脏见，目不见人，立死，其见人者，至其所不胜之时则死。**真脏脉见，少阳脉绝，两目精坏，目不见人，原气皆尽，故即立死。真脉虽见，目犹见人，得至土时而死也。**急虚身卒至，五脏绝闭，脉道不通，气不往来，辟于随溺，不可为期。**四时虚邪，名曰经虚。八风从其虚之乡来，令人暴病卒死，名急虚身。辟于随溺，辟，卑尺反，除也，谓不得随意溺也。如此，急虚之病亦有生者，故不可与为死期也。**其脉绝不来，若人一息五六至，其形肉不脱，真脏虽不见，犹死也。**中于急虚，其脉绝而不来，有来一息脉五六至，不待肉脱及真脏见，必当有死也。

　　真肝脉至，中外急，如循刀刃清清然，如按瑟弦，色青白不泽，毛折乃死。清，寒也。如以衣带盛绳，引带不引绳，即外急也；引绳不引带，即内急也；绳带俱引，即内外急也。今真肝脉见，中外皆急，如人以手犹摩刀刃，中外坚急，令人洒淅寒也。又如以手按瑟，弦急不调莢者，此无胃气，即真肝脉也。青为肝色，白为肺色，是肺乘肝也，故青不泽也。肺主于气，气为身本，身之气衰，即皮毛不荣，故毛折当死也。**真心脉至，坚而揣，如循薏苡累累然，其色赤黑不泽，毛折乃死**。薏，于极反。苡，义当苢，即小珠也。坚而揣者，譬人以手循摩薏苡之珠，累累然坚钩，无胃气之柔，即真心脉也。赤为心色，黑为肾色，是肾乘心也，故赤不泽也。**真肺脉至，大而虚，如毛羽中人肤然，其色赤白不泽，毛折乃死**。其真肺脉，如毛羽掷来，中人皮肤，大而浮虚者，毛无胃气，即真肺脉也。赤为心色，白为肺色，是心乘肺，故白不泽也。**真肾脉至，揣而绝，如循弹石辟辟然，其色黄黑不泽，毛折乃死**。揣，初委反，动也。其真肾脉至，如石弹指辟打指者，营无胃气，即真肾脉也。黄为脾色，黑为肾色，是脾乘肾，故黑不泽也。**真脾脉至，弱而乍疏乍数然，其色青黄不泽，毛折乃死**。真脾脉至，乍疏乍数也。疏，谓动稀也。数，谓速动。此无胃气，即真脾脉也。青为肝色，黄为脾色，是肝乘脾，故黄不泽也。**诸真脏见者，皆死不治**。脏脉独见，以无胃气，故死不疗也。

四时脉诊

凡治病，察其形气色泽，脉之盛衰，病之新故，乃治之，无后其时。形之肥瘦，气之大小，色之泽夭，脉之盛衰，病之新故，凡疗病者，以此五诊，诊病使当，为合其时。不当，为后其时也。**形气相得，谓之可治；**形瘦气大，形肥气小，为不相得；形肥气大，形瘦气小，为相得也。**色泽以浮，谓之易已；**其病人五色，浮轻润泽，其病易已。**脉顺四时，谓之可治；**四时王脉，皆有胃气，无他来克，故曰顺时。**脉弱以滑，是有胃气，命曰易治，趣之以时。**四时之脉皆柔弱滑者，谓之胃气，依此疗病，称曰合时也。**形气相失，谓之难治；色夭不泽，谓之难已；脉实以坚，谓之益甚；脉逆四时，谓之不治。必察四难而明告之，勿趣以时。**此之四诊，趣之为难，可明告病人，宜以变常设于疗法，不得依常趣之以时也。**所谓逆四时者，春得肺脉，夏得肾脉，秋得心脉，冬得脾脉，其至皆悬绝沉涩者，命曰逆四时，未有脏形，**四时皆得胜来克己之脉，己脉悬绝沉涩，失四时和脉，虽未有病脏之形，不可疗也。**春夏脉沉涩，秋冬而脉浮大，此脉反四时也。病热脉清静，**热病脉须热而躁也，今反寒而静。清，寒也。**泄而脉大，**人之泄利，脉须小细，今反洪大也。**脱血而脉实病在中，**人之脱血，脉须虚弱，今反强实，病在中也。而脉实坚病在外。**脱血脉实坚，病在外也。**而脉不实坚为难治，名曰逆四时。**脱血而脉不实不坚，难疗也。以上七诊，皆逆四时也。

黄帝问于岐伯曰：**脉其四时动，奈何知？病所在，奈何知？病之所变，奈何知？病乍在内，奈何知？病乍在外，奈何知？请问此六者，可得闻乎？**六，谓六问。此中唯有五问，当是脱一问也。**岐伯对曰：请言其与天转运。**量下答中，文当有六，故为六合也。人身合天，故请言人身与天合气转运之道也。**夫万物之外，六合之内，天地之变，阴阳之应，**万物各受一形，自万物一形之外，从于六合包裹之内，皆是天地为其父母，变化而生，故万物皆与天地之气应而合也。**彼春之暖，为夏之暑，**春夏者，阳气终始也。春之三月，阳气之始，气和日暖。夏之三月，阳盛暑热，乃是春暖增长为之也。**彼秋之急，为冬之怒，**秋冬者，阴气终始也。秋之三月，阴气之始，风高气劲，故名为急。冬之三月，阴气严烈，乃是秋凉增长为之也。**四变之动，脉与之上下。**暖、暑、急、怒，是天之运四气变动。

人之经脉，与彼四气上下变动亦不异也。春夏之脉，人迎大于寸口，故为上也；寸口小于人迎，故为下也。秋冬之脉，寸口大于人迎，故为上也；人迎小于寸口，故为下也。此乃盛衰为上下也，此答初问也。**以春应中规，夏应中矩**，春三月时，少阳之气用，万物始生未正，故曰应规也。夏三月时，太阳之气用，万物长正，故曰应矩也。**秋应中衡，冬应中权。**秋三月时，少阴之气用，万物长极，故曰应衡也。冬三月时，太阴之气用，万物归根，故曰应权也。**是故冬至四十五日，阳气微上，阴气微下；**冬至以后，阳气渐长，故曰微上；阴气渐降，故曰微下也。**夏至四十五日，阳气微下，阴气微上。**夏至已后，阴气渐长，故曰微上；阳气渐降，故曰微下也。**阴阳有时，与脉为期，期而相失，知脉所分，分之有期，故知死时。**阴阳以有四时，四时与脉为期，为期在于四时相得失处，即知四时之脉，分在四时之际，脉分四时有期，则死生之期可知。此答第二病所在也。**微妙在脉，亦不可不察，察之有纪，从阴阳始，**欲知人之死生者，无胜察之妙，察脉绳纪，必以阴阳为本也。**始之有经，从五行生，**阴阳本始，有十二经脉也。十二月经脉，从五行生也。**生之有度，四时为数，**五行生十二经脉，各有法度。脉从五行生，木生二经，是足厥阴、足少阳也；火生四经，手少阴、手太阳、手厥阴、手少阳也；土生二经，足太阴、足阳明也；金生二经，手太阴、手阳明也；水生二经，足少阴、足太阳也。此为五行生十二经脉。法度者，春有二经，夏有四经，季夏有二经，秋有二经，冬有二经，故十二经脉以四时为数也。**循数勿失，与天地如一，得一之诚，以知死生。**于寸关尺三部之中，循十二经之脉，得其弦、钩、浮、营，四时之气而不失错，与天地气宜然为一，如此即能了知死生之期也。**是故声合五音，色合五行，脉合阴阳。**人之音声，合于五音；人之形色，合于五行；人之脉气，合于阴阳。此答第三知，病之所变也。**是故阴盛则梦涉大水恐惧，阳盛则梦大火燔灼，阴阳俱盛则梦相杀毁伤；上盛则梦飞扬，下盛则梦堕坠；甚饱则梦予，甚饥则梦取；肝气甚则梦怒，肺气盛则梦哀；短虫多则梦众，长虫多则梦相击破伤。**凡梦有三种：人有吉凶，先见于梦，此为征梦也；思想情深，因之见梦，此为想梦也；因其所病，见之于梦，此为病梦也。此十一种梦，皆病梦也，并因阴阳气之盛衰、内有饥饱、肝肺气盛、长短虫多，以为梦也。此所以因伤致梦，即以梦为诊也。此为梦诊，可为四答问之脱也。**是故持脉有道，虚静为保。**持脉之道，虚心不念他事，凝神静虑，以为自保，方可得知脉之浮沉，气之内外也。**春日浮，如鱼之游在皮；夏日在肤，沉沉乎万物有余；**春时阳气初开，脉从骨髓流入经中，上至于皮，如鱼游水，未能周散。夏时阳气荣盛，脉从经溢入孙络肤肉之中，如水流溢，沉沉盛长，万物亦然，茂盛有余。此答第五，病在于外也。**秋日下肤，蛰虫将去；冬日在骨，蛰虫固密，君子居室。**秋日阳气从肤渐伏于内，故曰下肤。蛰虫趣暖入穴，故曰将去。是时阴气从内出在皮肤，腠理将开也。冬日阳气内伏，蛰虫闭户周密，君子去堂居室，人之脉气行骨，故持脉者深按得之。此答第六，病乍在内也。**故曰：知内者，按如纪之；知外者，终如始之。**秋冬脉气为阴在内，故按得纲纪；春夏脉气为阳在外，故趣得终始也。春夏之脉为秋冬脉终，即为阳之始也。**此六者，持脉之大法也。**以为诊脉大法。

　　春得秋脉，夏得冬脉，秋得春脉，冬得夏脉，阴出之阳，阳病善怒不治，是谓五邪，皆同命死不治。春得秋脉，夏得冬脉，皆贼邪来乘也。秋得春脉，冬得夏脉，虽是微邪来乘，以秋冬得之，阴出之阳交争者，不疗也。

人迎脉口诊

　　雷公问于黄帝曰：细子得之受业，通《九针》六十篇，旦暮勤服之，近者编绝，久者简垢，然尚讽诵弗置，未尽解于意矣。南方来者，九针之道有六十篇，其简之书，远年者编有断绝，其近年者简生尘垢，言其深妙，学久日勤，未能达其意也。《外揣》言浑束为一，未知其所谓也。揣，初委反，度也。浑，户昆反，合也。束，总要也。五脏六腑吉凶善恶，其气在内，循手太阴脉总合为一，见于寸口外部之中，可以手按度量，令人得知者，未通其意也。夫大则无外，小则无内，大小无极，高下无度，束之奈何？经脉之气，合天地之数，与道通洞，包裹六合，故大无外也。气贯毫微，则小无内也。然则无形不可以大小极，不可以高下测，欲以总为一者，殊不可知也。士之才力，或有厚薄，智虑褊浅，不能博大深奥，自强于学未若细子，细子恐其散于后世，绝于子孙也，敢问约之奈何？褊，鞭湎反。人之所学，未若细子，唯恐其至道绝于后代，无及子孙，敢问其要，传之不朽也。细子者，雷公自谦之辞也。黄帝答曰：善乎哉问也！此先师所禁坐私传之也，割臂歃血为盟也。子若欲得之，何不斋乎！雷公再拜而起曰：请闻命矣。于是乃斋宿三日而请曰：敢问今日正阳，细子愿以受盟。黄帝乃与俱入斋室，割臂歃血。黄帝祝曰：今日正阳，歃血传方，敢背此言者，必受其殃。雷公再拜曰：细子受之。黄帝乃左握其手，右授之书，曰：慎之慎之，上古贷季传至岐伯，岐伯授之黄帝，故贷季为先师也。非其人不可授道，故须禁之坐私传也。方，要道，以盟誓授人。吾为子言之。凡刺之理，经脉为始，吾方愈病，各为其要，圣人杂合行之，以针为轻小，能愈大疾，故先言之。人之十二经脉、奇经八脉、十五络脉经络于身，营卫阴阳气之经隧，生之夭寿，莫不由之，故为始也。**营其所行，知其度量，**刺之理者，必须经营循十二经诸络脉等所行之气，并知脉之长短度量也。**内次五脏，别其六腑，**从于脏腑，流出经脉行身外，故脏腑称内，知内之道，先次五脏内中之阴，次别六腑内中之阳也。**审察卫气，为百病母，调其虚实，乃止泻其血络，血络尽而不殆。**次知卫气为阳行外，受诸邪气以为百病，次欲知经络虚实，实者乃止而泻之，先泻大小血络，血邪尽已，得无危殆也。**雷公曰：此皆细子之所以通也，未知其所约也。黄帝曰：夫约方者，犹约囊也。囊满不约则输泄，方成弗约，则神弗与俱。**约，节量也。方，法也。方以诊气，囊以盛气，故得比之。囊满不为节约，必泄其气；诊法成已，不为节约，必泄神气。神气去矣，不与周运，故曰不俱也。**雷公曰：愿为下材者，勿满而约之。黄帝曰：未满而知约之，以为工，不可以为天下师焉。**摄生之道，材有上下。诊法成已，节约合理，得长生久视，材德之上，可为天下之师；诊法未能善成，故曰未满而能节而行，得为国师；是按脉而知病生所由，称之为工，材之下下也。**雷公曰：愿闻为工。**为工是持脉之道，故问也。

黄帝曰：寸口主中，按此《九卷》《素问》肺脏手太阴脉动于两手寸口中、两手尺中。夫言口者，通气者也。寸口通于手太阴气，故曰寸口。气行之处，亦曰气口。寸口、气口更无异也。中，谓五脏，脏为阴也。五脏之气，循手太阴脉见于寸口，故寸口脉主于中也。**人迎主外，**结喉两箱，足阳明脉迎受五脏六腑之气以养于人，故曰人迎。《下经》曰："人迎，胃脉也。"又云："任脉之侧动脉，足阳明，名曰人迎。"《明堂经》曰："颈之大动脉，动应于手，侠结喉，以候五脏之气。人迎胃脉，六腑之长，动在于外，候之知内，故曰主外。寸口居下，在于两手，以为阴也；人迎在上，居喉两傍，以为阳也。"《九卷·终始》篇曰："平人者不病也，不病者脉口人迎应四时也，应四时者上下相应，俱往俱来也。"脉口，谓是手太阴脉行气寸口，故寸口、脉口亦无异也。既上下俱往俱来，岂以二手为上下也？又《九卷·终始》篇云："人迎与太阴脉口俱盛四倍以上，命曰关格。"即知手太阴无人迎也。又《素问》第五卷云："胃管痈诊，岐伯曰：当得胃脉沉细，胃沉细者气逆，逆气者人迎甚盛，盛则热，人迎者胃脉也，逆盛则热聚于胃口而不行，故胃管为痈。"此《经》所言人迎、寸口之处数十有余，竟无左手寸口以为人迎，右手关上以为寸口，而旧来相承，与人诊脉，纵有小知，得之别注，人多以此致信，竟无依据，不可行也。**两者相应，俱往俱来，若引绳，小大齐等，**寸口、人迎两者，上下阴阳虽异，同为一气，出则二脉俱往，入则二脉俱来，是二人共引一绳，彼牵而去，其绳并去；此引而来，其绳并来。寸口人迎，因呼吸牵脉往来，其动是同，故曰齐等也。**春夏人迎微大，秋冬寸口微大，如是者名曰平人。**譬彼引绳之动，大小齐等，细寻其动，非无小异，故此牵，此动之端为大，彼端微小；彼牵，彼动之端为大，此端微小。脉亦如之，上下虽一，因呼吸而动，以春夏之阳，秋冬之阴，故微有大小。春夏阳气盛实，故脉顺之，微大为平；秋冬阴气盛实，故脉顺之，微大为平。平者，气和无病者也。

　　人迎大一倍于寸口，病在少阳；人迎二倍，病在太阳；人迎三倍，病在阳明。计春夏人迎大于寸口少半已去，少阳即已有病，其病犹微，故未言之。成倍方言，以病成可名，故曰病在少阳，言一倍等。按不病之人，寸口、人迎脉动大小一种，春夏之时，人迎之动微大寸口，以为平好。人迎之脉渐大小半、大半，至于一倍，即知少阳有病。少阳盛气未大，故得过阴一倍，名曰少阳之病，致使人迎之脉一倍大于寸口。少阳病气渐盛，过于阴气二倍，名曰太阳之病，则人迎之脉二倍大于寸口。太阳病气渐盛，过于阴气三倍，名曰阳明之病，则人迎之脉三倍大于寸口也。**盛则为热**，阳气内盛为热，故人迎脉盛也。**虚则为寒**，阳气内虚，阴乘为寒，故人迎脉虚也。**紧则为痛痹**，其气动紧似急也。此肌肉之间有寒湿气，故为痛痹也。**代则乍甚乍间**。代，止也。脉绝不来，故曰代也。代者，邪气客于血络之中，随饮食而变，故病乍甚乍间。**盛则泻之**，人迎一盛者泻于少阳，二盛泻于太阳，三盛泻于阳明也。**虚则补之**，人迎虚者，人迎小于寸口也。小于寸口一倍补于少阳，二倍补于太阳，三倍补于阳明也。**紧痛则取之分肉**，分肉之间，寒湿气居。**代则取血络且饮药**，邪在血络，致令脉代，可刺去邪血，饮汤实之。**陷下则灸之**，谓其诸脉血气不满，陷下不见，是中寒，故须灸之。**不盛不虚，以经取之，名曰经刺**。不盛不虚，正经自病也。假令心痛，中风得之，肝来乘心，从后而来，名为虚邪。饮食劳倦，脾来乘心，从前来者，名为实邪。伤寒得之，肺来乘心，从所不胜来者，名曰微邪。中湿得之，肾来乘心，从所胜来，名曰贼邪。以上四病，皆是他邪为之，须视心之虚实，补泻他经。伤暑得病，起于自脏，以为正邪，宜疗自经，故曰以经取之，名曰经刺也。**人迎四倍者，且大且数，名曰外格，死不治**。人迎三倍，各病一阳，至四倍，其阳独盛，外拒于阴，阴气不行，故曰格阳。格，拒也。阳气独盛，故大而且数。以无阴气，独盛必衰，故死不疗。**必审按其本末，察其寒热，以验其脏腑之病**。必须审按人迎寸口，内外本末，察其脉中寒暑，然后验知脏腑中之病也。

　　寸口大于人迎一倍，病在厥阴；寸口二倍，病在少阴；寸口三倍，病在太阴。秋冬寸口大于人迎少半已去，厥阴即已有病，其病犹微，故未言之。以病成可名，故曰病在厥阴，言一倍等。按不病人，寸口、人迎脉动大小一种，秋冬之时，寸口之动微大人迎，以为平好。寸口之脉至于一倍，即知厥阴有病。厥阴之气衰少，故得过阳一倍，名曰厥阴之病，致使寸口之脉一倍大于人迎。阴气虽少，仍过阳气二倍，名曰少阴之病，则寸口之脉二倍大于人迎。太阴最大，过于阳气三倍，名曰太阴之病，则寸口之脉三倍大于人迎也。**盛则胀满，寒中，食不化，**寸口阴气大于人迎三倍，病在太阴，太阴之病自有虚实，是以寸口阴盛，则腹中寒气胀满，有寒中食不化也。**虚则热中、出糜、少气、溺色变，**阴虚阳气来乘，肠胃中热，故大便出强如黄糜。少阴气虚，故少气溺色黄也。**紧则为痹，**风寒湿气，留于分肉间为痹，故令寸口脉紧实也。**代则乍痛乍止。**寸口脉动而中止不还曰代。邪客分肉，致令卫气之行乍行乍止，故令其痛乍有乍止也。**盛则泻之，虚则补之，**下言疗方，盛泻之法，准人迎可知也。**紧则先刺而后灸之，**紧有痹痛，先以痛为输荥，针刺已，然后于其刺处灸之。**代则取血络而泄之，**代则乍痛乍止，故刺去邪血之络也。**陷下则徒灸之。陷下者，脉血结于中，中有著血，血寒故宜灸之。**徒，空也。诸脉陷下不见，是脉中寒，血结聚，宜空灸之，不假先刺也。**不盛不虚，以经取之。**准人迎可知也。**寸口四倍，名曰内关。内关者，且大且数，死不治。**阴气三倍大于阳气，病在三阴。至于四倍，阴气独盛，内皆闭塞，阳不得入，故为内关。关，闭也。寸口大而又数，即阴气将绝，故死不疗也。**必察其本末之寒温，以验其脏腑之病，**必察寸口人迎大小终始寒温，则知内外脏腑之病也。**通其荥输，乃可传于大数。大数曰盛则徒泻，虚则徒补，**候知五脏六腑病之所在，先须针药通其荥输，然后传于灸刺大数，谓空补泻之数也。**紧则灸刺且饮药，**脉之紧者，三疗俱行。紧，谓动而中止。小数中有还者，曰结也。**陷下则徒灸之，**准前人迎。**不盛不虚，以经取之。所**

谓经治者，饮药，亦曰灸刺。不盛不虚，经疗之法，亦三疗俱行之。**脉急则引，引，挽也**。寸口脉急，可以针导引令和也。**脉代以弱则欲安静，无劳用力也**。脉衰代绝，至复微弱，不欲烦动者，宜安静恬逸，不得自劳也。

　　雷公曰：病之益甚与其方衰何如？ 问其切脉知病衰甚。**黄帝曰：外内皆在焉**。外腑内脏，并有甚衰，故曰皆在。**切其脉口，滑小紧以沉者，其病益甚，在中**；脉口，阴位也。滑为阳也。小、紧、沉者，皆为阴也。按于脉口，得一阳三阴，则阴乘阳，故病益甚。病在五脏，故曰在中也。**人迎气大紧以浮者，其病益甚，在外**。人迎，阳位也。紧为阴也。大、浮，阳也。二阳一阴，则阳乘阴，故病益甚。病在六腑，故曰在外也。**其脉口滑而浮者，病日损**；滑、浮皆阳，在于阴位而得二阳，其气以和，故病日日瘳损。**人迎沉而滑者，病日损**；一阴一阳在于阳位，其气易和，故病损。**其脉口滑以沉者，其病日进，在内**；一阴一阳在于阴位，故病日渐进，在五脏。**其人迎脉滑盛以浮者，其病日进，在外**。滑、盛、浮等，俱为阳也。又其在阳位，名曰大过，病增，在于六腑也。**脉之浮沉及人迎与寸口气小大等者，其病难已**。诸有候脉浮沉及人迎、寸口中气大小齐等者，是阴阳不得相倾，故病难已也。**病之在脏，沉而大者，易已，小为逆**；人迎、寸口之中候之，知病在于内五脏中，其脉且沉且大，是为阴阳气和，虽病易已；其脉沉而小者，纯阴，故逆而难已也。**病之在腑，浮而大者，病易已**。候之知病在外六腑中，其脉浮而且大，得其时易已。**人迎盛紧者，伤于寒**；人迎盛为阳也，紧则为阴也，谓冬因寒气入膝，名曰伤寒，春为温病也。**脉口盛紧者，伤于食饮**。盛为阴也。脉口盛而紧者，是因饥多食，伤脏为病也。

　　一日一夜五十营，以营五脏之精，不应数者，名曰狂生。所

谓五十营者，五脏皆受气也。营气一日一夜，周身五十营于身者也，经营五脏精气，以奉生身。若其不至五十营者，五脏无精，虽生不久，故曰狂生。**持其脉口，数其至也，五十动而不一代者，五脏皆受气矣**；脉口，寸口，亦曰气口。五十动者，肾脏第一，肝脏第二，脾脏第三，心脏第四，肺脏第五，五脏各为十动，故曰从脉十动，以下次第至肾，满五十动，即五脏皆受于气也。持脉数法，先持不病人之脉口以取定数，然后按于病人脉口，勘知病人脉数多少，谓从平旦，阴气未散，阳气未行，按于脉口，以取定数也。**四十动而一代者，一脏无气矣**；其脉得四十动已，至四十一动已去，有一代者，即五十数少，故第一肾脏无气也。**三十动而一代者，二脏无气矣**；其脉得三十动已，至三十一动已去，有一代者，即四十数少，故第二肝脏无气。**二十动而一代者，三脏无气矣**；其脉得二十动已，至二十一动已去，有一代者，即三十数少，故第三脾脏无气。**十动而一代者，四脏无气矣**；其脉得十动已，至十一动已去，有一代者，即二十数少，故第四心脏无气。**不满十动而一代者，五脏无气矣**，其脉不满十数，有一代者，即十数少，故第五肺脏无气。**予之短期**。肺主五脏之气，肺气既无，所以五脏气皆不至，故与之短期也。**要在终始，所谓五十动而不一代者，以为常也**，五十动而不一代者，盖是五脏终始，常道之要也。**以知五脏之期也。予之短期者，乍数乍疏也**。与短期者，谓五脏脉乍疏乍数，不合五十之数，故可与之死期也。

　黄帝曰：**气口何以独为五脏主气**？谓九候各候五脏之气，何因气口独主五脏六腑十二经脉等气也。**岐伯曰：胃者，水谷之海也，六腑之大也。五味入口，藏于胃以养五气，气口亦太阴也。是以五脏六腑之气味，皆出于胃，变见于气口**。胃为水谷之海，六腑之长，出五味以养脏腑。血气、卫气行手太阴脉至于气口，五脏六腑善恶，皆是卫气所将而来，会手太阴，见于气口，故曰变见也。**故五脏气入于鼻，藏于心肺，心肺有病，而鼻为之不利也。**谷入于胃，以养五脏，上熏入鼻，藏于心肺，鼻中出入，鼻为肺官，故心肺有病，鼻气不利也。**故曰：凡治病者，必察其上下，适其脉候，观其志意，与其病能。乃拘于鬼神者，不可与言至治。**疗病之要，必须上察人迎，下诊寸口，适于脉候。又观志意有无，无志意者，不可为巫。及说疗疾，复观其人病态，能可疗以不。若人风寒暑湿为病，乃情系鬼神，斯亦不可与言也。**恶于镵石者，不可与言至巧。治病不许治者，病不必治也，治之无功矣。**镵，仕监反，铍也。其病非针石不为而恶之者，纵歧、黄无所施其功。其病可疗而不许疗者，纵仓、扁不可为其功也。

　　凡刺之道，毕于终始，明知终始，五脏为纪，阴阳定矣。凡刺之道，其要须穷阴阳气之终始。人之阴阳气终始者，必本五脏以为纲纪，以五脏藏神居身，故为阴阳气之纲纪，即阴阳定矣。**阴者主脏，阳者主腑，**阴气主于五脏，在内；阳气主于六腑，在外也。**阳受气于四末，阴受气于五脏。**清阳实于四肢，浊阴者走于六腑，故阳受气于四末也。清阴起于五脏，浊阳者营于四肢，故阴受气于五脏也。**故泻者迎之，补者随之，知迎知随，气可令和。**和气之方，必通阴阳，故补泻之道，阴阳之气，实而来者，迎而泻之，虚而去者，随而补之，人能知此随、迎、补、泻之要，则阴阳气和，有疾可愈也。**五脏为阴，六腑为阳，传之后代，以血为盟，敬之者昌，慢之者亡，无道行私，必得夭殃。**敬其传方，令守道去私也。**谨奉天道，请言终始。**言其奉诚，因请五脏终始之纪也。**终始者，经脉为纪，持其脉口人迎，以知阴阳有余不足、平与不平，天道毕矣。**五脏终始纪者，谓经脉也。欲知经脉为终始者，可持脉口、人迎动脉，则知十二经脉终始阴阳之气有余不足也。**所谓平人者不病，不病者，脉口人迎应四时也，**春夏人迎微大寸口，秋冬寸口微大人迎，即应四时也。**上下相应而俱往俱来也，**人迎在结喉两傍，故为上也。寸口在两手关上，故为下也。上下虽别，皆因呼吸而动，故俱往来也。"往"谓阳出，"来"谓阴入也，往来虽别异，同时而动，故曰俱也。**六经之脉不结动也，**阴阳之脉俱往来者，即三阴三阳经脉动而不结。**本末之寒温相守司也，**春夏是阳用事，时温，人迎为本也。秋冬是阴用事，时寒，脉口为本也。其二脉不来相乘，复共保守其位，故曰相守司也。**形肉血气必相称也，是谓平人。**形，谓骨肉色状者也。肉，谓肌肤及血气□者也。衰劳减等□□好即为相称也。如前五种皆为善者，为平人。

少气者，脉口、人迎俱少而不称尺寸也，如是则阴阳俱不足。脉口，寸口也。寸部有九分之动，尺部有一寸之动。今秋冬寸口反小于人迎，即脉口不称尺寸也。春夏人迎反小于寸口，即人迎不称尺寸也。如此勘检，则知脏腑阴阳二气俱少也。**补阳则阴竭，泻阴则阳脱。如是者可将以甘药，不愈，可饮以至剂。**夫阳实阴虚，可泻阳补阴；阴实阳虚，可泻阴补阳。今阴阳俱虚，补阳，其阴益以竭；泻阴之虚，阳无所依，故阳脱。所以不可得于针石，可以甘善汤液将扶补之，若不已，可至于剂也。**如此者弗灸不已，因而泻之，则五脏气坏矣。**如此二皆是虚，可以汤液补者，日渐方愈，故曰不久不已。若不如此，即用针泻，必坏五脏之气也。为"不灸"于义不顺，"灸"当为"久"也。

人迎一盛，病在足少阳，一盛而躁，在手少阳；病在足少阳。足少阳病，大于足厥阴一倍，故人迎盛于寸口一倍。一盛而躁，病在于手少阳经也。**人迎二盛，病在足太阳，二盛而躁，在手太**

阳；躁，手道反，扰也。阳气渐大，在足太阳。足太阳病，大于足少阴二倍，故人迎盛于寸口二倍也。**人迎三盛，病在足阳明，三盛而躁，在手阳明；**阳气更盛，在足阳明。足阳明病，大于足太阴三倍，故人迎盛于寸口三倍也。**人迎四盛，且大且数者，名曰溢阳，溢阳为外格。**人迎盛至四倍，大而动数，阳气盈溢在外，格拒阴气不得出外，故曰外格也。**脉口一盛，病在足厥阴，一盛而躁，在手心主；**足厥阴盛病大于足少阳一倍，故脉口盛于人迎一倍也。**脉口二盛，病在足少阴，二盛而躁，在手少阴；**足少阴盛病大于足太阳二倍，故脉口盛于人迎二倍也。**脉口三盛，病在足太阴，三盛而躁，在手太阴；**足太阴盛病大于足阳明三倍，故脉口盛于人迎三倍也。**脉口四盛，且大且数者，命曰溢阴，为内关，内关不通，死不治。**阴气四盛于阳，脉口大而且数，阴气盈溢在内，关闭阳气不得复入，名曰内关，不可疗也。**人迎与太阴脉口俱盛四倍以上者，命曰关格，关格者与之短期。**脉口，寸口也。阳盛四倍，格而不关；阴盛四倍，关而不格。皆与死期。脉口、人迎俱四倍已上，称曰关格，死之将近，故与短期。此云人迎与太阴脉口，即知手太阴脉无人迎也。**人迎一盛，泻足少阳而补足厥阴，**人迎一倍大于脉口，即知少阳一倍大于厥阴，故足少阳一倍大于厥阴，泻足少阳，补足厥阴，余皆准此也。**二泻一补，**其补泻法，阳盛阴虚，二泻于阳，一补于阴。阴盛阳虚，一泻于阴，二补于阳。然则阳盛得二泻，阳虚得二补；阴盛得一泻，阴虚得一补。疗阳得多，疗阴得少者何也？阴气迟缓，故补泻在渐；阳气疾急，故补泻在顷，倍于疗阴也。余仿此也。**日一取之，**一取，一度补泻也。足太阳盛，足少阴虚；足少阴盛，足太阳虚。此二经者气血最少，故二日一补泻也。足少阳盛，足厥阴虚；足厥阴盛，足少阳虚。此二经者血气次多，故日一补泻也。足阳明盛，足太阴虚；足太阴盛，足阳明虚。此二经者血气最富，故曰二补泻，以为例准。厥阴血气最少，少阴次多，太阴最多。此中少阴二日一取，厥阴一日一取，太阴一日二取，或《经》错耳。**必切而验之，**必须切诊人迎、脉口，以取验也。**躁取之上，**人迎躁而上行，皆在手脉，故曰取上。取者，取于此经所发穴也。**气和乃止。**泻实补虚，令阴阳气和乃止，亦为例也。**人迎二盛，泻足太阳而补足少阴，二泻一补，二日一取之，必切而验之，躁取之上，气和乃止。人迎三盛，泻足阳明而补足太阴，二泻一补，日二取之，必切而验之，躁取之上，气和乃止。脉口一盛，泻足厥阴而补足少阳，二补一泻，日一取之，必切而验之，躁取之上，气和乃止。脉口二盛，泻足少阴而补足太阳，二补一泻，二日一取之，必切而验之，躁取之上，气和乃止。脉口三盛，泻足太阴而补足阳明，二补一泻，日二取之，必切而验之，躁取之上，气和乃止。所以日二取之者，太阴主胃，大富于谷气，故曰二取。**释此二经，多取所由也。**人迎、脉口俱盛三倍以上，命曰阴阳俱溢，如是者不开，则血脉闭塞，气无所行，流淫于中，五脏内伤。如此者，因而灸之，则变易而为他疾矣。**人迎、脉口俱三倍已上，未至四倍，阴阳俱有溺溢，当尔之时，必须以针开泻通之；若不开者，气无所行；淫溢反流，内伤五脏，不可灸也。

凡刺之道，气调而止，补阴泻阳，夫泻阴为易，补阴为难；补阳为易，泻阳为难。刺法补阴泻阳，二气和者，即可住止也。**音气并彰，耳目聪明，反此者，血气不行身中。**阴阳和者，言音清朗，吐纳和畅，故曰并彰。七窍开通，所以耳目聪明；反此为逆，故血气不行也。**所谓气至而有效者，**针入肤内，转而待气，气至行补泻而得验者，谓有效也。**泻则益虚，虚者脉大如其故而不坚也，坚如其故者，适虽言快，病未去也。**以其有实，所以须泻。泻者，益虚损实。

其实损者，其脉大如故而脉中不坚，即为损实也。若泻已，脉大如故，脉中仍坚者，去针适虽以损称快，病未除也。**补则益实，实者脉大如其故而益坚也，大如其故而不坚者，适虽言快，病未去也。**以其有虚，所以须补。补者，补虚益实者也。其得实者，脉大如故而脉中坚，即为得实。若补已脉大如故，脉不中坚，去针适虽快，病未愈也。**故补则实，泻则虚，痛虽不随针，病必衰去。**故补则补虚令实，泻则泻实令虚。补泻未尽，其工去针，适虽言差，病未除也；若补泻穷理，其痛虽不随针去，病必衰去也。**必先通十二经脉之所生病，而后可得传于终始矣。**十二经病所由通之者，知诸邪气得之初始，亦知万病所差之终，是以可得传于终始，贻诸后代也。**故阴阳不相移，虚实不相倾，取之其经。**是故，学者须知阴阳虚实不相倾移者，可取十二经脉行补泻也。

黄帝问于岐伯曰：人病胃管痈者，诊当何如？岐伯曰：诊此者当得胃脉，其脉当沉细，沉细者气逆，气逆者人迎甚盛，盛则热。人迎者胃脉也，逆而盛，则热聚于胃口而不行，故胃管为痈。黄帝曰：善。胃管痈者，胃口有热，胃管生痈也。得胃脉者，寸口脉也。寸口者，脉之大会手太阴之动也，故五脏六腑十二经脉之所终始也。平人手之寸口之中，胃脉合浮与大也。今于寸口之中，诊得沉细之脉，即知胃有伤寒逆气，故寸口之脉沉细，上之人迎洪盛者也，盛则胃管热也。上人迎者，在喉两边，是足阳明胃脉者也。胃气逆者，则手之寸口沉细，喉边人迎盛大，故知热聚胃口不行为痈。纡恭反，肿也。

安卧，小便黄赤，脉小而涩者，不嗜食。安卧，小便黄赤，脉小涩，脾病，故不嗜食也。**人病，其寸口之脉与人迎之脉，大小及其浮沉等者，病难已也。**寸口，即脉口也。人病，寸口之脉秋浮冬

沉，人迎之脉春小夏大，纵病易已。四时大小浮沉皆同，即四时脉乱，
故难已也。

　　　　　　　　仁安二年六月二十日以同本书写之

　　　　　　　　　　　　　移点校合了　丹波赖基

本云

久寿二年十月四日以家本移点比校了　宪基

卷第十五 诊候之二

通直郎守太子文学臣杨上善奉敕撰注

色脉诊

黄帝问于岐伯曰：余欲临病人，观死生，决嫌疑，欲知其要，如日月之光，可得闻乎？闻决死生之要也。岐伯曰：色脉者，上帝之所贵也，先师之所传也。上古之时，使贷季理色脉而通神明，合之金木水火土、四时、阴阳、八风、六合，不离其常，变化相移，以观其妙，以知其要。上帝，上古帝王者也。贷季，上古真人者也。上帝使贷季调理人之色脉，令通神明，外合五行、四时、阴阳、八风、六合等物变化常道，深观常道物理之妙，能知深妙色脉之用也。欲知其要，则色脉是矣。安知未病之要，无如色脉，故为要也。色以应日，脉以应月，帝求其要，则其要已。形色外见为阳，故应日也。脉血内见为阴，故应月也。日应三百六十日也，月应十二月也，故知色脉以为要也。夫色脉之变化，以应四时之胜，此上帝之所贵，以合于神明也，所以远死而近生也，四时和气为胜，上代帝王，贵为帝道，用合神明，以宝于生，所以远死，长生久视也。上道以长，命曰圣王。上帝理色脉，通神明，合于常道，长生久视者，称曰圣王也。中古之治病，病至而治之汤液，十日以去八风五痹之病。未病之病至已，方服汤液，以其病微，故十日病除也。十日

不已，治以草荄，草荄之枝，本末为眇，标本已得，邪气乃服。 荄，古来反，草根茎也。眇，亡绍反。药草根茎，疗病之要也。服汤液十日不已，可服药草根茎枝叶，丸散醪醴，又得病本药末，故邪气皆伏也。**暮代之治病也则不然，治不本四时，不知日月，不审逆顺，病形已成，乃欲微针治其外，汤液治其内，** 前云上古、中古，黄帝之时即以为暮代。下黄帝曰上古、中古、当今之时，即其信也。疗病者，疗已病之病也。暮代疗病，与古不同，凡有五别：一则工不知根寻四时之疗，二则不知色脉法于日月之异，三则不审病之逆顺，四则不知病成未成，五则不知所行疗方。故欲以微针汤液，去其已成之病也。**粗工凶，以为可，病复起，未已新。** 以微针小液，攻已成之病，更加他病，不工而勇于事，故曰凶也。**黄帝曰：愿闻要道。岐伯曰：治之要极，无失脉色，用之不惑，治之大则。逆顺倒行，标本不得，亡神失国。去故就新，乃得真人。** 言失知色脉，不知损益也。**黄帝曰：余闻其要于夫子，夫子言不离脉色，脉色此余之所知也。岐伯曰：治之极于一。黄帝曰：何谓一？岐伯曰：一者因得之。黄帝曰：奈何？岐伯曰：闭户塞牖，系之病者，数问其情，以顺其意，得神者昌，失神者亡。黄帝曰：善。** 一，得神也。得神，谓问病得其意也。得其意者，加之针药，去死得生，故曰昌也。

　　黄帝曰：余闻揆度奇恒，所指不同，用之奈何？岐伯曰：揆度者，度病之浅深也。 奇恒者，言奇恒病。切求其病，得其处，知其浅深，故曰揆度也。奇者，有病不得以四时死，故曰奇也。恒者，有病以四时死，不失其常，故曰恒也。**请言道之至数，五色脉变，揆度奇恒，道在于一，神转不回，回则不转，乃失其机。** 数，理也。请言道其至理。其至理者，五色五脉之变，揆度奇恒之机，道在其一，谓之神转。神转者，神清鉴动之谓也。若鉴而不动，则不通物变，故失机。**至数之要，迫近以微，著之玉板，命曰合生机。**神动物之理者，近于万物机微之妙，故书玉板，命曰合于养生之机也。**客色见上下左右，各在其要。**人之五时正王色上，相乘色见，名曰客色。客色见面上下左右，各当正色所，乘要处者有病也。**其色见浅者，汤液主治，十日已；其见深者，必齐主治，二十一日已；其见大深者，醪酒主治，百曰已；其色夭面兑，不为治。**五色各有二种：一者生色，赤如鸡冠；二者死色，赤如衃血。其赤色轻浅，不如鸡冠，此有病也，其病最轻，故以汤液，十日得已。赤色复深，不如鸡冠，其病次轻，故以汤液，二十一日方已。赤色大深，不如鸡冠，其病将重，故以药醪，百日方瘥。赤色如衃血，其病必死，面兑亦死，皆不可疗也。兑，尖小，谓面瘦无肉也。**百日尽已，然脉短气绝死，病温最甚死。**色大深者，疗经百日，然脉短气来绝者，亦死。病温脉短气绝，亦死也。**色见上下左右，各在其要，上为逆，下为顺。女子右为逆，左为顺；男子左为逆，右为顺。**要，色见生病之处，谓是色部上下左右也。上者部上，下者部下，左者部左，右者部右。凡相克之色见者，见部上为逆，部下为顺。见女子部右当要，故为逆也；见女子部左非其要，故为顺也。见男子部左要处，故为逆也；见男子部右非其要处，故为顺也。**易，重阳死，重阴死。阴阳反他，治在权衡相夺，奇恒事也；阴阳反他，揆度事也。**阴盛反阳为病，阳盛反阴为病，还用阴阳，权衡虚实，补泻相夺，此为奇恒事也。直知阴阳反他，此为揆度事也。**抟脉痹辟，寒热之交。**脉动之时，二脉相抟附而动，不能相去者，此为痹辟之病，是寒热之气相交抟。**脉孤为消，**阴阳之脉各独见为孤，如足少阳脉气独见，无厥阴者，病为消瘅也。**虚为泄，为夺血。**病泄利夺血者，其脉虚也。**孤为逆，虚为顺。**阴阳各独见，其时盛者为逆；独见虚者，气易和，故为顺也。**行奇恒**

之法，以太阴为始，行所不胜曰逆，逆则死；行所胜曰顺，顺则活。太阴，肺手太阴脉，主气者也。欲行补泻权衡相夺之法，以太阴五行之气以为始也。行五行气于不胜，被他乘克，故为逆死也；行于所胜，能克于他，故为顺也。假令为肝病，以金疗之，即行所不胜也；以土疗之，即行所胜也。八风四时之胜，终而复始，八风克胜，四时代胜，平为终始也。逆行一过，不复数，诊要毕矣。八风四时，顺行所胜也。若逆行一胜，为一过也。再过为死，故不数也。假令肝病，肺气来乘为一过，再过即死也，故不至于数也。此为诊要理极，故为毕也。

诊病之始，五决为纪，欲得其始，先建其母。所谓五决者，五脉也。诊五脏之脉，以知其病，故为其母。母，本也。是以头痛癫疾，下虚上实，过在少阴、巨阳，甚则入肾。肾脉足少阴为里，脏也；膀胱脉足太阳为表，腑也。少阴在舌本以下，故为下也；太阳在头，故为上也。少阴虚，太阳实，故为头痛癫疾也。此之二脉盛则入藏也。徇蒙招尤，目瞑耳聋，下实上虚，过在少阳、厥阴，甚则入肝。徇蒙，谓眩冒也。招尤，谓目招摇，头动战尤也。尤，音宥。过者，少阳脉虚，厥阴脉实也。腹满䐜胀，支膈胠，下厥上冒，过在足太阴、阳明。脾脏胃腑二经病也。咳嗽上气，厥在胸中，过在手阳明、太阴。肺脏大肠腑二经病。心烦头痛，病在膈中，过在手巨阳、少阴。手太阳上头，故头痛也。心脏、小肠腑二经病也。后之三脉皆有入脏，略而不言也。夫脉之小大滑涩浮沉，可以指别也；寸口六脉之形，指下得之，故曰指别。五脏之象，可以类推；皮、肉、筋、脉、骨等，五脏外形，故为象也。五脉为五象之类，推脉可以知也。上医相音，可以意识；五色微诊，可以目察；能合脉色，可以万全。耳听五音，目察五色，以合于脉，用此三种候人病者，所为皆当，故得万全也。**赤脉之至也，喘而坚，诊之有积气在中，时害于食，名曰心痹**，心脉手少阴属火色赤，故曰赤脉。赤脉，夏脉。夏脉如钩，其气来盛去衰，以为平好。今动如人喘又坚，故有积气在胸中，满闷妨食，名曰心痹。积者阴气，聚者阳气；积者五脏所生，聚者六腑所成；积者其始有常处，聚者发无根本，无所留止也。**得之外疾思虑而心虚，故邪从之**。得之急疾，思虑外事，劳伤心虚，邪气因袭，不从内传，以为痹也。**白脉之至也，喘而浮，上虚下实，惊，有积气在胸中，喘而虚，名曰肺痹，寒热**，肺脉手太阴属金也，色白，故曰白脉。白脉，秋脉。秋脉如浮，其气来轻虚以浮，来急去散，以为平好。今虽得浮，然动如人喘，即知肺气并心，心实故惊，肺虚故有积气在于胸中，出气多嘘，名曰肺痹。亦以肺虚，故病寒热也。**得之醉而使内**。以因酒醉力意入房，喘呼伤肺之所致也。**黄脉之至也，大而虚，有积气在腹中，有厥气，名曰厥疝，女子同法**，脾脉足太阴属土色黄，故曰黄脉。黄脉好者，代而不见；恶者，见时脉大而虚，即知积气在于腹中，腹中厥气，名曰厥疝，男女同病。**得之疾使四肢汗出当风**；脾主四肢，急役用力，四肢汗出，受风所致。**青脉之至也，长而左右弹，有积气在心下支肤，名曰肝痹**，肝脉足厥阴属木色青，故曰青脉。青脉，春脉。春脉如弦，气来濡弱，软虚而滑，端直以长，以为平好。今青脉至，长而左右弹，即知有积气在心下，支肤而妨，名曰肝痹。**得之寒湿，与疝同法，腰痛足清头痛**；得之因于寒湿，足冷而上，以成其病，与疝病同。足厥阴脉从足循少腹上头，故腰足头痛。**黑脉之至也，上坚而大，有积气在腹中与阴，名曰肾痹**，肾脉足少阴属水色黑，故曰黑脉。黑脉，冬脉。冬脉如营，其气来沉而抟，以为平好。今黑脉至，上坚而大，即知有积气在腹中及阴中，名曰肾痹。**得之沐浴清水而卧**。得之因以冷水沐发及洗浴而卧也。**凡相五色之奇脉，面黄目青，面黄目赤，面黄目白，面黄目黑者，皆不死**。相前五色异脉，先相于面五色者也，面得黄色，目之四色见于面者，以土为本，故皆生也。**面青目赤，肝病心乘，名曰实邪。面赤目白，心病肺乘，名曰微邪。面青目黑，肝病肾乘，名曰虚邪。面黑目白，肾病肺乘，亦曰虚邪。面赤目青者，心病肝乘，名曰虚邪。皆死**。此之五色，皆为他克，不得其时，不疗皆死。但色难知，且依一义如此也。

色脉尺诊

黄帝曰：邪之中人，其病形何如？岐伯答曰：**虚邪之中身也，洫洝动形。正邪之中人也微，先见于色，不知于身，若有若无，若亡若存，有形无形，莫知其情。黄帝曰：善**。虚邪，谓八虚邪风也。正邪，谓四时风也。四时之风，生养万物，故为正也。八虚之风，从虚乡来，伤损于物，故曰虚风。虚正□风，性非谷气，因腠理开辄入，故曰邪风。虚邪中人，入腠理，如水逆流于洫，毛立动形，故为人病。正邪中人，微而难识，先见不觉于身，故轻而易去也。

黄帝问岐伯曰：**余闻之，见其色，知其病，命曰明；按其脉，知其病，命曰神；问其病而知其处，命曰工。余愿闻，见而知之，按而得之，问而极之，为之奈何**？察色之明，按脉之神，审问之工，为诊之要，故并请之。岐伯答曰：**夫色脉与尺之相应也，如桴鼓影响之相应也，不得相失也**，桴，伏留反，击鼓槌也。答中色、脉及尺，以为三种，不言问也。色，谓面色。脉，谓寸口。尺，谓尺中也。五脏六腑善恶之气，见于色部、寸口、尺中，三候相应，如槌鼓、形影、声响，不相失也。如肝色面青，寸口脉弦，尺肤有异，内外不相失也。**此亦本末根叶之出候也，故根死则叶枯矣。**此则尺地以为根茎，色脉以为枝叶，故根死枝叶枯变。**色脉形肉不得相失也，**形肉，即是尺之皮肤。色、脉、尺肤三种不相失也。**故知一则为工，知二则为神，知三则神且明矣。**故但知问极一者，唯可为工；知问及脉二者，为神；知问及脉，并能察色，称曰神明也。**黄帝问曰：愿卒闻之。岐伯答曰：色青者其脉弦，**青为肝色，弦为肝脉，故青、弦为肝表也。问色、脉、尺三种之异，今但答色、脉，不言尺者，以尺变同脉故也。**色赤者其脉钩，**赤为心色，钩为心脉，赤、钩为心表也。**色黄者其脉代，**黄为脾色，代为脾脉，黄、代为脾表也。**色白者其脉毛，**白为肺色，毛为肺脉，白、毛为肺表也。**色黑者其脉石。**黑为肾色，石为肾脉，黑、石为肾表也。石，一曰"坚"，坚亦石也。**见其色而不得其脉，反得其相胜之脉，则死矣；**假令肝病得见青色，其脉当弦，反得毛脉，是肺来乘肝，被克故死。余脏准此也。**得其相生之脉，则病已矣。**假令肝病见青色，虽不见弦而得石脉，石为肾脉，是水生木，是得相生之脉，故病已也。**黄帝问岐伯曰：五脏之所生，变化之病形何如？岐伯答曰：必先定其五色五脉之应，其病乃可别也。**欲知五脏所生变化之病，先定面之五色、寸口五脉，即病可知矣。**黄帝问曰：色脉已定，别之奈何？岐伯答曰：调其脉之缓急、小大、滑涩，而病变定矣。**虽得本脏之脉，而一脉便有六变，观其六变，则病形可知矣。**黄帝问曰：调之奈何？岐伯答曰：脉急者，尺之皮肤亦急；**脉急者，寸口脉急也。尺之皮肤者，从尺泽至关，此为尺分也；尺分之中，关后一寸动脉，以为诊候尺脉之部也；一寸以后至尺泽，称曰尺之皮肤。尺皮肤下，手太阴脉气从脏来至指端，从指端还入于脏，故尺下皮肤与尺寸脉六变同也。皮肤者，以手扪循尺皮肤，急与寸口脉同。**脉缓者，尺之皮肤亦缓；**寸口脉缓，以手扪循尺皮肤缓也。**脉小者，尺之皮肤亦减而少气**；寸口脉小，尺之皮肤减而少气也。**脉大者，尺之皮肤亦贲而起**；寸口脉大，尺之皮肤贲起能大。一曰"亦大"，疑是人改从大。**脉滑者，尺之皮肤亦滑**；按寸口脉滑，即尺皮肤亦滑。**脉涩者，尺之皮肤亦涩**。寸口脉来塞涩，尺之皮肤亦涩不滑也。**凡此六变者，有微有甚，故善调尺者，不待于寸口**，寸口与尺各有六变，而六变各有微甚，可审取之。前调寸口脉六变，又调于尺中六变，方可知病。若能审调尺之皮肤六变，即得知病，不假诊于寸口也。**善调脉者，不待于色**。善调寸口之脉知病，亦不假察色而知也。**能参合而行之者，可以为上工，上工十全九；行二者为中工，中工十全七；行一者为下工，下工十全六**。察色、诊脉、调尺，三法合行，得病之妙，故十全九，名曰上工。但知尺、寸二者，十中全七，故为中工。但明尺一法，十中全六，以为下工也。

尺　诊

黄帝问于岐伯曰：**余欲无视色持脉，独调其尺，以言其病，从外知内，为之奈何？**无视面之五色，无持寸口之脉，唯诊尺脉及尺皮肤，望欲从外知内病生所由。**岐伯答曰：审其尺之缓、急、小、大、滑、涩，肉之坚脆，而病形定矣**。尺之缓急等，谓尺脉及尺皮肤缓、急、小、大、滑、涩六种别也。肉坚脆者，谓尺分中肉之坚脆也。知此八者，即内病可知也。**视人之目果上微痈，如新卧起状，其颈脉动时咳，按其手足上，窅而不起者，风水肤胀也**。目果，眼睑也。痈，微肿起也。颈脉，足阳明人迎也。动，不以手按之，见其动也。窅，乌蓼反，深也。不起者，手足肿，脉按之久而不起，如按泥也。此为风水肤胀者。**尺湿以淖泽者，风也**。尺分之中有润，故湿也。淖泽，光泽也。此风之候也。**尺肉弱者，解㑊安卧**。解㑊，懒惰也。尺肉㼡弱者，身体懒惰而欲安卧。**脱肉者，寒热不治**。骨寒热病，羸瘦脱肉，不可疗也。**尺肤滑泽脂者，风也**。尺之肤滑而润泽有脂者，内有风也。**尺肤涩者，风痹**。尺肤涩者内寒，故有风痹也。**尺肤粗如枯鱼之鳞者，水泆饮也**。泆饮，谓是甚渴暴饮，水泆肠胃之外，皮肤之中，名曰泆饮。尺分之肤，粗如鱼鳞者，以为候也。**尺肤热甚，脉盛躁者，病温也**；尺分皮肤甚热，其一寸之内，尺脉盛躁，湿病候也。**其脉盛而滑者，汗且出也**。一寸之内，尺脉盛而滑者，汗将出。**尺肤寒甚，脉小者，泄，少气也**。尺肤冷，尺脉小者，其病泄利，又少气也。**尺肤烜然，先热后寒者，寒热也**；按尺皮肤，先热后冷，病寒热也。**尺肤先寒，久持之而热者，亦寒热候者也**。尺皮肤先冷，久持乃热，亦是寒热之病者也。**肘所独热者，腰以上热**；当肘皮肤独热者，即腰以上至头热也。**手所独热者，腰以下热**；**肘前独热者，膺前热**；腕以前为手也，手之独热，主腰以下热。从肘向手为肘前，独热者，主胸前热也。**肘后独热者，背热**；从肘向肩为肘后，肘后皮肤热者，主肩背热也。**臂中独热者，腰腹热**；从肘至腕中间为臂，当臂中央热，腰腹热者也。**肘后粗以下三四寸热者，腹中有虫**。从肘后下向臂三四寸许，皮肤粗起，是腹中有虫之候者也。**掌中热者，腹中热**；**掌中寒者，腹中寒**。掌中冷热，主大腹、小腹冷热。**鱼上白肉有青血脉者，胃中有寒**。青脉主寒，故胃中寒。**尺烜然热，人迎大者，当夺血**。尺之皮肤烜然而热，喉边人迎复大于常者，夺血之候也。**尺坚大，脉小，甚少气悗有因加，立死**。尺之皮肤坚而贲大，寸脉反小，主于少气而悗，若更因加少气悗者，立当死也。

尺寸诊

黄帝问岐伯曰：平人何如？对曰：**人一呼脉再动，人一吸脉亦再动，命曰平人。平人者，不病也。医不病，故为病人平息以论法也。**平人病法，先医人自平，一呼脉再动，一吸脉再动，是医不病调和脉也。然后数人之息，一呼脉再动，一吸脉再动，即是彼人不病者也。若彼人一呼脉一动，一吸脉一动等，名曰不及，皆有病也。故曰：医不病，为病人平息者也。**人一呼脉一动，人一吸脉一动者，曰少气。**呼吸皆一动，名曰不及，故知少气。**人一呼脉三动，一吸脉三动而躁及尺热，曰病温；尺不热，脉滑曰风，涩曰痹。**脉之三动，以是气之有余，又加躁疾，尺之皮肤复热，即阳气盛，故为病温。病温，先夏至日前发也；若后夏至日发者，病暑也。一呼三动而躁，尺皮不热，脉滑曰风，脉涩曰痹也。**人一呼脉四至曰死，**四至，阳气独盛，阴气衰绝，故死。**脉绝不至曰死，**以手按脉，一来即绝，更复不来，故死。**乍疏乍数曰死。**乍疏曰阴，乍数曰阳，阴阳动乱不次，故曰死也。**平人之常气禀于胃，胃者平人之常气也，人无胃气曰逆，逆者死。**和平之人，五脏气之常者，其气各各禀承胃气；一一之脏若无胃气，其脉独见为逆，故致死。

春胃微弦曰平，胃者，人迎胃脉者也。五脏之脉，弦、钩、代、浮、石，皆见于人迎胃脉之中。胃脉即足阳明脉，主于水谷，为五脏六腑十二经脉之长，所以五脏之脉欲见之时，皆以胃气将至人迎也。胃气之状，柔弱是也。故人迎五脉见时，但弦、钩、代、毛、石各各自见，无柔弱者，即五脏各失胃气，故脉独见，独见当死。春脉胃多弦少曰微，微曰平人。**弦多胃少曰肝病，**弦多胃少，即肝少谷气，故曰肝病也。**但弦无胃曰死**，肝无谷气，致令肝脉独见，故死也。**胃而有毛曰秋病**，春胃见时，但得柔弱之气，竟无有弦，然胃中有毛，即是肝时有肺气来乘，以胃气无弦，故至秋有病。**毛甚曰今病**。春得毛脉甚于胃气，以金克木，故曰金病也。**脏真散于肝，肝脏筋之气**。脏真者，真弦脉也。弦无胃气曰散，弦脉不能自散，以其肝脏散无胃气，所以脏真散于肝也。故肝藏神，藏于魂也；肝藏气者，藏筋气也。**夏胃微钩曰平**，夏脉人迎胃多钩少，曰微钩，微钩曰平也。**钩多胃少曰心病**，心病食少谷气少，令脉至人迎钩多胃少，故知心病也。**但钩无胃曰死**。心病害食，心无谷气，致令钩无胃气，故死。**胃而有石曰冬病**，心，火也。夏心王时遂得肾脉，虽有胃气，唯得石，冬时当病，以水克火。**石甚曰今病**，夏有胃气，虽得石脉，至秋致病；今夏得石脉甚，少胃气，贼邪来克，故曰今病。**脏真痛于心，心脏血脉之气**。心无胃气，即心有痛病，致令脏真脉见人迎，故曰脏真痛于心也。故心藏神，藏于神气也；心藏气，藏血脉之气也。**长夏胃微耎弱曰平，胃少弱多曰脾病**，耎，而免反，柔也。长夏，六月也。脾行胃气以灌四脏，故四脏脉至于人迎皆有胃气，即四脏平和也；若脾病，不得为胃行气至于人迎，即四脏之脉各无胃气，故四脏有病也。问曰：长夏是脾用事，此言胃气，不言脾者，何也？答曰：脾为其君，不可自见，是以于长夏时得胃气者，即得脾气。故于长夏胃气见时微有不足，名曰平好。若更胃少复虚弱者，即是脾病，致使胃气少而虚弱也。**但代无胃曰死**，人之一呼出心与肺，脉有二动；一吸入肝与肾，脉有二动。人呼吸已定息之时，脾受气于胃，资与四脏以为呼吸，故当定息。脾受气时，其脉不动，称之曰代。代，息也。当代之时，胃气当见；若脉代时无胃气，则脾无谷气，所以致死也。**耎弱有石曰冬病**，长夏脾胃见时，中有肾脉，是为微邪来乘不已，至冬当病也。**弱甚曰**

今病，脾胃之脉虚弱，其谷气微少，故即今病也。**脏真传于脾，脾脏肌肉之气。**脾脏真脉谓之唯代之无胃气，唯代之脉，从脾传来，至于人迎也。故脾脏藏神，藏于意也；脾脏藏气，藏肌肉气也。**秋胃微毛曰平，**秋时人迎胃多毛少，曰平人也。**胃少毛多曰肺病，**谷气少也。**但毛无胃曰死，**真脏见脉。**毛而有弦曰春病，**肝来乘肺，微邪来乘不已，至春木王之时当病。**弦甚曰今病，**有胃无毛，但有弦者，是木反克金，故曰今病。**脏真高于肺，以行营卫，阴泄曰死。**脏真之脉见时，高于肺脏和平之气。高，过也。肺为阴也。无胃之气既过肺之和气，即是肺伤。肺主行营卫，肺既伤已，即是阴气泄漏，故致死也。**冬胃微石曰平，**冬人迎脉，胃爽弱气多，石脉微者，名曰平人。**胃少石多曰肾病，**肾少谷气，故令爽弱气少，坚石脉多，故知肾病。**但石无胃曰死，**脏真脉见，故致死也。**石而有钩曰夏病，**石脉，水也。钩脉，火也。石脉见时，有钩见者，微邪来乘不已，至夏当病也。**钩甚曰今病，**虽有胃气，钩甚，所以今病也。**脏真下于肾，肾脏骨髓之气。**肾为五脏和气之下，今肾无胃气，乃过下于肾也。故肾脏藏神，藏于志也；肾脏藏气，骨髓气也。自此以上，即是人迎胃脉候五脏气也。

胃之大络，名曰虚里，贯膈络肺，出于左乳下，其动应衣脉。下诊胃络之脉。虚，音墟。虚里，城邑居处也。此胃大络，乃是五脏六腑所禀居处，故曰虚里。其脉出左乳下，常有动以应衣也。**宗气盛喘数绝者，则病在中；**宗，尊也。此之大络，一身之中血气所尊，故曰宗气。其脉动如人喘数而绝者，病在脏中也。**结而横，有积矣；**此脉结者，腹中有积居也。积，阴病也。**绝不至曰死。**此虚里脉，来已更不复来，是胃气绝，所以致死。**欲知寸口脉太过与不及，寸口之脉中手短者，曰头痛；**上言诊人迎法，以下诊寸口法，故曰欲知诊寸口之脉有病，唯有太过与不及也。口者，气行处也。从关至鱼一寸之处，有九分之位，是手太阴气所行之处，故曰寸口。其脉之动，不满九分，故曰短也。短者阳气不足，故头痛也。**乳之下，其动应于衣，宗气泄。**乳下虚里之脉，若阳气盛溢，其脉动以应衣，是为宗气泄溢者也。**寸口之脉中手长者，足胫痛；**寸口之脉过九分以上曰长。长者阳气有余，阴气不足，故胫痛也。**喘数绝不至，曰死。**长而喘数，所以致死。**寸口脉中手如从下上击者，曰肩背痛。**脉从下向上击人手，如从下有物上击人手，是阳气盛，阳脉行于肩背，故知肩背痛也。**寸口脉中手沉而紧者，曰病在中；**沉紧者，阴脉也。病在于脏，故沉紧也。**寸口脉浮而盛者，病在外。**浮盛，阳也。病在于腑，故浮盛也。**寸口脉沉而弱，曰寒热及疝瘕、少腹痛；**沉，阴气甚也。弱，阳气虚也。阴盛阳虚，故有寒热、疝瘕病、少腹痛也。**寸口之脉沉而横坚，曰胠下有积，腹中有横积痛。**其脉沉横而坚者，阴盛，故知胠下有积。积，阴病也。横，指下脉横也。胠侧箱，肋下穴处也。又，其阴病，少腹中有横积也。**寸口脉盛滑坚者，病曰甚，在外；**寸口阳也，滑亦阳也，坚为阴也，阳盛阴少，故病曰甚，在六腑也。**脉小实而坚者，病曰甚，在内；**小实为阴，坚亦是阴，故病曰甚，在五脏也。**有胃气而和者，病曰无他。**寸口之脉虽小实坚，若有胃气和之，虽病不至于困也。**脉小弱以涩者，谓之久病；**小弱以涩，是阴阳虚弱，故是久病。**脉涩浮而大疾者，谓之新病。**涩为阴也，浮太阳也，其脉虽涩，而浮流利，即知新病。**脉滑曰风，**气虚而行利，即是风府之候也。**脉缓而滑曰热中，**缓滑，阳也。指下如按缓绳，而去来流利，是热中候者。**脉涩曰痹，**涩，阴也。按之指下涩而不利，是寒湿之气聚为痹也。**脉盛而紧曰胀。**寸口脉盛紧实者，是阴气内积，故为胀也。**脉顺阴阳，病易已；**人迎、脉口大小顺四时者，虽病易愈也。**脉逆阴阳脱者，病难已**；人迎寸口，大小不顺四时，既逆阴阳，故病难已也。**脉逆四时，病难已**。春夏人迎小于寸口，秋冬寸口小于人迎，即知是脉反四时，故病难已也。**脉急者曰疝瘕，少腹痛**。按其脉如按弓弦，是阴气积，故知疝瘕少腹痛也。**寸口脉沉而喘曰寒热**，沉，阴气也。脉动如人喘者，是为阳也。即知寒热也。**臂多青脉曰脱血**。臂，尺地也。尺地络脉青黑为寒，即知脱血，以其阳虚，阴盛乘阳，故脉青。**尺脉缓涩者，谓之解㑊安卧**；缓为阳也，涩为阴也，从关至尺取一寸以为尺部，尺部为阴，以阴气多，懈惰安卧也。**尺脉盛，谓之脱血**。尺脉盛，谓阴气盛，阳气虚，故脱血也。**尺涩脉滑，谓之多汗**；尺之皮肤粗涩，尺之脉滑，是为阳盛阴虚，故泄汗也。**尺寒脉细，谓之后泄**；尺之皮肤冷，尺脉沉细，是为内寒，故后泄也。**脉尺粗常热者，谓之热中**。脉之尺地皮肤粗，又常热，是其热中也。**肝见庚辛死，心见壬癸死，脾见甲乙死，肺见丙丁死，肾见戊己死。是谓真脏见，皆死**。真脏各见被克之时，故皆死也。

颈脉动疾喘咳曰水，颈脉，是胃诸脉人迎也。人迎常动，今有水病，故动疾可见喘咳也。有本为肾脉动也。**目果微肿如卧起之状曰水**；目果，目上下睑也。睑之微肿，水之候。**足胫肿曰水**。寒湿气盛，故足胫肿，水之候也。**目黄者，曰黄疸也**；三阳脉在目，故黄疸热病，目为黄也。多但反。**溺黄安卧者，曰黄疸**；肾及膀胱中热，安卧不劳者，黄疸病候也。**已食如饥者，胃疸也**。胃中热消食，故已食如饥，胃疸病。**面肿曰风**。风，阳也。诸阳在面，故风病面先肿也。**女子手少阴脉动甚者，妊子**。手少阴脉，心经脉也。心脉主血，女人怀子，则月血外闭不通，故手少阴脉内盛，所以动也。**脉有逆顺，四时未有脏形**。寸口人迎，且逆且顺，即四时未有真脏脉形也。**春夏而脉瘦者，秋冬浮大**。春夏人迎微大为顺，今反瘦小为逆；秋冬人迎微小为顺，今反浮大为逆也。**风热而脉盛，**脉盛者，风热之病也。**泄而脱血。**风热之病虚，故多脱泄。血脱也。**脉实者病在中，**是阳虚阴实，故病在五脏。**脉虚者病在外。**阴虚阳实，故病在六腑也。**脉涩坚皆难治，命曰反四时者也。**脉涩及坚，二者但阴无阳，故皆难疗，名曰反四时之脉也。**人以水谷为本，故人绝水谷则死；**反四时之脉，无水谷之气者，致死。**脉无胃气亦死。所谓无胃气者，但得真脏脉，不得胃气也。所谓肝不弦，肾不石也。**虽有水谷之气，以脏有病无胃气者，肝虽有弦，以无胃气不名乎弦也；肾虽有石，以无胃气不名乎石。故不免死也。**太阳脉至，鸿大以长；**以手按人迎脉鸿大以长者，是太阳脉也，即手足太阳小肠膀胱脉之状也。**少阳脉至，乍疏乍数，乍短乍长；**按之乍疏乍数，乍短乍长者，少阳脉也，即手足少阳三焦及胆脉之状。**阳明脉至，浮大而短，是谓三阳脉也。**按之浮大而短者，阳明脉也，即手足阳明胃及大肠之候也。是为三阳脉之形。

五脏脉诊

肝脉弦，心脉钩，脾脉代，肺脉毛，肾脉石，是谓五脏脉。肝、心、脾三脉，《素问》、《九卷》上下更无别名。肺脉称毛，又名浮；肾脉称石，又名营。是五脉同异，若随事比类，名乃众多也。

平心脉来，累累如连珠，如循琅玕，曰心平，心脉，夏脉也。夏日万物荣华，故其脉来，累累如连珠，以手按之，如循琅玕之珠，以为平和之脉也。而称钩者，曲也，连珠高下，不如弦直，故曰钩也。**夏以胃气为本；**胃为五脏资粮，故五时之脉皆以胃气为本也。**病心脉来，喘喘连属，其中微曲，曰心病；**病心脉来，动如人喘息连属，然指下微觉曲行，是为心之病脉者也。**死心脉来，前曲后居，如操**

带钩，曰心死。心脉来时，按之指下觉初曲后直，如操捉带钩前曲后直，曰心死脉。居，直也。**平肺脉来，厌厌聂聂，如落榆荚，曰肺平，秋以胃气为本**；厌，伊叶反。聂，尼辄反。厌厌聂聂，如人以手接已落榆荚，得之指下者，曰肺平脉也。**病肺脉来，不上不下，如循鸡羽，曰肺病**；按于毛脉，如人以手摩循鸡翅之羽得于心者，以为肺之病脉也。**死肺脉来，如物之浮，如风之吹毛，曰肺死**。脉之动也，如芥叶之浮于水，若轻毛而逐风移，如斯得者，曰死脉者也。夫五色有形，目见为易；五声无形，耳知以难；五脉之动，非耳目所辨，斯最微妙，唯可取动指下以譬喻，亦得之在于神，不可以事推之知也。**平肝脉来，濡弱招招，如揭长竿，曰肝平，春以胃气为本**；揭，奇哲反，高举也。肝之弦脉，独如琴瑟调品之弦，不缓不急，又如人高举竹竿之梢，招招劲而且奭，此为平也。**病肝脉来，盈实而滑，如循长竿，曰肝病**；盈，满实也。肝气实滑，如循长竿，少于胃气，故肝有病也。**死肝脉来，急而益劲，如新张弦，曰肝死**。肝真脏脉来，劲急犹如新张琴瑟之弦，无有调弱，是无胃气，故为死候也。**平脾脉来，和柔相离，如鸡践地，曰脾平，长夏以胃气为本**。按脾大脉和柔，胃气也。相离中间空者，代也，如鸡行践地迹中间空也。中间代者，善不见也。**病脾脉来，实而盈数，如鸡举足，曰脾病**；实而盈数，如鸡之举足爪聚，中间不空，聚而恶见，比之无代，故是脾病也。**死脾脉来，坚兑如乌之喙，如鸟之距，如水之流，如屋之漏，曰脾死**。按脾脉来，坚尖聚兑而不相离，上触人指，如鸟喙，如水流之动，又如屋漏之滴人指，脾脉死候也。**平肾脉来，喘喘累累如旬，按之而坚，曰肾平，冬以胃气为本**；旬，平也。手下坚实而平，此为石脉之形，故为平也。有本为"揣揣果果"也。**病肾脉来，如引葛，按之而益坚，曰肾病**；肾之病脉，按之如按引葛，逐指而下也。益坚，始终坚者。是为肾平。初耎后坚，故是肾病也。**死肾脉来，发如夺索，辟辟如弹石，曰肾死。**肾之石脉来，指下如索，一头系之，彼头控之，索夺而去，如以弹石弹指辟辟之状，是肾之死脉候也。

    岐伯曰：心脉揣坚而长，当病舌卷不能言；揣，动也。长，谓寸口脉长一寸也。此为心脉盛动坚。心脉上至舌下，故盛动坚，舌卷不能言。**其耎而散者，当消渴自已。**动而坚者病舌卷，耎而散者病消渴，以有胃气，故自已，由手少阴贯肾络肺系舌本故也。**肺脉揣坚而长，当病唾血；**肺脉浮短，今动坚长，知血络盛伤，故唾血也。**其耎而散者，当病灌汗，至令不复散发。**以肺气虚，故脉耎散也。虚故腠理开，遂汗出如灌，至令不复也。**肝脉揣坚而长，色不青，当病坠若抟。因血在胁下，令人善喘；**肝脉耎而弦，今动坚而长，其色又不相应者，是人当有坠伤，坠伤损血在胁下，又令喜喘故也。**若耎而散者，其色泽，当病溢饮，溢饮者，渴暴多饮而易入肌皮肠胃之外。**易，音亦。若脉耎散，色又光泽者，当因大渴暴饮，水溢肠胃之外，易入肌皮之中，名曰溢饮之病也。**胃脉揣坚而长，其色赤，当病折髀；**胃脉耎弱，今动坚长，又他色来克，故当病折髀，以足阳明脉行髀故也。**其耎而散者，当病食痹、膑痛。**胃虚不消水谷，故食积胃中，为痹而痛。又脉行于膝，故病膝膑痛。膑，膝端骨也。**脾脉揣坚而长，其色黄，当病少气；**脾脉耎弱，今动坚长，虽得本色，以其阳虚，故病少气。**其耎而散，色不泽者，当病足胻肿，若水状。**足太阴脉循胻，故脾虚色不泽者，胻肿若水之状也。**肾脉揣坚而长，其色黄而赤，当病折腰；**肾脉沉石，今动坚长，黄色贼邪及赤色微邪来克，故病腰痛，以足少阴脉营腰故也。**其耎而散者，当病少血，至今不复。**阴盛太阳气虚，故少血。得之在久，至今不复也。

黄帝问于岐伯曰：**故病五脏发动因伤色，各何以知其久暴至之病乎**？其病发于五脏，有伤其候五色，何以知其久病、新暴之别？**岐伯对曰：悉乎哉问也！故其脉小色不夺者，新病也**；邪始入于五脉，故脉小，未甚伤于血气，故部内五色不夺，是知新病。**故其脉不夺，其色夺者，久病也**。脉为其本，色为标也，本受邪气已，方受与标，故脉不夺，色甚夺者，知是久病。**故其脉与五色俱夺者，此久病也**。内之五脉，外之五色，二俱夺者，知病已成在久。**故其脉与五色俱不夺者，新病也**。人之有病，五脉、五色二俱不夺者，其病未行血气，故知新病也。**故肝与肾脉并至，其色苍赤，当病击伤不见血，见血而湿若水中也**。弦石俱至而色见青赤，其人当病被击内伤。其伤见色，故青赤者也。若被击出血，血湿若居水中者，此为候也。**尺内两傍，则季胁也**，从关至尺泽为尺也。季胁之部当在尺中央两傍，不在尺外两傍，季胁有病当见此处。**尺外以候肾**，尺中两傍之外，以候两肾，肾有病当见此部也。**尺里以候腹中**，自尺内两中间，总候腹中。**跗上以候胸中**，"跗"当为"肤"，古通用字，故为"跗"耳。当尺里以上皮肤，以候胸中之病。**前候前，后候后**。当此尺里跗前，以候胸腹之前，跗后以候背后。**跗上，膈上也**；当尺里跗上皮肤，以候膈上也。一曰"竟上"，疑错。**膈下者，腹中事也**。当尺里肤上以下，以为膈下之分，即腹中事。**粗大者，阴不足，阳大有余，为热中，跗之下也**。尺之皮肤文理粗大者，是阴衰阳盛，热气熏肤，致使皮肤粗起，故为热中。**来疾去徐者，上实下虚，为厥癫疾**；来疾阳盛，故上实也。去徐阴虚，故下虚也。上实下虚，所以发癫疾也。**来徐去疾，上虚下实，为恶风**。上虚受风，故恶风也。**有俱沉细数者，少阴厥**。沉细皆阴，故沉细数，少阴厥逆。**沉细数散者，寒热也**；沉细阴也，数散为阳，故病寒热也。**浮而散者，为眴仆**。眴，玄遍反，目摇。**诸浮而躁者皆在阳，则为热，其右躁者在左手；**浮躁皆阳，故在阳则为热也。诸阳络脉，左者络右，右者络左，故其右躁而病，本在左手也。**诸细而沉者皆在阴，则为骨痛，**细之与沉，皆是阴脉，主于骨痛。**其有静者在足。**其脉沉细仍静者，在足骨痛也。**数动一代者，病在阳之脉，溏泄及便脓血。**三动已去称数，数动一代息者，阳脉虚也。故数动一息，即是阴实阳虚，故溏泄便脓血也。**诸过者切之，涩者阳气有余也，**阳气有余称过，阳过之脉应浮而滑，更涩者，以其阳气太盛，故极反成涩。**滑者阴气有余也；**阴脉沉涩，今反滑者，以阴过极，反成滑。**阳气有余，为身热无汗，**阳盛有余，极反为阴，外闭腠理，故汗不出，其身热也。**阴气有余，为多汗身寒。**阴气有余，极反为阳，外开腠理，故汗多出，其身寒也。**推而外之，内而不外，有心腹积；推而内之，外而不内者，有热。**五脏为内，阴也。六腑为外，阳也。用针者，欲泻阴补阳，即推而外也，而内实难泻，即内而不外，故知心腹病积也。欲泻阳补阴，即推而内之也，而外实难泻，即外而不内，故知外有热。**推而上之，上而不下，腰足清；推而下之，下而不上者，头项痛。**上为头项，下为腰足。推下向上，气不能下，故知腰足冷也。推上向下，气不能上，故知头项痛也。**按之至骨，脉气少者，腰脊痛而身寒有痹。**脉之沉细，按之至骨，少得其气，即知有寒，腰脊为痛，身寒痹也。

黄帝曰：请问脉之缓、急、小、大、滑、涩之病形何如？请问五脏之脉，各有六变，以候病形。**岐伯曰：臣请言五脏之变病也。心脉急甚者为瘛；**心脉钩，脉缓、大、滑等三变为热，阳也；急、小、涩等三变为寒，阴也。夏时诊得心脉如新张弦急甚者，寒也，筋脉急痛以为瘛也。下言急者，皆如弦急，非急疾也。**微急为心痛引背，食不下。**其心脉来，如弦微急，即脉微弦急，心微寒，故心痛引背心输而痛，胸下寒，咽中不下食也。**缓甚为狂笑**；心脉缓甚者，缓为阳也，缓甚热甚也，热甚在心，故发狂多笑。**微缓为伏梁在心下，上下行，时唾血。**心脉微缓，即知心下热聚，以为伏梁之病，大如人臂，从脐上至于心，伏在心下，下至于脐，如彼桥梁，故曰伏梁。其气上下行来，冲心有伤，故时唾血。**大甚为喉吤**；心脉至气甚，气上冲于喉咽，故使喉中吤吤而鸣也。吤，古介反。**微大为心痹引背，善泪出。**心脉微盛，发风湿之气，冲心为痹痛，痛后引背输及引目系，故喜泪出也。**小甚为善哕**，小为阴也，小甚，心之气血皆少，心气寒也。心气寒甚，则胃咽气有聚散，故为哕也。哕，于月反。**微小为消瘅。**小而不盛曰微。小者，阴也。心气内热而有小寒来击，遂内热更甚，发为消瘅。瘅，热也。内热消瘦，故曰消瘅。瘅，音丹。**滑甚为善渴**；滑，阳也。阳气内盛，则中热喜渴也。**微滑为心疝引脐，少腹鸣。**阳气盛，内有微热冲心之阴，遂发为心疝，痛引少腹肠鸣者也。**涩甚为瘖**；涩，阴也。涩者，血多气少。心主于舌，心脉血盛，上冲于舌，故瘖不能言也。**微涩为血溢，维厥，耳鸣，癫疾。**微涩，血微盛也。血微盛者，溢于鼻口而出，故曰血溢。维厥，血盛阳维脉厥也。阳维上冲则上实下虚，故为耳鸣癫疾。**肺脉急，为癫疾**；肺脉毛，脉有弦急，是为冷气上冲，阳瞋发热在上，上实下虚，故为癫疾。**微急为肺寒热，怠惰，咳唾血，引腰背胸，若鼻宿肉不通。**肺以恶寒弦急，即是有寒乘肺，肺阳与寒交战，则二俱作病，为肺寒热也。肺病不行于气，身体怠惰。肺得寒，故发咳。咳甚伤中，故唾血。咳复引腰及背输而痛。肺病出气壅塞，因即鼻中生于宿肉也。**缓甚为多汗**；缓为阳也，肺得热气，外开腠理，故为多汗。**微缓为痿，漏风，头以下汗出不可止。**肺脉行于两手，肺得于热，故手痿缓。又肺脉不上于头，故肺之热开腠，自头以下漏风汗不止也。**大甚为胫肿**；肺气甚，故曰肺大甚也。肺脉手太阴与足太阴相通，足太阴行胫，故肺气热盛，上实下虚，故为胫肿也。**微大为肺痹引胸背，起恶日。**肺气微大，又得秋时寒气，故发为痹痛，前引胸，后引背输。以是阴病，故引胸背，起不欲见日光也。恶，乌故反。**小甚为泄，**肺之气血小甚，即是气寒，即是胃气小甚，不消水谷，故泄利矣。**微小为消瘅。**肠肺之气血微小也。虚寒伤肺，反为热病，消肌肉也。**滑甚为息贲上气，**滑甚，阳气盛也。阳盛击阴为积，在右箱近膈，犹如覆杯，令人上气喘息，故曰息贲。贲，膈也，音奔。**微滑为上下出血。**阳气微盛，则内伤络脉，络脉伤则上下出血，阳络伤则上衄血，阴络伤则下泄血也。**涩甚为呕血；**气为阳也，血为阴也。涩为阳也，今得涩脉，即知血盛冲于肺府阳络，阳络伤便呕血也。**微涩为鼠瘘，在颈肢腋之间，下不胜其上，其能喜酸。**微涩，血微盛也。血微盛者，循肺府手阳明脉上胫为瘘，又循肺手太阴脉下肢腋之间为瘘，其脉下虚不胜上实，金实遂欲克木，为味故喜酸也。酸，木味也。**肝脉急甚为恶言；**诊得弦脉急者，是寒气来乘于肝，魂神烦乱，故恶出语言也。**微急为肥气，在胁下若覆杯。**肝脉微急是肝受寒气，积在左胁之下，状若覆杯，名曰肥气。**缓甚为喜呕，**缓甚者，肝热气冲咽，故喜呕也。**微缓为水、瘕、痹也。**阳气微热，肝气壅塞，饮溢为水，或结为瘕，或聚为痹。**大甚为内痈，善呕衄；**大甚气盛，热气结为内痈也。肝气上逆，故喜呕喜衄。**微大为肝痹筋缩，咳引少腹。**微大，少阳微盛击肝，乃为阴病肝痹者也。阴寒故筋缩，又发肝咳，循厥阴下引少腹痛。**小甚为多饮，**肝脉小甚，是为气血皆少，故渴而多饮也。**微小为消瘅。**微小，气血俱少，有寒气冲肝气，遂发热为瘅，消肌肉。**滑甚为㿗疝，**滑甚，少阳气盛也。少阳气盛则肝虚不足，发为㿗疝，丈夫小腹中为块，下冲阴痛。**微滑为遗溺。**阳气微盛，阴虚不禁，故为溺寒也。**涩甚为溢饮，**肝脉涩者，肝气血多寒也。肝血多而寒，不得泄，溢入肠胃皮肤之外，故为溢饮矣。**微涩为瘛挛筋。**微涩，血多而寒，即厥阴筋寒，故瘛急而挛也。**脾脉急甚为瘛疭；**诊得代脉急甚，多寒为病，手足引牵来去，故曰瘛疭也。**微急为膈中，食饮入而还出，后沃沫。**微急者，微寒也。脾气微寒，即脾胃中冷，故食入还呕出，大便沃冷沫也。膈中当咽冷，不受食也。**缓甚为痿厥；**缓甚者，脾中虚热也。脾中主营四肢，脾气热不营，故曰四肢痿弱。厥，逆冷也。**微缓为风痿，四肢不用，心慧然若无病。**微缓，脾中微热也。脾中有热受风，营其四肢，令其痿弱不用。风不入心，故心慧然明了，安若无病。**大甚为击仆；**脾脉大甚，是脾气盛血衰，当是被击，或是倒仆有伤，故发此候。**微大为疝气，腹里大脓血，在肠胃之外。**脾气微大，即知阴气内盛为疝，大腹里脓血，在肠胃之外也。小甚为寒热，脾脉小甚，气血皆少，是病诸寒热病也。**微小为消瘅。**微小气血俱少，故多内热，热消肌肉也。**滑甚为癫癃，**滑甚者，阳气盛热也。阴气虚弱，发为癫癃。癃，淋也，音隆。**微滑为虫毒蛕蝎腹热。**微滑，阳气微盛有热也。蛕，胡灰反，腹中长虫也。蝎，胡竭反，谓腹中虫如桑蠹也。阳盛有热，腹内生此二虫，为病绞作腹中。**涩甚为肠癫；**癫，徒回反。脉涩，气少血多而寒，故冷气冲下，广肠肛出，名曰肠癫，亦妇人带下病也。**微涩为内溃，多下脓血。**微涩，是血多聚于腹中，溃坏而下脓血也。**肾脉急甚为骨癫疾；**诊得石脉急甚者，是为寒气乘肾，阳气走骨而上，上实下虚，故骨癫也。**微急为沉厥，足不收，不得前后。**微急者，肾冷发沉厥之病，足脚沉重，逆冷不收，膀胱大肠壅闭，大小便亦不通。**缓甚为折脊；**阳气盛热，阴气虚弱，肾受寒气，致令腰脊痛如折。**微缓为洞，洞者食不化，下嗌还出。**肾脉从肾而上，贯肝膈，循喉咙，故肾有热气，则下津液不通，上冲喉嗌，通洞不禁，其食入腹还出。**大甚为阴痿；**大甚，多气少血，太阳气盛，少阴血少，精血少故阴痿不起也。**微大为石水，起脐以下，至少腹垂垂然，上至胃管，死不治。**太阳气盛，血少，津液不得下通，结而为水，在少腹之中。垂垂，少腹垂也。其水若至胃脘，盛极故死也。**小甚为洞泄，**肾气小甚，是血气皆少也。肾之血气皆少，则上下俱冷，故食入口还出，故曰洞泄。**微小为消瘅；**血气俱少，是为阴虚阳盛，热为消瘅。**滑甚为癃癫；**滑甚，太阳热盛，少阳虚而受寒，故为癃癫也。**微滑为骨痿，坐不能起，起目毋所见。**微滑，太阳微盛，热入骨髓，发为骨痿，骨弱坐不能起也。太阳起目，力意而起，太阳上冲于目，故目无见也。**涩甚为大痈；**涩甚多血少气不宣，故聚为大痈。**微涩为不月，沉痔。**微涩者，血微盛也。血多气少不通，故女月经不得以时下也。又其气少血聚，复为广肠内痔也。沉，内也。

黄帝问曰：病之六变者，刺之奈何？问前五脉各有六变补泻之道。**岐伯答曰：诸急者多寒，**脉之弦急，由于多寒，有甚有微，即五脏急合有十种，故曰诸急。自余诸变，皆仿此也。**缓者多热。**由其当脏多热，致脉迟缓。**大者多气少血，**由其当脏气多血少，至令脉有洪大。**小者血气皆少。**由此当脏血气皆少，故令脉衰小也。**滑者阳气盛，微有热；**由其当脏阳盛热微，故令脉有滑疾也。**涩者，多血少气，微有寒。**由其当脏血多气少，微寒，故令脉涩。**是故刺急者，深内而久留之。**寒则气深来迟，故深内而久留也。**刺缓者，浅内而疾发针，以去其热。**热退气浅行疾，故浅内疾发。**刺大者，微泻其气，毋出其血。**大者气多，故须微泻；以其少血，故不出血。**刺滑者，疾发针而浅内之，以泻其阳气而去其热。**以其气盛而微热，故浅内针仍疾发之。**刺涩者，必中其脉，随其逆顺而久留之，必先扪**

而循之，以发针，疾按其痏，毋令其血出，以和其脉。脉涩，即多血也。以其多血，故先须以手扪循，然后刺之中其脉血。随其逆冷者，久而留针。以其气少，恐其泄气，故发针已，疾按其痏。痏，于轨反，谓疮瘢也。诸小者，阴阳形气俱不足，勿取以针，调其甘药。诸脉小者，五脏之阴，六腑之阳，及骨肉形，并其气海之气，四者皆悉虚少。若引阴补阳，是则阴竭；引阳补阴，即使阳尽。阴阳既竭，形气又微，用针必死。宜以甘味之药调其脾气，脾胃气和，即四脏可生也。

　　肝满、肾满、肺满，皆实，皆为肿：此三脏之满实，皆为痈肿。肺之痈，喘，两胁满；肺以主气，故肺生痈有喘也。肺脉上膈近胁，故肺痈胁满也。肝痈，两胠满，卧则惊，不得小便；两胠，谓在侧箱两肋下空处。肝府足少阳脉行在胁下，故肝痈两胠满也。足少阳别脉上肝贯心，故热盛为痈，因即心惊也。肝脉环阴，故肝病热甚，不得小便。有本作"小和"，字误。肾痈，胠下至少腹满，胫有大小，髀胻大跛，易，偏枯。肾脉上至十四椎，属于带脉，行两胠，故从两胠至少腹满。以少阴脉虚，受病行于两脚，故胫大小，髀胻大跛。左右二脚更病，故为易也。又为偏枯病也。胻称膝胻、股胻、髀胻，谓胻通膝上下也。心脉满大，痫瘈筋挛。心脉满实仍大，是则多气热盛，故发小儿痫病。以其少血阴气不足，故寒而筋挛也。肝脉小急，痫瘈筋挛。小则阴阳二气不足，急即为寒，是为虚寒热乘为痫，及寒为筋挛。肝脉惊暴，有所惊骇，脉不至若瘖，不治自已。肝至有惊气者，是因惊魂，失瘖不言或脉不至，皆不疗自已也。肾脉小急，肝脉小急，心脉不鼓，皆为瘕。肾肝二脉小急及心脉不鼓，皆内虚寒气，故为瘕也。肾脉大急沉，肝脉大急沉，皆为疝。肾、肝二脉大，为多气少血，急沉皆寒，是为寒气内盛，故为疝病也。心脉揣滑急为心疝，揣，动也。滑，阳气盛而微热。急为多寒。心气寒，寒盛而微热，寒胜故结为心疝也。**肺脉沉揣为肺疝。**肺脉应虚浮，今更沉，寒多故为肺疝也。**脾脉外鼓沉为肠辟，久自已；**脾脉向外鼓，外鼓仍沉，沉寒为利，胃气强盛，故久自已也。**肝脉小缓为肠辟，易治；**肝脉气血虽少，胃气强盛，故疗易瘥也。**肾脉小揣沉为肠辟，下血、温身热者死；**肾脉气血俱少，仍冷利下血者，胃气虚冷，故死。下血、温身热，皆胃气散去也。**心肝辟亦下血，二脏同病者可治，其身热者死，热见七日死。**心肝二气共为肠澼下血，是母子相扶，故可疗也。身热，以胃气散去，远至七日当死。**胃脉沉鼓涩，胃外鼓大，心脉小坚急，皆膈偏枯，男子发左，女子发右。不瘖舌转，可治，三十日起；其顺者瘖，三岁起；年不满二十者，三岁死。**胃脉足阳明，阳也。胃脉反更沉细，鼓动而涩。涩，寒也。其脉向外而鼓，其气伤多。如此诊得足阳明脉沉鼓而寒，向外鼓而气多，又得心脉血气俱少，坚实而寒。然则胃之与心，二者同病，名膈偏枯。男子发于左厢，女子发于右厢。若瘖不能言，舌不转者，死。若能言，舌转者，疗之三十日能行。虽瘖，舌转顺者，三年得瘥。若年不至二十，得前病者，三年而死也。**脉至而揣，血衄身有热者，死。**脉至而动，又阳虚衄血，身体应冷，而衄血身热，虚为逆，故死也。**脉来悬钩浮为脉鼓。**夏秋二脉并至，以为脉鼓。**脉至如喘，名曰气厥者，不知与人言。**气厥不知言也。**脉至如数，使人暴惊，三四日自已。**卒惊不疗，三四日自已也。**脉至浮合，浮合如数，一息十至以上，是与经气予不足，微见，九十日死。**浮合之脉，经气不足，微而见，九十日即死也。**脉至如火新燃，是心精之予夺也，草干死。**心脉如钩，今如火新燃，是心脉急疾，火精夺，故至草干水时，被克而死。**脉至如散采，肝气予虚也，木叶落死。**肝脉如弦，今散如五彩，变见不定，是为肝木气之虚损，至木叶落金时，被克而死，有本为"丛棘""散叶"也。**脉至省容，省容者脉寒如鼓也，是肾气予不足也，悬去枣华死**。肾脉如石，今如省容，寒而鼓动，是为肾之水气有伤，故至枣华土时，被克而死也。**脉至如丸泥，胃精予不足也，榆荚落而死**。荚，兼牒反，如豆荚等草实。胃脉奕弱，今反如丸泥，干坚之丸，即是胃土精气之有损，故至榆荚木时而死也。**脉至如横格，是胆气予不足也，禾熟而死**。胆脉如弦，今如横格之木，即是木之胆气有损，故至禾熟秋金时，被克而死也。**脉至如弦缕，胞精予不足也，病善言，下霜而死；不言，可治**。心胞脉至如钩，今如弦之缕线，散而不聚，是为心胞火府有损，故至霜雪水时，被克而死。不好言者，心气未尽，故可疗也。**脉至如交荚，交荚者，左右傍至也，微见，三十日而死**。荚，兼牒反，如豆荚等草实也。脉至如相交左右傍，至是次转，故微见三十日死也。**脉至如泉，浮鼓胞中，太阳气予不足也，少气味，韭华死**。足太阳是肾之府脉，今如泉之浮鼓而动，即膀胱胞气水之不足，故至韭华土时，被克而死。一曰"韭英"也。**脉至如委土之状，按之不得，肌气予不足，五色先见，黑白累发死**。脾脉代，如鸡足践地，中间代绝。今按如委土之状，无有脾胃奕弱之气，又先累见黑白之色，是肺肾来乘，故死也。**脉至如悬离，悬离者，浮揣切之益大，十二输之予不足也，水凝而死亟**。浮实切之益大，此是悬离之状。悬离脉见，即五脏六腑、十二经输气皆不足。十二经输皆属太阳，故至水冻冬时而死。亟，急也。病至水凝而死亟。居力反。**脉至如偃刀，偃刀者浮小急，按之坚急大，五脏宛熟寒热，独并于肾也，如此其人不得坐，立春而死**。浮之小急，按之坚急大者，此是偃刀之状也。浮手取之即小，为气血俱少；按之坚实急大，多气少血，即知五脏宛熟寒热之气，唯并于肾，至春实邪来乘致死。**脉至如丸，滑不直手，按之不得也，胆气予不足也，枣叶生而死。**直，当也。脉如弹丸，按之不可当于指下，此是滑不直，胆气病脉状也。至于孟夏枣叶生，实邪来乘时死。**脉至如华者，令人善恐，不欲坐卧，行立常听，小肠予不足也，季秋而死。**脉之浮散，故如华也。心府小肠虚小，故多恐坐卧不安。心虚耳中如有物声，故恒听。至于季秋，为肺气来乘，遂致于死也。

仁安二年六月十三日以同本书写

以同本移点校合了　丹波赖基

本云

保元元年□月二十五日以家本校合移点了　宪基

卷第十六 诊候之三

通直郎守太子文学臣杨上善奉敕 撰注

虚实脉诊

黄帝问于岐伯曰：**余闻虚实以决死生，愿闻其情。**岐伯曰：**五实死，五虚死。**人之所病，五实俱有者，不泄当死；所病五虚俱有者，不下食当死也。**黄帝曰：何谓五实五虚？**岐伯曰：**脉盛，其皮热，腹胀，前后不通，悗瞀，此谓五实。**人迎、脉口脉大洪盛，一实也；皮肤温热，阳盛，二实也；心腹胀满，三实也；大小便不通，四实也；闷瞀不醒，五实也。悗，音闷；瞀，木候反，低目也。**脉细，皮寒，气少，泄注利前后，饮食不入，此谓五虚。**人迎、脉口脉小细，一虚也；皮肤寒冷阳虚，二虚也；心腹少气，三虚也；大小便利，四虚也；饮食不下，五虚也。**黄帝曰：其时有生者何也？**岐伯曰：**浆粥入胃，泄注止，则虚者活；**浆是谷液，为粥止利。俱有五虚，粥得入胃，即虚者可生也。**身汗得后利，则实可活。此其候也。**服药发汗，或利得通，则实者可活也。黄帝问岐伯曰：**愿闻虚实之要。**虚实是死生之本，故为要也。**岐伯对曰：气实形实，气虚形虚，此其常也，反此者病；**气，谓卫气也；形，身也。**谷盛气盛，谷虚气虚，此其常也，反此者病；**食多入胃，曰谷盛也。胃气多，曰气盛也。**脉实血实，脉虚血虚，此其常也，反此者病。**脉，谓人迎寸口脉也。血，谓经络血也。**黄帝曰：何如而反？岐伯曰：气虚身热，此谓反**。卫气虚者，阴乘必身冷。今气虚，其身更热，故为逆也。**谷入气少，此谓反；谷不入气多，此谓反；**食多入胃者，胃气还多；食不入胃，胃气还少，此为顺也。食多入胃，胃气反少；食不入胃，胃气反多，此为逆也。**脉盛血少，此谓反；脉少血多，此谓反**。寸口、人迎脉盛，经络血盛；寸口、人迎脉少，经络血少，此为顺也。寸口、人迎脉盛，而血反少；寸口、人迎脉少，而经络血多，此为逆也。**气盛身寒者，病得之伤寒。气虚身热者，得之伤暑**。卫气盛者，其身当热，今反身冷，此以伤寒所致也。卫气虚者，其身当冷，今反热者，此以伤热所致也。**谷入多而气少者，得之有所脱血，居湿下也**。多食当噫，胃气多也，而反少者，此为脱血虚劣，安卧处湿，湿伤脾气，故少气也。**谷入少，气多者，邪在胃及与肺也**。食少当胃气少也，而反多者，因胃及肺受于邪气，以为呼吸，故气多也。**脉小血多者，饮中热也**。寸口、人迎脉小，经络之血当少，今反多者，因伤热饮，故经络血盛也。**脉大血少者，脉有风气，水浆不入，此之谓也**。寸口、人迎脉大，经脉之血应多，今反少者，因脉有邪气，浆水之液不得入脉，故血少也。**夫实者，气入也；夫虚者，气出也**。以下方刺之法，邪气入中为实也，正气出中为虚也。**地实者，热也。地虚者，寒也**。地者，行于补泻病之处者也。以手扪循，其地热者，所病即实，可行泻也；其地冷者，所病即虚，宜行补也。**入实者，左手开针空；**左手以针刺入于实，行其泻已，可徐出针，用左手开其针空，令气得出，以为泻也。**入虚者，左手闭也**。右手刺入于虚，行其补已，可疾出针，用左手闭其针空，使气不出，以为补也。

　　黄帝问曰：何谓虚实？岐伯答曰：邪气盛则实，精气夺则虚。风寒暑湿客身，盛满为实，五脏精气夺失为虚也。**何谓重实？曰：所**

谓重实者，言大热病，气热脉满，是谓重实。伤寒热病，大热曰实。经络盛满，故曰重实也。问曰：经络俱实何如？何以治之？答曰：经络皆实，是寸脉急而尺缓也，皆当俱治之，故曰滑则顺，涩则逆。脉，寸口阳也，尺脉阴也。脉急寒多也，尺缓热多也。寸口是阳，今反急寒；尺地是阴，今反为热，是为经络皆实，可俱泻之。经络虽实，脉滑气盛为顺，易已；脉涩气少为逆，难已也。夫虚实者，皆从其物类终始，五脏骨肉滑利，可以长久。万物之类，虚实终始，皆滑利和调，物得久生也。是以五脏六腑筋脉骨肉柔弱滑利，可以长生，故曰柔弱者，生之徒也。问曰：寒气暴上，脉满实，何如？答曰：实如滑则生，实如逆则死矣。虽实，柔滑可生也。实而寒温涩，死之徒也。问曰：其形尽满何如？答曰：其形尽满者，脉急大坚，尺满而不应也，如是者，顺则生，逆则死。举身满闷，曰形尽满也。寸口之脉寒，气盛坚，然尺脉不应其满闷，然手足温者顺，疗之易已，故生；手足寒者逆，故死也。问曰：何谓顺则生，逆则死？答曰：所谓顺者，手足温也；所谓逆者，手足寒也。寒气满身，手足冷者，阳气尽，故死；手足温者，阳气在四体，渐来通阳，气和则生。问曰：乳子而病热，脉悬小者何如？答曰：足温则生，寒则死。乳子病热，脉应浮滑，而反悬小者，足温气下，故生；足寒气不下，逆者而致死也。问曰：乳子中风病热者，喘鸣肩息者何如？答曰：喘鸣肩息者，脉实大也，缓则生，急则死。乳子中风病热，气多血少，得脉缓，热宣泄，故生；得急，为寒不泄，故死也。问曰：何谓重虚？答曰：脉气虚，尺虚，是谓重虚也。寸口脉虚，尺地及脉亦虚，故曰重虚也。问曰：何以知之？答曰：所谓气虚者，言无常也。尺虚者，行步恇然也。脉虚者，不象阴也。恇，偪方反，怯也。谓行步虚，怯然也。重虚者何以知其候也？膻中气虚不足，令人无言志定。诊得尺脉虚者，阴气不足，腰脚有病，故行步不正也。诊得寸口之脉虚，则手太阴肺虚，阴气不足，故曰不象也。**问曰：如此者何如？答曰：滑则生，涩则死。**寸口虽不得太阴和脉，而得温滑者生，寒涩者死也。**问曰：肠辟便血何如？答曰：身热则死，寒则生。**血虚阳乘，故死。血未甚虚，其身犹寒，所以得生也。**问曰：肠辟下白沫何如？答曰：脉沉则生，脉浮则死。**脉沉，阴气犹在，故生；脉浮，阴尽阳乘，故死也。**问曰：肠辟下脓血何如？答曰：脉悬绝则死，滑大则生。**脉悬绝，阳气尽绝也，故死；滑大，气盛犹温也，故生也。**问曰：肠辟之病，身不热何如？答曰：身不热，脉不悬绝，滑大皆曰生，悬涩皆曰死，以脏期之。**脉不悬绝，阴气犹在；滑大是阳气盛好，故生。其脉悬绝，涩为寒，是为阳绝，以其脏之病次传，为死期也。**问曰：癫疾何如？答曰：脉抟大滑，久自已；脉小坚急，死不治。**大者，气多血少；滑者，气盛微热。以其气盛微热，故久自瘥。脉小，气血俱少，坚急为寒，是则阳虚阴乘，故死。**问曰：癫疾之脉，虚实何如？答曰：虚则可治，实则死。**癫疾，阳盛病也，故阳脉盛而实者，不离于死；阳虚阴和，故可疗也。**问曰：消瘅虚实何如？答曰：脉实大，病久可治；脉悬绝小坚，病久不可治，死。**脉实又气多血少，病虽久，可疗。其脉悬绝，血气俱少，又脉坚病久，不可疗，当死。**问曰：虚实何如？答曰：气虚者肺虚也，气逆足寒，非其时则生，当其时则死。余脏皆如是也。**气虚者，肺气虚也。脉虚，故足寒，寒为气逆也。秋时肺王，肺气虚者为死，余时肺气虚不死。如有肝气虚，肝气逆者足逆冷，当春时肝气王时，虚者为死，非其时为生。如此，余脏以为例也。**问曰：脉实满，手足寒，头热，何如？答曰：春秋则生，冬夏则死。**下则阳虚阴盛，故手足冷也。上则阴虚阳盛，故头热也。春之时阳气未大，秋时阴气未盛，各处其和，故病者遇之得生。夏日阳盛阴格，则头热加病也。冬时阴盛阳闭，手足冷者益甚也，故病遇此时即死也。

杂　诊

黄帝问岐伯曰：诊法常以平旦，阴气未动，阳气未散，诊法在旦，凡有五要，故须旦以诊色脉。肺气行至手太阴十二经络，所有善恶之气皆集寸口，故曰未动；未入诸阳脉中，故曰未散，此为一也。**饮食未进**，进饮食已，其气即行，善恶散而难知，故曰未进食，此为二也。**经脉未盛**，未进饮食，故十二经气未盛，此为三也。**络脉调均**，以经未盛，大络亦未盛，故络脉调均，此为四也。**气血未乱，故乃可诊**。卫气营血相参以行其道，故名为乱。今并未行，即气血未乱，此为五也。平旦有斯五义，故取平旦察色诊脉，易知善恶也。**有过之脉，切脉动静**，营卫将诸脉，善恶行手太阴，过寸口时，以手切按其脉动静，即知其善恶也。**而视精明，察五色**，视其面部及明堂、脏腑、分肉、精明，夭恶五色之别。**观五脏有余不足，五府强弱，形之盛衰**，五府，谓头、背、腰、膝、髓五府者也。以此切脉察色，视知五脏气之虚实，五府气之强弱，及身形盛衰也。**以此参伍，决死生之分**。以此平旦切脉察色，知脏腑形气参伍商量，以决人之死生之分也。**夫脉者，血之府**，以下切脉也。谷入于胃，化而为血，行于经脉，以奉生身，故经脉以为血之府也。**长则气治，短则气病**，寸口之中，满九分者为长，八分、七分为短也。**数则为烦心**，动疾曰数。**大则病进**，洪盛曰大。**上盛则气高**，人迎脉不盛。**下盛则气胀**，寸口脉不盛，气胀□也。**代则气衰**，久而一至为代。**滑则气少**，脉滑利，故气少。**涩则心痛，**脉之动难，为涩也。**浑浑单至如涌泉，病进，**如涌泉，上冲人手也。**而绝弊弊绰绰，其去如弦绝者，死。**弊弊绰绰，未详。脉来卒去，比之弦断，此为死候。有本"绝"为"化"也。**夫精明五色者，气之华也，**次察色者也。五行之气变为精华之色，各见于面及明堂部内。明堂，鼻也。**赤欲如以帛裹朱，不欲如赭也；白欲如白璧之泽，不欲如垩也；**一曰白欲如鹅羽，不欲如盐。**黄欲如罗裹雄黄，不欲如黄土也；黑欲如重漆色，不欲如炭也。**一曰如地。**青欲如青璧之泽，不欲如蓝青也。**赭，赤土也。垩，白土，阿洛反。**五色精微象见矣，其寿不久。**精明五色，微阖象见者，名曰色夭，寿命不久也。**夫精明者，所以视万物，别白黑，审短长。以长为短，以白为黑，是精则衰矣。**万物精明，则黑白辨矣。若不精明，则黑白不分，是夭色也。**五脏者，中之府也。中盛满，气伤恐，音声如从室中言，是中气之湿也；**次听声者也。六腑贮于水谷，以为外府；五脏藏于精神，故为中府。五脏之气有余盛满，将有惊恐。有伤者，乃是中气得湿，上冲胸嗌，故使声重如室中言也。**言而微，终日乃复言者，此夺气也；**言声微小，又不用言者，当是有所夺气，气少故尔也。**衣被不敛，言语善恶不避亲疏者，此神明之乱也；**是其阳明之气热盛为病心乱，故其身不知所为，其言不识善恶，以其五神失守故也。**仓廪所不藏，是门户不要也；**脾胃之气失守，则仓廪不藏，以其咽口门户不自要约，遂食于身不便之物也。**水泉不止，是膀胱不藏也。**水泉，小便也。人之小便不能自禁者，以尿胞不能藏约，故遗尿不止也。**得守者生，失守者死。**如前之病，神明不乱，得守者生；其神明乱，失守者死也。**夫五脏者，身之强也。**五脏藏神，神为身主，故是身之强也。**头者，精明之府也，头倾视深，精将夺矣。**头为一身之天，天有日月，人之头有二目，五脏之精皆成于目，故人之头为精明府，所以精明将夺，力极头倾。视深，力意视也。瘗，蒲介反。**背者，胸之府，背曲肩随，府将坏矣。**心肺二输在上，当背太阳，故背为胸府。背曲肩随而乘胸臆，府将坏也。**腰者，肾之府，转摇不能，肾将惫矣。**肾在腰脊之一曰白欲如鹅羽，不欲如盐：疑此十一字为后人沾注，窜入经文。下文"一曰如地"同。中，故腰不随，肾将惫矣。惫，病也。**膝者，筋之府，屈伸不能，行则偻跗，筋将惫矣。**身之大筋，聚结于膝，膝之屈伸不能，行则曲腰向跗，皆是膝筋急缓，故知筋将病也。**骨者髓之府也，不能久立，行则掉栗，骨将惫。**髓为骨液，髓伤则胫疼不能久立，行则掉揱战动，即知骨将病矣。**得强则生，失强则死。**摄养前之五腑，得身强者为生，失者为死也。**岐伯曰：反四时者，有余为精，不足为消。**上黄帝将问自说，其义周备，故岐伯言强之得失，所以人虽失强，反于四时，得有余者，则五脏精胜为生；人之失强，得不足者，则五脏消损为死。**应太过，不足为精，有余为消。**寸口、人迎相过一倍以上，为应大过也。大过得气不足，则五脏精胜，气过有余则热，故五脏消损也。**阴阳不相应，病名曰关格。**人迎、寸口四倍以上，曰阴阳不相应，不相应者，阳气外格，阴气内关之病也。

诊血脉者，多赤多热，多青多痛，多黑为久痹，多赤、多黑、多青皆见，寒热也。身痛面色微黄，齿垢黄，爪甲上黄，黄瘅。血脉者，络脉也。瘅，音丹，内黄病也。**诊目痛，赤脉从上下者，太阳病；**足太阳经从目内眦上额，故有赤脉从上下贯瞳子者，太阳之络令人目痛，当疗太阳。**从下上者，阳明病；**手足阳明之经并从鼻至目内眦，故有赤脉从下上者，阳明之络令目有痛，当疗阳明也。**从外走内者，少阳病。**手足少阳之经皆从目外来去于目锐眦，走于目内，故有赤脉从外入目者，少阳之络令目有痛，当疗少阳。**诊寒热，**

赤脉从上下至瞳子，见一脉，一岁死；见一脉半，一岁半死；见二脉，二岁死；见二脉半，二岁半死；见三脉，三岁死。赤脉从上下者，太阳之络也。太阳络脉从上下至瞳子，三脉一时至者，至三年死，乃至唯见一脉至，一年死者，三阳者太阳也，太阳之气最大，故独见者至一年死；二阳者阳明也，至阳明有二络见，其气不大，故二年死；一阳者少阳也，至少阳有三络见，其阳气少，故得三年死也。诊齲齿痛，按其阳明之脉来，有过者独热，在左左热，在右右热，在上上热，在下下热。手阳明脉从左右手指上行，入下齿中，上至于鼻；足阳明脉从鼻下行，入上齿中，下至左右足指。手足二阳明脉有病，经所部过时独热者，二脉一箱独偏热也。手足阳明独热，在左箱者，即左箱热也；独热在右箱者，即右箱热也；得手阳明脉热，即知下齿齲也。足阳明左右得热，准手阳明可知，然得足阳明热即知上齿齲也。独热在头在左为上；在足在右为下，准手则足之左右可知。齲者，上下牙齿肿痛，或出脓血，此皆因热风气所致，故得热为候也。据此正经两箱俱诊阳明，即太阴两手俱有，如何脾肺独出于右？理必不然也。婴儿病，其头毛皆逆上者，必死，肾主于血，肾府足太阳脉上头以荣头毛，婴儿血衰将死，故头毛逆上也。耳间青脉起者瘛痛，耳间青脉，足少阳胆脉也。婴儿无病则络陷，有病则起。起者，瘛痛之候也。大便赤青瓣飧泄脉小者，手足寒，难已；飧泄脉小，手足温，易已也。婴儿大便所出青赤瓣异者，名曰飧泄。飧，音孙。脉小手足冷者，飧泄难已；脉小为顺，手足温，阳气荣四末，故易已也。

黄帝问曰：何以知怀子之且生也？岐伯曰：身有病而毋邪脉也。以子在身，故虽病，其病之气不至于脉，故无邪脉也。

黄帝问岐伯曰：诊得心脉而急，此为何病？病形何如？答曰：

病名心疝，少腹当有形。曰：何以言之？曰：心为牡脏，小肠为之使，故曰少腹当有形。黄帝曰：善。诊得心脉，心为阳也，急为寒也，寒气在心太阳小肠，故少腹有形。形，疝积者也。**黄帝曰：诊得胃脉，病形何如？**岐伯曰：胃脉实则胀，虚则泄。胃脉臾弱为平，今得胃气实脉，即知胃中胀满。若得胃气虚脉，即知泄利。胃虚，故脉虚也。曰：**病成而变，何如？**人病成极，变为他病，未知变作何病也。曰：**风成为寒热，**风病在中成极，变为诸寒热病也。**瘅成为消中，**瘅，脾胃热也。脾胃内热，日久变为消中。消中，汤饮内消病也。**厥成为癫疾，**阳明热厥成极，上实下虚，变为癫疾也。**久风为飧泄，**春伤于风，在肠胃之间，日久变为泄利之病。**贼风成为疠，**贼风入腠，不泄成极，变为疠，亦谓之大疾，眉落鼻柱等坏之也。**病之变化，不可胜数。**夫病变为他疾，有斯五种，若随心物，曼衍多端，不可胜数。但可以智量处，调之取中，纵医方千卷，未足以为当也。

黄帝曰：有病厥者，诊右脉沉紧，左脉不然，病主安在？岐伯曰：冬诊之，右脉固当沉紧，此应四时，厥，寒厥也。左手不得沉紧，得浮迟，故曰不然也。冬，阴也。右手亦阴也，沉紧亦阴也。冬时右手得沉紧之脉，固当顺四时也。**左浮而迟，此逆四时。在左当主病诊在肾，颇在肺，当腰痛。**左，阳也。浮，肺脉也。冬时得左手肺脉，虚邪来乘，故肾病腰痛，颇在于肺，此即是左手有肺脉也。曰：何以言之？曰：少阴脉贯肾上胃肓，络肺，今得肺脉，肾为之病，故肾为腰痛。黄帝曰：善。肾脉足少阴从肾上膈入肺中，故冬时左手得肺脉，肾为腰痛也。

厥阴有余病阴痹，足厥阴，肝脉也。脉循股阴入毛中，环阴器，上抵小腹，故脉气有余者，是其阴气盛，故为阴痹者，谓阴器中寒而痛。**不足病生热痹，**厥阴脉气虚者，少阳来乘阴器，中热而痛也。

痹，痛也。**滑则狐疝风，**厥阴脉气滑者，阳气盛微热，以其气盛微热乘阴，故为狐疝风也。风，气也。狐夜不得尿，日出方得。人之所病与狐同，故曰狐疝。一曰孤疝，谓三焦孤府为疝，故曰孤疝也。**涩则病少腹积厥气也。**涩，多血少气，微寒。以其厥阴多血少气，有寒，故少腹中血积，厥气也。**少阴有余病皮痹，隐疹，**少阴，足少阴肾脉也。从足涌泉上贯肝，入肺中。肺主皮毛，故少阴阴气有余，病于皮痹。又病皮中，隐疹皮起，风疾也。**不足病肾痹，**少阴之肺虚，受寒湿之气人肾，故为肾痹也。**滑则病肾风疝，**少阴气虚，太阳气乘，微热，故为肾风疝痛也。**涩则病积溲血。**气少微寒，为血多，为血积，盛而尿血。**太阴有余则病肉痹，寒中，**足太阴，脾脉也，主肉，故太阴盛，以为肉痹寒中也。**不足病脾痹，**太阴不足，即脾虚受邪，故为脾痹也。**滑则病脾风疝，**得足太阴脉滑，则是脾虚，阳明气乘，故脾病风疝也。**涩则病积，心腹时胀满。**得太阴脉涩，即少气微寒多血，故为血积。太阴脉注心中，心腹时胀满也。**阳明有余病脉痹，身时热，**胃足阳明脉正别上至脾，入腹里属胃，散而之脾，上通于心，故阳明有余不足，心有病也。心主于脉，是以阳明有余为脉痹，身时时热也。**不足病心痹，**阳明气虚不足，太阴乘，故为心痹。**滑则病心风疝，**阳明气盛微热，故心病风疝也。**涩则病积，时善惊。**阳明气虚阴乘，微寒血多为积，积气时上冲心，故喜惊也。**太阳有余病骨痹身重，**足太阳，膀胱脉也。足太阳脉气有余，盛乘于少阴，少阴主骨，今少阴病，名曰骨痹。寒湿在骨，故身重也。**不足病肾痹，**太阳虚而不足，则少阴肾气便盛，故为肾痹。**滑则为肾风疝，**太阳脉滑，则阳盛微热乘肾，肾病风疝也。**涩则病积，时善癫疾。**诊得太阳脉涩，则少气微寒多血，下为血积也。善积气，时上冲头，则为癫疾也。**少阳有余病筋痹胁满，**足少阳，胆脉也。肝主筋也，足少阳盛阴病，故为筋痹。肝病，胁满也。**不足病肝痹，**阳虚阴盛，故为肝痹也。**滑则病肝风疝，**得少阳滑者，则少阳气盛，微热乘肝，故肝病风疝也。**涩则病积，时筋急目痛。**得少阳脉涩，少阳气少，微寒多血为积也。足少阳脉起目锐眦，故脉寒筋急目痛也。

脉 论

孟春始至，黄帝燕坐，临观八极，始正八风之气，而问雷公曰：阴阳之类，经脉之道，五中所主，何脏最贵？八极，即八方也。八方之风，即八风也。夫天为阳也，地为阴也，人为和。阴而无其阳，衰杀无已；阳无其阴，生长不止。生长不止则伤于阴，阴伤则阴灾起矣。衰杀不已，则伤于阳，阳伤则祸生矣。故须圣人在天地间和阴阳气，令万物生也。和，气之道也。谓先修身为德，则阴阳气和，阴阳气和则八节风调，八节风调正则八虚风正，于是疵疠不起，嘉祥竞集。此不和，所以然而亦然也。故黄帝问身之经脉贵贱，依之调摄，修德于身，以正八风之气，斯是广成所问之道也。**雷公曰：春甲乙青，中主肝，治七十二日，是脉之主时，臣以其道最贵。**雷公以肝主春，甲乙万物之始，故五脏脉中，谓肝脏脉为贵。**黄帝曰：却念上下经，阴阳从容，子所贵，最其下也。雷公致斋七日，复侍坐。**三阴三阳，五脏终始之总，此最为贵。肝脉主时，为下。故雷公自以为未通，致斋得诏之也。**黄帝曰：三阳为经，**三阳，足太阳也，膀胱脉也。足太阳从二目内眦上顶，分为四道，下项并正、别脉，上下六道，以行于背与身，为经也。以是诸阳之主，故得总名也。**二阳为维，**二阳，足阳明脉也。以是二阳之总，故得名也。足阳明脉者，胃脉也，为经络海，从鼻而起下咽，分为四道，并正别脉六道上下行腹，纲维于身，故曰为维也。**一阳游部**，一阳，足少阳胆脉者也。足少阳脉以是少阳，故曰一阳。游部有三部：头法于天，以为上部；腰下法地，以为下部；腰中法人，以为中部。此一阳起目外眦，络头分为四道，下缺盆，并正别脉上下，主经营一节，流气三部，故曰游部也。**此知五脏终始**。此三阳脉起于五脏，终于五脏，故知此脉者，知五脏终始也。**三阳为表，二阴为里，一阴至绝，作明晦却具合以正其理**。三阳，太阳也。太阳在外，故为表也。二阴，少阴也。少阴居中，故为里也。一阴，厥阴也。厥阴脉至十二经脉绝环之终，寸口、人迎亦然，故曰至绝。如此三阳三阴之脉见于寸口、人迎表里，作日夜之变，却审委具共相合会，以正身之理也。**雷公曰：受业未能明也**。雷公自申不通之意。**黄帝曰：所谓三阳者，太阳为经，三阳脉至手太阴而弦，浮而不沉，决以度，察以心，合之阴阳之论**。太阳总于三阳之气，卫气将来，至手太阴寸口，中见洪大以长，是太阳平也。今至寸口弦浮不沉，此为病也。如此商量，可决之以度数，察之以心神也。**所谓二阳者，阳明也，至手太阴，弦而沉急不鼓，炅至以病皆死**。炅，音桂，见也。此经热也，阳明之气总于二阳也。阳明脉至于寸口，见时浮太而短，是其阳明平也。今至寸口弦而沉急不鼓，是阴击阳，又为热病，热至故为阳明、太阳之病，皆死也。**一阳者，少阳也，至手太阴，上连人迎，弦急悬不绝，此少阳之病也，专阴则死**。阳气始生，故曰少阳。少阳脉至寸口，正疏乍数，乍长乍短，平也。今见手太阴寸口，并及喉侧胃脉人迎，二处之脉并弦急悬微不断绝，是为少阳之病也。若弦急实，专阴无阳。悬而绝者死也。**三阴者，此六经之所主也**，三阴，太阴也。六经谓太阴、少阴、厥阴之脉。手足两箱，合有六经脉也。此六经脉总以太阴为主，太阴有二，足太阴受于胃气，与五脏六腑以为资粮。手太阴主五脏六腑之

243

气，故曰六经所主也。**交于太阴，伏鼓不浮，上空志心。**交，会也。三阴六经之脉，脉皆会于手太阴寸口也。肺气手太阴脉寸口见时浮涩，此为平也。今见寸口伏鼓不浮，是失其常也。肾脉足少阴，贯脊属骨，络膀胱，从肾贯肝上膈入肺中，从肺出络心。肺气下入肾志，上入心神之空也。**二阴至肺，其气归膀胱，外连胃脾。**二阴，少阴也。少阴上入于肺，下合膀胱之府也。外连脾胃者，脾胃为脏腑之海，主出津液，以资少阴。少阴在内，外与脾胃脏腑相连者也。**一阴独至，绝气浮不鼓，钩而滑。**一阴，厥阴也。厥阴之脉，不兼余脉，故为独也。在寸口亦至绝，虽浮动，不鼓盛也。句，实邪来乘也。滑者，气盛而微热也。**此六脉者，乍阳乍阴，交属相并，缪通其五脏，而合于阴阳，**五脏六腑，三阴三阳，气之盛衰，故见寸口则乍阴乍阳也。缪，互也。脏脉别走入腑，腑脉别走入脏，皆交相属，互通脏腑，合阴阳也。**先至为主，后至为客。**阴阳之脉见寸口时，先至为主，后至为客也。假令先得肝脉，肝脉为主，后有余脉来乘，即为客也。**雷公曰：臣悉书，尝受传经脉，诵得从容之道，以合从容，不知次第阴阳，不知雌雄。**三阴三阳，经脉容从之道，悉书以读之，未知阴阳造物次第，及雄雌之别也。从容，审理也。雷公自谓得审理之经行之，合理身之理也。**黄帝曰：三阳为父，**三阳，太阳也。太阳阳脉在背，管五脏六腑气输以生身，尊比之于天，故为父也。**二阳为卫，**二阳，阳明也。阳明脉在腹，经络于身，故为卫。**一阳为纪。**一阳，少阳也。少阳之脉在身两侧，经营百节，纲纪于身，故为纪者也。**三阴为母，**三阴，太阴也。太阴脉气，内资脏腑以生身，尊比之内地，故为母也。**二阴为雌，**二阴，少阴也。少阴既非其长，又非其下，在内居中，故为雌也。**一阴独使。**一阴，厥阴也。厥阴之脉，唯一独行，故曰独使也。**是二阳一阴，阳明主病，不胜一阴，需而动，九窍**

皆沉。需当动义，蠕动，轻动。二阳，阳明也。一阴，厥阴也。是阳明、厥阴二脉至者，即阳明为病，以阳明不胜厥阴，以厥阴蠕动胜阳，故九窍沉塞不利也。**三阳一阴，太阳胜，一阴不能止，内乱五脏，外为惊骇。**三阳，太阳也。一阴，厥阴也。诊得太阳、厥阴之脉，是为外阳胜阴，阴气内虚，厥阴不能止阳，则阳乘于内，五脏气乱，外阳复发盛，为惊骇之病。**二阴一阳，病在肺，少阴沉，胜肺伤脾，故外伤四肢。**二阴，少阴也。一阳，少阳也。少阴气盛，少阳气微，少阴脉气上乘于肺，傍及于脾，故使四肢不用也。**二阴二阳，皆交至，病在肾，骂詈妄行，癫疾为狂。**二阴，少阴也。二阳，阳明也。少阴阳明俱至交会，则阴虚阳胜，遂发为狂，骂詈驰走。若上实，则为癫疾倒仆也。**二阴一阳，病出于肾，阳气客游于心管，下空窍，堤闭塞不通，四肢别离。**二阴，少阴也。一阳，少阳也。诊得少阴、少阳二脉，是为阴实为病，故曰出肾也。足少阳正别之脉，上肝贯心，故少阳客于心管之下。阳实为病，故心管下空窍，皆悉堤障闭塞，不通利也。心管，心系也。心府手太阳之脉络心，循咽抵胃，胃主四肢，故不通为四肢之病也。手足各不用，不相得，故曰别离也。**一阴一阳代绝，此阴气至心，上下无常，出入不知，喉嗌干燥，病在土脾。**一阴，厥阴也。一阳，少阳也。厥阴，肝脉也。少阳，胆脉也。少阳之脉上肝贯心，诊得二脉，更代上绝，阴脉盛时，乘阳至心，从心更代，上下无常不可定，其阳出阴入，故曰出入不知也。厥阴上抵少腹，侠胃上贯膈，布胁肋，循喉咙，故其病喉嗌干燥，病在于脾。脾胃同气也，厥阴之气连土脾胃也。**二阳三阴，至阴皆在，阴不过阳，阳气不能止阴，阴阳并绝，浮为血瘕，沉为脓胕。**二阳，阳明也。三阴，太阴也。至阴，脾也。足阳明络脾，故与太阴皆在阴也。其阴不能过，入出土阳，阳复不能过土阴，是为阴阳隔绝，阳脉独浮，故结为血瘕，阴脉独沉结，以为脓胕。扶付反，义当腐坏。**阴阳皆壮，以下至阴，**太阴、阳明皆盛，以下入脾为病。**阴阳之解，上合昭昭，下合冥冥，诊决死生之期，遂次合岁年。**如前经脉阴阳论解之道，言其生也，上合昭昭，阳之明也；语其死也，下合冥冥，阴之阗也。如此许诊决死生，不失其候，遂得次第，各合日月岁年之期也。**雷公曰：请问短期。黄帝不应。雷公复问。黄帝曰：在经论中。**指在此经论短期中者也。**雷公曰：请问短期。**请问短期之论。**黄帝曰：冬三月之病，病合土阳者，至春正月脉有死征，皆归出春。**冬，阴也。时有病，有阳气来乘，至正月少阳王时，阴气将尽，故脉有死征，其死冬三月，病皆归土春，春时出土万物，故曰出春也。**冬三月之病，病在理已尽，草与柳叶皆杀，阴阳皆绝，期在孟春。**理，中也。冬时阳气在肉，冬之阴气为阳所伤，已尽在草柳叶，火时反而死。若阴阳隔绝，正月时死也。**春三月之病，阳病日杀，阴阳皆绝，期在干草。**春为阳也，春阳气王，今阳病者，是阳衰，故死也。若阴阳隔绝，不相得者，至土季秋金气王时，被克而死也。**夏三月之病，病至阴，不过十日，阴阳交，期在溓水。**夏，阳也。至阴，脾也。夏阳脾病为阳所扰，故不过脾之成数十日而死。若阴阳交击，期在溓水。廉检反，水静也。七月，水生时也。**秋三月之病，三阳俱起，不治自已。阴阳交合者，立不能坐，坐不得起。三阳独至，期在石水。**三阳，太阳、阳明、少阳也。秋三月病，诊得三阳之脉同时而起，是阳向衰，少阴虽病，不疗自已。若阴阳交争，一上一下，故立不能坐，坐不能起也。若三阳之脉各别独至者，阳不胜阴，故至十月水冻时死也。寒甚水冻如石，故曰石水也。**二阴独至，期在盛水也。**二阴，少阴也。少阴独至，则阴不胜阳，故至春月冰解，水盛时死也。

黄帝坐明堂，召雷公问曰：子知医之道乎？雷公对曰：诵而颇能解，解而未能别，别而未能明，明而未能彰，足以治群僚，不足至侯主。明堂，天子所居室也。习道有五：一诵、二解、三别、四明、五章。子能诵之，未能解别，且可行之士、群僚，不可进之尊贵。愿得受树天之度，四时阴阳合之，别星辰与日月光，以彰经术，后世益明，上通神农，若著至教，疑于二皇。树，立也。雷公所愿，立天之道，以彰经术，益明后代，上通神农至教，拟于古之伏羲、神农二皇大道也。"疑"，当为"拟"也。黄帝曰：善。毋失，此阴阳、表里、上下、雌雄输应也，诚令至诚。而道上知天文，下知地理，中知人事，可以长久，言其所教合道，行之长生久视也。以教众庶，亦不疑殆，医道论篇，可传后世，可以为宝。诚令传至宝也。雷公曰：请受道，讽诵用解。黄帝曰：子不闻《阴阳传》乎？曰：不知。曰：夫三阳，太阳为叶，上下无常，合而病至，遍周阴阳。三阳，太阳也。诸阳之行，从头至足，若上下行，不能依度数，合而为病，则内伤五脏，外害六腑，无所不周也。雷公问曰：三阳莫当，请闻其解。莫当，言其力大。黄帝曰：三阳独至者，是三阳并至，并至如风雨，上为癫疾，下为漏病。外毋期，内毋正，不中经纪，诊毋上下，以书别。三阳独至，谓太阳独至也。太阳独至，即太阳、阳明、少阳并于太阳，以太阳为首而至，故曰并至也。阳气好升，上走于头，如风雨暴疾，上盛下虚。上盛，故为癫疾；下虚，发为漏病。漏病，谓膀胱漏泄，大小便数，不禁守也。雷公曰：臣治疏愈，脱意而已。黄帝曰：三阳者，至阳也。积并则为惊，病起而如风，至如砾砺，九窍皆塞，阳气傍溢，干嗌喉塞。太阴之极，以为至阴；太阳之极，以为至阳也。太阳与阳明、少阳为总。若别用，则无病；若并聚总用，则阳气盛，故为惊也。惊狂起速，故如风也；病作甚重，如礔礰也。阳气热盛，傍溢上下，则九窍不通，嗌干喉塞也。洫，溢也。**并于阴，则上下无常，薄为肠澼。**阴，谓脾肾。阳盛并于脾肾，则肠胃中气上下无常。若盛气停薄肠胃之中，发为肠澼，肠澼下利脓血，是伤寒热者也。**此谓二阳直心，坐不得起，卧者身全，二阳之病也。**二阳，阳明也。阳明正别之脉属胃散脾，上通于心，故曰直心。阳明脉，胃也。脾胃生病，四肢不用，坐卧身重，即阳明之病也。**且以知天下，可以别阴阳，应四时，合之五行。**上雷公请愿受树天度，四时阴阳，今已为子俱言之也。

　　黄帝燕坐，召雷公而问之曰：**汝受术诵书，善能览观杂学，及于比类，通合道理，为余言子所长。**帝令雷公言己所长。**五脏六腑，胆、胃、大肠、脾、胞、脑髓、涕唾，哭泣悲哀，水所从行。此皆人之所生，治之过失也，子务明之，可以十全，即不能知，为世所怨。**脾胃糟粕，入于小肠，小肠盛受即是脾之胞也。并脑髓，此众人有为六腑。并涕唾泣，诸津液等，众人莫不以此为生也。其理生失者，子乃欲明理生之术，使病者十全而不能明，必为天下人所怨也。**雷公曰：臣请诵《脉经·上下篇》甚众多，别异比类，犹未能以十全也，安足以别明之？**臣之所诵《经》，比类甚众多，疗疾病犹未能病十全十，又安能调人未病之病，以为开明乎也。**黄帝曰：子诚别通五脏之过，六腑之所，不知针石之败，毒药所宜，汤液滋味。俱言其状，悉言以对，请问不知。**诚，至审也。过，不知五脏之失也。五脏、六腑、针石、毒药、汤液、滋味，子所不通者，可俱言其状，当悉为言对，子所不知也。**雷公问曰：肝虚、肾虚、脾虚，皆令人体重烦悗，当投毒药、刺灸、砭石、汤液，或已或不已，愿闻其解。**此三阴脏，其脉从足上行，太阴、少阴上至于口，厥阴上至头顶。所以此三阴脉虚，多参居为病，故令体重烦悗。疗之有瘛，请闻其解也。悗，音闷也。**黄帝曰：公何年之长而问之少也？**
余真问以自谬也。吾问子窈冥，子言《上下篇》以对，何也？ 子
之年长，所问须高，今问卑少，是所怪也。余真问子脉之浮沉窈冥之
道，子以《上下篇》中三脏虚理以答余者，未为当也。**夫脾虚浮似肺，**
肾小浮似脾，肝急沉散似肾，此皆工之所时乱也，然恐从容得
也。言四脏之脉浮沉相似，难以别知，名曰窈冥。肺脉浮虚如毛，脾
之病脉浮虚相似，肾脉虽沉，血气少时虚浮似脾；肝脉弦急沉散，似
肾脉沉，此皆工人时而不知，唯有从容安审得之，名曰窈冥也。**若夫**
三脏，土木水参居，此童子之所知也，问之何也？ 土脾、木肝，
水肾，三气参居受邪，令人体重者，此乃初学，未足深也。**雷公曰：**
于此有人，头痛、筋挛、骨重，怯然少气，噫哕、腹满、时惊、
不嗜卧，此何脏之发也？ 举此八病，问所生处。**脉浮而弦，切之石**
坚，不知其解，问以三脏，以知比类。问三脏之脉浮、弦、石等，
比类同异也。**黄帝曰：夫从容之谓。**三脏之脉，安审知之？故曰从容
也。**夫年长则求之其腑，**五十已上曰长，如前三脏脉病，有年五十已
上者，疗在六腑。以其年长血气在于六腑之中，故求之腑也。**年少则**
求之于经，男子十六已上，女子十四已上，血气在五脏之中，故求之
脏也。**今子所言皆失，八风菀熟，五脏消铄，传邪相受。**八风八
邪，虚邪风也。八邪虚风菀熟，次传入于脏，令五脏消也。铄，式药
反，销也。菀熟，言蓄积，故为病也。**夫浮而弦者，肾不足也。**肾
脉沉石，今反弦浮，故肾不足也。**沉而石者，是肾气内著也。**肾脉
微石，是其平也。今沉而复石，是肾真脉，无有胃气，内著骨髓也。
怯然少气，是水道不行，形气索也。怯，心不足也。肾气虚，故
肾间动气微弱，致使膀胱水道不得通利也。肾间动气乃是身形性命之
气，真气不足，动形取气，故曰形气索也。**咳嗽烦悗，是肾气之逆。**

水道不利，气循肾脉上入心肺，故咳嗽烦悗，是肾气之逆也。**一人之气，病在一脏也。若言三脏俱行，不在法也。**此为一人之气，病在肾脏，非一人病在肾脾肝三脏者也。**雷公曰：于此有人，四肢懈惰，喘咳血泄。愚人诊之，以为伤肺，切脉浮大而紧，愚不敢治。粗工下砭石，病愈多出血，血止身轻，此何物也？帝曰：子所能治，知亦众多，与此病失矣。**懈惰、喘咳、泄血而脉当沉细，今反洪大而紧，愚人虽谓以为肺伤，疑不敢疗也。有粗工不量所以，直下砭石出血，病瘥众多。然于其病不当，而出血即能除差，其义何也？

黄帝曰：譬以鸿飞，亦冲于天。夫圣人治病，循法守度，援物比类，化之冥冥，循上及下，何必守经。鸟行无章，故鸿飞而得冲天。圣人不守于经，适变而有所当，故粗工于经虽有所失，于病遇所当，斯亦不足以为怪也。**今夫脉浮大虚者，是脾气之外绝，去胃外归阳明也。夫二火不胜三水，是脉乱而无常也。**以其脾病，其气不行于胃，故脉浮大也。脾气去胃，外乘阳明也。二火者二阳，即阳明也。三水者三阴，即太阴也。今太阴病气外乘阳明，即二火不胜三水也。阳明不胜太阴，故脉乱无常也。**四肢懈惰，此脾精之出行。**脾之精气出散，故出行也。出散不营也，故四肢懈惰也。**喘咳者，是水气并阳明也。**太阴三水并于阳明也，手阳明络肺，故喘也。**血泄者，脉急血无所行也。**阳明血脉盛急不行，故呕血也。**若夫以为伤肺者，由以狂也。不引比类，是知不明也。**夫伤肺者，脾气不守，胃气不轻，精气不为使，真脏坏决，脉傍绝，五脏漏泄，不衄则呕，此二者不相类。譬如天之无形，地之无理，白与黑相远矣。**是吾失过，以子知之，故不告子。明引比类从容，是以名曰诊经，是谓至道。**轻，清也。不清，胃气浊也。是伤肺泄血，与脾虚泄血其理不同，以为同者是失也。谓子知之，不告子者，吾之过也。如能明引比类，安审得之，是谓诊经道也。

问曰：人之居处动静勇怯，脉亦为之变乎？曰：凡人之惊恐志劳动静，皆以为变。言勇怯之人非直动静，有惊恐志劳，其脉亦有喘数也。是以夜行则喘，喘出于肾，夜，阴也。肾，亦阴也。夜行志劳，阴并攻脉，喘出肾也。淫气病肺。有所堕恐，喘出于肝，淫邪之气，先病于肺，又因坠堕恐怖，有喘者，是肺贼邪乘肝，肝病为喘也。淫气客于脾。有所惊骇，喘出于肺，淫邪之气先客于脾，又因有所惊骇，脉有喘者，是脾虚邪乘肺，肺病为喘也。淫气伤于心。度水跌仆，喘出于肾与骨，当是之时，勇者气行则已，怯者则著而为病。肾主水及与骨也。淫邪先伤于心，又因度水跌仆心怖，肾气盛，为贼邪乘心，故心病为喘也。当尔心病，因惊失水仆时，勇者壮气助心，正气得行，病得除已；怯者因惊失神，故曰病而喘也。故曰：诊病之道，观人勇怯，骨肉皮肤，能知其情者，以为诊法。诊病之道，先观人之五事，得其病情者，以为诊法也。故饱甚则汗出于胃。汗，阴液也。人动有所过，阳盛反衰，所以阴液出也。伤饱气盛反衰，故汗出胃也。惊而夺精，汗出于心。惊怖伤神反衰，故汗出心也。持重远行，汗出于肾。持重气盛伤志反衰，故汗出肾者也。疾走恐惧，汗出于肝。疾走恐惧，气盛伤魂反衰，故汗出肝也。摇体劳苦，汗出于脾。脾主体内，故摇动形体，劳苦气盛反衰，汗出于脾也。故春秋冬夏四时阴阳，生病起过用，此为常。人于四时饮食劳佚，不能自节，以生诸病，斯乃愚人起过之常也。食气入于胃，散精于肝，淫气于筋。食气入胃，胃之血气之精散入五脏，而独言肝，以肝为木，东方春气为物之先故也。淫溢气，为筋者也。食入于胃，浊气归心，胃气分二：清者为气，浊者为血。心主于血，故浊归于心也。淫精于脉，脉气留经，心之精甚，停留十二大经中也。经气归于肺，肺以主气，故二经脉之气皆归于肺也，故肺主气也。**肺朝百脉**，十二经脉、奇经八脉、十五大络等络脉，皆集肺脉两手太阴寸口而朝之。**输精于皮毛**。肺气行于孙络，通输精气至皮毛中也。**毛脉合精，行气于腑**。毛脉即孙脉也，谓孙络者，即精气和合，行于六腑，皆肺气也。**腑精神明，留于四脏**，六腑贮于水谷，水谷之气化为精神，留在四脏之中，亦肺气之所行者也。**气归于权衡以平，气口成寸，以决死生**。权衡，谓阴阳也。以其阴阳之平，平于气口之脉，成九分为寸，候五脏六腑之脉，以决死生也。**饮食入于胃，游溢精气，上输于脾。脾气散精，上归于肺**，沟溢，通水处也。深八尺曰溢，四尺曰沟。饮食入胃，津液游于肺中，比之游溢。精气上输与脾，脾受气已，上输与肺。有本为溢，与溢同。从胃流气入脾，非散溢也。**肺调水道，下输膀胱**。肺以主气，通津液，浊者下行，输与膀胱为溲也。**水精四布**，水精，血气也。肺行血气，布于四脏也。**五经并行，合于四时五脏阴阳，动静揆度，此以为常**。四脏经脉并肺，脏经以为五经也。五脏经并行于气，以外合四时之气，内应五脏阴阳动静，以应法度也。揆度，应法度也。**太阳脏独至，厥喘虚气逆，是阴不足，阳有余也，表里当俱泻，取下输**。太阳，足太阳，即三阳也。脏，足少阴，二阴者也。一腑一脏，肾与膀胱脉独至时，厥而复喘，虚而气逆。虚者，是阴气不足；厥而喘者，阳气有余也。少阴不足，微不足也。太阳有余，有余太也。故微泻少阴，使其不盛；甚泻太阳，使其平也，所以表里俱取。下输，下，谓是足少阴及足太阳下五输也。**阳明脏独至，是阳气重并也，当泻阳补阴，取下输**。阳明，足阳明也，即二阳也。脏，足太阴，三阴者也。此一腑脏脾与胃脉独至寸口。阳明为首，兼太阴而至寸口者，即阳气重并于阴，故泻足阳明，补足太阴也，皆取下之五输也。**少阳独至，是厥气也，跷前卒大，取下输**。少阳独至者，一阳之过。足少阳，即一阳也。少阳独至，即是厥逆气至也。少阳与厥逆气至，是少阳盛而为过，其络卒大，在足外踝之上三寸，乔脉付阳穴前，以筋骨之间为下输也。太阴脏抟者，用省真，五脉气少，胃气不平，三阴也，宜治下输，补阳泻阴。太阴，足太阴也，即三阴也。脏，谓脾脏也。抟，输聚不营五脉，即用省少也。真五脏脉少于胃气，故曰不丕，故太阴脉即是三阴者也。如此即阴盛阳虚，所以须补阳泻阴，取下五输也。一阳独啸，独啸少阳之厥也。阳并于上，血脉争张，阴气归于肾，宜治经络，泻阳补阴。足少阳从耳后入耳中，出走耳前，所以阳盛耳鸣，故曰一阳独啸也。肾主于耳，肾脉，少阴也，阳盛耳鸣，即知少阴厥逆，阳盛于上，阴气归下，宜泻阳补阴经之脉也。二阴至，厥阴之治也。真虚㾗心，厥气留薄，发为白汗，调食和药，治在下输。二阴，少阴也。真，实也。少阴之脉虚，厥阴脉实，虚者㾗心，故厥气停薄于心，发为白汗，心液也。如此可调于食，可和于药，可行针石，于下五输别疗之也。㾗，居玄反，色态也。太阳脏何象？三阳而浮。太阳，三阳也，故脉象三阳之脉，浮者是也。少阳脏何象？一阳滑而不实。滑者，阳气盛微热；不实，虚也。阳明脏何象？象心之大浮也。象心，脉大而浮也；大者，多气也。太阴脏抟，言其伏鼓也。太阴之脉聚，伏鼓动也。二阴抟至，肾沉不浮。少阴之脉聚至，沉于骨边，不浮也。

仁安二年十一月十一日以同本书写之

移点校合了　丹波赖基

本云

保元元年九月二十四日戌刻许于灯烛之下

薰眦比校移点了　宪基

卷第十七 证候之一

通直郎守太子文学臣杨上善奉敕撰注

……**此五色之死也**。滋，青之恶色也。焰，音苔，谓草烟栖聚焰煤，黑之恶色也。衃，凝恶之血也。枯骨，白之恶色也。**青如翠羽者生，黑如乌羽者生，赤如鸡冠者生，黄如蟹腹者生，白如豕膏者生，此五色见而生者也。**此五者皆病候，不死者色也。**生于心，如以缟裹朱；生于肺，如以缟裹红；生于肝，如以缟裹绀；生于脾，如以缟裹栝楼；生于肾，如以缟裹紫。此五脏所生之荣也。**缟，工道反，白练。此五者皆是无病平人之色也。**味当五脏：白当肺，辛；赤当心，苦；青当肝，酸；黄当脾，甘；黑当肾，咸。**此言五味脏色所当也。**故白当皮，赤当脉，黄当肉，青当筋，黑当骨。**此言五事五色所当也。**诸脉者皆属于目，诸髓者皆属于脑，诸筋者皆属于肝，诸血者皆属于心，诸气者皆属于肺。此四肢八溪之朝夕也。**诸脉、髓、筋、血、气等五，属血气，皆于四肢八溪朝夕往来。八溪，八脉也。**故人卧血归于肝，肝受血而能视，足受血而能步，掌受血而能握，指受血而能捕。**人卧之时，肝、足、掌、手指四事，皆受作于血，能有所用也。**卧出而风吹之，血凝而肤者为痹，凝于脉者为涩，凝于足者为厥。**出，不覆身也。卧不覆身，为风所吹，寒风入腠，血寒凝聚，积肤为痹，积脉血涩，积足为厥。厥，逆也。**此三者，血行而不得反其故空，为厥痹。**此诸五者，为得寒邪，入血凝涩，不得流入空窍中，故聚为足厥之病。有"三"无"五"，"五"当字谬也。**人有大谷十二分，小溪三百五十四名，小十二关，此皆卫气之所留止，邪气之所客也，针之缘而去也。**小曰溪，大曰谷，溪、谷皆流水处也。故十二经脉名为大谷，三百六十五络名曰小溪，据前后体例，无五十四。手足十二大节，名十二关。此等溪谷关节，皆是气之行止之处，故为卫气所留，邪气所客，缘此针石行之，以去诸疾也。**目色赤者病在心，白在肺，青在肝，黄在脾，黑在肾。黄色不可名者，病在胸中。**恶黄之色，不可譬喻言之，故不可名之也。

　　　　　　　仁安二年十二月八日以同本书之

　　　　　　　　　　移点校合了　丹波赖基

本云

保元元年润九月二十六日以家本移点校合了

　　　　　　　蜂田药师船人本云　宪基

卷第十八 ［佚］

卷第十九 设方

通直郎守太子文学臣杨上善奉敕撰注

知古今

黄帝问于岐伯曰：为五谷汤液及醪醴奈何？醪，汁滓酒。醴，宿酒也。此并拟以去病，为之奈何也？岐伯对曰：必以稻米，炊之稻薪，稻米者完，稻薪者坚。曰：此得之天之和，高下之宜，故能至完；伐取得时，故能至坚。稻米得天之和气，又高下得所，故完。稻薪收伐得时，所以坚实，用炊以为醪醴，可以疗病者也。黄帝问于岐伯曰：上古圣人作汤液醪醴，为而不用，何也？曰：上古圣人作为汤液醪醴者，以为备耳。夫上古作汤液，故为而弗服。伏羲以上，名曰上古；伏羲以下，名曰中古；黄帝之时，称曰当今。上古之时，呼吸与四时合气，不为嗜欲乱神，不为忧患伤性，精神不越，志意不散，营卫行通，腠理致密，神清性明，邪气不入，虽作汤液醪醴，以为备拟，不为服用者也。中古之世，德稍衰也，邪气时至，服之万全。上古行于道德，建德既衰，下至伏羲，故曰稍衰也。

帝王德衰，不能以神化物，使疵疠不起，嗜欲情生，腠理开发，邪气因入，以其病微，故服汤液醪醴。稍衰而犹淳，故因汤液而万病万全。**曰：今之世不必已，何也？** 不定皆全，故曰不必已也。**曰：当今之世，必齐毒药攻其中，镵石针艾治其外，形弊血尽而功不立者，何也？** 广前问意。问意曰：良药可以养性，毒药可以疗病。黄帝不能致德，邪气入深，百姓疾甚，尽齐毒药以攻其内，镵石针艾以疗其外，外则形弊，内则血气尽，而病不愈，其意何也。**曰：神不使。何谓神不使？** 人之神明有守，以营于身，即为有使也。**曰：针石者道也。精神越，志意散，故病不可愈也。** 针石道者，行针石者须有道也。有道者神不驰越，志不异求，意不妄思，神清内使，虽有邪客，服之汤液醪醴万全也。**今精坏神去，营卫不可复收，** 今时五脏精坏，五神又去，营卫之气去而不还，故病不愈。**何者？视欲无穷而忧患不止，故精气弛坏，营涩卫除，故神去之，而病之所以不愈者也。** 以下释前精坏神去，营卫不行所由也。一则纵耳目于声色，乐而不穷；二则招忧患于悲怨，苦而不休。天之道也，乐将未毕，哀已继之。故精气弛坏，营涩卫除，神明去身，所以虽疗不愈也。故无恒愚品，不可为医作巫，斯之谓也。

知要道

黄帝曰：余闻《九针》九篇，余亲受其调，颇得其意。夫九针者，始于一而终于九，然未得其要道也。九篇，谓《九针》章别即为篇，非是一部总有九篇也。调，谓同一指归。要道，谓浑一之妙也。**夫九针者，小之则无内，** 九针之道，小之有内，则内者为小，针道非小也。故知针道小者，小之穷也。**大之则无外，** 针道之大有外，则外者为大，针道非大也。故知针道大者，大之极也。**深不可为下**，针道之深，更有下者，则针道非深。故知针道深者，深之深也。**高不可为盖**，针道之高，更有高者，则针道有盖。故知针道高者，高之高。**恍惚无穷，流溢亡极，余知其合于天道人事四时之变也，**穷之更妙，故不可穷也。极之愈巧，故亡极也。天道人事四时之变既然，余知针道与之同者也。**然余愿闻杂之毫毛，浑束为一，可乎？**余知针理与道，变似万端，而愿参之同毫牦之细，浑之若众妙之一也。同毫之细，有神使之明；若众妙之一，得万事之毕。**岐伯曰：明乎哉问也！非独针焉，夫治国亦然。**毫细浑一之道，用之针液，可以遐年；以之保国，可以延祚。非大圣之明，孰能问此？**黄帝曰：余闻针道，非国事也。**针道去病存已，国事即先人后己，存身与利人两异，恐针道非理国之要。**岐伯曰：夫治国者，其唯道焉，非道，何可小大深浅杂合而为一乎哉？**理国，安人也。针道，存身也。安人之与存身，非道不成，故通两者浑然为一也。两者通道，故身国俱理耳。夫积小成大，故小大不可异也；益浅为深，故深浅不可殊也。针道者，即小与浅也；理国者，即大与深也。所以通为一，即针道、理国得其妙也。**黄帝曰：愿卒闻之。岐伯曰：日与月焉，水与镜焉，鼓与响焉。**以下设日月、水镜、鼓响六譬，欲穷存身安人微妙之道。**夫日月之明，不失其影；水镜之察，不失其形；鼓响之应，不后其声。治则动摇应和，尽得其情。**针药有道，故浑一而用巧；理国有道，故政同而理能。是以针药正身，即为内也；用之安人，即为外也。内譬日月、水镜、鼓响者也；外譬光影、形象、音声者也。针法存身和性，即道德者也；摄物安人，即仁义者也。故理身理国，动摇应和，尽和群生之情，斯乃至真之道也。不后者，同时者也。**黄帝曰：窘乎哉！照照之明，不可蔽也。其不可蔽者，不失阴阳也。**以阴阳察于内外，故照然不可蔽者也。**合而察之，切而验之，见而得之，若清水明镜，不失其形也。**以内外合而察之，以志意切而取验，故见而得之，见得之明，若水镜之形，不相失也。**五音不彰，五色不明，五脏波荡，**五音、五色，即外也；五脏，即内也。以五脏神性波荡，故音色不彰明之。**若是则外内相袭，若鼓之应桴，响之应声，影之似形也。**举此三譬，以晓物情也。袭者，因也。鼓、声与形为内，近也；桴、影及响为外，远也。**故远者司外揣内，近者司内揣外，**远者所司在外，以感于内；近者所司在内，以应于外，故曰揣也。揣，度也。**是谓阴阳之极，天地之盖，请藏之灵兰之室，弗敢使泄。**是为阴内阳外感应之极理，以是天地足盖，无外之大，故请藏灵兰室，宝而重之。

知方地

　　黄帝问于岐伯曰：医之治病也，一病而治各不同，皆愈，何也？岐伯曰：**地势使然。**五方土地各异，人食其土，生病亦异，疗方又别。圣人量病所宜，一病合以余方，疗之皆得愈者，大圣之巧。**故东方之域，天地之法始生也，鱼盐之地，滨海傍水，其民食鱼而嗜咸，皆安其处，美其食。**天地之法，东方为春，万物始生之方也。人生鱼盐之地，故安其处，美其食也。**鱼者使人热中，盐者胜血，故其民皆黑色疏理，**鱼性是热，故食之令人热中。盐，水也。血者，火也。水以克火，故胜血而人色黑也。**故其病皆为痈疡，其治宜砭石，故砭石者，亦从东方来。**热中疏理之人，多生痈疡病也。疡，养良反，疮也。砭针破痈已成，冷石熨其初起，此言东方疾异疗。**西方者，金玉之域，沙石之处也，天地之所收引也。其民**

陵居而多风，水土刚强，其民不衣而迭篇，其民笮食而脂肥，故邪不能伤其形体，其病皆生于内，其治宜毒药，毒药者亦从西方来。笮，诈白反。西方金，亦金玉之所出，故为金玉之域也。西方为秋，故为万物收引之方也。不衣者，不以绵帛为衣，而以迭篇其身。食物皆压笮磨碎，不以完粒食之。人多脂肥，腠理致密，风寒暑湿外邪不伤，而为饮食男女内邪生病，故宜用毒药攻之。**北方者，天地所闭藏之域也，其地高陵居，风寒冰冻。其民乐野处而乳食，脏寒生病，其治宜灸焫，灸焫者亦从北方来。**北方为冬，故为万物闭藏之方也。北方其地渐高，是阴中之阴，故风寒也。所乐之处既寒，所美之食非温，故五脏寒而生病，宜以灸焫。焫，烧也，而悦反。有本"冻"为"湖"，量北方无湖也。**南方者，天地所养长，阳气之所盛处也，其地污下，水土弱，雾露之所聚也。其民嗜酸而食胕，故其民致理而色赤，其病挛痹。其治宜微针，故九针者亦从南方来。**南方为夏，万物养长，阳盛之方也。阳中之阳，其地渐下，故水土弱，雾露之所聚也。污下，湿也。胕，扶付反，义当腐。南方为火，色赤，故人多赤色也。以居下湿，多挛痹病，故宜用九针也。**中央者，其地平以湿，天地所生物色者众。**中国为土，故其地平湿，中土之所生物色多也。**其民食杂而不劳，故其病多痿厥寒热。其治宜导引按蹻。故按蹻亦从中央出。**蹻，巨绍反。人之食杂则寒温非理，故多得寒热之病；不劳则血气不通，故多得痿厥之病。故导引按蹻则寒热咸和，血气流通。此非但愈斯二疾，万病皆可用之。蹻，又九绍反，举手也。**故圣人杂合以治，各得其所宜，故治所以异而病皆愈者，得病之情，知治之大体。**五方水土，生病不同，随疗各异，圣人即知一病为众药所疗，故以所宜为工，得疗病之大体也。

知形志所宜

形乐志苦，病生于脉，治之以灸刺。形，身之貌也。志，心之意也。心以主脉，以其心劳，邪气伤脉，心之应也，故以灸刺补泻脉病也。形苦志乐，病生于筋，治之以熨引。形苦筋劳，邪气伤筋，肝之应也，筋之病也医而急，故以熨引调其筋病也。药布熨之引之，使其调也。形乐志乐，病生于肉，治之以针石。形志俱逸，则邪气客肉，脾之应也，多发痈肿，故以砭针及石熨调之也。《山海经》曰：高氏之山，其上多玉，有石可以为砭针，堪以破痈肿者也。形苦志苦，病生于咽喝，治之以药。形志俱苦劳气，客邪伤气，在于咽喝，肺之应也。喝，肺喘声也。有本作渴。故疗之汤液丸散药也。形数惊恐，筋脉不通，病生于不仁，治之以按摩醪药。是谓五形。惊恐主肾，形多惊惧，邪客筋脉，筋脉不通，肾之应也，病生筋脉皮肤之间，为痹不仁，故以按摩醪醴。五形，言陈其所宜也。故曰：刺阳明出血气，手阳明，大肠脉；足阳明，胃脉也。二脉上下连注，其气最强，故此二脉盛者刺之，血气俱泻。刺太阳出血恶气，手太阳，小肠脉也；足太阳，膀胱脉也。二脉上下连注，津液最多，故二脉盛者，刺之泻血，邪客之者，泻去恶气也。刺少阳出气恶血，手少阳，三焦脉也；足少阳，胆脉也。二脉上下连注，其气最多，故此二脉盛者，刺之泻气，邪客之者，泻去恶血之也。刺太阴出血气，手太阴，肺脉也；足太阴，脾脉也。此二太阴与二阳明虽为表里，其气血俱盛，故并泻血气也。刺厥阴出血恶气，手厥阴，心包络脉也；足厥阴，肝脉也。与二少阳以为表里，二阳气多血少，阴阳相反，故二阴血多气少，是以二厥阴盛，以泻血也，邪客之者，泻去恶气。刺少阴出气恶血。手少阴，心脉也；足少阴，肾脉也。与二太阳以为表里，二太阳既血多气少，亦阴阳相反，二阴气多血少，是以二少阴盛，泻于气也，邪客之者，泻去恶血者也。**阳明多血气，太阳多血少气，少阳多气少血，太阴多血气，厥阴多血少气，少阴少血多气。**此言刺三阴三阳，出血出气差别所以也。**足阳明、太阴为表里，少阳、厥阴为表里，太阳、少阴为表里，是谓足之阴阳也；手阳明、太阴为表里，少阳、心主为表里，太阳、少阴为表里，是谓手之阴阳也。**今知手足阴阳所在。**凡治病必先去其血，去其所苦，伺之所欲，然后泻有余，补不足。**凡疗病法，诸有痛苦由其血者，血聚之处先刺去之，刺去血已，伺候其人情之所欲，得其虚实，然后行其补泻法也。

知祝由

黄帝问于岐伯曰：余闻古之治病者，唯其移精变气，可祝由而已也。今世治病，毒药治其内，针石治其外，或愈或不愈，何也？上古之时有疾，但以祝为去病所由，其病即已。今代之人，苦于针药而疗病不愈者，为是病有轻重？为是方术不妙也？**岐伯曰：往古民人，居禽兽之间，**上古禽兽多而人少，人在禽兽之间，巢居以避禽兽，故称有巢氏也。**动作以避寒，阴居以避暑，**以躁胜寒，故动作以避寒。以静胜热，故阴居以避热。**内无眷慕之累，外无申宦之形，此恬惔之世，邪不能深入也。故毒药不治其内，针石不治其外，故可移精祝由而已也。**既为恬惔之时，有性莫不恬惔自得。恬然自得，内无眷慕之情；惔然至乐，外亡申宦之役。申宦不役于躯，故外物不形；眷慕不劳于志，故内欲不累。内外恬惔，惔然泰伦，纵外邪轻入，何所深哉？是以有病以祝为由，移精变气去之，无假于针药也。**当今世不然，忧患琢其内，苦形伤其外，**眷慕起于心，则忧其内；申宦苦其形，则伤于外也。**又失四时之逆顺、寒暑之宜，贼风数至，虚邪朝夕内至五脏骨髓，外伤空窍肌肤，故所以小病必甚，大病必死者，故祝由不能已也。黄帝：善。**夏则凉风以适情，冬则求温以从欲。不领四时逆顺之宜，不依冬夏寒暑之适，由是贼风数至于腠理，虚邪朝夕以伤体。虚邪伤体，内入脏而客髓；贼风开腠，外客肌以伤窍，所以微疾积而成大病也。加而致死，苦之针药尚不能愈，况祝由之轻其可遣也。

知针石

黄帝问岐伯曰：**天覆地载，万物悉备，莫贵于人。人以天地之气生，四时之法成，君王众庶，尽欲全形。形之所疾，莫知其情，留淫日深，著于骨髓，心私患之。余欲以针除其疾病，为之奈何？**天地之间，人最为贵，人君众庶，莫不宝身。然不知病之脆微，留连骨髓，故请疗之方也。**岐伯曰：夫盐之咸者，其气令器津泄；弦绝者，其音嘶败；木陈者，其叶落；病深者，其声哕。**言欲识病微者，须知其候。盐之在于器中，津泄于外，见津而知盐之有咸也。声嘶，知琴瑟之弦将绝。叶落，知陈木之已蠹。举此三物衰坏之征，以比声哕识病深之候也。**人有此三者，是谓坏府，毒药毋治，短针毋取，此皆绝皮伤肉，血气争异。**人有声哕同三譬者，谓是府坏之候也。府者，中府，谓五脏也。坏者，则声哕也。中府坏者，病之深也。其病既深，故针药不能取也，以其皮肉血气各不相得故也。**黄帝曰：余念其痛，心为之乱惑，反甚其病，不可更代，百姓闻之为**

残贼，为之奈何？余念微病淫留至深，众庶不知，遂著骨髓。余痛其心，反甚于病，不能去已，故曰不可更代。百姓闻此积微成大坏府之言，莫不以为残贼之深，欲知为之奈何也？**岐伯曰：夫人生于地，悬命于天，天地合气，命之曰人。人能应四时者，天地为之父母。**天与之气，地与之形，二气合之为人也。故形从地生，命从天与。是以人应四时，天地以为父母也。**荷主万物者，谓之天子。**天地所贵者人，人之所归者圣，唯圣荷物，故号曰天子也。**天有阴阳，人有十二节；**此言天子所知，凡有二合四能。天有十二时，分为阴阳，子午之左为阳，子午之右为阴；人之左手足六大节为阳，右手足六大节为阴。此为一合也。**天有寒暑，人有虚实。**十二月寒暑之气，十一月阳气渐息，阴气渐消；至四月阳气在盈，阴气正虚；至五月阴气渐息，阳气渐消；至十月阴气在盈，阳气正虚。阴阳即为寒暑者也，盈虚以为虚实者也。人亦如之，消息盈虚，有虚有实，为二合也。**能经天地阴阳之化者，不失四时；**天地合气，命之曰人，故能知天地阴阳变化，理与四时合契。此一能也。**能知十二节之理者，圣智不能欺；**知人阴阳十二节气与十二时同，循之而动，不可得失，虽有圣智，不可加也。欺，加也。此二能也。**能存八动之变者，五胜更立；**八动，八节之气也。八节之气，合金、木、水、火、土五行之气，更废更立，血气亦然。此三能也。**能达虚实之数者，独出独入，哕吟至微，秋毫在目。**能达寒暑之气虚实相移者，则寿蔽天地，能独出死地，独入长生。其言也，哕吟至真微妙之道；其智也，目察秋毫深细之理。此四能也。哕，音去，即露齿出气。**黄帝曰：人生有形，不离阴阳，**万物负阴抱阳，冲气以为和，万物尽从三气而生，故人之形不离阴阳也。**天地合气，别为九野，分为四时，月有小大，日有短长，万物并至，不可胜量，虚实哕吟，敢问其方？**从道生一，谓之朴也。

一分为二，谓天地也。从二生三，谓阴、阳、和气也。从三以生万物，分为九野、四时、日月，乃至万物。一一诸物皆为阴阳气之所至，故所至处不可胜量。不可量物并有虚实，虚实之谈，请言其道。方，道也。**岐伯曰：木得金而伐，火得水而灭，土得水而达，万物尽然，不可胜竭**。言阴阳相分，五行相克，还复相资。如金以克木，水以克火，土以克水，始土克水，得水通易，余四时皆然，并以所克为资，万物皆尔也。**故针有悬布天下者五也，**故针等利人之道，凡有五利也。**黔首共饮食，莫知之也**。黔，黑也，渠廉反。人之首黑，故名黔首也。饮食，服用也。黔首服用此道，然不能得其意也。**一曰治神，**存生之道，知此五者以为摄养，可得长生也。魂神意魄志，以神为主，故皆名神。欲为针者，先须理神也。故人无哀悲动中，则魂不伤，肝得无病，秋无难也；无怵惕思虑，则神不伤，心得无病，冬无难也；无愁忧不解，则意不伤，脾得无病，春无难也；无喜乐不极，则魄不伤，肺得无病，夏无难也；无盛怒者，则志不伤，肾得无病，季夏无难也。是以五过不起于心，则神清性明，五神各安其脏，则寿近遐算，此则针布理神之旨也，乃是崆峒广成子之道也。**二曰治养身，**饮食男女，节之以限；风寒暑湿，摄之以时，有异单豹严穴之害，即内养身也。实恕慈以爱人，和尘劳而不迹，有殊张毅高门之伤，即外养身也。内外之养周备，则不求生而久生，无期寿而寿长也，此则针布养身之极也。玄元皇帝曰："太上养神，其次养形。"斯之谓也。**三曰知毒药之为真，**药有三种：上药养神，中药养性，下药疗病。此经宗旨养神养性，唯去怵惕之虑、嗜欲之劳，其生自寿，不必假于针药者也。有病生中，无出毒药，以为真恶，故须知之。**四曰制砭石小大，**东方滨海水傍，人食盐鱼，多病痈肿，故制砭石大小，用破痈也。**五曰知输脏血气之诊。**输，为三百六十五穴者也。脏，谓五脏血气。诊，谓经络诸脉诊候也。**五法俱立，各有所先。**此五法各有所长，故用之各有所先也。**今末世之刺，虚者实之，满者泄之，此皆众工所共知之。**粗工守形，实者泻之，虚者补之，斯乃众人所知，不以为贵也。**若夫法天则地，随应而动者，和之者若响，随之者若影，**刺虚实之道，法天地以应万物，若响应声，如影随形，得其妙，得其机，应虚实而行补泻也。**道无鬼神，独往独来。**应天地之动者，谓之道也。有道者其鬼不神，故与道往来，无假于鬼神也。黄帝曰：愿闻其道。岐伯曰：**凡刺之真，必先治神，五脏已定，九候已备，乃后存针。**凡得针真意者，必先自理五神，五神即理，五脏血气安定，九候已备于心，乃可存心针道，补泻虚实。**众脉弗见，众凶弗闻，外内相得，毋以形先，**病人众病脉候不见于内，诸病声候不闻于外，内外相得为真，不唯形之善恶为候也。**可梳往来，乃施于人。**梳，五骨反，动知也。究内外相得之理，动而往来，乃可施人也。**人有虚实，五虚勿近，五实勿远，**五，谓皮、肉、脉、筋、骨也。此五皆虚，勿近泻之；此五皆实，勿远而不泻。**至其当发，间不容晌，**至其气至机发，不容于晌目也。容于晌目即失机，不得虚实之中。晌，音舜。**手动若务，针耀而晌，**手转针时，专心一务。**静意视义，观适之变，**可以静意，无劳于众物也。视其义利，观其适当，知气之行变动者也。**是谓冥冥，莫知其形，**此机微者，乃是窈冥众妙之道，浅识不知也。**见其乌乌，见其稷稷，从见其飞，不知其杂，**乌乌、稷稷，凤凰雄雌声也。凤凰群杂而飞，雄雌相和，不见其杂。有观凤者，别其声殊，辨其形异，故曰不杂。譬善用针者，妙见针下气之虚实，了然不乱也。**伏如横弩，起如发机。**如横弩者，比其智达妙术也。起如机者，比行之得中也。黄帝曰：何如而虚，何如而实？岐伯曰：**刺虚者须其实也，刺实者须其虚也，**虚为病者，补之须实；实为病者，泻之须虚也。**终气已至，慎守勿失**，得气补泻，终时慎之，勿使过与不及也。**深浅在志**，志，记也。计针下深浅，可记之，不得有失，深浅有失，更增其病，故须记。**远近若一**，使之得中，不可过与不及，故曰若一也。**形如临深渊，手如握虎，神毋营于众物**。行针专务，设二喻以比之：一如临深渊，更营异物，必有颠坠之祸；亦如握虎不坚，定招自伤之害。故行针调气，不可不用心也。

黄帝曰：愿闻禁数。岐伯曰：**脏有要害，不可不察**，五脏之气所在，须知针之为害至要，故欲察而识之。**肝生于左**，肝者为木在春，故气生左。**肺藏于右**，肺者为金在秋，故气藏右也。肝为少阳，阳长之始，故曰生也。肺为少阴，阴脏之初，故曰脏也。**心部于表**，心者为火在夏，居于太阳，最上，故为表。**肾治于里**，肾者为水在冬，居于太阴，最下，故为里也。心为五脏部主，故得称部。肾间动气，内理五脏，故曰里也。**脾为之使**，脾者为土，王四季。脾行谷气，以资四脏，故为之使也。胃为之市。胃为脾府也。胃贮五谷，授气与脾，以资四脏，故为市也。**膈肓之上，中有父母**，心下膈上谓肓。心为阳，父也；肺为阴，母也。肺主于气，心主于血，共营卫于身，故为父母也。**七节之傍，中有志心**，脊有三七二十一节，肾在下七节之傍。肾神曰志，五脏之灵皆名为神，神之所以任物，得名为心，故志心者，志之神也。**顺之有福，逆之有咎**。人之上顺血气，下顺志心，有长生之福；逆之，有入死地之祸也。**黄帝曰：愿闻九针之解，虚实之道**。请解九针应于九数虚实之道也。**岐伯曰：刺虚则实之者，针下热也**。刺寒虚者，得针下热，则为实和也。**满而泄之者，针下寒也**。刺热实者，得针下寒，则为虚和也。**宛陈则除之者，出恶血也**。宛陈，恶血。**邪胜则虚之者，出针勿按也**。勿按者，欲泄其邪气也。**徐而疾则实者，徐出针而疾按也**。泻法徐出针为是，只为疾按之，即邪气不泄，故为实。**疾如徐则虚者，疾出针而徐按之也。**补法疾出针为是，只由徐徐不即按之，令正气泄，故为虚也。**言实与虚者，寒温气多少也。**言寒温二气，偏有多少，为虚实也。**若无若有者，疾不可知也。**言病若有若无，故难知也。**察后与先者，知病先后。**知相传之病先后者也。**为虚与实者，工守勿失其法。**刺虚欲令实，刺实欲使虚，工之守也。**若得若失者，离其法。**失其正法，故得失难定也。**虚实之要，九针最妙者，为其各有所宜。**要在各有所宜。**补泻之时者，与气开闭相合也。**补闭泻开，合热为时也。**九针之名，各不同形者，针官其所之当补泻。**九针之形及名别者，以官主病之别，又补泻殊用也。**刺其实须其虚者，留针，阴气降至，乃去针也。**刺于热实，留针使针下寒，无热乃出针。**刺其虚须其实者，阳气降至，针下热，乃去针也。**刺于寒虚，留针使针下热，无寒乃出针也。**降之已至，慎守勿失者，勿变更也。**寒温之气，降至针下，勿令大过不及，使之变为余病者也。**深浅在志者，知病之内外也。**下针浅深得气，即知病在脏腑者也。**近远如一者，深浅其候等也。**深浅得候，即知合中，不令过与不及。**形如临深渊者，不敢堕也。**恐其失也。**手如握虎者，欲其壮也。**专务甚也。**神毋营于众物者，静志观病人，毋左右视也。**言志一不乱也。**义毋邪下者，欲瞻病人，自制其神，令气易行也。**不自御神，为义邪下。**所谓三里者，下膝三寸也。所谓付之者，举膝分易见也。**言三里付阳穴之所在也。付阳穴在外踝上三寸，举膝分之时，其穴易见也。又付三里所在者，举膝分其穴易见也。**巨虚者，摇乔足胻独陷者也。下廉者，陷者也。**在三里下三寸，足胻外独陷大虚之中，名曰巨虚。巨虚之中，上廉足阳明脉与大肠合，下廉足阳明脉与小肠合。乔，高也，谓此外踝上高举处也，摇而取之。**黄帝问岐伯曰：余闻九针，上应天地四时阴阳，愿闻其方，令可传于后世，而以为常。岐伯曰：夫一天、二地、三人、四时、五音、六律、七星、八风、九野，此举天地阴阳之数。人形亦应之，针各有所宜，故曰九针。人形应于九数，故曰各别有所宜。人皮应天，人肉应地，人脉应人，人之筋应时，人声应音，人阴阳合气应律，人齿面目应星，人出入气口应风，人九窍三百六十五络应野。言人九分应九数也。故一针皮，二针肉，三针脉，四针筋，五针骨，六针调阴阳，七针益精，八针除风，九针通九窍，除三百六十五节气，此之谓也，各有所主也。人身既应九数，行针亦有九别也。调阴阳者，应六律也。益精者，益五脏精。应七星，谓北斗七星。除风，应八风。通九窍，应三百六十五节之气，九野者也。以其人身有主合也。人心意应八风，人邪气应天地，心意邪气，应天地之中八风也。人面应之七星，人发齿耳目五声应五音六律，人阴阳脉血气应地，人肝目应之九，九窍三百六十五。肝主于目，在天为日月，其数当九，故九窍合九野三百六十五数也。人一以观动静，九数各有九分义，故人之一分法动静也。天二以候五色，七星应之以候发毋泽也，天之二分之义候五色，七星分发皆天之合。五音一以候宫商角徵羽，五音一分之义，以候人之五声也。六律有余不足应之，六律升降，以候虚实。二地一以候高下有余，地之一分之义，以候高下有余也。九野一节输应之以候闭，九野一分之义，候三百六十五节气输穴闭之不泄也。三人变一分候齿，泄多血少，人九变一分之义，候齿及泄多血少。十分角之变，九数各九之，此言十分，未详，或字误。十分之义，角音之变也。五分以候缓急，五分之义，以候缓急也。六分不足，六分以候不足。三分寒关节，三分以候寒关节也。人九分四时节人寒温燥湿，人第九之分，以候四时节，寒温燥湿也。四时一应之，以候相反一，四时一分，以候相反。**四方各作解**。四时一分，以候四方作解。此之九数，一一各有九分，取之作解，多少不等，或取一，或取二三四等，章句难分，但指句而已也。

黄帝问岐伯曰：有病颈痈者，或石治之，或以针灸治之，而皆已，其真安在？岐伯曰：此同名异等者也。同称痈名，针灸石等异疗之。**夫痈气之息者，宜以针开除去之**，息者，增长也。痈气长息，宜以针刺开其穴，泻去其气。**夫气盛血聚，宜石而泻之，皆所谓同病异治者也**。气盛血聚，未为脓者，可以石熨，泻其盛气也。气盛脓血聚者，可以砭石之针破去也。

知汤药

黄帝问岐伯曰：夫病之始生也，极微极精，必先舍于皮肤。今良工皆称曰病成，名曰逆，则针石不能治也，良药不能及也，今良工皆持法守其数。亲戚弟兄远近，音声日闻于耳，五色日见于目，而病不愈者，亦可谓不蚤乎？精，谓有而不虚也。但有病在皮肤，微小精实不虚，若不疗者，定成大病，故良工称为病成。以其病者精志眷慕于亲戚，耳目玩乐于声色，日久病成，不可疗之，由其不破于脆微也。**岐伯曰：病为本，工为标，标本不得，邪气不服，此之谓也**。若本无病，则亦无疗方，故知有病为本，然后设工，是则以病为本，以工为末也。标，末也。风寒暑湿所生之病以为本也，工之所用针石汤药以为标也。故病与工相契当者，无大而不愈；若工、病不相符者，虽微而不遣，故曰不得，邪不服也。**黄帝问曰：其病有不从毫毛生，而五脏伤以竭**，有病不以风寒暑湿外邪袭于毫毛腠理，入而为病，而五脏伤竭，此为总言。**津液虚廓**，肾伤竭也。廓，空也。**其魂魄独**，心伤竭也。**孤精于内，气耗于外**，虽有五脏之精，而外少吐纳之气。耗，少也，肺伤竭也。**形别不与衣相保**，皮肤不仁，不与衣相近，脾伤竭也。保，近也。**此四亟急而动中，是气巨于内，而形弛于外，治之奈何**？此四候即是五脏伤竭，病生于内，故曰动中。亟，数也。是为五脏大气数发，病生于内，病形弛外，疗之奈何也。**岐伯曰：卒治权衡**，卒，终也。权衡，脏腑阴阳二脉也。病从内起，终须调于脏腑阴阳二脉，使之和也。**去宛陈**，宛陈，恶血聚也。有恶血聚，刺去也。**茎微动中四亟**，肾间动气得和，则阴茎微动，四竭得生，故本标得，邪气服。**湿衣缪处，以复其形**，缪，异也。衣肉不相保附，故曰缪处。调之既得肾气动已，则衣肉相得，故曰复其形也。**开鬼门**，五神通之者也。**洁静腑**，洁，清静也。心之不浊乱。**精以时**，命门所藏之精既多，以时而有。**服五汤，有五疏，循五脏**，五汤，五味汤也。药有五味，以合五行，相克相生，以为补泻，五气得有疏通，以循五脏也。**故精自生，形自盛，骨肉相保，巨气乃平。黄帝曰：善哉**。肾间动气，人之生命，故气之和则精生，精生则形盛，形精既盛则骨肉相亲，于是大气平和，是为病形虽成，疗之有验。

知官能

黄帝问岐伯曰：余闻九针于夫子，众多矣，不可胜数，余推而论之，以为一纪。余司诵之，子听其理，非则语余，请受其道，令可久传，后世无患，得其人乃传，非其人勿言。言道之博大，不可胜数，余学之于子，推寻穷问以理，十有二载。余今司而诵之，以示于子，其言有不当不可，余必当合理，余望传乎所授之人，传之后代，使久而利物也。**岐伯稽首再拜曰：请听圣王之道。**道在岐伯，授之与帝，帝得之于圣，故是圣王之道者也。**黄帝曰：用针之理，必知形气之所在；**帝诵岐伯所授针理章句，凡有四十七章。形之所在肥瘦，气之所在虚实。一也。**左右上下；**肝生于左，肺脏于右，心部于表，肾居其里，男女左右，阴阳上下，并得知之。二也。**阴阳表里；**五脏为阴居里，六腑为阳居表。三也。**血气多少；**三阴三阳之脉，知其血气之多少。四也。**行之逆顺；**营气顺脉，卫气逆行。五也。**出入之合；**血气有出入合处。六也。**诛伐有过；**诛伐邪气恶血。七也。**知解结；**结，谓病脉坚紧者，破而平之。八也。**知补虚泻实，上下之气；**能知补泻上下之气。九也。**明于四海，审其所在；**髓、血、气、谷四海，审知虚实所在。十也。**审寒热淋露；**因于露风，生于寒热，故曰寒热淋露。十一也。**荣输异处；**五行荣输有异。十二也。**审于调气；**审吐纳导引以调气。十三也。**明于经隧；**经，正经、奇经也。隧，诸络也。故曰泻其经隧，无伤其经，即其信也。十四也。**左右支络，尽知其会；**支络，小络也。皆知小络所归，大络会处。十五也。**寒与热争，能合而调之；**阴阳之气不和者，皆能和之。十六也。**虚与实邻，和决而通之；**邻，近也。虚实二气不和，通之使平。十七也。**左右不调，把而行之，明于逆顺，乃知可治；**把，持也。人身左右脉不调者，可持左右寸口、人迎，诊而行之，了知气之逆顺，乃可疗之。十八也。**阴阳不奇，故知起时；**奇，分也。阴阳之脉相并，浑而不分，候之知其病起之时。十九也。**审于本末，察其寒热，得邪所在，万刺不殆，知官九针，刺道毕矣；**妙通标本，则知寒热二邪所在，故无危殆，是为官主九针之道。二十也。**明于五输，徐疾所在；**明脏腑之经各有五输，输中补泻徐疾所在，并须知之。二十一也。**屈伸出入，皆有条理；**行针之时，须屈须

伸，针之入出条数，并俱知之。二十二也。**言阴与阳，合于五行；**知
分阴阳之气，以为五行。二十三也。**五脏六腑，亦有所藏；**五脏藏五
神，六腑藏五谷。二十四也。**四时八风，尽有阴阳，各得其位，合
于明堂，各处色部；**八风，八节之风也。四时八节之气，各在阴阳之
位，并合明堂，处于五行五色之部。明堂，鼻也。二十五也。**五脏六
腑；**候五色之部，察知五脏六腑。二十六也。**察其所痛，左右上下；**
察五色，知其痛在五脏六腑上下左右。二十七也。**知其寒温，何经所
在；**知十二经所起寒温各有主。二十八也。**审尺之寒温滑涩，知其
所苦；**言能审候尺之皮肤。二十九也。**膈有上下，知气所在；**谷入
于胃，清气上肺，故在膈上；浊气留于胃中，在于膈下。三十也。**先
得其道，稀而疏之，稍深以留之，故能徐之；**为补之道，希疏深
留，徐动其针。三十一也。**大热在上，推而下之，从下上者，引而
去之，视前病者，常先取之；**视病热之上下，泻而去之。三十二也。
大寒在外，留而补之。入于中者，从合泻之；寒在皮肤，留针使针
下热；寒入骨髓，亦可留针使热，泻去寒热气。三十三也。**针所不为，
灸之所宜；**脉之陷下，是灸所宜，不可针也。三十四也。**上气不足，
推而扬之。下气不足，积而从之；**上气不足，谓膻中气少，可推补
令盛。扬，盛也。下气不足，谓肾间动气少者，可补气聚。积，聚也。
从，顺也。三十五也。

　　**阴阳皆虚，火自当之。厥而寒甚，骨廉陷下。寒过于膝，下
陵三里。阴络所过，得之留止。寒入于中，推而行之，经陷下，
火即当之；**火气强盛，能补二虚。三十六。**结络坚紧，火之所治；**
络脉结而坚紧，血寒，故火能疗。三十七。**不知所苦，两跷之下，
男阳女阴，良工所禁，针论毕矣；**有病不知所痛，可取阴阳二跷之
下。二跷之下，男可取阴，女可取阳，是疗不知所痛之病。男阳女阴，

二跷之脉，不可取之。三十八也。**用针之服，必有法则，上视天光，下司八正，以辟奇邪**；服，学习也。学用针法，须上法日月星辰之光，下司八节正风之气，以除奇邪。三十九也。**而观百姓，审于虚实，无犯其邪，是天之露，遇岁之虚，救而弗胜，反受其殃。故曰：必知天忌，乃言针意**；而令百姓不犯虚实二邪岁露之忌，可谓得针之旨耳。天露者，岁之八正虚邪风雨也。四十也。**法于往古，验于来今，观于窈冥，通于无穷，粗之所不见，良工之所贵，莫知其形。若神髣髴**；法于往古圣人所行，逆取将来得失之验，亦检当今是非之状，又观窈冥微妙之道，故得通于无穷之理，所行皆当，不似粗工以意，唯瞩其形，不见于道，有同良才神使，独鉴其所贵，髣髴于真。四十一也。**邪气之中人也，洫浠动形，正邪之中人也微，先见于色，不知于身，若有若无，若亡若存，在形无形，莫知其情**；洫，谓沟渠，即腠理也。浠，谓水之逆流，即邪气入腠理也。八正虚邪气入腠理时，振寒起于毫毛，动形者也。正邪者，因身形饥用力，汗出腠理开，逢虚风中人，微而难知，莫见其情。四十二也。**故上工之取气也，乃救其萌芽，下工守其已成，因败其形**；邪气初客，未病之病，名曰萌芽，上工知之。其病成形，下工知之。四十三也。**是故工之用针也，知气之所在，而守其门户**；谓知邪气处，气处于皮肤脉肉筋骨所在，守其空穴门户疗之。四十四也。**明于调气补泻所在，除疾之意，所取之处**；明于调气补泻处所，是处可补，是处可泻，不妄为之。四十五也。**泻必用员，切而传之，其气乃行，疾入徐出，邪气乃出，伸而迎之，摇大其穴，气出乃疾；补必用方，外引其皮，令当其门，左引其枢，右推其肤，微旋而徐推之，必端以正，安以静，坚心无懈，欲微以留，气下而疾出之，推其皮，盖其外门，真气乃存**；员，谓之规，法天而动，泻气者也；方，谓之矩，法地而静，补气者也。枢，谓针动也。泻必用方，补必用员，彼出《素问》，此是《九卷》方员之法，神明之中，调气变不同故尔。四十六也。**用针之要，勿忘养神。**用针之道，下以疗病，上以养神。其养神者，长生久视，此大圣之大意。四十七也。以上四十七章，《内经》之大总，黄帝受之于岐伯，故诵之以阅所闻也。

雷公问于黄帝曰：《针论》曰：**得其人乃传，非其人勿言。何以知其可传？黄帝曰：各得其人，任之其能，故能明其事。雷公曰：愿闻官能奈何？**人受命于天，各不同性，性既不同，其所能亦异，量能用人，则所为必当，故因问答，以通斯德者也。**黄帝曰：明目者，可使视色；**人之所能，凡有八种。视面部五行变色，知其善恶，此为第一明人也。**聪耳者，可使听音；**听病人五音，即知其吉凶，此为第二聪听人也。**接疾辞给者，可使传论而语余人；**其知接疾，其辨敏给，此可为物说道以悟人，此为第三智辨人也。**安静手巧而心审谛者，可使行针艾，理血气而调诸逆顺，察阴阳而兼诸方论；**神清性明，故安静也。动合所宜，明手巧者妙察机微，故审谛也。此为第四静慧人也。**缓节柔筋而心和调者，可使导引行气；**身则缓节柔筋，心则和性调顺，此为第五调柔人也。调柔之人，导引则筋骨易柔，行气则其气易和也。**疾毒言语轻人者，可使唾痈祝病；**心愤毒，言好轻人，有此二恶，物所畏之，故可使之唾祝，此为第六口苦人也。**爪苦手毒，为事善伤者，可使按积抑痹。**爪手苦毒，近物易伤，此为第七苦手人也。**各得其能，方乃可行，其名乃彰；不得其人，其功不成，其师无名。故曰：得其人乃言，非其人勿传，此之谓也。**各用其能，以有所当，故曰得人。如不得人，道不可传也。**手毒者，可使试按龟，置龟于器之下而按其上，五十日而死矣；**

甘手者，复生如故。毒手按器而龟可死，甘手按之而龟可生，但可适能而用之，不可知其所以然也。此为第八甘手人也。

仁安三年二月二十四日以同本书之

以同本移点校合了　丹波赖基

本云

保元二年二月七日以家本移点比校了　宪基

卷第二十 ［佚］

卷第二十一　九针之一

通直郎守太子文学臣杨上善奉敕撰注

九针要道

黄帝问岐伯曰：余子万民，养百姓，而收其租税。余哀其不终，属有疾病。余欲勿令被毒药，无用砭石，欲以微针通其经脉，调其血气，营其逆顺出入之会，令可传于后世，五方疗病，各不同术，今圣人量其所宜，杂令行之，取十全，故次言之。子者，圣人爱百姓，犹赤子也。中有邪伤，属诸疾病，不终天年。有疗之者，行于毒药，或以砭石伤肤，毒药损中，可九种微针通经调气，以传后代也。**必明为之法令，终而不灭，久而不绝，**法令即《针经》法也。**易用难忘，**毒药砭石，粗术之法，难用易忘；九种针要道，易用难忘也。**为之经纪。**可为微针之经纪也。**异其篇章，**可为微针篇目章句也。**别其表里，**取其腑输为表，脏输为里。**为之终始。**微针之数，始之于一，终之九也。**令各有形，先立《针经》。愿闻其情。**为前五法，必须各立形状，立前五形之本，须作仿经法，故请先立《针经》，欲闻叙针之情也。**岐伯曰：臣请推而次之，令有纲纪，始于一而终于九。请言其道。**次之者，推九针之序，纲纪之次也。**小针之要，易陈而难入也。粗守形，工守神。神乎神，客在门，未视其疾，恶知其源？刺之微，在速迟，粗守关，工守机，机之动，不离空，空中之机，清静以微。其来不可迎，其往不可追。知机道者，不可挂以发；不知机者，扣之不发。知其往来，要与之期，粗之阇乎眇哉，工独有之。往者为逆，来者为顺，明知逆顺，正行无问。迎而夺之，恶得无虚？追而济之，恶得无实？**俱九针要道，下针解中，自当其释也。**迎之随之，以意和之，针道毕矣。**逆顺察之于阴阳，迎夺施之于补泻。**凡用针者，虚则实之，满则泄之，宛陈则除之，邪胜则虚之。《大要》曰：徐而疾则实，疾而徐则虚。言实与虚，若有若无，察后与先，若亡若存。为虚与实，若得若失。**言以意调于补泻，则针道可穷矣。**虚实之要，九针最妙，补泻之时，以针为之。**五方别疗，莫先于针，所以补泻，以针为之也。**泻曰必持而内之，放而出之，排阳出针，疾气得泄，**凡泻之道，内针必持，出针必放之，摇大其穴，排阳邪而出针疾，病之气得泄，谓之泻也。**按而引针，是谓内温，血不得散，气不得出。**以手按其所针引之，候暖气内聚，以心持针，不令营血得散；外闭其门，令卫气不得泄出，谓之补也。**补曰随，随之意，若忘之，**随气呼吸而微动针也。**若行若悔，如蚊虻止，**欲去欲作，为行悔也。针在皮肤之中，去来微动，如彼蚊虻止人皮肤，微觉有之也。**如留如还，**针在皮肤之中，若似留停，又如还去，此皆言其候气者也。**去如绝弦，**得气已多，即与补泻，行补泻已，即疾出针。如绝弦者，言其速也。**令左属右，其气故止，**左手按穴，右手行针，内气已补，右手出针，左手闭门，使气相续不灭也。属，续也。**外门已闭，中气乃**

实，痏孔为外门也，补已不泄，故内气得实也。**必无留血，急取诛之**。补者，留其气也，不可留于客邪血也。邪血留者，可刺去之，故曰急诛之也。**持针之道，坚者为宝**。持针不坚，则气散不从针。**正指直刺，勿针左右**，刺者欲中其病，若针入左右，不当于穴，其病不愈也。**神在秋毫**，秋毫，谓秋时兔新生毫毛，其端镵微也。谓怡神在针端调气，故曰神在秋毫也。**属意病者**。念其针下病之邪也。**审视血脉，刺之无殆**。审视十二经脉及诸络虚实，刺之无殆也。殆，危也。**方刺之时，心在悬阳，及与两衡。神属勿去，知病存亡**。以上言方刺之时，先观气色者也。悬阳，鼻也，悬于衡下也。鼻为明堂，五脏六腑气色皆见明堂及与眉上两衡之中，故将针者，先观气色，知死生之候，然后刺也。**血脉在输横居，视之独满，切之独坚**。血脉，络脉也。有脉横居输穴之中，视之满实，切之独坚者，是横居络脉也。**夫气之在脉也，邪气在上，浊气在中，清气在下。故针陷脉则邪气出，针中脉则浊气出，针太深则邪气反沉，病益甚。故曰：皮、肉、筋、脉，各有所处，病各有所舍，针各有所宜，各不同形，各以任其所宜，无实实，无虚虚，无损不足而益有余，是谓重病，病益甚。取五脉者死，取三脉者恇；夺阴者死，夺阳者狂。针害毕矣**。恇，匡方反，怯也，气少故怯。针害者，言前所禁甚也。**刺之而气不至，无问其数；刺之气至，乃去之，勿复针**。针各有所宜，各不同形，任其所为。**刺之要，气至而有效，效之信，若风之吹云，照乎若见苍天，刺之道毕矣**。针入不得其气，无由补泻，故转针以待气，不问其数也。得气行补泻已，即便出针，其病愈速，故譬急风吹云，见苍天也。**黄帝曰：愿闻五脏六腑所出之处。岐伯曰：五脏五输，五五二十五输；六腑六输，六六三十六输。经脉十二，络脉十五，凡二十七气以上下，所出为井，所溜**

为荥，所注为输，所行为经，所入为合也。二十七气所行，皆有五输。节之交，三百六十五会，知其要者，一言而终；不知其要，流散无穷。所言节者，神气之所游行出入也，非皮肉筋骨也。睹其色，察其目，知其散复。一其形，听其动静，知其邪正。右主推之，左推之而御持之，气至而去。凡将用针，必先诊脉，视气之剧易，乃可以治病。五脏之气已绝于内，而用针者又实其外，是谓重竭，重竭则必死，其死也静，治之者，辄反其气，取腋与膺；五脏之气已绝于外，而用针者又实其内，是谓逆厥，逆厥则必死，其死也躁，治之者，反取四末。言刺必须诊也。刺之害中不去，则精泄；不中而去，则致气。精泄则病甚而恇，致气则生为痈疡。不中病，中精，故精泄。不中病，病虽暂去，更致其气为痈疡也。精泄病甚，故恇也。

九针要解

所谓易陈者，易言也。难入者，难著于人也。言者甚易，行之难著。粗守形者，守刺法也。工守神者，守人之血气，有余不足，可补泻也。守刺规矩之形，故粗；守血气，中神明，故工也。神客者，正邪共会也。神者，正气也。客者，邪气。神者，玄之所生，神明者也。神在身中，以为正气，所以身中以神为主，故邪为客也。邪来乘于正，故为会也。在门者，邪循正气之所出入也。门者，腠理也。循正气在腠理出入也。未睹其疾者，先知正邪何经之病。未睹病之已成，即能先知正邪之发在何经脉中也。恶知其原者，先知何经之病，所取之处也。先知何经有病之征，疗之处所。恶知，言不知也。刺之微在数迟者，徐疾之意也。刺之微妙之机，在于徐疾也。数，疾也。**粗守关者，守四肢而不知血气正邪之往来也**；五脏六腑出于四肢，粗守四肢脏腑之输，不知营卫、正之与邪、往来虚实，故为粗也。**工守机者，知守气也**。机，弩牙也。主射之者，守于机也。知司补泻者，守神气也。**机之动，不离其空者，知气之虚实，用针之徐疾也**。以因于空，所以机动。由于孔穴，知神气虚实，得行徐疾补泻也。**空中之机，清静以微者，针已得气，密意守气勿失也**。神在孔穴，针头候得气已，神清志静，密意守气，行于补泻，不令有失，故为微也。**其来不可迎者，气盛不可补也**。气盛不可补之，补之实实也。**其往不可追者，气虚不可泻也**。气往而虚，不可泻之，泻之虚虚也。**不可挂以发者，言气易失也**。利机，挂以丝发，其机即发。神气如机，微邪之气如发，微邪来触神气，谓之挂也。微邪来至，神智即知，名曰智机，不知即失，故曰"易"也。**扣之不发者，言不知补泻之意，血气已尽而不下也**。不知机者，谓钝机也。叩之不发，谓无智之人行于补泻，邪气至而不知有害，血气皆尽而疾不愈。下，愈也。**知其往来者，知气之逆顺盛虚也。要与之期者，知气可取之时也**。知虚实可取之时，为知往来要期也。**粗之阇乎者，冥冥不知气之微密也，眇哉。工独有之者，盖知针意也**。**往者为逆者，言气之虚而少，少者逆。来者为顺者，言形气平而大，大者顺也**。**明知逆顺，正行无问者，知所取之处也**。往者气散，故少气，逆也。来者气集，故气实，顺也。明知气之逆顺，即行补泻，更亦不须问者，谓善知处也。**迎而夺之者，泻也。追而济之者，补也**。迎而夺之致虚，追而济之令实，故皆不可。**所谓虚则实之者，气口虚而当补之也**。诊寸口脉虚，当补所由之经也。**满则泄之者，气口盛而当泻之也**。诊寸口脉实，当泻所由之经也。**宛陈则除之者，去血脉也**。宛陈，谓是经及络脉聚恶血也。**邪胜则虚者，**

言诸经有盛者，皆泻其邪也。有客邪在诸经，皆泻去也。**徐而疾则实者，言徐内而疾出也。**此言其补。**疾而徐则虚者，言疾内而徐出也。**此言其泻。**实与虚若有若无者，言实者有气也，虚者无气也。**若有，气实；若无，气虚也。**察后与先，若亡若存者，言气之虚实，补泻之先后也，察其气之已下与尚存也。**若先实者，泻而亡之，令后虚也；若先虚者，补而存之，使后实也。**为虚与实，若得若失者，言补则佖然若有得也，泻则恍然若有失也。**补之得于神气，故佖然也。佖，文一反，色仪和也。泻失于邪气，故恍然也。**夫气之在脉也，邪气在上者，言邪气之中人也高，故在上也。**高，在头。风热邪气多中人头也，故曰在上也。**浊气在中者，言水谷皆入于胃，其精气上注于肺，浊气留于肠胃，言寒温不适，饮食不节，而病于肠胃，故命曰浊气在中也。**谷入于胃，化为二气，清而精者，上注于肺，以成呼吸，行诸经隧；其浊者留于肠胃之间，因于饮食不调为病，故曰在中也。**清气在下者，言清湿地之气中人也，必从足始。故曰：邪气在上，浊气在中，清气在下。**清，寒气也。寒湿之气多从足上，故在下也。**针陷脉则邪气出者，取之上。**上，谓上脉，头及皮肤也。**针中脉则浊气出者，取阳明合也。**中者，中脉，谓之阳明，是胃脉也。阳明之合者，胃足阳明合三里，至巨虚上廉与大肠合，至巨虚下廉与小肠合也。**针太深则邪气反沉者，言浅浮之疾，不欲深刺也，深则邪从之入，故曰反沉也。**针过其分，邪从针入，病更益深，故曰反沉也。**皮肉筋脉，各有所处，言经络各有所主也。**言经在筋肉，络在皮肤也。**取五脉者死，言病在中，气不足，但用针尽大泻其诸阴之脉也。**五脏中虚，用针者大泻五脏之脉，阴绝，故死也。**取三脉者恇，言尽泻三阳之气，令病人恇然不复也。**一时尽三阳之脉，阳绝，故恇然不复也。**夺阴者死，言取尺之五里，**

五往者也。五里在肘上，不在尺中，而言尺之五里者，寸为阳，尺为阴也。阴尺动脉动于五里，故曰取尺五里也。五往者，五泻也。**夺阳者狂，正言**。夺阳阳虚，故狂。此为禁之正言。**睹其色，察其目，知其散复**，睹其明堂五色，察其目之形色，则病之聚散可知也。复，聚也。**一其形，听其动静者**，言工知相五色于目，有知调尺寸小大缓急滑涩，以言所病也。相五色于目，谓一其形也。相目之形有五色别，以知一形也。调尺寸之脉六变，谓听其动静也。听动静者，谓神思脉意也。**知其邪正者**，知论虚邪与正邪之风。正邪者，谓人因饥虚用力汗出，腠理开发，逢风入者，名曰正邪也。虚邪者，谓八正虚邪气也。**右主推之，左持而御之者，言持针而出入也**。右手推针出入，左手持而御也。**气至而去之者，言补泻气调而去之也**。气若不至，久而待之；气若至者，依数行补泻，去其实虚也。**调气在于终始一者，持心**。持心在于终始，故为一也。**节之交三百六十五会者，脉络之渗灌诸节者也**。数人骨节，无三百六十五，此名神气游行出入之处为节，非皮肉筋也，故络脉渗灌三百六十五空穴，以为节会也。**所谓五脏之气，已绝于内者，脉口气内绝不至，反取其外之病处与阳经之合，有留针以致阳气，阳气至则内重竭，即死也矣，其死无气以动矣，故静。所谓五脏之气已绝于外者，脉口气外绝不至，反取四末之输，有留针以致其阴气，阴气至则阳气反入，入则逆，逆则死也，阴气有余故**，《八十一难》：五脏气已绝于内者，谓肾肝之气为阴，在内也。而医之用针，反实心肺，心肺为阳也，阴气虚绝，阳气盛实，是为实实虚虚，故死。心肺为外，心肺之气已绝，用针者实于肾肝，亦为实实虚虚，所以致死也。**所以察其目者，五脏使五色循明**，目为五脏使候也。循，增也。察目五色增明，即知无病者也。**循明则声彰，声彰者，言声与生平异**。五色增明异常，明五声，辨彰别于生平，盖是无病之候也。

诸原所生

　　五脏有六腑，六腑有十二原，《八十一难》五脏皆以第三输为原，各二，以为十原也。又取手少阴经第三输二，为十二原；六腑皆取井、荥、输、经四穴，之后别立一原，六腑各二，为十二原。然则，五脏六腑合有二十四原。原者，脐下肾间动气，人之生命也，十二经之根本也，故名为原。三焦行原气，经营五脏六腑，故三焦者，原气之别使也，行气。故五脏第三输名原，六腑以第四穴为原。夫原气者，三焦之尊号，故三焦行原气，止第四穴输名为原也。今五脏六腑有十二原者，言五脏六腑各有十二原也，合而言之，亦有二十四原。文言"六腑有十二原"者，后人妄加二字耳。**十二原出于四关，四关主治五脏，五脏有疾，常取之十二原。十二原者，五脏之所以禀三百六十五节气味者也。**四关，四肢也。此中唯言五脏有十二原，生病所由，不言六腑十二原也。五脏在内，原在于外，故五脏有府，皆从外入，所以五脏皆禀十二原也。以其三百六十五节交会穴中，谷之气味皆在中会也。**五脏有疾也，应出于十二原，而原各有所出，原之脉气，皆出其第三输。明知其原，睹其应，而知五脏之害矣。**明知十二原所出之处，又知内应五脏，则妙达五脏所生之害也。**阳中之少阴，肺也，其原出于太渊，**太渊二。日夕少阴，故曰阳中少阴也。**阳中之太阳，心也，其原出于大陵，**大陵二。日中太阳，故曰阳中太阳也。**阴中之少阳，肝也，其原出于太冲，**太冲二。日出初阳，故曰阳中之少阳也。**阴中之太阴，肾也，其原出于大溪，**大溪二。夜半重阴，故曰太阴也。**阴中之至阴，脾也，其原出于太白，**

太白二。土为四脏阴之至极，故曰至阴也。**膈之原，出于鸠尾，鸠尾一。**膈气在于鸠尾之下，故鸠尾为原也。**肓之原，出于脖胦，脖胦一。**肓，谓下肓，在脐一寸。脖，蒲忽反。胦，于桑反，谓胦脐也。**凡此十二原者，主治五脏六腑之有疾者也。胀取三阳，飧泄取三阴。**胀取六腑，三阳原也；泄取五脏，三阴原也。**今夫五脏之有疾也，譬犹刺也，**客邪入身，其犹刺也。**犹污也，**五志藏神，其犹污也。**犹结也，**阴阳积聚，其犹结也。**犹闭也。**血气不流，其犹闭也。**刺虽久，犹可拔也；污虽久，犹可雪也；结虽久，犹可解也；闭虽久，犹可决也。或言久疾之不可取者，非其说也。夫善用针者，其取疾也，犹拔刺也，犹雪污也，犹解结也，犹决闭也，疾虽久，犹可毕也。言不可者，未得其术也。**三阳不通，其犹闭也，不得其术者言，上工所疗皆愈也。**刺热者，如手探汤；**刺热者，决泻热气，不久停针，徐引针使病气疾出，故如手探汤，言其疾也。**刺寒清者，如人不欲行。**刺寒者久留于针，使温气集补，故如人行迟若不行，待气故也。**阴有阳疾者，取之下陵三里，正往无殆，气下乃止，不下复始。**诸肠以为阴，阳有疾也。**疾高而内者，取之阴之陵泉；疾高而外者，取之阳之陵泉。**所病在头等为高，根原在脾足太阴内者，故取太阴第三输阴陵泉也；所病在头为高，其原在胆足少阳外，故取足少阳第三输阳陵泉也。

九针所象

黄帝曰：余闻九针于夫子，众多博大矣，余犹不能寤。敢问九针焉生？何因有名？九针法于三才，故曰博大。岐伯曰：九针者，天地之大数，始于一而终于九，故曰：一以法天，二以法地，三以法人，四以法四时，五以法五音，六以法六律，七以法七星，八以法八风，九以法九野。此言其博大也。黄帝曰：以针应九之数奈何？岐伯曰：夫圣人之起天地之数也，一而九之，故以立九野，九而九之，九九八十一，以起黄钟数焉，以针应数。黄钟即起于一也。一者，天也。天，阳也。五脏之应天者，肺也。肺者，五脏六腑之盖也。皮者，肺之合，人之阳也。故为之治针，必以大其头而锐其末，令无得深入而阳气出。二者，地也。地者，土也。人之所以应土者，肉也。故为之治针，必筒其身而员其末，令无伤肉分，伤则气竭。三者，人也。人之所以成生者，血脉也。故为之治针，必大其身而员其末，令可以按脉勿陷，以致其气，令邪气独出。四者，时也。时者，四时八风之客于经络之中，为瘤病者也。故为之治针，必筒其身而锋其末，令可以泻热出血，而瘤病竭。以下言九针有法象也。此一名镵针。卒兑之者，令其易入。大其头，使不得深也。二者员针，员其末如鸡卵也。三者鍉针，员其末者，末如黍粟之兑也。四者锋针，筒其身，如筒之员也。锋其末者，针末三隅利也。五者，音也。音者，冬夏分，分于子午，阴与阳别，寒与热争，两气相抟，合为痈脓者也。故为之治针，必令末如剑锋，可以取大脓。名曰铍针。六者，律也。律者，调阴阳四时而合十二经脉。虚邪客于经络而为暴痹者，故为之治针，必令尖如氂，且员且锐，中身微大，以取暴气。名曰员利针也。氂，毛也。毛形且员且兑，中身微大也。七者，星也。星者，人之七窍。邪客于经，而为痛痹，舍于经络者也。故为之治针，令尖如蚊虻喙，静以徐往，微以久留，正气因之，真邪俱往，出针而养者也。喙，诩秽反，口觜也，名曰毫针也。养者，久留也。八者，风也。风者，人之股肱八节也。八正之虚风，八风伤人，内舍于骨解腰脊节腠之间，为深痹者也。故为之治针，必长其身，锋其末，可以取深邪远痹。名曰长针。锋，利也。九者，野也。野者，人之节解皮膜之间也。淫邪流泆于身，如风水之状，而留不能过于机关大节者也。故为之治针，令尖如梃，其锋微员，以取大气之不能过于关节者也。名曰大针也。大节，十二大节也。"梃"当为"筳"，小破竹也。黄帝曰：针之长短有法乎？岐伯曰：一曰镵针者，取法于布针，去末半寸，卒兑之，长一寸六分，主热在头身也。二曰员针，取法于絮针，筒其身而卵其锋，长一寸六分，主治分间气。三曰锓针，取法于黍粟之兑，长三寸半，主按脉取气，令邪出。四曰锋针，取法于絮针，筒其身，锋其末，长一寸六分，主痈热出血。五曰铍针，取法于剑锋，广二分半，长四寸，主大痈脓，两热争也。六曰员利针，取法于氂，微大其末，反小其本，令可深内也，长一寸六分，主取痈暴痹者。七曰毫针，取法于毫毛，长一寸六分，主寒痛痹在络者也。八曰长针，取法于綦针，长七寸，主取深邪远痹者。九曰大针，取法于锋针，其针微员，长四寸，主取大气不出关节者。针形毕矣。此九针小大长短之法也。此言九针之状，并言所疗之病。镵，仕咸反。锓，钉奚反，针形也。铍，披眉反。綦，奇眉反。九针之名，各不同形：一曰镵针，二曰员针，三曰锓针，四曰锋针，五曰铍针，六曰员利针，七曰毫针，八曰长针，九曰大针。镵针者，头大末兑，主泻阳气；员针者，锋如卵形，揩摩分间，令不得伤肌，以泻分气；锓针者，锋如黍粟之兑，主按脉勿陷，以致其气；锋针者，刃参隅，参，音三也。以发痼疾；铍针者，末如剑锋，以取大脓；员利针者，尖如氂，且员且兑，中身微大，以取暴气；毫针者，尖如蚊虻喙，静以徐往，微以久留之而养，以取痛痹；长针者，锋利身抟，音团。可以取远痹；大针，尖如梃，其锋微员，以泻机关之水。九针毕。此言九针用法。

仁安三年四月六日以同本书写之

移点校合了　丹波赖基

本云

保元二年仲春二十二日以家相传本移点比校了　宪基

卷第二十二 九针之二

通直郎守太子文学臣杨上善奉敕撰注

刺 法

黄帝问于岐伯曰：余愿闻持针之数，内针之理，纵舍之意，扞皮开腠理奈何？脉之屈折出入之处，焉至而出？焉至而止？焉至而徐？焉至而疾？焉至而入？六腑之输于身者，余愿尽闻。少序别离之处，离而入阴，别而入阳，此何道而从行？愿尽闻其方。岐伯曰：帝之所问，针道毕矣……半反，冲也，谓冲皮也。黄帝曰：持针纵舍奈何？岐伯曰：**必先明知十二经之本末**，起处为本，止处为末。**肤之寒热**，皮肤热即血气通，寒即脉气壅也。**脉之盛衰滑涩**。其脉滑而盛者，病日进；**虚而细者久而持**；阳气盛而微热，谓之滑也；多血少气微寒，谓之涩脉□□细微□□□□□。**大以涩者，为痛痹**；多气少血为大，多血少气为涩，故为痛痹也。**阴阳如一者瘤，难治其本末**；阴阳之脉不可辨，故如一也。瘤，悬疣之类也，以不可辨，故本末难疗也。**上热者，病尚在**；**其热已衰者，其病亦去矣**。头及皮肤热也，其头及皮肤热衰，病必去也。**因持其尺，察其肉之坚脆、小大、滑涩、寒温、燥湿也**。持尺皮肤，决死生也。**因视目之五色，以知五脏而决死生**；五脏之精华，并归于目□□□□□□□□。**视其血脉，察寒热色，以知其痛痹**。候色脉，决□□□。**黄帝曰：持针纵舍者，余未得其意也。**□□□□□□□针纵舍，故重问也。**岐伯曰：持针之道，欲端以正，安以静，**持针当穴，故端正。以志不乱，故安静也。**先知实虚，而行疾徐，**补泻所由也。**左指执骨，右手循之，毋与肉果之□。**□□坚固，故曰执骨也。右手循之，不可伤肉果也。果，音颗。**泻欲端以正，补必闭肤，**泻欲直入直出，故曰端正。□□□□□□□□□。**转针导气，邪得淫泆，真气得居。**□□□□□□□□□□□，淫泆泄出，令真气居而不散也。**黄帝曰：扞皮开腠理奈何？岐伯曰：因其分肉，在别皮肤，**肤，皮也。以手按得分肉之穴，当穴皮上下针，故曰在别其肤也。**微内而徐端之，适神不散，邪气得去。黄帝曰：善。**泻法虽以□□□必徐徐审详为先，故曰微内而徐，正之□□□□□□□□□□□□□酒调也。**黄帝问岐伯曰：人有八虚，各何以候？岐伯答曰：以候五脏。**八虚者，两肘、两腋、两髀、两腘，此之八虚，故曰八虚。以其虚，故真邪二气留过，故为机关之室也。真过则机关动利，邪留则不得屈伸，故此八虚，候五脏之气也。**黄帝曰：候之奈何？岐伯曰：肺心有邪，其气留于两肘；**两肘，肺脉手太阴、心脉手少阴二脉所行，故肺心有邪，肘为候也。**肝有邪，其气留于两腋；**两腋，胁下。肝气在中，故肝有邪，腋为候也。**脾有邪，其气留于两髀；**□□□□□□□上□□□□令□□□明，故脾有邪，髀为候也。**肾有邪，其气留于两腘。**肾脉足少阴出腘内廉，故肾有邪，腘为候也。**凡此八虚者，皆机关之室，真气之所过，血络之所游，邪气恶血，因不得住留，留则伤筋络，骨节机关不得屈伸，故痀挛。**此八大节相属虚处，乃□□□□□机关。又□□□□□□□□，故曰机关之室，痀，其俱反，曲脊背偃也。

　　黄帝问岐伯曰：余闻针道于夫子，众多毕悉矣，夫子之

应若失，而据未有坚然者。夫子之问学孰乎？将审察于物而心生乎？据，依也；坚，定也。言夫子所说九针之应，曲从物理而变，似□□□□为□也。夫子所问所学，从谁得乎？□□审□□□□□□□□□□心乎也。**岐伯答曰：圣人之为道者，上合于天，下合于地，中合于人事，必有明法，以起度数，法式检押，乃后可传焉。**以起度数合理，乃后传之。三合而为法度，故可传也。**故匠人不能释尺寸而意短长，废绳墨而起水平也。工人不能置规而为圆，去矩而为方。**匠人依尺寸之度，非以意而为短长；准绳墨之度数，不有私而起水平，非有他巧也。工者为员，无置规而至精；欲为方者，无弃矩而至妙，此为大工也。圣人之为教也，法自然之至理，以起法度，以置规矩，称圣人也。**知用此者，因自然之物，易用之教，逆顺之常。**绳墨非他，亦自然之绳墨，因其自然，故其教用易，是故违之则为逆，顺之得常也。**黄帝曰：愿闻自然奈何？岐伯曰：临深决水，不用功力而水可竭也；循掘决冲而经可通也，此言气之滑涩，血之清浊，行之逆顺。**夫自然者，非为自能者也，所谓因气之滑涩，血之清浊，临深决水以通之，取自然之便而水可竭，故曰自然也。**黄帝曰：愿闻人之白黑肥瘦少长，各有数乎？**白黑，色异也；肥瘦，形异也；少长，强弱异也。刺之深浅多少为分不同，故曰有数乎也。**岐伯曰：年质壮大，血气充盛，皮肤坚固，因加以邪，刺此者，深而留之。**此为肥人。**广肩腋项，肉薄皮厚而黑色，唇临临然，其血黑而浊，其气涩，其为人贪于取与，刺此者深而留之，多益其数。**此黑色人也。**黄帝曰：刺瘦人奈何？岐伯曰：瘦人者薄皮色少，肉廉廉然，薄唇轻言，其血清，其气滑，易脱于气，易损于血，刺此者浅而疾之。**瘦人，谓天然瘦也。**黄帝曰：刺常人奈何？岐伯曰：视其白黑，各为调之，其端正纯厚者，其血**

气和调，刺此者无失常数也。常，谓平和不肥瘦人。刺之依于深浅常数，不深之，不浅之也。**黄帝曰：刺壮士真骨者奈何？岐伯曰：刺壮士真骨，坚肉纵节监监然，此人重则气涩血浊，刺此者，深而留之，多益其数。**坚坚然者，坚大者也。**劲则气滑血清，刺此者浅而疾之。**劲，急也。**黄帝曰：刺婴儿奈何？岐伯曰：婴儿者，其肉脆血少气弱，刺此者以毫针，浅刺而疾发针，日再可也。**刺婴儿日再者，不得过多也。**黄帝曰：临深决水奈何？岐伯曰：血清气滑，疾泻之则气竭焉。**自有血清气滑，刺之如临深决水，不可行也。若血浊气涩而形壮气盛，可取自然之便，刺而泻之，如临深决水。**黄帝曰：循掘决冲奈何？岐伯曰：血浊气涩，疾泻之则经可通也。**循其血气，掘决其冲，泻而通之，使其平也。

黄帝问曰：逆顺五体，言人骨节之小大，肉之坚脆，皮之薄厚，血之清浊，气之滑涩，脉之长短，血之多少，经络之数，余已知之矣，此皆布衣匹夫之士也。夫王公大人，血食之君，身体柔脆，肌肉软弱，血气慓悍滑利，其刺之徐疾、浅深、多少，可得同乎？岐伯答曰：夫膏粱菽藿之味，何可同也？气滑则出疾，气涩则针大而入深，深则欲留，浅则欲疾。以此观之，刺布衣者深以留，刺大人者微以徐，此皆因气慓悍滑利者也。**脉气五十动有代者，顺也。不满五十动一代者，逆也。**言大人食以膏粱，布衣□□□□□□□□□，故刺之深浅去留之异也。**黄帝问曰：形气之逆顺奈何？岐伯答曰：形气不足，病气有余，是邪胜也，急泻之。**急泻邪气，补形气也。**形气有余，病气不足，急补之。**急以正气补之，气安则病除也。**形气不足，病气不足，此阴阳气俱不足也，不可刺之，刺之则重不足，重不足则阴阳俱竭，血气皆尽，五脏空虚，筋骨髓枯，老者绝灭，壮者不复矣。**俱不足者，不可行刺，宜以汤药调也。**形气有余，病气有余，此谓阴阳俱有余也，急泻其邪，调其实虚。故曰：有余者泻之，不足者补之，此之谓也。**形气为阳，病气为阴也。俱有余者，可以泻阴邪气，以调形气使和也。**故曰：刺不知逆顺，真邪相薄。满而补之，则阴阳四溢，肠胃充郭，肝肺内䐜，阴阳相错。**满而补之，阴阳之气满于四肢，故曰四溢；肠胃气聚，所以胀而充郭；肝肺俱满，故曰内䐜。叱邻反。阴阳俱盛，所以相错也。**虚而泻之，则经脉空虚，血气竭枯，肠胃摄辟，皮肤薄著，毛腠夭焦，予之死期。**摄辟，肠胃无气也。摄，纸辄反。**故曰：用针之要，在乎知调，调阴与阳，精气乃光，合形与气，使神内藏。**光，彰盛貌。神内藏者，五神守藏也。**故曰上工平气，中工乱经，下工绝气危生，故下工不可不慎也。**丕气，致气和也。下工守形，不知丕气，伤气实邪，故不可不慎也。**必审其五脏变化之病，五脉之应，经络之实虚，皮之柔粗，而后取之。**五脉，五时之脉也。柔粗，谓调尺之皮肤柔弱坚粗也。

九针所主

凡刺之要，官针最妙。官者，谓用针时官主于针也。**九针之宜，各有所为，长短小大，各有所施。不得其用，病不能移。病浅针深，内伤良肉，皮肤为痈；病深针浅，病气不泻，反为大脓。病小针大，气泻大疾，必后为害；病大针小，大气不泻，亦后为败。夫针之宜，大者大泻，小者不移。**已言其过，请言其所施。言九针之用，所宜各异，请言用法也。**病在皮肤，无常处者，取以镵针于病所，肤白勿取。**镵针头大末兑，主泻阳气，故皮肤痛无常处，阳气盛也。痛处肤当色赤，故白处痛移，不可取也。**病在分肉间者，取以员针于病所。**员针之状，锋如卵，揩摩分间，不伤肌，以泻分气也。**病在脉气少当补者，取以锟针于井荥分输。**锟针之状，锋如黍粟之兑，主当行补于井荥之输，以致于气也。**病为大脓者，取以铍针。**铍针之状，末如剑锋，以取大脓也。**病痹气暴发者，取以员利针。**圆利针状如牦。牦，毛也。用取暴痹。**病痹气而不去者，取以毫针。**毫针之状，尖如蚊虻之喙，静以徐往，留之养神，以取痛痹也。**病在中者，取以长针。**长针之状，锋利身抟，以取藏中远痹也。**病为水肿，不能过关节者，取以大针。**大针之状，尖如筳。筳如草筳，其锋微圆，以能通关节者也。**病在五脏固居者，取以锋针，泻于井荥分输，取以四时。**锋针之状，刃叁隅，以发固居之疾，泻于井荥分输，取以四时也。

三　刺

所谓三刺则谷气出者，先浅刺绝皮以出阳邪；三刺者，阳邪刺，阴邪刺，谷气刺也。阳邪浮浅在皮，故一刺浅之，阳邪得出也。**再刺则阴邪出者，少益深，绝皮致肌肉，未入分间也；**阴邪次深，在于肌肉，故再刺出之也。**已入分肉之间，则谷气出。**谷气者，正气也。故后刺极深，以致正气也。**故《刺法》曰：始刺浅之，以逐邪气而来血气；后刺深之，以致阴气之邪；最后刺极深之，以下谷气。此之谓也。**逐邪气者，逐阳邪；来血气，引正气也；下，谷气不下，引之令下也。**故用针者，不知年之所加，气之盛衰，虚实之所起，不可以为工也。**人之大忌，七岁已上，次第加九，至一百六，名曰年加也。不知年加，气之盛衰虚实，为不知也。

凡刺之属，三刺至谷，三刺得于谷气也。**邪僻妄合**，阴阳二邪，妄与正止气相合。一也。**阴阳易居**，腑脏一气相乘，名曰易居。二也。**逆顺相反**，营气逆肺，卫气顺脉，以为相反。三也。**沉浮异处**，春脉或沉，冬脉或浮，故曰异处。四也。**四时不得**，谓四时脉不相顺。五也。**稽留淫泆**，言血气或有稽留壅遏，或有淫泆过度。六也。**须针而去**，以此六过，故须微针以去之也。**一刺则阳邪出，再刺则阴邪出，三刺则谷气至**，谷气至而止。**所谓谷气至者，已补而实，已泻而虚，故以知谷气至也**。已补而实，已泻而虚，皆正气至，故病愈也。**邪气独去者，阴与阳未能调，而病知愈也**。行补泻已，邪气已去，以阴阳未调，病虽不愈，后必愈矣。**故曰补则实，泻则虚，痛虽不随针高，必衰去矣**。引上经证也。**阴盛而阳虚，先补其阳，后泻其阴而和之。阴虚而阳盛，先补其阴，后泻其阳而和之**。重实，泻之为易；重虚，补之为难。故先补后泻也。**三脉重足大指之间**，三脉，足阳明、足厥阴、足太阴三脉也。足太阴脉起足大指端，循指内侧白肉际，过核骨后，上踝。前言入大指岐间，此言重在大指间者，从大指端循大□□侧入大指间，以过核骨而上也。足厥阴脉起大指丛毛上，入大指间，重在太阴之上，上循足跗。足阳明支，别跗上，入大指间，重在厥阴之上。**必审其实虚。虚而泻之，是谓重虚，重虚病益甚**。必审大指间三脉虚实，以手按之，先补虚者，后泻实者，若不知三脉有实，泻其虚者，是谓重虚，重虚病益甚也。**凡刺此者，以指按之，脉动而实且病者疾泻之，虚而徐者则补之。反此者病益甚**。其重也，阳明在上，厥阴在中，太阴在下。三脉有动而实者，有徐而虚者，皆审调补泻也。**膺输中膺，背输中背**，膺输在胸中，背输在背中也。**肩髆虚者，取之上**。补肩髃、肩井等，故曰取之上也。**重舌，刺舌柱，以铍针**。重舌，谓舌下重生肉也。舌柱，舌下柱。以铍针刺去血也。**手屈而不伸者，其病在筋。伸而不屈者，其病在骨。在骨守骨，在筋守筋**。肾足少阴脉主骨，可守足少阴脉发会之穴，以行补泻。肝足厥阴脉主筋，可守足厥阴脉发会之穴，以行补泻也。**补须一方实，深取之，稀按其痏，以极出其邪气**。量此"补"下脱一"泻"字。方，处也。欲行泻者，须其泻处是实，然后得为泻也。深取之者，令其出气多也。稀，迟也。稀按其痏者，迟按针伤之处，使气泄也。**一方虚，浅刺之，以养其脉，疾按其痏，无使邪气得入**。行于补者，须补处是虚也。浅取者，恶其泄气，所以不深也。以养其脉者，留针养其所取之经也。按其痏者，按针伤之处，疾闭其门，使邪气不入，正气不出也。**邪气来也坚而疾，谷气来也徐而和**。针下得气坚疾者邪气也，徐和者谷气也。**脉实者深刺之，以泄其气；脉虚者浅刺之，使精气无得出，以养其脉，独出其邪气**。脉实者邪气盛也，脉虚者正气少也。**刺诸痛者深刺之，诸痛者其脉皆实**。脉之实满为痛，故深刺也。**从腰以上者，手太阴、阳明皆主之；从腰以下者，足太阴、阳明皆主之**。腰以上为天，肺主天气，故手太阴、手阳明主之也。腰以下为地，脾主地土，故足太阴、足阳明主之也。**病在上者下取之，病在下者高取之**，手太阴下接手阳明，手阳明下接足阳明，足阳明下接足太阴。以其上下相接，故手太阴、阳明之上有病，宜疗足太阴、阳明，故曰下取之也；足太阴、阳明之下有病，宜疗手太阴、阳明，故曰高取之也。**病在头者取之足，病在腰者取之腘**。足之三阴三阳之脉，从头至足，故病在头取之足也；足太阳脉循腰入腘，故病在腰以取腘也。**病生于头者头重，生于手者臂重，生于足者足重。治病者，先刺其病所从生者**。头、手、足有病之处，其候皆重，各宜审其病候所由，以行补泻也。**春气在毫毛，人之毫毛中虚，故春之阳气在毫毛。夏气在**

肤，肤，肉上也。阳气在皮肉也。**秋气在分肉**，分肉，谓䐃肉之间也。**冬气在筋骨**，筋附骨上最深，故冬阳气深在筋骨也。**刺此病者，各以其时为齐。故刺肥人者，以秋冬之齐；刺瘦人者，以春夏之齐。**秋冬之齐者，刺至筋骨，言其深也；春夏之齐，刺在于皮肤，言其浅也。**病痛者阴也，痛而以手按之不得者阴也，深刺之。**人之病痛，以手按之，得与痛减者为阴病，阴病在深，故宜深刺也。**病在上者阳也，在下者阴也。痒者阳也，浅刺之。**卫气行皮肤之中，壅遏为痒，故浅刺之也。**病先起于阴者，先治其阴，而后治其阳；病先起于阳者，先治其阳，而后治其阴。**皆疗其本也。**刺热厥者，留针反为寒；刺寒厥者，留针反为热。**留久者，则先热动针留之为寒，先寒动针留之为热也。**刺热厥者，二阴一阳；刺寒厥者，二阳一阴。所谓二阴者，二刺阴也；一阳者，一刺阳也。**皮为阳分也，肌肉为阴分也。刺热厥者，二度刺阴留，补其阴也；一度刺阳留，泻其阳也。刺寒反之。**久病者邪气入深，刺久病者，深内而久留之，间日而复刺之，必先调其左右，去其血脉，刺道毕矣。**病久益深，物理之恒，故非深取久留，不可去之。邪气不能速出，故须间日而取。取之先调左右，血络刺而去之，可谓尽刺之理者也。**凡刺之法，必察其形气。形肉未脱，少气而脉又躁，躁厥者，必为缪刺之，**以下缪刺之法也。形肉之脱，察其形也；少气，察其气也；脉躁，察其脉也。有此三种所由，必须缪刺大络，左刺右，右刺左也。**散气可收，聚气可希。**希，散也。缪刺之益，正气散而可收聚，邪气聚而可散也。**深居静处，**为针调气，凡有六种：深□□□□□静，一也。**与神往来，**去妄心，随神动，二也。**闭户塞牖，魂魄不散，**去驰散，守魂魄，三也。**专意一神，精气不分，**去异思，守精神，四也。**无闻人声，以收其精，**去异听，守精气，五也。**必一**

其神，令之在针，浅而留之，微而浮之，以移其神，气至乃休。移，平和也。守针下和气，六也。**男内女外，坚拒勿出，谨守勿内，是谓得气。**男者在家，故为内也；女者出家，故为外也。是男为内气，女为外气。针下得男内气，坚拒勿令出也；得女外气，谨守勿入内也。

三变刺

黄帝问曰：余闻刺有三变，何谓三变？伯高答曰：有刺营者，有刺卫者，有刺寒痹之留经者。黄帝问曰：刺三者奈何？伯高曰：刺营者出血，刺卫者出气，刺寒痹者内热。刺营见血，出恶血也；刺卫见气，出邪气也；刺痹见热，故曰三变。寒湿之气停留于经络，久留针，使之内热，以去其痹也。黄帝问曰：营卫寒痹之为病奈何？伯高答曰：营之生病也，寒热少气，血上下行。卫之生病也，气痛时来时去，怫忾贲响，风寒客于肠胃之中，寒痹之为病也，留而不去，时痛而皮不仁。怫忾，上，扶物反；下，许气反。气盛满貌。贲响，腹胀貌也。黄帝问曰：刺寒痹内热奈何？伯高曰：刺布衣者，必火焠；刺大人者，药熨之。黄帝问曰：药熨之奈何？伯高曰：用醇酒二十升、蜀椒一升、干姜一升、桂一升，凡四种，皆㕮咀，渍酒中。用棉絮一斤，细白布四丈，皆并内酒中。置酒马矢温中，盖封涂，勿使泄。五日五夜，出布棉絮，曝干复渍，以尽其汁。每渍必晬其日，乃出干。并用滓与棉絮，复布为复巾，长六七尺，为六七巾，即用之生桑炭炙巾，以熨寒痹所刺之处，令热入于病所，寒复炙巾以熨之，三十遍而止。即汗出，炙巾以拭身，亦三十遍而止。起步内中，无见风。每刺必熨，如此法，病已矣。**此所谓内热者也。**酒、椒、姜、桂四物性热，又泄气，故用之熨身，身腠适而可刺也。此在冬日血气不流之时，熨之令通也。咬，弗禹反。咀，才与反。咬咀，谓调粗细令等也。晬，祖类反，一日周时也。

五　刺

凡刺有五，以应五脏。一曰半刺，半刺者，浅内而疾发针，毋令针伤多，如拔发状，以取皮气，此肺之应。凡刺不减一分，今言半刺，当是半分，故似拔发状，欲令浅刺多刺，以致气也。**二曰豹文刺，豹文刺者，左右前后针之，中脉为故，以取经络之血者，此心之应也。**左右前后，针痏状若豹文，故曰豹文刺也。中经及络，以出血也。**三曰开刺，开刺者，直刺左右，尽筋上，以取筋痹，慎无出血，此肝之应也，或曰渊刺，一曰岂刺。**刺开身之左右，尽至筋上，以去筋痹，故曰开刺，或曰关刺也。**四曰合刺，合刺者，左右鸡足，针于分肉之间，以取肌痹，此脾之应也。**刺身左右分肉之间，痏如鸡足之迹，以合分肉间之气，故曰合刺也。**五曰输刺，输刺者，直入直出，深内之至骨，以取骨痹，此肾之应也。**依于输穴，深内至骨，以去骨痹，故曰输刺也。

五脏刺

邪在肺，则病皮肤痛，寒热、上气、喘、汗出、咳动肩背。肺病有五。**取之膺中外输，背三椎五椎之傍，以手疾按之快然，乃刺之，取之缺盆中以起之。**膺中内输，在膺前也；膺中外输，肺输也，在背第三椎两傍。心输在第五椎两傍，各相去三寸，按之快然，此为输也。肺之五病，取于肺输及肺缺盆中也。**邪在肝，则两胁中痛，寒中，恶血在内行者，善瘛节时肿，**肝病有四。**取之行间以引胁下，**行间，足厥阴脉荥，肝脉也，在大指间。肝在胁下，故引两胁下痛，与《明堂》少异也。**补三里以温胃中，**三里，足阳明胃脉。人病寒中，阳虚也。故取三里补足阳明，即胃中温也。**取血脉以散恶血，**恶血在内上下行者，取其病处血脉见者，刺而散之也。**取耳间青脉以去其痹。**耳间青脉，附足少阳脉瘛脉，一名资脉，在耳本，如鸡足青脉络，刺出血如豆，可以去痹也。**邪在脾胃，则肌肉痛。阳气有余，阴气不足，则热中、善饥；阳气不足，阴气有余，则寒中、肠鸣、腹痛；阴阳俱有余，若俱不足，则有寒有热，皆调于三里。**阳气，即足阳明也。阴气，即足太阴也。此脾之七病皆取三里以行补泻，故曰调也。**邪在肾，则骨痛阴痹。阴痹者，按如不得，腹胀腰痛，大便难，肩背颈项痛，时眩。取之涌泉、昆仑，视有血者尽取之。**涌泉，足少阴脉井，足心陷中，屈足卷指宛中。昆仑，足太阳经，在外踝后跟骨上陷中。肾之十病，皆取此二穴，刺去血也。**邪在心，则病心痛，喜悲，时眩仆。视有余不足而调之其输。**心病三种，皆调其手心主经脉之输也。

五节刺

黄帝问于岐伯曰：余闻刺有五节，奈何？岐伯对曰：固有五节：一曰振埃，二曰发蒙，三曰去爪，四曰彻衣，五曰解惑。节，约也，谓刺道节约也。此言其名也。黄帝曰：子言五节，余未知其意。岐伯曰：振埃者，刺外经，去阳病也；以下言刺道五节之意也。外经者，十二经脉入腑脏者，以为内经；行于四肢及皮肤者，以为外经也。**发蒙者，刺腑输，去腑病也**；六腑三十六输，皆为腑输也。**去爪者，刺关节之支络也**；关，四肢也。四关诸节之际，大节也。支络，孙络也。**彻衣者，尽刺诸阳之奇输也**；诸阳奇输，谓五十九刺，故曰尽也。**解惑者，尽知调阴阳，补泻有余不足，相倾移也**。泻阴补阳，泻阳补阴，使平，故曰相倾移也。**黄帝曰：刺节言振埃，夫子乃言刺外经，去阳病，余不知其所谓也。愿卒闻之。岐伯曰：振埃者，阳气大逆，满于胸中，愤瞋肩息，大气逆上，喘喝坐伏，病恶埃烟，饲不得息**，以下问答解释五刺节义。埃，尘微也，谓此三种阳疾，恶于埃尘烟气。其病令人气满闭塞，不得喘息，言其埃也。饲，音噎也。**请言振埃，尚疾于振埃也**。以下言其振埃也。刺之去病，疾于振埃，故曰振埃也。**黄帝曰：善。取之何如？岐伯曰：取之天容也**。天容在耳下曲颊后，足少阳脉气所发也。**黄帝曰：其咳上气穷诎胸痛者，取之奈何？岐伯曰：取之廉泉也**。诎，音屈。穷诎，气不申也。廉泉，在颔下结喉上也。廉，敛盐反。**黄帝曰：取之有数乎？岐伯曰：取天容者，无过一里而止；取廉泉者，血变而止。黄帝曰：善**。一里，一寸也。故《明堂》刺天容入一寸也。**黄帝曰：刺节言发蒙，余未得其意。夫发蒙者，耳无所闻，目无所见，夫子乃言刺腑输，何使然？愿闻其故**。蒙，莫东反，谓耳目不明也。**岐伯曰：妙乎哉问也。此刺之约，针之极也，神明类也**，刺节所发明，谓深刺去蒙者也。神明，谓是耳目去蒙得明，故曰神明类也。**口说书卷，犹不能及也**，发蒙愈疾之速，得于神，言、书所不及也。**请言发蒙尚疾于发蒙也**。岐伯望请自言发蒙之速也。**黄帝曰：善。愿手受之。岐伯曰：刺此者，必于日中，刺其听宫，中其眸子，声闻于耳，此其输也。黄帝曰：善。何谓**

声闻于耳？岐伯曰：斜刺以手坚按其两鼻窍而疾偃，其声必应于针也。黄帝曰：善。**此所谓弗见为之，而无目视；见而取之，神明得者矣**。日中正阳，故开耳目取日中也。手太阳脉支者，至目锐眦，却入耳中；手足少阳脉支者，从耳后入耳中，出走耳前，至目锐眦，故此三脉皆会耳目听宫，俱连目中眸子。眸子，目中瞳子也。刺听宫输时，蒙眬速愈，故得声闻于耳也。针听宫时按鼻仰卧者，感受气合，出于耳目中，即耳通目明矣。此之妙者，得之于神明，非由有目而见者也。**黄帝曰：刺节言去爪，夫子乃言刺关节之支络，愿卒闻之。岐伯曰：腰脊者，身之大关节也；股胻者，人之所以趋翔也；茎垂者，中身之机，阴精之候，津液之道也**。爪，谓人之爪甲，肝之应也。肝足厥阴脉循于阴器，故阴器有病，如爪之余，须去之也。或"水"字错为"爪"字也。腰脊于手足关节为大，故曰大关节也。阴茎在腰，故曰中身。阴茎垂动有造化，故曰机也。精从茎出，故阴精从尿府中趋翔，津液道也。**故饮食不节，喜怒不时，饮食不节，言饮食过度。言其喜怒不时，反春夏也。津液内溢，乃下溜于睾**，言饮食多，水溢，流入阴器囊中也。睾，音高也。**水道不通，日大不休，俯仰不便，趋翔不能**。此病荥然有水，不上不下，水道既闭，日日长大也。荥然，水聚也。不上者，上气不通；不下者，小便及气不下泄也。**铍石所取，形不可匿，常不得蔽，故命曰去爪。黄帝曰：善**。以下言去爪也。蔽，塞也。言下铍针，使水形不得匿，而水道不得闭塞。**黄帝曰：刺节言彻衣，夫子乃言尽刺诸阳之奇输，未有常处也。愿卒闻之。岐伯曰：是阳气有余，而阴气不足。阴气不足则内热，阳气有余则外热，两热相薄，热于怀炭，外重丝帛衣，不可近身，又不可近席。腠理闭塞不汗，舌焦唇槁腊，嗌干欲饮，不让美恶也**。脏之阴气在内，腑之阳气在外。阳气在外，阴气不足则阳乘之，故内热薄停也。外重丝帛衣，复衣也。腊，肉干也。内热盛渴，故饮不择好恶也。腊，性亦反。**黄帝曰：善。取之奈何？岐伯曰：取之其腑大杼三痏，有刺中膂以去其热，**大杼、内输，皆是足太阳脉气所发，泻阳气之要穴也。**补手足太阴以出其汗，热去汗希，疾于彻衣。黄帝曰：善。**手太阴主气，足太阴主谷气。此二阴气不足，为阳所乘，阴气不泄，以为热病。故泻盛阳，补此二阴，阳去，二阴得实，阴气得通流液，故汗出热去。得愈，疾于彻衣，故曰彻衣也。**黄帝曰：刺节言解惑，夫子乃言尽知调阴阳，补泻有余不足，相倾移也，惑何以解之？岐伯曰：大风在身，血脉偏虚，虚者不足，实者有余，**大风，谓是痱风等风也。**轻重不得倾侧宛伏，**手足及身不能倾侧也。宛，谓宛转也。**不知东西，又不知南北，**心无知也。**乍上乍下，乍反乍复，颠倒无常，甚于迷惑。**言志性失也。**黄帝曰：善。取之奈何？岐伯曰：泻其有余，补其不足，阴阳平复。用针若此，疾于解惑。**尽知阴阳虚实，行于补泻，使和也。**黄帝曰：善。请藏之灵兰之室，不敢妄出也。**灵兰之室，黄帝藏书之府，今之兰台，故名者也。

五邪刺

黄帝曰：余闻刺有五邪，何谓五邪？岐伯曰：疾有时痛者，有容大者，有狭小者，有热者，有寒者，是谓五邪。黄帝曰：刺五邪奈何？岐伯曰：凡刺五邪之方，不过五章，痹热消灭，肿聚散亡，寒痹益温，小者益阳，大者必去，请道其方。五法须别为章也。痹，热病也，音丹。**凡刺痹邪无迎陇，**陇，大盛也。痹之大盛将有脓，不可迎而泻之也。**易俗移性不得脓，诡道更行去其乡，不安处所乃散亡，**易其常行法度之俗，移其先为寒温之性，更量脓之所在，上下正傍，以得为限，故曰去其乡，不安于一处，病乃散亡也。**诸阴阳过痈所者，取之其输泻之。**诸阴阳之脉过痈所者，可取痈之所由脏输泻之也。**凡刺大邪曰以小，泄夺有余乃益虚。栗其道，针干其邪肌肉亲，**大邪者，实邪也，行泻为易，故小泄之，益虚取和也。于针之道，战栗谨肃，以针于邪，使邪气得去，肌肉相附也。亲，附也。**视之无有反其真，**视邪气无有，反其真气乃止也。**刺诸阳分肉间。**刺大邪所在也。**凡刺小邪曰以大，补其不足乃无害。**小邪，虚邪也。行补为难也，故曰大补，使其实也。**视其所在迎之界，远近尽至不得外，**界，畔际也。视虚实畔界，量真气远近，须引至虚中令实，不得外而不至也。**侵而行之乃自费，**侵，过也。补须实，知即止，补过即损正气。费，损也。**刺分肉之间也。**刺小邪所在也。**凡刺热邪越而沧，出游不归乃无病，为开道乎，**刺热之道，泻越热气，反觉沧然；热气不归，则病愈也。**辟门户，使邪复出疾乃已。**辟，开也。**凡刺寒邪曰以温，徐往疾去致其神，门户已闭气不分，虚实得调真气存。**刺寒之道，日日使温，徐往而入，得温气已，去疾而出针，以致神气为意也。**黄帝曰：官针奈何？岐伯曰：刺痈者用铍针；刺大者用锋针；刺小者用员利针；刺热者用镵针；刺寒者用毫针。**刺五邪者，九针之中，用此五针，是所宜也。**请言解论，与天地相应，四时相副，人参天地，故可为解。**人法天地，故可为解。人应天地之数，故请言之。**下有渐洳，上生苇蒲，此所以知形气之多少也。**洳，汝据反，渐洳，润湿之气也。见苇蒲之茂悴，知渐洳之多少；观人身之强弱，识血气之盛衰也。**阴阳者，寒暑也，热则滋而在上，根荄少汁。人气在外，皮肤缓，腠**

理开，血气减，汗大泄，肉淖泽。春夏，阳而暑也，草木阳气，滋其枝叶，根茎少汁也。荄，茎也。有本"荄"为"叶"者，非也。人亦如之，气溢于外，皮腠淖凑，大汗泄出，血气内减。**寒则地冻水冰，人气在中，皮肤致，腠理闭，汗不出，血气强，肉坚涩**。秋冬，阴而寒也，阳气下降，寒气在地，地冻水冰。人气亦然，暖气入脏，阴气在于皮肤，故腠理闭塞，血气强，肌肉坚涩也。**当是之时，善行水者不能往冰，善穿地者不能凿冻。善用针者，亦不能取四厥。而脉凝结，坚抟不往来者，亦未可即柔**。水之性流，故谓之往。言水可往而冰不可流。人之在冬，四肢寒冷，脉凝肉坚，故不行针也。今之医者，岁寒之时，不熨而针，伤肌破肉，更增他病，可不衰欤？四厥，四肢逆冷也。**故行水者，必待天温，冰释冻解，而水可行，地可穿也。人脉犹是也，治厥者必先熨，调和其经，掌与腋，肘与脚，项与脊以调之，火气通，血脉乃行，然后视其病，脉淖泽者，刺而平之**，善行水、穿地者，必待春夏也。冬日用针者，须姜椒桂酒之巾熨，令经脉淖泽调适，然后可行针也。两手、两腋、两肘、两脚、腘、膝、项之与脊，取之两解经脉所行要处使熨之，以药通也。**坚紧者，破而散之，气下乃止，此所以解结者也**。病之坚紧，因适破散，令其气下，因以解结。**用针之类，在于调气**，气之不调则病，故疗病者在于调气也。**气积于胃，以通营卫，各行其道**。胃受水谷，以生于气，故水谷之气积于胃也。卫气起于胃之上口，营气起于胃之下口；营在脉中，卫在脉外。今用针调于胃气，通于营卫，使各行其道也。**宗气留于海，其下者注于气街**，谷入于胃，其气清者上注于肺，浊者下流于胃，胃之气上出于口，以为噫气。肺之宗气留积气海，谓肾间动气也。动气下者，注于气街，足阳明脉之气也。**其上者走于息道**。肺之清气积于海者，走于息道，以为呼吸也。

故厥在于足，宗气不下，脉中之血凝而止，弗之火调，弗能取之。厥，四肢逆冷。肾之动气，不循脉行，下至于足，故曰凝而止也。冬日不用火调，不可取也。**用针者，必先察其经络之实虚，切如循之，按而弹之，视其变动者，乃后取而下之。**用针之法，一则察经络虚实，二则切循其脉，三则按其所针之处，以手弹之，视其变动，然后取而下之也。**六经调者，谓之不病，虽病，谓之自已也。**三阳三阴，六经相得，不可有病，虽客邪为病，必当自已也。**一经上实下虚而不通者，此必有横络盛加于大经，令之不通，视而泻之，此所谓解结者也。**一经，十二经中随是何经也。夫经脉随身上下，故为从也；络脉傍引，故为横也。正经上实下虚者，必是横络受邪，加于大经以为病盛，必视泻之，以为解结也。**上寒下热，先刺其项太阳，久留之，已则熨项与肩胛，令热下合乃止，所谓推而上之者也。**上寒，腰以上寒也；下热，腰以下热也。项太阳者，太阳脉也。久留针者，推别热气，使之上也。热既聚于肩项，须令和之，故熨使下也。推热令上，故曰推而上之也。**上热下寒，视其虚脉而陷下于经络者取之，气下乃止，所谓引而下之者也。**腰以上热，腰以下冷，视腰以下有虚脉陷于余经及络者，久留针，使气下乃止，故曰引而下之者也。**大热遍身，狂而妄见、妄闻、妄言，视足阳明及大络取之，**足阳明主热，其气强盛，狂妄见闻及妄言，多因此脉，故取阳明正经及络，以去之也。**虚者补之，血实者泻之。因令偃卧，居其头前，以两手四指使按颈动脉，久持之，卷而切推，下至缺盆中，复上如前，热去乃止，此谓推而散之者也。**若足阳明上实下虚为狂等病，宜补下虚经也。上之血络盛而实者，可刺去血以泻之，因令仰卧，以手按颈人迎之脉，待下至缺盆中，复上来去，使热气泄尽，乃可休止，故曰推而散之也。有本为"腹上如前"，恐错也。**黄帝曰：**

有一脉生数十病者，或痛或痈，或寒热，或痒或痹，或不仁，变化无穷，其故何也？岐伯曰：此皆邪气之所生也。上经十二经脉，生病各异。此言一脉生数十种病，变化无穷者，十二经生病，非无有异，至于变化，亦不可穷，故欲取者，甚须审察，不得轻然以定是非也。

九　刺

凡刺有九，以应九变：一曰输刺，输刺者，刺诸经荥输脏输也。取五脏经荥输脏输，故曰输刺。二曰远道刺，远道刺者，病在上，取之下，刺腑输也。足三阳从头至足，故足三阳头之有病，取足三阳腑经之输，故曰远道也。三曰经刺，经刺者，刺大经之结络经分也。大经分间，经之结络，故曰经刺，非正经刺也。四曰络刺，络刺者，刺小络之血脉也。刺孙络也。五曰分刺，分刺者，刺分肉之间也。六曰大刺，大刺者，刺大脓以铍针也。七曰毛刺，毛刺者，刺浮痹于皮肤也。刺于皮肤，浅无伤，比之发毛。八曰巨刺，巨刺者，左取右，右取左也。刺于大经，左右互取。巨，大也。九曰焠刺，焠刺者，燔针即取痹也。以焰燔针，曰焠也。

十二刺

凡刺有十二节，以应十二经。节，约也。一曰偶刺，偶刺者，以手直心若背，直痛所，一刺前，一刺后，以治心痹，刺此者，傍针之也。病心痹者，心背前后刺之，故曰偶刺。傍刺者，恐伤心也。二曰报刺，报刺者，痛无常处，上下行者，直内无拔针，以

左手随病所按之乃出针，复刺之也。刺痛无常处之病，出针复刺，故曰报也。**三曰恢刺，恢刺者，直刺傍之，举之前后，恢筋急，以治筋痹者也。**恢，宽也。筋痹病者，以针直刺，傍举之前后，以宽筋急之病，故曰恢刺也。**四曰齐刺，齐刺者，直入一，傍入二，以治寒气小深者。或曰参刺，参刺者，治寒气小深者也。**寒气病者，刺之直一傍二，深浅齐同，故曰齐刺。直一傍二，故曰参刺。**五曰阳刺，阳刺者，正内一，傍内四而浮之，以治寒气，气之博大者也。**寒气博大之病，正一傍四，内针浮而留之使温，故曰阳刺。有作"扬刺"，错也。**六曰直针刺，直针刺者，引皮乃刺之，以治寒气之浅者也。**寒气病者，可引其皮，不当其穴，然后当穴刺而补已，出针放皮闭门，不令气泄。下针时直，故曰直刺也。**七曰输刺，输刺者，直入直出，稀发针而深之，此治气盛而热者也。**气盛热病者，直入直出，稀发于针，以刺于输，故曰输刺也。**八曰短刺，短刺者，刺骨痛，稍摇而深之，致针骨所，以上下摩骨也。**骨痛病者，刺之至骨，摇针摩骨，使病浅而即愈，故曰短刺也。**九曰浮刺，浮刺者，傍入而浮之，此治肌急而寒者也。**肌急寒病者，傍入浮之，故曰浮刺也。**十曰阴刺，阴刺者，左右卒刺之，此治寒厥。针寒厥，取踝后少阴也。**少阴，踝后足少阴脉也。病寒厥者，卒刺于阴，故曰阴刺也。**十一曰傍针刺，傍针刺者，直刺、傍刺各一，此治留痹久居者也。**留痹久居病者，直一刺之，傍更一刺，故曰傍刺也。**十二曰赞刺。赞刺者，直入直出，数发针而浅之出血，此治痈肿也。**痈肿未成病者浅刺，数发于针，出血相助以愈于病，故曰赞刺。赞，助也。**脉所居，深不见者，刺之微内针而久留之，以致其空脉气。**凡刺经脉之邪，经脉深者久留于针，以致空穴脉气，然后出针也。**脉浅者勿刺，按绝其脉乃刺之，无令精出，独出其**

邪气耳。刺其脉者，恐其精出，故按脉令绝，然后刺之，使邪气独出耳。

仁安三年四月十四日以同本书之

移点校合了　丹波赖基

本云

保元二年三月二日以相传本校合移点了　宪基

正应三年十二月二日以累祖相传之本读合了

施药院使丹波长光

卷第二十三 九针之三

通直郎守太子文学臣杨上善奉敕撰注

量缪刺

黄帝问岐伯曰：余闻缪刺，未得意也，何谓缪刺？岐伯曰：夫邪之客于形也，必先舍于皮毛，留而不去，入舍于孙脉；留而不去，入舍于络脉；留而不去，入舍于经脉，内连五脏，散于肠胃，阴阳更盛，五脏乃伤。此邪之从皮毛而入，极于五脏之次也，此阴阳二邪俱盛，从于皮毛，至于五脏，故以五脏为次也。如此则治其经焉。今邪客于皮毛，入舍于孙络，留而不去，闭塞不通，不得入于经，流溢于大络，而生奇病焉。夫邪客大络者，左注右，右注左，上下与经相干，布于四末，其气无常处，不入于经输，命曰缪刺。如此至经，可疗经之脉输。若邪客皮毛孙络，溢入大络而生奇病，左右相注，与经相干，乃至布于四末，其气居无常处而不入经，可以缪刺之。黄帝曰：愿闻缪刺，以左取右，以右取左，为之奈何？其与巨刺，何以别之？此问缪刺、巨刺之异。岐伯曰：邪客于经也，左盛则右病，右盛则左病，先言巨刺也。邪气中乎经也，左箱邪气有盛，则刺右之盛经。以刺左右大经，故曰巨刺。巨，大也。病亦有易移者，左病未已而右脉先病，如此者，必巨刺之，必中其经，非络脉也。左箱病已，右箱次病，名后病。今左箱病之未已，即右箱病起，故曰先病，名曰易移。如此之类，可巨刺之。**故络病者，其痛与经脉缪处，故命曰缪刺矣。**痛病在于左右大络，异于经脉，故名缪。缪，异也。**黄帝曰：愿闻缪刺奈何？取之如何？**以下请广言缪刺也。**岐伯曰：邪客于足少阴之络，令人卒心痛暴胀，胸胁支满，**足少阴直脉，从肾上入肺中，支者，从肝出络心，注胸中，故卒心痛也。从肾而上，故暴胀也。注于胸中，胸胁支满也。以足少阴大锺之络傍经而上，故少阴脉行处，络为病也。**毋积者，刺然骨之前出其血，如食顷而已。左取右，右取左，病新发者五日已。**聚，阳病也。积，阴病也。其所发之病，未积之时，刺然骨前出血也。然骨在足内踝下大骨，刺此大骨之前络脉也。**邪客于手少阳之络，令人喉痹舌卷，口干烦心，臂内廉痛，手不及头，刺小指、次指爪甲上内，去端如韭叶各一痏，壮者立已，老者有顷已，左取右，右取左，此新病数日者也。**手少阳外关之络，从外关上绕臂内廉，上注胸，合心主之脉，胸中之气上熏，故喉痹舌卷，口干烦心，臂内廉痛，手不上头也。老者血气衰，故有顷已也。**邪客于足厥阴之络，令人卒疝暴痛，刺足大指爪甲上与肉交者各一痏，男子立已，女子有顷乃已，左取右，右取左。**足厥阴蠡沟之络，其别者循胫上睾结于茎，故病卒疝暴痛也。疝痛者，阴之病也。女子阴气不胜于阳，故有顷已也。**邪客于足太阳之络，令人头项痛肩痛，刺足小指爪甲上与肉交者各一痏，立已。不已，刺外踝下三痏，左取右，右取左。**足太阳支正之络，别者上走肘，络肩髃，故头项痛也。足小指甲上与肉交处，此络所出处也。外踝下，亦此络行处也。**邪客于手阳明之络，令人气满胸中，喘息而支胠，胸中热，刺手大指、次指爪甲上，去端如韭叶各一痏，左取右，右取左，如食顷已。**手阳明偏历之络，其支者，上臂乘肩髃上曲颊。不言至于胸肤，而言胸肤痛者，手阳明之正，至膺乳，别上入柱骨，下走大肠，属于肺，故胸满喘息支肤胸热也。以此推之，正别脉者皆为络。**邪客于臂掌之间，不可得屈，刺其踝后，先以指按之，痛乃刺之，以月死生为痛数，月生一日一痏，二日二痏，十五日十五痏，十六日十四痏。**腕前为掌，腕后为臂。手外踝后是手阳明脉所行之处，有脉见者是手阳明络，臂掌不得屈者，取此络也。**邪客于阳跷，令人目痛从内眦始，刺外踝之下半寸所各二痏，左刺右，右刺左，如行十里顷而已。**阳跷从足上行，至目内眦，故目痛刺足外踝之下申脉所生之络也。**人有所堕坠，恶血在内，腹中满胀，不得前后，先饮利药，此上伤厥阴之脉，下伤少阴之络，刺足内踝之下，然骨之前血脉出血，刺足跗上动脉。不已，刺三毛上各一痏，见血立已，左刺右，右刺左。**人有堕伤，恶血在腹中，不得大小便者，可饮破血之汤，利而出之。若不愈者，可刺足内踝之下，大骨之前，足少阴之络，又取三毛厥阴之络。**善悲善惊不乐，刺如上方。**厥阴之脉入眼，故伤厥阴，虚而善悲及不乐也。志主惊惧，故伤少阴之脉，令人惊喜。俱用前方，刺三处也。**邪客于手阳明之络，令人耳聋时不闻，刺手大指、次指爪甲上去端如韭叶各一痏，立闻。不已，刺中指爪甲上与肉交者，立闻。其不时闻者，不可刺也。**手阳明偏历之络，别者入耳，会于宗脉，故邪客令人耳聋也。不时闻者，病成不可疗。**耳中生风者，亦刺之如此数，左刺右，右刺左。**人觉耳中有风出者，是邪客手阳明络，故用方同之。**痹往来行无常处者，在分肉间，痛而刺之，以月死生为数。**有痹往来手阳明络分肉间，为痛痹也。从月一日至十五日，为月生也。从十六日至三十日，为月死也。**用针者，随气盛衰，以为痏数，针过其月数则脱气，不及月数则气不泻，左刺右，右刺左，病已止。不已，复刺如法。**用针之数，随气盛衰，盛则益数，衰则减数。辄过其数，必即脱气；不增其数，邪气不泻。增减病仍不愈，刺如前法也。**月生一日一痏，二日二痏，十五日十五痏，十六日十四痏。**月生气血渐增，故其痏从增至十五日也。十六日后月减，人气渐衰，故从十四痏减至月尽，名曰月死也。**邪客于足阳明之络，令人鼽衄下齿寒，刺中指爪甲上与肉交者各一痏，左刺右，右刺左。**足阳明丰隆之络，别者上络头，合诸经之气，下络喉嗌，故从鼽入于下齿，所以邪客令人鼽衄下齿冷也。手阳明经入下齿中，足阳明经入上齿中，不入下齿。今言齿寒者，足阳明络入下齿也。又寻络之生病处，不是大络行处者，乃是大络支分小络发病者也。**邪客于足少阳之络，令人胁痛咳汗出，刺足小指、次指爪甲上与肉交者各一痏，不得息立已，汗出立止，咳者温衣饮食，一日已。左刺右，右刺左，病立已。不已，复刺之如法。**人足少阳光明之络，去足踝五寸，别走厥阴，下络足跗，不至于胁。足少阳正别者，入季肋之间，循胸里属胆，散之上肝贯心，上挟咽，故胁痛也。贯心上肺，故咳也。贯心，故汗出也。与肉交处，刺络邪客处不得息者，亦肺病也。肺以恶寒，故刺出血已，须温衣暖饮食也。**邪客于足少阴之络，令人咽痛不可内食，无故善怒，气上走贲上，刺足下中央之脉各三痏，凡六刺，立已，左刺右，右刺左。**足少阴大锺之络，别者傍经上走心包，故咽痛不能内食也。少阴正经，直者上贯肝膈，络既傍经而上，故喜怒，气走贲上也。贲，膈也。足下中央有涌泉穴，刺于涌泉穴少阴脉也。**邪客于足太阴之络，令人腰痛引少腹控眇，**足太阴公孙之络，别者入络肠胃。足太阴别，上至髀，合于阳明，与别俱行，上络于咽，贯舌中。故舌中央脉者，即足太阴别脉者也。此络既言至髀上行，则贯腰入少腹过眇，所以腰痛引少腹控眇者也。**不可以仰息，刺其腰尻之解，两胂之上，以月**

死生为痏数，发针立已，左刺右，右刺左。尻解之两胂上，此络之腰刺也。胂，以真反。**邪客于足太阳之络，令人拘挛背急，引胁而痛**，内引心而痛，足太阳飞阳之络，去踝七寸，别走少阴，不至腰胭。足太阳正别，入胭中，其一道下尻五寸，别入于肛，属于膀胱，散之肾，从膂当心入散，直者从膂上于项，复属太阳，故邪客拘挛背急引胁引心，痛之心。**刺之从项始，数脊椎侠脊疾按之，应手而痛，刺之傍三痏，立已。**脊有二十一椎，以两手挟脊当椎按之，痛处即是足太阳络，其输两傍，各刺三痏也。**邪客于足少阳之络，令人留于枢中痛，髀不举，刺枢中以毫针，寒则久留针，以月死生为痏数，立已。**又足少阳光明之络，去踝五寸，别走厥阴，不至枢中。足少阳正别，绕髀入毛际，合厥阴，别者入季肋间，故髀枢中久痛及髀不举也。留，停久也。毫针，如毫毛也，如蚊虻喙也。静以徐往，微养之久留，以取痛痹也。**治诸经，刺之所过者不痛，则缪刺之。**刺十二经所过之处不痛者，病在于络，故缪刺也。**耳聋，刺手阳明，不已，刺其通脉出耳前者。**巨刺手阳明井商阳等穴，不已，巨刺手太阳出走耳听会之穴也。**齿龋，刺手阳明。不已，刺其脉入齿中者，立已。**刺手阳明输三间等穴；不已，刺手阳明兑端穴。**邪客于五脏之间，其病也，脉引而痛，时来时止，视其病脉，缪刺之，于手足爪甲上，视其脉，出其血，间日一刺，刺不已，五刺已。**五脏之脉，引而有痛，视其左右病脉所在，可缪刺之。手足爪甲上，十二经脉井之络脉，故取之也。亦是取经井以疗络病也。**缪传刺上齿。**足阳明络，左病右痛，右病左痛，可刺上齿足阳明络。**齿唇寒痛，视其手背脉血者去之，足阳明中指爪甲上一痏，手大指、次指爪甲上各一痏，立已，左取右，右取左。**手阳明脉，入下齿中，还出侠口交人中；足阳明脉，入上齿中，还出侠口环唇，下交承浆，故取手阳明血络，以去齿唇痛也。足中指爪甲上，足阳明络，故亦取之。手大指、次指爪甲上，亦是手阳明络，故亦取之。皆视其病左右，缪刺之。**嗌中肿，不能内唾，时不能出唾者，缪刺然骨之前出血，立已，左刺右，右刺左。**足少阴经，出然骨而上肺中，循喉咙，侠舌本，故嗌中肿，刺然骨前络脉也。**邪客于手足少阴、太阴、足阳明络，此五络皆会于耳中，上络左角，**手少阴、足少阴、手太阴、足太阴、足阳明，此五经脉，手少阴通里，入心中，系舌本，孙络至耳中；足少阴经至舌本，皮部络入耳也；手太阴正别，从喉咙，亦孙络入耳中；足太阴经连舌本，下散舌下，亦皮部络入耳中；足阳明经，上耳前，过客主人前，亦皮部络入耳中。此之五络入于耳中，相会通已，上络于左角。左角，阳也。**五络俱竭，令人身脉皆动，而形无知也，其状若尸厥，**此之五络，为身纲纪，故此脉绝，诸脉乱动，形不知人，与尸厥之死相似，非尸厥也。**刺足大指内侧甲下去端如韭叶，**此刺足太阴隐白穴也。**后刺足心，**刺足少阴涌泉穴也。**后刺足中指甲上各一痏，**刺足阳明厉兑穴也。**后刺手大指之内，去端如韭叶，**刺手太阴少商穴也。**后刺少阴兑骨之端各一痏，立已，**刺手少阴神门穴也。此前五刺，皆中其经穴，以调络病。**不已，以竹筒吹其两耳中，鬄其左角之发方寸燔治，饮以美酒一杯，不能饮者灌之，立止。**鬄，耻历反，除也。耳中，五络会处也。左角，五络络处也。**凡刺之数，必先视其经脉，切而顺之，审其虚实而调之，不调者经刺之，**不调者，偏有虚实也。偏有虚实者，可从经穴调其气也。**有痛而经不病者缪刺之，**循经候之不见有病，仍有痛者，此病有异处，故左痛刺右等，名曰缪刺。**因视皮部有血络者尽取之，此缪刺之数也。**缪刺之处皮部络邪血，皆刺去之，名曰缪刺之法。数，法也。

量气刺

黄帝问于岐伯曰：余闻九针于夫子而行之百姓，百姓之血气各不同形，或神动而气先针行；或气与针相逢；或针已出气独行；或数刺乃知；或发针而气逆；或数刺病益剧；凡此六者，各不同形，愿闻其方。岐伯曰：重阳之人，其神易动，其气易往也。夫为针之法，以调气为本，故此六者，问气之行也。黄帝曰：何谓重阳之人？岐伯曰：重阳之人，熇熇蒿蒿，言语善疾，举足善高，重阳之人，谓阳有余也。熇，相传许娇反。熇熇蒿蒿，言其人疏悦也。心肺之脏气有余，阳气滑盛而扬，故神动而气先行。五脏阴阳者，心、肺为阳，肝、脾、肾为阴，故心、肺有余为重阳也。重阳之人，其神才动，其气即行，以阳气多也，故见持针欲刺，神动其气即行，不待针入，其人与之刺微为易也。黄帝曰：重阳之人而神不先行者，何也？自有重阳，要待针入，其气方行，故须问之。岐伯曰：此人颇有阴者。黄帝曰：何以知其颇有阴也？岐伯曰：多阳者多喜，多阴者多怒，数怒者易解，故曰颇有阴，其阴阳之合难，故其神不能先行也。欲知重阳仍有阴者，候之可知。但人多阳者其必多喜，多阴者多怒，仍有数怒易解，即是重阳有阴人也。重阳有阴人，其气不得先针行。黄帝曰：其气与针相逢奈何？岐伯曰：阴阳和调而血气淖泽滑利，故针入而气出，疾而相逢也。阴阳和平之人，以其气和，故针入即气应相逢者也。黄帝曰：针已出而气独行者，何气使然？岐伯曰：其阴气多而阳气少，阴气沉而阳气浮，沉者藏，故针已出，气乃随其后，故独行也。多阴少阳之人，阴气深而内藏，故出针后，气独行也。黄帝曰：数刺乃知者，何气使然？岐伯曰：此人多阴而少阳，其气沉而气往难，故数刺乃知也。知者，病愈也。其人阴多阳少，其气难宣，故数刺方愈也。黄帝曰：针入而逆者，何气使然？岐伯曰：其气逆，与其数刺病益甚者，非阴阳之气，浮沉之势也，此皆粗之所败，工之所失，其形气无过焉。刺之令人气逆，又刺之病甚者，皆是医士不知气之浮沉，非是阴阳形气之过也。

量顺刺

黄帝问伯高曰：余闻气有逆顺，脉有盛衰，刺有大约，可得闻乎？设此三问，为调气之要也。伯高对曰：气之逆顺者，所以应天下阴阳、四时、五行也。一知逆顺，谓知四时、五行逆顺之气，依而刺也。脉之盛衰者，所以候血气之虚实有余不足。二知候脉，谓候寸口、人迎血气虚实也。刺之太约者，必明知病之可刺，与其未可刺，与其已不可刺也。三知刺法，谓知此病可刺，此未可刺，此不可刺也。约，法也。黄帝曰：候之奈何？伯高曰：《兵法》曰：无迎逢逢之气，逢，蒲东反，兵气盛也。无击堂堂之阵。《刺法》曰：无刺熇熇之热，熇，呼笃反，热炽盛也。堂堂，兵盛貌。兵之气色盛者，未可即击，待其衰，然后击之。刺法亦尔，邪气盛者，消息按摩，折其大气，然后刺之，故曰无刺熇熇热也。无刺漉漉之汗，漉漉者，血气泄甚大虚，故不可刺之也。无刺浑浑之脉，浑浑，浊乱也。凡候脉浊乱者，莫知所病，故不可刺也。无刺病与脉相逆者。形病脉不病，脉病形不病，名曰相反逆。逆，反也。黄帝曰：候其可刺奈何？伯高曰：上工，刺其未生者也；内外二邪虽有，未起病形，刺之以为上工也。其次，刺其未盛者也；已成微病，未为盛者，刺之以为上工者也。**其次，刺其已衰者也**；病虽已衰，未即能愈，刺之以为中工者也。**下工，刺其方袭也，与其形之盛者也，与其病之与脉相逆者也**。方，正方。袭，重也。正病重迭，病形复盛，病脉相反，刺之以为下工者也。**故曰：方其盛也，勿敢毁伤，刺其已衰，事必大昌**。言工有损益也。故曰：**上工治不病，不治已病**。**此之谓也**。不病，未病之病也。已病，已成病也。

疽痈逆顺刺

黄帝曰：余以小针为细物也，夫子乃上合之于天，下合之于地，中合之于人，余以为过针之意矣，愿闻其说。九针微细之道，以合三才之大，余恐太过也。物，道也。**岐伯曰：何物大于针者乎？夫大于针者，唯五兵者焉。五兵者，死备也，非生之备也。且夫人者，天地之镇塞也，其可不参乎！夫治人者，亦唯针焉。夫针之与五兵，其孰小乎？**夫人之为天地镇塞，贵莫大焉。戈、殳、戟、酋矛、夷矛等五兵，死之之具也。九针虽小，生人之器也，圣人用之，理于百姓，熟为小道？故大之无外，小之无内，细入无间，令人久寿者，其唯九针乎。**黄帝曰：病生之时，有喜怒不测，饮食不节，阴气不足，阳气有余，营气不行，乃发为痈疽**。痈生所由，凡有四种。测，度也。喜怒无度，热争气聚，生痈一也；饮食不依节度，纵情不择寒温，为痈二也；脏阴气虚，腑阳气实，阳气实盛，生痈三也；邪客于血，聚而不行，生痈四也。痈、疽一也，痈之久者败骨，名曰疽也。**阴阳气不通，两热相抟，乃化为脓，小针能取之乎？**以下言生脓所由也。邪客于皮肤之中，寒温二气不和，内外两热相击，腐肉故生于脓，恐小针不能取之。**岐伯曰：圣人不能**

使化者，为邪之不可留也。故两军相当，旗帜相望，白刃陈于中野者，此非一日之谋也。能使其人，令行禁止，卒无白刃之难者，非一日之务也，须久之方得也。夫至使身被痈疽之病，脓血之聚者，不亦离道远乎。夫痈疽之生也，脓血之成也，不从天下，不从地出，积微之所生也。故圣人之治，自于未有形也，愚者遭其已成也。帜，昌志反，幡也。圣人不能使身化为病者，以圣人理之未乱，其邪不可留于身也。故譬白刃陈于中野，谋之在久，士卒无难，习之日远，痈疽不生，调中多日，故身遭痈疽之病，去和性之道远矣。夫积石成山，积水成川，积罪成祸，积气成痈，非从天下地出，皆由不去脆微，故得斯患也。圣人不尔，于国理之未乱，于身约之于未病，不同愚人，渴而掘井，斗方铸兵也。**黄帝曰：其以有形不予遭，脓以成不予见，为之奈何？** 遭，逢也。予，百姓，帝以百姓如子者也。言不逢者，痈之有形，百姓不能逢知也。痈之有脓，百姓亦不见，为之奈何也。**岐伯曰：脓已成，十死一生，** 痈生于节、背及腹内，脓成不可疗，故十死一生。**故圣人不使已成而明为良方，** 故圣人明为良方，痈微之时疗之，弗使成也。**著之竹帛，使能者踵之，传之后世，无有终时者，为其不遭予也。** 著之竹帛，为于百姓不能逢知痈疽者。**黄帝曰：其已有脓血而后遭予，可造以小针治乎？** 痈之生于背及节与腹内，已有脓血后，百姓逢知，小针可得疗否也。**岐伯曰：以小治小者其功小，以大治大者多害，故其已成脓者，其唯砭石铍锋之所取也。** 以小针疗痈之小，难差，故曰其功小也。以大针疗脓成大，以伤处多，故得出脓。害，伤也。是以脓成唯须砭铍也。**黄帝曰：多害者，其不可全乎？** 多害者，砭铍之伤，即至死也。**岐伯曰：其在逆顺焉。** 逆者多伤至死，顺者出脓得生也。**黄帝曰：愿闻逆顺。岐伯曰：以为伤者，其白眼青，黑**

眼小，是一逆也；内药而呕，是二逆也；腹痛渴甚，是三逆也；肩项中不便，是四逆也；音嘶色脱，是五逆也。除此者，为顺矣。先有五伤，后行铍者，为逆也。先无五伤，脓成行铍，为顺也。嘶，先妻反，声破也。

量络刺

黄帝曰：愿闻奇邪而不在经者。岐伯曰：血络是也。邪在血络奇络之中，故曰奇邪也。黄帝曰：刺血络而仆者，何也？血出而射者，何也？血出黑而浊者，何也？血清半为汁者，何也？发针而肿者，何也？血出多若少而面色苍苍然者，何也？发针面色不变而烦闷者，何也？多出血而不动摇者，何也？愿闻其故。刺络有此八种之异，请解所以也。岐伯曰：脉气盛而血虚者，刺之则脱气，脱气则仆。脉中气多血少，血持于气，刺之气血俱出，其血先虚而复脱气，气血俱夺，故仆也。血气俱盛而阴气多者，其血滑，刺之则射。阳气多者其血滑，刺之血射。此为"阴气多者"，阴多为涩，故"阴"字错也。阳气蓄积，久留而不泻者，其血黑以浊，故不能射。热气久留痛蒸，故血黑而浊也。新饮而液渗于络，而未合和血也，故血出而汁别焉。其不新饮者，身中有水，久则为肿。新水未变为血，所以别行。旧水留而不泻，以为水肿。阴气积于阳，则其气因于络，故刺之血未出而气先行，故肿。阴气久积阳络之中，刺之阴血涩而未行，阳气先行，故肿。阴阳之气新相得而未和合，因而泻，则阴阳俱脱，表里相离，故脱色面苍然。得，遇也。阴阳成和则表里相持，未合刺之，故俱脱离，所以脱色面色青。刺之血多，色不变而烦闷者，刺络中虚经，虚经之属于阴者阴脱，故烦闷。

刺络血者，邪尽血变。血多其色不变，其心闷者，以其刺属脏虚经，阴气有脱，致使心闷也。**阴阳相得而合为痹者，此为内溢于经，外注于络，如是者阴阳俱有余，虽多出血，弗能虚也。**阴阳相共受邪为痹，是为阴阳俱盛，故出血不虚也。**黄帝曰：相之奈何？岐伯曰：血脉盛者，坚横以赤，上下无常处，小者如针，大者如箸，即而泻之万全。**相，候也。阴阳俱盛，其候如何？阴阳内经盛溢，必注于络，故候坚横盛络泻之，万全者也。**故无失数，失数而反，各如其度。**数，理也。若失理而反取者，各如前之度。**黄帝曰：针入如肉着者，何也？岐伯曰：热气因于针则针热，热则肉着针，故坚焉。**肤肌气热，故令针热，针热则肉着，转之为难，可动针久留，热去针寒，自然相离也。

杂　刺

　　黄帝问于岐伯曰：夫四时之气，各不同形，百病之起，皆有所生，灸刺之道，何者可宝？一则四时不同，二则生病有异，灸刺总而要之，何者为贵？**岐伯对曰：四时之气，各有所在，灸刺之道，得气穴为宝。**灸刺所贵，以得于四时之气也。**故春取经血脉分肉之间，甚者深刺之，间者浅取之；**春时人气在脉，谓在经络之脉，分肉之间，故春取经血脉分肉之间也。**夏取盛经孙络，取分间绝皮肤；**夏时人气，经满气溢，孙络受血，皮肤充实，故夏取盛经孙络，又取分腠以绝皮肤。**秋取经输，邪在腑，取之合；**秋时天气始收，腠理闭塞，皮肤引急，故秋取脏经之输，以泻阴邪，取腑经之合，以泻阳邪也。**冬取井荥，必深以留之。**冬时盖藏，血气在中，内著骨髓，通于五脏，故取井以下阴气逆，取荥以实阳气也。**风**

水肤胀，为五十九痏，腹皮之血者，尽取之。以下杂刺。有此风水刺，一也。风水及肤胀，刺水穴为五十九痏，又尽刺去腹皮络血也。**飧泄，补三阴之上，补阴之陵泉，皆久留之，热行乃止。**飧泄刺，二也。飧泄病虚冷，皆补足三阴，上取关元等，下取阴陵泉也。**温疟，汗不出，为五十九刺。**此温疟刺，三也。温疟，寒热病也，故刺热输五十九痏也。**转筋于阳，理其阳，卒针之；转筋于阴，理其阴，皆卒针。**转筋刺，四也。六阳转筋，即以燔针刺其阳筋。六阴筋转，还以燔针刺其阴筋也。**徒水，先取环谷下三寸，以铍针之，已刺而针之，筒而内之，入而复之，以尽其水，必坚束之，缓则烦悗，束急则安静，间日一刺之，水尽乃止。饮闭药，方刺之时徒饮之，方饮无食，方食无饮，无食他食，百三十五日。**悗，纡无反。此水刺法，五也。环谷，当是脐中也。脐下三寸，关元之穴也。铍关元，内筒引水，水去人虚，当坚束身令实，复饮补药，饮之与食相去而进，间日刺之，不可顿去，水尽乃止，禁如药法，一百三十五日乃得愈。徒，空也，空饮无食也。**着痹不去，久寒不已，卒取其里骨。**此着痹刺，六也。卒刺燔针，准上经"卒"当为"焠"，刺痹法也。里骨，谓与着痹同里之骨，名曰里骨。以其痹深，故取此骨也。**为骭胀，中不便，取三里，盛泻之，虚补之。**骭胀刺，七也。骭，脚胫也。胫寒为胀，取三里补泻为要也。**疠风者，索刺其肿上，已刺，以兑针兑其处，按出其恶气，肿尽乃止，常食方食，无食他食。**此疠风刺，八也。索，苏作反，散也。刺疠风肿上也。已，复兑头之针以兑其处，去针以手按之，出其恶气，食如禁法。**腹中常鸣，气上冲胸喘，不能久立，邪在大肠，刺肓之原、巨虚上廉、三里。**大肠气上冲刺，九也。大肠手阳明脉，络肺下膈属大肠，故邪气在大肠，循手阳明脉上冲胸，不能久立也。肓，膈也。膈之原出鸠尾也。臣虚上廉与大肠合，以足阳明上连手阳明，故取臣虚上廉，并取三里也。**少腹控睾，引腰脊，上冲心，邪在小肠者，连睾系，属于脊，贯肝肺，络心系。气盛则厥逆，上冲肠胃，动肝，散于肓，结于脐。故取之肓原以散之，** 小肠上冲刺，十也。睾，音高。小肠傅脊，左环叶积，其注于回肠者，外傅于脐上。小肠之脉络心，循咽下膈抵胃，属小肠，故得连睾系，属于脊，贯肝肺，络心系也。是以邪气客小肠，气盛则厥逆，上冲肠胃，动于肝气，散于肓，结于脐也。取肓原，肓原，脐䏚也，脐下一寸五分也。**刺太阴以予之，** 小肠脉贯肺，故取手太阴五输疗前病之穴。**取厥阴以下之，** 小肠脉贯肝，故取肝脉足厥阴疗前病五输之穴也。**取巨虚下廉以去之，** 巨虚下廉与小肠合，故取之。**按其所过之经以调之。** 调所过之经补泻之。**善呕，呕有苦，长太息，心中憺憺，恐人将捕之。邪在胆，逆在胃，胆液泄则口苦，胃气逆则呕苦，故曰呕胆者，取三里以下胃气逆，刺少阳血络以闭胆部，调其虚实，以去其邪。** 口苦刺，十一也。长太息者，太息长也。胆热之病恐惧，故如人将捕之也。邪在胆者，热邪在于胆中，溢于苦汁，胃气因逆，遂呕胆口苦，名曰胆瘅，故取三里以下胃之逆气，取胆脉少阳，调其虚实，以去热邪也。**饮食不下，膈塞不通，邪在胃管，在上管则刺抑而下，在下管则散而去之。** 饮食不下刺，十二也。邪在胃管，则令膈中气塞，气塞不通，饮食不下之候。邪在上管，刺胃之上口之穴，抑而下之；邪在下管，刺胃之下口之穴，散而去之也。**少腹病肿，不得小便，邪在三焦约，取之足太阳大络，视其络脉与厥阴小络结而血者，肿上及胃管，取三里。** 腹胀不通刺，十三也。邪在三焦，约而不通，故小腹肿，不得大小便。可刺足太阳大络，及足厥阴孙络结聚之血可刺去之，又刺肿上，及取胃管，并刺三里也。**睹其色，察其目，知其散复者，视**

其目色，以知病之存亡。取病存亡候，十四也。散则病亡，复则病存也。**一其形，听其动静者，持气口人迎**，专务不散，则一其形也。移神在脉，则听动静也。气口则手太阴寸口脉，人迎则足阳明人迎脉也。**视其脉坚，且盛且滑者病日进，脉濡者病持，下诸经实者病三日已。气口候阴，人迎候阳。**气口脏脉，故候阴也。人迎腑脉，故候阳也。

刺家不诊，听病者言，在头疾头痛，为藏针之，刺至骨，病已，无伤骨肉及皮，皮者道也，阳刺，入一，傍四。不诊刺，十五也。所刺之家，病人自知病之所在，不复须诊，更不为诊，即为针之，故曰藏针。藏针之法，刺至骨部，不得伤于骨肉皮部。皮者，乃是取其刺骨肉之道，不得伤余处也。刺头病者，头为阳也，甚寒入脑以为头疾痛病，故阳刺之法，正内一，傍内四，疗气博大者也。本作阴刺者，字误也。**治寒热深专者，刺大脏，迫脏，刺背输也**，寒热刺，十六也。大脏，肺脏也。肺脏之形，大于四脏，故曰大脏。刺肺寒热之法，迫脏刺之，刺于背输。迫，近也。**刺之迫脏，脏会腹中，寒热气去而止，与刺之腰，发脏而浅出血。**刺背输，迫脏刺之，使脏气会通腹中，寒热气尽乃止，并刺腰中，浅发其脏气，出其血也。**治痈肿者，刺痈上，视痈小大深浅，刺大者多血，深之必喘，内脏为故止。**痈肿刺，十七也。刺痈之法，当痈上刺之，大者深之，小者浅之，深之便喘，内脏以出血为故。脏，贼郎反。**病在小肠者有积，刺腹脐以下，至少腹而止，刺侠脊，两傍四椎间，刺两髂髎季胁肋间，道肠中热下气已。**肠积刺，十八也。髂，客驾反，腰骨两箱也。小肠傅脊，下连睾系，外傅于脐，故小肠有积，刺于脐腹，下至少腹，并脊椎间，及季肋间也。**病在小腹，痛不得小大便，病名曰疝，得之寒，刺少腹两股间，刺腰髁骨间，刺而多之，尽**

炅病已也。髆，口化反。痛疝刺，十九也。得寒者，得之于寒多，刺此五处，得热便愈也。炅，音桂。**病在筋挛，诸节痛不可以行，名曰筋痹，刺筋上为故，刺分间，不可中骨也，病起筋炅，病已止。**筋痹刺，二十也。筋络诸节，故筋挛，诸节皆痛，不可中其骨部。以病起筋，所以筋热已止也。**病在肌肤尽痛，痛痹伤于寒湿，刺大分小分，多发针而深之，以热为故，**肌肤痹刺，二十一也。寒湿之气客于肌中，名曰肌痹，可刺肉之大分小分之间也。**无伤筋骨，伤筋骨痛发，若变诸分尽热，病已止。**刺肌肉分者，不得伤骨筋之部，伤骨筋之部发为痛也。刺肌痹者，若得诸分肉间尽热，即病已也。**病在骨，骨重不可举，骨髓酸痛，寒气至，名曰骨重痹，深者刺无伤脉肉为故，至其大分小分，骨热病已。**骨痹刺，二十二也。邪气在骨，骨重酸痛，名曰骨痹，刺之无伤脉肉之部，至得刺其骨部大小分间也。**病在诸阳脉，且寒且热，诸分且寒且热，名曰狂，刺之虚脉，视分尽热，病已而止。**狂病刺，二十三也。阳并阳明、太阳等，故曰诸阳脉。身及四肢诸分且有寒热，名之为狂。刺法，补其虚阴，令分分皆热，得平病之也。**病初发盛，一发不治，日一发；不治，四五发，名曰癫病。刺其诸分诸脉，其尤寒者，以针调之，病已止。**癫病刺，二十四也。一发不疗者，谓得癫病一盛发已，有经数时不发；不疗之者，后更发时，有一日一发；不疗之者，后更发时，一日之中四五度发之，名曰癫病。刺法，待其发已，刺诸分诸脉，以针补甚寒者，病已。有本为"月一发"也。**病风且寒且炅，汗出，一日数过，先刺诸分理络脉，汗出且寒且热，三日一刺，百日而已。**寒热刺，二十五也。风成为寒热，一日数度寒热并汗，刺诸分腠络脉。复且寒且热，三日一刺，分剂也。**病大风，骨节重，须眉堕落，名曰大风。刺肌肉为故，汗出百日；刺骨髓，汗出百日。凡**

二百日，须眉生而止。大风刺，二十六也。刺肌肉之部及骨髓部，各经百日、二百日已，以须眉生为限也。

仁安三年四月二十二日以同本书之

移点校合了　丹波赖基

本云

保元二年三月二十三日以同本、传本移点比校了　宪基

卷第二十四 补泻

通直郎守太子文学臣杨上善奉敕撰注

天 忌

黄帝问于岐伯曰：用针之服，必有法则焉，今何法何则？岐伯曰：法天则地，合以天光。服，事也。光，谓三光也。黄帝曰：愿卒闻之。岐伯曰：凡刺之法，必候日月星辰四时八正之气，气定乃刺之。定者，候得天地正气定，气定乃刺之。是故天温日明，则人血淖液而卫气浮，故血易泻，气易行；天寒日阴，则人血凝泣而卫气沉也。淖，丈卓反，濡甚也，谓血濡甚通液也。卫气行于脉外，故随寒温而行浮沉滑涩。泣，音涩。月始生，则血气始精，卫气始行；血气者，经脉及络中血气者也。卫气者，谓是脉外循经行气也。精者，谓月初血气随月新生，故曰精也。但卫气常行而言始行者，亦随月生，称曰始行也。月郭满，则血气盛，肌肉坚；脉中血气及肉，皆随月坚盛也。月郭空，则肌肉减，经络虚，卫气去，形独居。是故所以因天时而调血气者也。经脉之内，阴气随月皆虚，经络之外，卫之阳气亦随月虚，故称为去，非无卫气也。形独居者，血气与卫虽去，形骸恒在，故曰独居。故谓血气在于时也。是故天寒无刺，天温无疑。天温血气淖泽，故可刺之，不须疑也。月生无泻，月满无补，月生，血气始精微弱，刺之虚虚，故不可泻。月满，人气皆盛，刺之实实，故不可补也。**月廓空无治，是谓得时而调之。无疗者**，疗之乱经，故无疗也。是谓得时法也。**因天之序，盛虚之时，移光定位，正立而待之。**正立待之，伺其气也。**故曰，月生而泻，是谓脏虚**；月生，脏之血气精微，故刺之重虚也。**月满而补，血气扬溢，经有留止，命曰重实**；扬溢，盛也。月满刺之，经溢流血，故曰重实也。**月郭空而治，是谓乱经。阴阳相错，真邪不别，沉以留止，外虚内乱，淫邪乃起。**月郭空者，天光尽也。肌肉并经络及卫气阴阳皆虚，真气邪气交错，相似不能别，刺之则邪气沉留，络脉外虚，经脉内乱，于是淫邪得起也。**黄帝曰：星辰八正何候？岐伯曰：星辰者，所以制日月之行也。**日月所以行空者，二十八宿为制度也。**八正者，所以候八风之虚邪以时至者。四时者，所以分春秋冬夏之气所在，以时调之也。**以八方正位，候八种虚邪之风也。四时者，分阴阳之气为四时，以调血气也。**八正之虚邪，而避之勿犯也。以身之虚，而逢天之虚，两虚相感，其气至骨，入则伤五脏，工候救之，弗能伤也，故曰天忌，不可不知也。**形及血气年加皆虚，故曰身虚。身虚与虚邪相感，为病入深，故至于骨，伤五脏也。法天候之以禁，故曰天忌也。**黄帝曰：善。**

本神论

黄帝曰：其法星辰者，余已闻之，愿闻法往古者也。帝问师古摄生之道。**岐伯曰：法往古者，先知《针经》也。**往古伏羲氏始画八卦，造书契，即可制《针经》摄生救病之道。**验于来今者，先知日之寒温，月之盛虚也，以候气之浮沉而调之于身，观其立有验也。**制《针经》之旨获验于来今者，先知寒温盛虚，以候脉气浮沉，次用针调之，以取其验□也。**观于冥冥者，言形气营卫之不形于外，**形之肥瘦，血气盛衰，营卫之行，不见于外，故曰冥冥也。**而工独知之。以与日之寒温，月之虚盛，四时气之浮沉，参伍相合而调之，工常先见之，然而不形于外，故曰观于冥冥焉。**以下解观也。工人以神得彼形气营卫之妙，不可知事，参伍相合，调之符合。外不知，故曰观冥冥也。**通于无穷者，可以传于后世。**无穷者，谓气血之妙也。有通之者，可传之于万代。不通之者，以杀生人，故不能传之。**是故工之所以异也，**然不形见于外，故俱不能见之。良工观于冥冥，所知众妙，俱不可知之。**视之无形，尝之无味，故曰冥冥，若神仿佛。**冥冥之道，非直目之不可得见，亦非舌所得之味。若能以神仿佛，是可得也，此道犹是黄帝之玄珠，卨象通之于仿佛也。**虚邪者，八正之虚邪气也。正邪者，身形饥，若用力汗出，腠理开，逢虚风，其中入微，故莫知其情，莫见其形。**胃中无谷曰饥。饥及汗出虚，因腠理开，虚风得入。虚风入时难知，故曰冥冥也。**上工救其萌芽，必先知三部九候之气尽调，不败救之。**萌芽，未病之病，病之微也。先知三部九候调之，即疗其微，故不败也。**故曰下工救其已成者，言不知三部九候之气以相失，有因而疾败之。**疾者，言其速也。**知其所在者，**知诊三部九候之病脉处而治之，**故曰守其门户焉，莫知其情，**而见其邪形也。但察三部九候，得其病脉，见其邪形，即便疗之，以守其门，更不须问其情者也。**黄帝问于岐伯曰：余闻补泻，未得其意。岐伯曰：泻必用方，方者，以气方盛也，以月方满也，以日方温也，以身方定也，以息方吸也，而内针，**方，正也。气正盛时，月正满时，日正温时，身正安时，息正吸时，此之五正，是内针时也。**乃复候其方吸而转针，**此之一正，是乃转针时也。**乃复候其方呼而徐引针，故曰泻必用方，其**

气乃行焉。此之一正，是出针时也。泻用七法，即邪气行出也。**补者必用其员者，行也，行者移也，刺必中其营，复以吸也。**员者行移，使之齐实也。行补之法，刺中营气，留针补已，因吸出针，移气使气实也。**故员与方也，排针也。**员之与方，行针之法，皆推排针为补泻之。**养神者，必知形之肥瘦，营卫、血气之盛衰。血气者，人之神，不可不谨养也。**养神之道：一者须知形之肥瘦，二者须知营卫二气所行得失，三者须知经络血有盛衰。知此三者调之，神自养矣。**黄帝曰：妙哉论也！**妙者，言得其神之精秘者也。**辞合人形于阴阳、四时、虚实之应，冥冥之期，其非夫子，孰能通之？**言微妙之辞，以人形合于阴阳，一也；合于四时，二也；合于虚实，三也；合于冥冥，四也。非夫子穷微极妙之通，孰能为此论也？**然夫子数言形与神，何谓形？何谓神？愿卒闻之。**知形为粗，知神为细，粗细莫辨，故须问之也。**岐伯曰：请言形，形乎形，目冥冥，**形乎形者，言唯知病之形与形，不见其妙，故曰冥冥也。**问其所痛，索之于经，恶然在前？**言粗无知问病所以诊索经脉，何能知其病之在前？**按之不得，复不知其情，故曰形。**按人迎、寸口，不知病情，故但知形。**黄帝曰：何谓神？岐伯曰：请言神，神乎神，不耳闻，目明心开为志先，**能知心神之妙，故曰神乎神也。神知则既非耳目所得，唯是心眼开于志意之先耳。**慧然独悟，口弗能言，**神得内明，言名之所不能及也。**俱见独见，**众庶俱见，而工独见。**适若昏，昭然独明，若风吹云，故曰神。**适将若在昏中，昭然独明。又解起惑除，若风吹云。如斯得者，因谓之神也。**三部九候为之原，九针之论不必存。**三部九候为神得之原，九针之论粗而易行，故不必存之也。

真邪补泻

黄帝问于岐伯曰：余闻《九针》九篇，夫子乃因而九之，九九八十一篇，余尽以通其意矣。八十一篇者，此经之类，所知之书篇数也。经言气之盛衰，左右倾移，以上调下，以左调右，有余不足，补泻于荥输，余皆已知之矣。言前所知书中义也。此皆营卫之气倾移，虚实之所生也，非邪气之从外入于经也。余愿闻邪气之在经也，其病人何如？取之奈何？言前八十一篇所说之义，与余请异焉者，经所说唯道十二经脉，营卫二气，互相倾移，虚实所生，不言外邪入经为病，故今请之。岐伯对曰：夫圣人之起度数也，必应天地，起于人身法度，以应天地也。故天有宿度，地有经水，人有经脉。天地和温，则经水安静；天寒地冻，则经水凝泣；天暑地热，则经水沸；卒风暴起，则经水波涌而陇起。言天地阴阳气之度数也。夫邪之入于脉也，寒则血凝泣，暑则气血淖泽，言人之身，应寒暑度数。虚邪因而入客也，亦如经水之得风也，因暑之时，腠理开发，邪得入也。邪入脉变，如风动水者也。经之动脉，其至也亦时陇起，十二经之动脉，至于动处动也。邪气至时，亦皆有波陇。波陇者，邪气动正气。其行于脉中，循循然辑，牛念反。辑，车前横木，循车行也。邪循脉行曰辑。有本作"辒"，非也。其至寸口也，时大时小，大则邪至，小则平，邪气循营气至于寸口，故太阴脉大。无邪则太阴脉平和，故曰小也。其行无常处，在阴与阳，不可为度，尺脉为阴，寸口为阳，今邪入变乱而难知，故不可为度也。循而察之，三部九候，卒然逢之，蚤遏其路，吸则内针，无令气忤，审察循三部九候，于九候之中卒然逢之，知病处所，即于可刺之穴以指按之令得遍，因病人吸气内针，无令邪气能逆忤之也。**静以久留，无令邪布，吸则转针，以得气为故，候呼引针，呼尽乃去，大气皆出，故命曰泻。**静留针于穴中持之，勿令邪气散布余处。因病人吸气转针，待邪气至数皆尽已，徐引出针，邪之大气皆尽，因名为泻也。**黄帝曰：不足者补之奈何？岐伯曰：必先扪而循之，**先上下扪摸，知病之所在。一。**切而散之，**以指揣切，令邪不聚。二。**推而按之，**推而令动，以手坚按。三。**弹而怒之，**以指弹之，使其瞋起。四也。**搔而下之，**以手搔摩，令其瞋气得下，一曰揺，弹已揺令下之。五也。**通而取之，**切、按、搔而气得通已，然后取之。六也。**外引其门，以闭其神，**疾出针已，引皮闭门，使神气不出。神气，正气。七也。针之先后，有此七法也。**呼尽内针，**一呼一内，故曰呼尽内针，至分寸处也。**静以久留，以气至为故，如待所贵，不知日莫，**伺气如待情之所贵之者，以得为期。**其气已至，适人自护，**其正气已至，适人自当爱护，勿令泄也。**候吸引针，气不得出，各在其处，推阖其门，令神气存，故名曰补。**候病人吸气，疾引其针，即不得使正气泄，令各在其所虚之处，速闭其门，因名曰补。泻必吸入呼出，欲泻其邪气也；补必呼入吸出，欲闭其正气不令出也。**黄帝问于岐伯曰：候气奈何？岐伯曰：夫邪气去络入于经也，合于血脉中，其寒温未和，如涌波之起也，时来时去，故不常在。故曰方其来也，必按而止之，止而取之，无逢其冲而泻之。**外邪入身，先至皮毛络中，留而不泄，去络入经。其入经也，与经中血气共合，邪之寒温未与正气相得，遂波涌而起，去来不常居也。故候逢之，按使止而不动，然后以针刺之，不得刺其盛冲，泻法比之不击逢逢之阵。**真气者经气，经气大虚，故曰其来不可逢，此之谓也。**经气者，谓十二经脉正气者也。正气大虚，与邪俱至，宜按取邪气刺之，不可逢而刺也。**故曰候邪不审，大气已过，泻之则真气脱，脱则不复，邪气复至，而病益蓄，故曰其往不可追，此之谓也。**候邪大气不审，按之不著，刺之则脱真气，邪气更至，病益蓄聚，故曰邪气往而不可追也。**不可挂以发者，**待邪之至时而发针泻矣，若先若后者，血气已尽，其病不下，**故曰知其可取如发机，不知其可取如扣椎，故曰知机之道，不可挂以发，不知机者，扣之不发，此之谓也。**以毛发挂机，发速而往，言气至智者发针亦尔，不失时也。**黄帝问曰：补泻奈何？岐伯对曰：此攻邪也，疾出以去盛血，而复其真气，**虚亦是邪，故补亦称攻也。泻热之法，不可久留，疾出其针，去其盛血，复其真气者也。**此邪新客，未有定处，推之则前，引之则止，温血也，刺出其血，其痛立已。黄帝曰：善。**定处，积为疾也。温，热也。邪之新入，未有定处，有热血，刺去之痛愈。**黄帝问于岐伯曰：真邪以合，波陇不起，候之奈何？**前言真邪未合，有波陇起。未知真邪不起，其气何如也。**岐伯曰：审扪循三部九候之盛虚而调之，察其左右上下相失及相减者，审其病脏以期之。**察其左右，谓察三部九候左右两箱，头及手足上下，其脉有相失及相减，以之审于五脏之病，与之死生之期也。**不知三部者，阴阳不别，天地不分。**不知天为阳也，地为阴也，人为阴阳也，故曰不别气也。不分者，不分形也。**天以候天，地以候地，人以候人，调之中府，以定三部。**足厥阴天，足少阴地，足太阴人，以候肝、肾、脾胃三种地也。手太阴天，手阳明地，手少阴人，以候肺、胸、心三种人也。两额动脉之天，两颊动脉之地，耳前动脉之人，以候头角、口齿、耳目三种天也。中府，五脏也。欲调五脏之气，定取天地人三部九候也。**故曰刺不知三部九候病脉之处，虽有太过，且至工不能得禁也，诛罚毋罪，命曰大惑，**病脉之处，即是九候经络邪之居脉，以不知病脉，则虽有死过之粗，至工之医永不能禁也。诛罚生人，不知无过，称曰大惑。不知三部九候大惑，罪有六种也。**反乱大经，真不可复，**乱经损真，罪之一也。**用实为虚，以邪为真，**妄解虚实，罪之二也。**用针无义，反为气贼，夺人正气，**义，理也。用针不知正理，反为气贼，伤人正气，罪之三也。**以顺为逆，营卫散乱，**针道为顺，错行为逆，妄刺营卫，故令其乱，罪之四也。**真气已失，邪独内著，**亡正得邪，罪之五也。**绝人长命，予人夭殃。故不知三部九候，不能长久。**针煞生人，罪之六。绝人长命又有三：不知三部九候，所以绝人长命，一也。**因不知合之四时五行，**不知以身命合四时五行，故绝人长命，二也。**因加相胜，释邪攻正，故绝人长命矣。**愚医不知年加之禁，反妄攻正气，故绝人长命，三也。长命者，尽寿也。**邪新客来也，未有定处，推之则前，引之则止，逢而泻之，其病立已。**言知三部九候，取之必效。

虚实补泻

黄帝问于岐伯曰：余闻刺法，言有余泻之，不足补之，何谓有余？何谓不足？为刺之道，唯有补泻，余已略闻，然未悉之，故曰何谓也。岐伯对曰：有余有五，不足亦有五，帝欲何问乎？举五数也。黄帝曰：愿尽闻之。问五数也。岐伯对曰：**神有余有不足，气有余有不足，血有余有不足，形有余有不足，志有余有不足，**列五数也。**凡此十者，其气不等也。**神、气、血、形、志各有补泻，故有十数，名曰不等。又此十种补泻，极理以论，随气漫衍，变化无穷，故曰不等。黄帝问曰：人有精气津液，四肢九窍，五脏十六部，三百六十五节，乃生百病，百病之生，皆有虚实。今夫子乃

言有余有五，不足亦有五，何以生之乎？九窍、五脏以为十四,四肢合手足，故有十六部。如此人身之数，皆有虚实，有余不足者，是亦众多，未知生病，其数何如也。**岐伯对曰：皆生于五脏**。五脏为身之内主，用摄身病，无邪不尽，故曰皆生五脏者也。**夫心藏神**，心藏神者，心藏于脉以舍神。今藏神者，言所舍也。**肺藏气**，肺藏气者，肺藏于气，气以舍魄。今藏气者，言其舍也。**肝藏血**，肝藏于血以舍魂。今藏血者，亦言其舍。**脾藏肉**，脾藏肉者，脾主于肉，故曰藏肉，非正藏肉，脾于营以为正也。脾藏营，营以舍意及智二神，以脾营血，谷气最大，故二神舍也。**肾藏志，而此成形**。肾藏志者，肾藏于精，精以舍志。今藏志者，言所舍也。肾有二枚，在左为肾，在右为命门。肾以藏志，命门藏精，故曰肾藏精者也。《八十一难》精亦名神，故有七神。又此五脏，心藏脉者，脉通经络血气者也。脾藏营者，通营之血气者也。肝藏血者，言其血有发眼之明也。五神藏于五脏，而共成身形也。**志意通，内连骨髓，而成身形五脏**。意是脾神，通于营气；志是肾神，通于三焦，原气别使。皆以内连骨髓，成身形以及五脏，故意志者，所以御精神，收魂魄者也。**五脏之道，皆出于经隧，以行血气**，五脏之道，皆出于十二经络之隧，以行营血卫气也。**血气不和，百病乃变化而生于血气，故守经隧焉**。营卫不和，百病还生血气之中，故守经隧以调血气者也。**黄帝曰：神有余不足何如？岐伯对曰：神有余则笑不休，神不足则忧**。神有余不足忧笑者，神病候也。**血气未并，五脏安定，神不定则邪客于形，洫泝起于毫毛，未入于经络也，故命曰神之微**。以下言神病微也。夫神者，身之主也，故神顺理而动，则其神必安，神安则百体和适，和则腠理周密，周密则风寒暑湿无如之何，故终天年而无不道者也。若忘神任情，则哀乐妄作，妄作则喜怒动形，动则腠理开发，腠理开则邪气竞入，竞入为灾，遂成百病，夭丧天年也。既不能善摄而病生者，可除于晚微。故邪之初客，外则始在皮毛，未入经络，内则血气未得相并，五脏安定，洫泝之于毫毛，名曰神之微病也。洫，谓毛孔也。水逆流曰泝，谓邪气也。邪气入于腠理时，如水逆流于洫也。**黄帝问曰：补泻奈何？岐伯对曰：神有余，则泻其小络之血，出血勿之深斥，毋中其大经，神气乃平。**斥，齿亦反，推也。勿深推也。神之有余气浅，故刺小络出血也。斥者深，则触其大经者也。**神不足，视其虚络，切而致之，刺而利之，毋出其血，毋泄其气，以通其经，神气乃平。**神之不足则虚，故刺而不泄也。**黄帝曰：刺微奈何？岐伯对曰：按摩勿释，著针勿斥，**微，即未病之病也。夫和气之要，莫先按摩之，以手按摩之，邪气得泄，神气得通，微邪得泄，何得须以针斥之。**移气于足，神气乃得复。黄帝曰：善。**按摩使神气至踵，则邪气复遁去也。

黄帝曰：气有余不足奈何？岐伯对曰：**气有余则喘咳上气，不足则息利少气。**息利少气，以肺气不足则出入易，故呼吸气少而利也。**血气未并，五脏安定，**以下言其气微也。**皮肤微病，命曰白气微泄。**肺脏外主皮肤，内主于气。今外言其皮肤病，其内言于气之微病。五色气中，肺为白气。泄者，肺气泄也。**黄帝曰：补泻奈何？岐伯对曰：气有余，则泻其经隧，**经隧者，手太阴之别，从手太阴走手阳明，乃是手太阴向手阳明之道，故曰经隧。隧，道也。欲道脏腑阴阳，故补泻之，皆取其正经别走之络也。**毋伤其经，**泻其阴经别走之络，不得伤正经也。**毋出其血，毋泄其气。**泻太阴别走经隧者，不得出血出气也，所谓泻阴实者也。**不足者，则补其经隧，毋出其气。**刺太阴经之别走之络，以补太阴，不令气泄于外，所谓补阴虚也。补泻阳经，亦如阴经法也。**黄帝曰：刺微奈何？岐伯对曰：按摩勿**

释，出针视之曰，我将深之，适人必革，精自伏，释，停废也。
革，改也。夫人闻乐至，身心欣悦；闻痛及体，情必改异。欣悦则百
体俱纵，改革精志必拒，拒则邪精消伏也。**邪气乱散，毋所伏息**，邪
气伏已，邪精散于腠理，无由更聚也。**气泄腠理，真气乃相得。黄
帝曰：善**。邪气散泄，故真气无乱，所以相得也。**黄帝曰：血有余
不足奈何？岐伯对曰：血有余则怒，不足则悲**。肝血有余于肝，所
以瞋怒；肝血不足于目，所以多悲也。**血气未并，五脏安定，孙络
外溢，则经有留血**。言血微邪也。**黄帝曰：补泻奈何？岐伯对曰：
血有余，则泻其盛经，出其血。不足，则补其虚经**，泻其盛经出
血，所以不怒。正补其虚，令不泄血，所以不悲。有本作"视其虚经"。
内针其脉中，久留之，血至脉大，疾出其针，毋令血泄。内针足
厥阴脉中，血至针下，聚而脉大，疾出其针，无令血泄，所以称疾也。
**黄帝曰：刺留血奈何？岐伯对曰：视其血络，刺出其血，无令恶
血得入于经，以成其病。黄帝曰：善**。刺去血脉，遂无令恶血入经
中，故无血邪微病也。**黄帝曰：形有余不足奈何？岐伯对曰：形有
余则腹胀溲不利，不足则四肢不用**。形者，非唯身之外状名形，举
体皆名。溲四肢不随也。有本"经溲"者，经即妇人月经也。**血气未
并，五脏安定，肌肉濡动，命曰微风**。濡动者，以体虚受风，腠理
内动，名曰微风也。**黄帝曰：补泻奈何？岐伯对曰：形有余则泻
其阳经，不足则补其阳络**。阳经、络，足阳明经及络也。或为"阳
营"，非也。**黄帝曰：刺微奈何？岐伯对曰：取分肉间，毋中经，
毋伤其络**，可中分肉之间卫气，不可伤足阳明经络之脉也。**卫气得
复，邪气乃索。黄帝曰：善**。分肉之间，卫气行处，邪气已散，卫
气复得也。索，散也。**黄帝曰：志有余不足奈何？岐伯对曰：志有
余则腹胀飧泄**，志，肾神气也。有余即小腹胀满，饮食不消，为飧泄

也。**不足则厥**，足逆冷也。**血气未并，五脏安定，骨节有动。**骨节动者，肾志病微也。**黄帝曰：补泻奈何？岐伯对曰：志有余则泻然筋血者出其血，不足则补其复留。**然筋，足少阴荥，在足内踝之下，名曰然谷。足少阴经无然筋，当是然谷下筋也。复留，足少阴经，在足内踝上二寸，此二皆是志之脉穴，故泻然筋之血，补复留之气。**黄帝曰：刺未并奈何？岐伯对曰：即取之，毋中其经，以邪乃能立虚。黄帝曰：善。**未并者，志微病。以病是微，未中于经，但刺经气所发之穴，邪气立虚者也。

虚实所生

黄帝曰：余已闻虚实之形，不知其何以生？形，状也。虚实之状，已闻于上，虚实所生，犹未知之，故复请也。**岐伯对曰：气血已并，阴阳相倾，气乱于卫，血留于经，**十二经气乱卫气也。十二经血留于营经也。或曰"血流"也。**血气离居，一实一虚。**血气相并，离于本居处，故各有虚实也。夫血气者，异名同类，相得成和。今既相并，一实一虚，虚实所生，是所由者也。血并于阴，血并足太阴脉及足少阴脉也。**气并于阳，乃为惊狂。**气并足阳明脉及足太阳脉也。血气皆盛，故发惊狂也。**血并于阳，气并于阴，乃为炅中。**血并足阳明，气并足太阴，为热中病也。炅，热也。**血并于上，气并于下，心烦悗喜怒。**血盛上冲心，故心烦闷而喜怒。"悗"则"闷"同也。**血并于下，气并于上，气乱心善忘。**气盛乱心，故善忘也。**黄帝曰：血并于阴，气并于阳，如是血气离居，何者为实？何者为虚？**血气离居相并，未知二经虚实何定也。**岐伯对曰：血气者，喜温而恶寒，寒则泣不能流，温则消而去之，是故气之所并**

为血虚，血之所并为气虚也。血之与气，皆恶于寒，故脉有寒则涩而不流，温者消释而去。是以气寒则血来并之，以为血虚，则气为实也；若血寒则气来并之，以为气虚，则血为实也。**黄帝曰：人之所有者，血与气耳。今夫子乃言血并为虚，气并为虚，是毋实乎？**人之所生，唯血与气。今但言血气有虚，不言其实，是为人之血气不足，请申其意也。**岐伯对曰：有者为实，毋者为虚，故气并则毋血，血并则毋气，今血与气相失，故为虚焉。**血并则血有气无，气并则气有血无，是以言虚不无其实，论实不废有虚，故在身未曾无血气也。所言虚者，血气相并、相失为虚，相得为实耳。**络之与孙脉俱输于经，**大络、孙络，俱输血气入于大经，则大经血气俱实者也。**血与气并，则为实焉。血与气并走于上，则为大厥，厥则暴死，复反则生，不反则死。**大经血气皆实，走膈以上，以下无气，故手足逆冷，卒暴死也。手足还暖复生，不还则死也。**黄帝曰：实者何道从来？虚者何道从去？虚实之要，愿闻其故。**血气何道来入此经为实，何道而去此经为虚也。**岐伯对曰：夫阴与阳，皆有输会，阳注于阴，阴满之外，**脏腑阴阳之脉，皆有别走，输会相通。如足阳明从丰隆之穴别走足太阴，足太阴从公孙之穴别走足阳明，故曰外也。**阴阳匀平，以充其形，**甲子一日一匝为旬。旬，匝也。阴阳之脉五十匝无多少者，名曰匀平。匀平和气，以充其身形也。**九候如一，命曰平人。**九候之动不先后，又不相反，故曰若一。和气若一，故人得和平。**夫邪之至生也，或生于阴，或生于阳。其生于阳者，得之风雨寒暑；其生于阴者，得之饮食居处，阴阳喜怒。**阴，五脏也；阳，六腑也。风雨寒暑外邪，从外先至六腑，故曰生于阳也。饮食居处，男女喜怒，内邪生于五脏，故曰生于阴也。**黄帝曰：风雨寒暑之伤人奈何？岐伯对曰：风雨之伤人也，先客于皮肤，传入于孙脉，孙**

脉满则传入于络脉，络脉满乃输于大经脉，血气与邪并客于分腠之间，其脉坚大，故曰实。此先言风雨二邪也。人因饥虚汗出，腠理开发，风雨之气，因客腠理，次入孙络，次入大络，次入大经。客腠理时，所客之脉坚而且大，故得称实也。实者，外坚充满，不可按，按之则痛。所客之处外坚，按之则痛，以其气实故也。黄帝曰：寒湿之气伤人奈何？岐伯对曰：寒湿之中人也，皮肤收，肌肉坚，营血泣，卫气去，故曰虚也。次论寒湿之气也。两气上侵，湿气下入，有斯异也，略不言暑耳。寒湿中人，致虚有四：皮肤收者，言皮肤急而聚也；肌肉坚者，肌肉坚而不收也；营血泣者，邪气至于脉中，故营血泣也；卫气去者，邪气至于脉外，卫气不行，故曰去也。卫去之处，即为虚也。虚者慑辟气不足，血泣。慑，纸辄反。分肉间无卫气，谓气不足也。按之则气足以温之，故快然而不痛。黄帝曰：善。分肉之间既无卫气故寒，按之益损，所以气足人温，故快然也。黄帝曰：阴之生实奈何？岐伯对曰：喜怒不节，则阴气上逆，上逆则下虚，下虚则阳气走之，故曰实。人有喜怒不能自节，故怒则阴气上，阴气上则上逆，或呕血，或不能食。阴气既上，是则下虚，下虚则阳气乘之，故名为阴实也。黄帝曰：阴之生虚奈何？岐伯对曰：喜则气下，天寒则气聚，温则气散，怒则气上，喜则气下，此物理之常也。喜则气和志达，营卫之行通利，故缓而下也。悲则气消，消则脉虚，因寒饮食，寒气熏藏，则血泣气去，故曰虚。夫人悲者，则心系急，肺布叶举，两焦不通，营卫不行，热气在中，故正气消散，经络空虚也。又因寒饮寒食，寒气熏藏，藏之血涩，其气移去，故为虚也。黄帝曰：经言阳虚则外寒，阴虚则内热，经言，《八十一篇》经也。腑脉虚者，阴气乘之，故外寒也。脏脉虚，阳气乘之，故内热也。阳盛则外热，阴盛则内寒，余以闻之矣，不知其所由然。六腑主外为阳，故阳盛外热也。五脏主内为阴，故阴盛为寒。余已前闻，然未知所由然也。**岐伯对曰：阳受气于上焦，以温皮肤分肉之间，今寒气在外，则上焦不通，不通则寒独留于外，故寒栗。**阳，卫气也。卫出上焦，昼行阳二十五周，以温皮肤分肉之间。今阳虚阴乘留于外，故外寒也。**黄帝曰：阴虚生内热奈何？岐伯对曰：有所劳倦，形气衰少，谷气不盛，上焦不行，下脘不通，胃热熏中，故内热。**内热之病，所由有五：一则有所劳倦致虚，二则形体及气不足，三则胃中无食，四则上焦卫气不行，五则肠胃不得相通。脘，古缓反，胃也。下脘，胃下口也。由此五种，胃热熏中，故内热也。**黄帝曰：阳盛而外热奈何？岐伯对曰：上焦不通利，皮肤致密，腠理闭塞不通，卫气不得泄越，故外热。**外热之所由有三：上焦出气之处不通利，一也；皮肤致而腠闭，二也；卫气不得泄于腠理，三也。有此所由，故外热也。**黄帝曰：阴盛而生内寒奈何？岐伯对曰：厥气上逆，寒气积于胸中而不泻，不泻则温气去，寒独留，则血凝泣，血凝泣则脉不通，其脉盛大以涩，故中寒。**寒中有四：一则寒厥积胸，二则温去寒留，三则血凝脉壅，四则脉大汗涩。有此所由，故寒中也。**黄帝曰：阴之与阳，血气以并，病形以成，刺之奈何？**问疗已成之病。**岐伯对曰：刺此者，取之经隧，取血于营，取气于卫，用形哉，因四时多少高下。**刺已成病，法有三别：一则刺于大经别走之道，隧，道也，别走之道通阴阳道也；二则刺于脉中营血；三则刺于脉外卫气。用针之状，须因四时之气，观病轻重，发针多少；又须量病高下所在，取之令中，不同刺微之易也。**黄帝曰：血气已并，病形已成，阴阳相倾，补泻奈何？岐伯对曰：泻实者，气盛乃内针，**夫泻者，以其邪气实盛，故须泻也。仍以摇之令下，然后刺之。不盛何泻，故譬无击逢逢之阵者也。**针与气俱内，以**

开其门，如利其户，针与气俱出，精气不伤，邪气乃下，外门不闭，以出其病，摇大其道，如利其路，是谓大泻，必切而出，大气乃屈。人之吸气，身上有孔闭处，皆入聚于肾肝；呼气之时，有孔开处，气皆从心肺而出，比囊之呼吸也。针开孔时，病人吸气，故针与气俱入内也。针得入已，摇大其穴，因呼出针，故针与邪气俱出，勿伤正气也。**黄帝曰：补虚奈何？岐伯对曰：持针勿置，以定其意**，持针勿置于肉中，先须安神定意，然后下针。若医者志意散乱，针下气之虚实有无皆不得知，故须定意也。**候呼内针**，人之呼气，身上有孔，其气皆出，故所针孔气出之时内针，欲令有气从针而入，不使气泄，所以候呼内针者也。**气出针入，针空四塞，精无从去**，呼气出时针入穴者，欲使针空四塞，不泄正气也。**方实而疾出针，气入针出**，方，正也。候气正实，疾出针。**热不得环**，夫虚者多寒，得热为补。环，转也。疾出于针，使针下热气不得转也。**闭塞其门，邪气布散，精气乃得存，动无后时**，出针已去，纵邪不出尽，自然布散消亡，精气独在，无病动于后时也。**近气不失，远气乃来，是谓追之**。行补之时，非其补处近气不失，远气亦来至此集也。已虚之气引令实，故曰追也。**黄帝曰：夫子言虚实有十，生于五脏，五脏，五脉耳。夫十二经脉皆生百病，今夫子独言五脏。夫十二经脉者，皆络三百六十五节，节有病必被经脉，经脉之病皆有虚实，何以合之？**节，即气穴也。但十二经脉被三百六十五穴，则三百六十五穴所生之病甚多，非唯五脏五脉独生十种虚实者。**岐伯对曰：五脏者，故得六腑与为表里，络肢节，各生虚实**，内有五脏，外有六腑，腑脏经络表里诸支节，是生虚实，其亦甚多，不相违也。**视其病所居，随而调之。病在血，调之脉；病在气，调之卫；病在肉，调之分肉；病在筋，调之筋，燔针却刺其下及与急者；**视三百六十五节所生病处，量其虚实，随而调之。调者，调于五脏所主脉、卫、分肉、筋骨者也。**病在骨，卒针药熨；**卒，穷也。痛痹在骨，穷针深之至骨，出针以药熨之，以骨病痛深故也。熨法，上经已说也。**病不知其所痛，两跷为上。**诸骨病不定知于病之所在者，可取足少阴两阴跷。两阴跷是足少阴别，足少阴脉主骨者也。上者，胜也。**身形有痛者，九候莫病，则缪刺之。**审三部九候，竟无病状，然身形有痛者，此络左右有病，可缪刺也。**病在于左而右脉病者，则巨刺之。**病在左经，是右经病也，故刺右经为巨刺也。**必谨察其九候，针道备矣。**为刺之道，以察九候为先者，针道毕矣。

仁安三年四月二十八日以同本书之

　　　　　以同本移点校合了　丹波赖基

本云

保元二年三月八日以相传本移点校合了　宪基

卷第二十五 伤寒

通直郎守太子文学臣杨上善奉敕撰注

热病决

黄帝问于岐伯曰：今夫热病者，皆伤寒之类也，夫伤寒者，人于冬时，温室温衣，热饮热食，腠理开发，快意受寒，腠理因闭，寒居其□□□寒极为热，三阴三阳之脉、五脏六腑受热为病，名曰热病。斯之热病，本因受寒伤多，亦为寒气所伤，得此热病，以本为名，故称此热病，伤寒类也。故曰冬伤于寒，春为温病也。其病夏至前发者名为病温，夏至后发者名为病暑也。**或愈或死，皆以病六七日间，**阴阳二经同感，三日而遍脏腑，营卫不通，复得三日，故极后三日，所以六七日间死也。**其愈皆以十日以上何也？不知其解，愿闻其故。**其不至脏腑两感于寒者，至第七日即太阳病衰，至九日三阳病衰，至十日太阴病衰，至十二日三阴三阳等病皆衰，故曰其愈皆十日以上，其理未通，故请闻之也。**岐伯对曰：巨阳者，诸阳之属也，**巨，大也。一阳为纪，少阳也；二阳为卫，阳明也；三阳为父，太阳也。故足太阳者，三阳属之，故曰诸阳之属也。**其脉连于风府，故为诸阳主气。人之伤于寒也，则为病热，热虽甚不死；其两感于寒而病者，必不免于死。**足太阳脉直者，从颠入络脑，还出别下项，其风府在项入发际一寸，则太阳之气连风府也。诸阳者，督脉、阳维脉也。督脉，阳脉之海。阳维，维诸阳脉，总会风府，属于太阳。故足太阳脉为诸阳主气。所以人之此脉伤于寒者，极为热病者也。先发于阳，后发于阴，虽热甚不死；阴阳两气时感者，不免死也。**黄帝曰：愿闻其状。岐伯曰：伤寒一日，巨阳受之，故头项腰脊皆痛。**寒之伤多极为热者，初病发日，必是太阳受热之为病，故曰一日太阳受之。所以一日阳明、少阳不受热者，以其太阳主热，又伤寒热加，故太阳先病也。头、项、腰、脊，并是足太阳脉所行之处，故皆痛也。

二日阳明受之，阳明主肉，其脉侠鼻络于目，故身热而鼻干，不得卧。阳明二阳，故次受病。脾之太阴主肌，胃之阳明主肉。其脉从鼻络目内眦，下行入腹至足；手阳明下属大肠，上侠鼻孔，故病身热鼻干，不得卧也。**三日少阳受之，少阳主骨，其脉循胁络于耳，故胸胁痛，耳聋。**肝足厥阴主筋，三焦手少阳与膀胱合，膀胱肾府，表里皆主骨；足少阳起目锐眦，入络耳中，下循胸胁下至于足；手少阳遍属三焦，从耳后入耳中，故病耳聋胸胁痛也。**三经皆受病而未入通于腑也，故可汗而已。**三经，三阳经也。热在三阳经中，未满三日，未至于腑，当以针药发汗而已。三经之病，三日外至腑，可以汤药泄而去。**四日太阴受之，太阴脉布胃中，络于嗌，故腹满而嗌干。**一阴独使，厥阴也。二阴为雌，少阴也。三阴为母，太阴也。太阴为大，故先受热。太阴脉从足入腹，属脾络胃，上膈侠咽，连舌本；手太阴起于中焦，下络大肠，故腹满嗌干也。**五日少阴受之，少阴脉贯肾络肺系舌本，故口热舌干而渴。**足少阴直者，从肾上贯肝膈，入肺中，循喉咙，侠舌本，故口热舌干而渴也。**六日厥阴受病，厥阴脉循阴器而络于肝，故烦满而囊缩。**足厥阴脉环阴器，抵于少腹，侠胃属肝络胆，故烦满囊缩也。**三阴三阳五脏六腑皆病，营卫不行，腑脏不通则死矣。其不两感于寒者，七日巨阳病衰，头**

痛少愈；八日阳明病衰，身热少愈；九日少阳病衰，耳聋微闻；如此两感，三阴三阳脏腑皆病，营卫闭塞，故至后三日则死；不两病者，至第七日太阳病衰，至第九日少阳病衰也。**十日太阴病衰，腹减如故，则思食饮，欲食**；太阴脾主谷气，故病愈腹减，思饮食也。**十一日少阴病衰，渴止不满，舌干已而咳**；足少阴脉入肺侠舌本，故病愈渴止，舌干已也。咳者，肺气通也。**十二日厥阴病愈，囊纵少腹微下**，厥阴之脉病愈，大气已去，故囊渐下也。**大气皆去，病日已矣。**至十二日大热之气皆去，故所苦日瘳矣。**黄帝曰：治之奈何？岐伯曰：治之各通其脏脉，病日衰已。**量其热病在何脏之脉，知其所在，即于脉以行补泻之法，病衰矣。**其未满三日者，可汗而已；其满三日者，可泄而已。**未满三日，热在三阳之脉，皮肉之间，故可汗而已也。三日以外，热入脏腑之中，可服汤药泄而去也。**黄帝曰：热病已愈，时有所遗者，何也？岐伯曰：诸遗者，热甚而强食之，故有所遗。此者皆病已衰，而热有所藏，因其谷气相抟而热相合，故有所遗。**强，多也。遗，余也。大气虽去，犹有残热在脏腑之内，外因多食，以谷气热与故热相薄，重发热病，名曰余热病也。**黄帝曰：善。治遗奈何？岐伯曰：视其虚实，调其逆顺，可使必已。**逆者难已，顺者易已，阴虚补之，阳实泻之，必使其愈，以为工也。**黄帝曰：病热当何禁？岐伯曰：病热少愈，食肉则复，多食则遗，此其禁也。**肉热过谷，故少食则复；谷热少肉，故多食为遗也。**黄帝曰：其两感于寒者，其脉应与其病形如何？**足太阳、足少阴，表里共伤于寒，故曰两感。冬日两感于寒以为病者，脉之应手及病成形，其事何如也。**岐伯曰：两伤于寒者，病一日则巨阳与少阴俱病，则头痛口干烦满**；冬感寒时，阴阳共感，至其发时，还同时发也。故至春发，一日则太阳、少阴俱病也。足太阳上头，故头痛也。手少阴上侠咽，足少阴侠舌本，手太阳络心循咽，故令口干。手少阴起于心中，足少阴络心，手太阳络心，故令烦满。**病二日则阳明与太阴俱病，则肠满身热，不食谵言。**谵，诸阎反，多言也。手阳明属大肠，足阳明属胃，足太阴属脾络胃，手太阴络大肠循胃，故令肠满身热，不食多言也。**病三日则少阳与厥阴俱病，则耳聋囊缩厥，水浆不入，则不知人，**手足少阳皆入耳中，故令耳聋。足厥阴环阴器，足少阳绕毛际，手少阳历三焦，故令囊缩厥也。手少阳布膻中，足少阳下胸中，足厥阴循喉咙后，手厥阴起胸中属心包，故令浆水不下，不知人也。**六日而死。**三阴三阳俱病，气分更经三日皆极，故六日死也。**黄帝曰：五脏已伤，六腑不通，营卫不行，如是之后，三日乃死何也？**气分极者，脏伤腑塞，营卫停壅，后三日死，其故何也？**岐伯曰：阳明者，十二经之长也。其气血盛，故不知人；三日其气乃尽，故死。**胃脉足阳明主谷，血气强盛，十二经脉之主，余经虽极，此气未穷，虽不知人，其气未尽，故更得三日方死也。

热病说

黄帝问于岐伯曰：有病温者，汗出辄复热而脉躁疾，不为汗衰，狂言不能食，病名为何？**岐伯曰：病名曰阴阳交，交者死。**汗者，阴液也。热者，阳盛气也。阳盛则无汗，汗出则热衰。今出而热不衰者，是阳邪盛，其阴复起，两者相交，故名阴阳交也。**黄帝曰：愿闻其说。**请说阴阳交争，死之所由。**岐伯曰：人所以汗出者，皆生于谷，谷生于精。今邪气交争于骨肉而得汗者，是邪却而精胜也，精胜则当食而不复热。热者邪气也，汗者精气也。今汗出而辄复热者，是邪胜也。**精者，谷之精液，谓之汗也。伤寒邪气，谓之热也。今邪气与精气交争于骨肉之间，精胜则邪却，邪胜则精消。今虽汗出而复热者，是邪战胜精，故致死也。**不能食者精毋，精毋，瘅也，热而留者，其尽可立而伤也。**热邪既胜则精液无，精液无者唯有热也。瘅，热也。其热留而不去者，五脏六腑尽可伤之，故不能食也。**是夫《热论》曰：汗出而脉尚躁盛者死。今脉不与汗相应，此不胜其病也，其死明矣。**夫汗出则可脉静，今汗出脉犹躁盛，是为邪胜明矣，知定死也。**狂言者是失志，失志者死。**志者，记也，肾之神也。肾间动气，人之生命，动气衰矣，则志神去之，故死也。**今见三死，不见一生，虽愈必死。**汗出而热不衰，死有三候：一不能食，二犹脉躁，三者失志。汗出而热，有此三死之候，未见一生之状，虽瘳必死。又有三分之死，未见一分之生也。**黄帝问于岐伯曰：有病身热汗出烦满，烦满不为汗解，此为何病？**身热烦满，当为汗解。今不解，故问。**岐伯曰：汗出而身热者风也，汗出而烦满不解者厥也，病名曰风厥。**风热开于腠理为汗，非精气为汗，故身热不解，名为风也。烦心满闷不解，名厥病也。有风有厥，名曰风厥也。**问曰：愿闻之。答曰：巨阳主气，故先受邪，少阴与其为表里也，得热则上从之，从之则厥。**肾间动气，足太阳所主，足太阳与足少阴表里，故太阳先受邪气，循脉而上于头，得热则足太阳上者从之受热，即为上热下寒，以为厥逆汗出不解烦满之病也。**问曰：治之奈何？答曰：表里刺之，饮之汤。**可刺阴阳表里之脉，以攻其外，饮之汤液，以疗其内，此为疗风厥之法也。**黄帝问曰：劳风为病何如？岐伯曰：劳风法在肺下，其为病也，使人强上冥视，唾出若涕，恶风即振寒，此为劳中之病也。**劳中得风为病，名曰劳中，亦曰劳风。肺下，病居处也。强上，好仰也。冥视晚，晚，迟也，谓合眼迟视不见也。唾若涕者，唾如脓也。不用见风，见风即便振寒，此为劳中病状也。**问曰：治之奈何？答曰：以救俯仰，此病多为俯仰，故救之。巨阳引精者三日，中者五日，不精者七日，微出青黄涕，其状如稠脓，大如弹丸，从口中若鼻孔中出，不出则伤肺，伤肺则死。**以针引巨阳精者三日，俯仰即愈；引阳明精者五日；少阳不精引之七日；方有青黄浊涕，从鼻口中出，其病得愈。若不出者，上伤于肺，不免死也。

偏枯，身偏不用而痛，言不变，知不乱，病在分腠之间，卧针取之，益其不足，损其有余，乃可复也。偏枯病有五别：有偏一箱不收，一也；有偏不痛，此不用并痛，二也；其言不异于常，三也；神智不乱，四也；病在分肉间，五也。具此五事，名曰偏枯病也。**痱为病也，身无痛者，四肢不收，知乱不甚，其言微知，可治；甚则不能言，不可治也。**痱，扶非反，风病也。痱风之状，凡有四别：身无痛处，一也；四肢不收，二也；神知错乱，三也；不能言，四也。具此四者，病甚不可疗也。身虽无痛，四肢不收，然神不乱，又少能言，此可疗也。俗称此病种种名字，皆是近代医人相承立名，非古典也。**病先起于阳，后入于阴者，先取其阳，后取其阴，浮而取之。**疗法先取其本，后取其标，不可深取也。**热病三日，而气口静，人迎躁者，取之诸阳，五十九刺，以泻其热而出其汗，实其阴以补其不足者。**三阳受病未入于阴至三日也。未入于阴，故气口静也。三阳已病，故人迎躁也。人迎，谓是足阳明脉结喉左右人迎脉者也。以诸阳受病，故取诸阳五十九刺，泻其热气。以阳并阴虚，故补阴也。**身热甚，阴阳皆静者，勿刺也；其可刺者急取之，不汗则泄。所谓勿刺者，有死征也。**阴阳之脉皆静，谓为阴阳交争，是其死征，故不可刺也。非阴阳争，宜急取之，若不泄汗，即泄利也。**热病七八日，脉口动喘而眩者，急刺之，汗且自出，浅刺手小指间。**七日太阳病衰，八日阳明病衰，二阳病衰，气口之脉则可渐和，而脉喘动头眩者，热犹未去。汗若出，急刺手小指外侧前谷之穴，浅而取之；汗不出，可深刺之。**热病七八日，脉微小，病者溲血，口中干，一日半而死**，热病至七八日，二阳病衰，其脉则可渐和，而微小者，即热甚，所以溲血口干，一日半死。脉小者，内热消瘅之候也。**脉代者，一日死**。热病七八日脉代者，内气绝候，故一日死。**热病已得汗，而脉尚躁喘，且复热，勿庸刺，喘甚者死**。热病已得汗，其脉当调，犹尚躁喘，且复身热，此阴阳交，不可刺也，刺之者危。喘甚热盛者死，不须刺也。**热病七八日，脉不躁，躁不数，数后三日中有汗，三日不汗，四日死，未曾刺者，勿庸刺之**。热病七八日，二阳病衰，故脉不躁，虽躁不数者，至后三日，合十二日，三阴三阳热衰，故汗出愈也。若从九日至十二日汗不出者，十三日死，计后三日者三日后也。又曰：十二日厥阴衰日，即便汗出。如其不出，至十三日为后三日，从九日后以为四日也。虽未刺之，不须刺也。"庸"，有本为"肤"。**热病先身涩，倚烦悗，干唇嗌，取之以第一针，五十九刺，肤胀口干寒汗**。身热甚，皮肤粗涩也。倾倚不安烦闷，唇咽干内热，肺热病状也。第一针，镵针也，应肺，针头大末兑，令无得深入，以泻阳气，故用之五十九刺，以泻诸阳之气，及皮肤胀口干，令汗出也。**热病，嗌干多饮，善惊，卧不能定，取之肤肉，以第六针，五十九，索肉于脾，不得索之木，木，肝也**。热病，嗌干多饮，喜惊，卧不得安，肉病者，可以第六员利针。员利针应脾，故用取之肤肉五十有九，于脾输穴以求其肉，不得求于肝输穴也。以肝为木克土，故名也。**热病而胸胁痛，手足躁，取之筋间，以第四针，于四逆筋辟目浸，索筋于肝，不得索之金，金，肺也**。热病胸胁痛，手足动，筋之病，可以第四针。筋应肝，故于筋间针于四逆筋辟目浸。求肝输穴，不得于肺输穴以求筋也，以其肺金克木肝也。索，求也。辟，筋挛也。目浸，目眦泪出也。**热病先肤痛窒鼻充面，取之皮，以第一针，五十九，**窒鼻，鼻塞也。充面，面皮起也。肤痛鼻塞面皮起，皆是肺合皮毛热病者也。第一镵针，大其头，兑其末，令无得深入，但去皮中之病，故五十九取之皮也。**苛轸鼻，索皮于肺，不得索之火，火者心也。**苛，贺多反，鼻病。有本作"苟"。热病殊苛轸在于鼻，鼻主于肺，故此皮毛病求于肺输，不得求之心输，以其心火克肺金也。**热病数惊，瘛疭而狂，取之脉，以第四针，急泻有余者，癫疾毛发去，**惊瘛疭狂，此为血病，故取之脉。第四针者，锋针也，刃叁隅，应心，可以泻热出血，痼癫疾及毛发落，皆得愈也。**索血于心，不得索之水，水者肾也。**血病索于心输，不得索之肾输者，水克火也。**热病身重骨痛，耳聋而好瞑，取之骨，以第四针，五十九，骨病食啮齿耳青，索骨于肾，不得索之土，土，脾也。一云脊强。**身重骨痛，耳聋好瞑，皆肾之合骨热病，故取骨第四针，锋针也，长一寸六分，锋其末，主泻热出血，故用五十九刺，并疗食啮齿耳青等骨痛。求之肾输穴，不得求脾之输穴，以土克水也。**热病不知所痛，不能自收，口干，阳热甚，阴颇有寒者，热在髓，死不治。**阳热甚者，其阳脉热甚，阴脉颇寒也。此人热在髓中，必死不疗。**热病头痛，颞颥，目瘛脉，善衄，厥热也，取以第三针，视有余不足，寒热痔。**热病头痛，颞颥及目边脉瘛，善衄，此为厥热者也。第三针，锃针也，状如黍粟之兑，长二寸半，主按脉取气，令邪气独出，故并用疗厥热寒热痔病。**热病体重，肠中热，取之以第四针，于其输及下诸指间，索气于胃络得气。**体重肠中热，胃热病也。第四针，锋针也。此胃热病，以锋针取胃输及手足指间八处胃络，以得气为限也。**热病侠脐痛急，胁胸满，取之涌泉与阴陵泉，以**

第四针针嗌。侠脐痛，脾经热病也。胸胁满，肾经热病也。可以锋针取此二穴也。**热病汗且出，及脉顺可汗者，取之鱼际、太渊、大都、太白，泻之则热去，补之则汗出，汗出太甚，取踝上横脉以止之。**热病汗出及脉顺不逆可令汗者，取鱼际，在手大指本节后内侧，太渊在掌后陷者中，大都在足大指本节后陷中，太白在足内侧核骨下陷中，此之四穴并是手足太阴疗热之穴，故皆泻去其热，还于此穴补取。其汗出太甚，取踝上横脉，量是足太阴于踝上见者，可取之以止其汗也。**热病已得汗而脉常躁盛，此阴脉之极也，死；其得汗而脉静者，生。**热病得汗热去，即须脉静，而躁盛者是阴极无阴，故死。得汗脉静者热去，故脉静而生也。**热病者脉常盛躁而不得汗者，此阳脉之极也，死；脉盛躁得汗静者，生。**热病不得汗，脉常盛躁者，是阳极盛脉，故死。得汗脉静者，生也。**热病不可刺者有九：一曰，汗不出，大颧发赤哕者，死；**颧，鼻左右高处也。**二曰，泄而腹满甚者，死；三曰，目不明，热不已者，死；**目是五脏之精，五脏之气和，则目循明也。**四曰，老人婴儿，热而腹满者，死；五曰，汗不出，呕下血者，死；六曰，舌本烂，热不已者，死；七曰，咳而衄，汗不出，出不至足者，死；八曰，髓热者，死；九曰，热而痉者，死。**热而痉者，腰折瘛疭齿噤龄也。折，腰强反折也。龄，故介反，开口难，齿相切也。**凡此九者，不可刺也。**此九死征，故不可刺也。**所谓五十九刺者，两手外内侧各三，凡十二痏；五指间各一，凡八痏；足亦如是；头入发一寸傍三分各三，凡六痏；更入发三寸边五，凡十痏；耳前后口下者各一，项中一，凡六痏，颠上一。**痏，于轨反，伤也。《素问》热输五十九穴，其经皆指称其穴。此《九卷》五十九刺，但言手足内外之侧，及手足十指之间，入头发际一寸，左右合有十六处，更入三寸，左右合有十处，耳前后口下项中有一，颠上有一，合有七处，更不细指处所，量谓刺之以去其热，不定皆依穴也。又数刺处，乃有六十三处，五十九者，以举大数为言耳。

五脏热病

肝热病者，小便先黄，腹痛多卧身热，热争则狂言及惊，胁痛，手足躁，不安卧，肝脉足厥阴环阴器，故热小便黄也。上行侠胃，故身热多卧，卧不安也。肝主语言，故热争狂言及惊也。其脉属肝络胆，故胁痛也。肝脉出足上，连手厥阴，今热，故手足躁也。庚辛甚，甲乙大汗，气逆则庚辛死，金以克木，故庚辛甚也。甲乙木王，故大汗也。余四仿此。加气逆者，则庚辛死也。刺足厥阴、少阳，其头痛贞贞，脉引冲头。足厥阴、足少阳表里行脏腑之气，故刺之也。厥阴上额与督脉会于颠，故头痛贞贞，脉引冲头。贞，都耕反，头切痛也。心热病者，先不乐，数日乃热，热争则卒心痛，烦悗喜呕，头痛面赤无汗，心主喜乐，热病将发，故不乐，数日乃热。手少阴脉起心中，侠咽系目系，手太阳至目内外眦，故热甚心痛，烦悗喜呕，头痛面赤无汗也。至壬癸甚，丙丁大汗，气逆则壬癸死，刺手少阴太阳。手少阴太阳，此心脏腑表里脉也。脾热病者，先头重颜痛，心烦欲呕，身热，热争则腰痛不用，腹满泄，两颌痛，脾府之阳明脉，循发际至额颅，故头重颜痛，一曰颊，足阳明亦循颊也，及两颌痛。足太阴脉注心中，故心烦也。足阳明下循喉咙，下膈属脾络胃主肌，故欲呕身热腹满泄也。足阳明之正，入腹里属胃，故腰痛不用也。甲乙甚，戊己大汗，气逆则甲乙死，刺足太阴、阳明。肺热病者，先泝然起毛恶风，舌上黄，身热，热争则喘咳，痹走胸膺背，不得太息，头痛不甚，汗出而寒，肺主毛腠，内热，淅然起毛恶风也。肺热上熏，故舌上黄也。肺主行气于身，故身热也。肺以主咳，在于胸中，故热争喘咳，痹走胸膺，此为热痹，痛行胸中，不得太息也。肺热冲头，以肺脉不至，故头痛不甚也。有本为"堪"，言气冲甚，故头痛甚也。冷汗虽出，无发热也。**丙丁甚，庚辛大汗，气逆则丙丁死，刺手太阴、阳明，出血如大豆，立已。**肺热之病，取肺大肠表里输穴。出血如豆，言其少也。恐泄气虚，故不多也。**肾热病者，先腰痛胻酸，苦渴数饮身热，热争则项痛而强，胻寒且酸，足下热，不欲言，其项痛贞贞澹澹，**肾足少阴脉上腨内，出腘内廉，贯脊属肾络膀胱，上贯肝膈入肺中，循喉咙侠舌本，故热病先腰痛胻酸，苦渴数饮也。足太阳脉别项，本支行背，合有四道，以下合腘贯腨，至足小指外侧，故身热项强而足胻寒且酸也。足少阴起于足心，故足下热也。从肺出络心，故热不欲言也。澹，徒滥反，动也，谓不安动也。**戊己甚，壬癸大汗，气逆则戊己死，刺足少阴、太阳。肝热病者，左颊先赤；心热病者，颜先赤；脾热病者，鼻先赤；肺热病者，右颊先赤；肾热病者，颐先赤。病虽未发，见其赤色者刺之，名曰治未病。**次言热病色候也。五脏部中赤色见者，即五脏热病之征，热病已有，未成未发，斯乃名为未病之病，宜急取之。**热病从部所起者，至其期而已；**部所者，色部所也。假令赤色从肝部起，刺之顺者，相传还至肝部本位，病已也。**其刺之反者，三周而已；重逆则死。**刺之不顺其气，传之三周而已。若刺之更反，死矣。**诸当汗出者，至病所胜日，汗大出。**病之胜者，第七日，是病所胜也。又如肝病至甲乙日，是病之胜日也。**诸治热病，已饮之寒水，乃刺之，必寒衣之，居寒多，身寒而止。**诸病热病，以寒疗之，凡有四别：一，饮寒水使其内寒；二，刺于穴令其脉寒；三，以寒衣使其外寒；四，以寒居令其体寒。以四寒之，令身内外皆寒，故热病止也。**热病先胸胁痛，手足躁，刺足少阳、手太阴，病甚为五十九刺。**足少阳脉，下颈合缺盆，下胸中，贯膈络肝属胆，循胁里，过季胁下外辅骨之前，下抵绝骨，循足跗下至指间；手太阴上属肺，从肺出腋下，故胸胁痛手足躁，刺此二脉也。**热病先手臂痛，刺手阳明、太阴而汗出。**手阳明行于手表，太阴行在手里，故手臂痛，刺此阴阳表里二脉取汗也。**热病始于头首者，刺项太阳而汗出。**项太阳者，足太阳从颠入脑，还出侠项以下侠脊，故热病始头首，刺此太阳输穴出汗也。**热病者，先身重骨痛，耳聋好瞑，刺足少阳，病甚为五十九刺。**足少阳脉起目锐眦，络身骨节，入耳中，故热病先身重耳聋好瞑，所以取此脉之输穴者也。有本为足少阴也。**热病先眩冒热胸胁满，刺足少阴、少阳、太阳之脉，**足太阳起目内眦，上额交颠入脑；足少阳起目锐眦，下胸循胁里；足少阴从肾上贯肝膈，入肺中，故眩冒热胸胁满，刺此三脉者也。**色荣颧，骨热病也，**赤色荣颧，此之三脉皆生于骨，故此三脉为病，有赤色荣颧者，骨热病也。**荣未夭日，令且得汗，待时自已，**赤色未夭之日，且得汗者，至胜时病自得已也。**与厥阴脉争见者死，期不过三日，其热病气内连肾。**足太阳，水也。足厥阴，木也。水以生木，木盛水衰，故太阳水色见时，有木争见者，水死。以其热病内连于肾，肾为热伤，其数至三日，故死也。**少阳之脉，色荣颊，筋热病也，荣未夭日，今且得汗，待时自已，与少阴脉争见者死。**足少阳，胆脉也。足少阳部在颊，赤色荣之，即知筋热病也。当荣时且得汗者，至其木时病自已也。少阳为木，少阴为水，少阳脉见之时，少阴争见者，是母胜子，故肝木死也。**三椎下间主胸中热，**《明堂》及《九卷》背五脏输，并以第三椎为肺输，第五椎为心输，第七椎为膈输，第九椎为肝输，第十一椎为脾输，第十四椎为肾输，皆两箱取之，当中第三椎以上无疗脏热，故五脏输及候五脏热，并第三椎以下数之。第三椎以上与颊车相当，候色。第三椎下间肺输中间，可以泻热也。**四椎下间主膈热，五椎下间主肝热，六椎下间主脾热，七椎下间主肾热。**四椎下间，计次当心，心不受邪，故乘言膈也。次第推之，下间各主一脏之热，不同《明堂》通取五脏之输者也。**荣在项上三椎陷者中，颊下逆椎为大瘕，**从肺输以上，三椎在项，故曰项上三椎，即大椎上陷者中也。当颊下迎椎，故曰逆椎。逆，迎也。是为颊下。当椎前有色见者，腹有大瘕病者也。**下牙车为腹满，**下牙车色见者，腹满病也。**椎后为胁痛。**大椎左右箱为椎后，有色见者，胁痛也。**颊上者膈上也。**颊以上无椎可准，故颊以上有色者，主膈上也。

五脏痿

问曰：五脏使人痿何也？痿者，屈弱也。以五脏热，遂使皮肤、脉、筋、肉、骨，缓痿屈弱不用，故名为痿。然五脏之热，使人有痿何如也。**曰：肺主身之皮毛，心主身之血脉，肝主身之筋膜，脾主身之脂肉，肾主身之骨髓。**欲明五脏之痿，先言五脏所主也。膜者，人之皮下肉上膜，肉之筋也。**故肺气热叶焦，则皮毛肤弱急薄着，则生痿辟。**肺热即令肺叶焦干，外令皮毛及肤弱急相着，生于手足痿辟不用也。**心气热，则下脉厥而上，上则下脉虚，虚则生脉痿，枢折挈胫疭而不任地。**心主血脉，心藏气热，令下血脉厥逆而上。下脉血气上行则下脉虚，故生脉痿，枢折脚胫疭缓不能履地也。**肝气热，则胆泄口苦筋膜干，膜干则急而挛，发为筋痿。**挛者，有寒筋急，有热膜筋干为挛。如筋得火卷缩为挛，伸为疭，故为筋痿也。**脾气热，则胃干而渴，肌肉不仁，发为肉痿。**脾胃相依，故脾热则胃干燥，故肉不仁，发为肉痿也。**肾气热则腰脊不举，骨枯而髓减，发为骨痿。**肾在腰中，所以肾气热，腰脊不举，骨干，热煎髓减，故发为骨痿也。**问曰：何以得之？曰：肺者，脏之长也，为心之盖，有所失亡，所求不得，发则肺喝，喝则肺热叶焦，故五脏因肺热叶焦，发为痿躄，此之谓也。**肺在五脏之上，是心之盖，主气，故为脏之长也。是以心有亡失，求之不得，即伤于肺，肺伤则出气有声，动肺叶焦，五脏因肺叶焦热，遂发为痿躄也。**悲哀太甚，胞络绝，绝则阳气内动，发则心下崩，数溲血。故《本病》曰：大经空虚，发为脉痹，传为脉痿。**胞络者，心上胞络之脉。心悲哀太甚，则令心上胞络脉绝，手少阳气内动有伤，心下崩损，血循手少阳脉下，尿血，致令脉虚为脉痹，传为脉痿。**思想无穷，所愿不得者，意淫于外，入房太甚，宗筋弛纵，发为筋痿，及为白淫，故《下经》曰：筋痿者生于使内。**思想所爱之色，不知穷已，无厓之心，不遂所愿，淫外心深，入房太甚，遂令阴器弛纵也。阴为诸筋之宗，故宗筋伤则为筋痿，妇人发为白淫。经曰者，已说之经，引之为证也。使内者，亦入房。**有渐于湿，以水为事，若有所留，居处相湿，肌肉濡渍，痹而不仁，发为肉痿。故《下经》曰：肉痿者，得之湿地。**渐，渍也。湿处停居相渍，致肌肉痹而不仁，遂使肉皆痿疯也，名曰肉痿也。**有所远行劳倦，逢大热而渴，渴则阳明气内代，则热合于肾，肾者水脏也，今水者不胜火，则骨枯而髓虚，故足不任身，发为骨痿，故《下经》曰：骨痿生于大热也。**劳倦逢于大热，渴则阳明内代者，阳明主谷，其气热盛，复有外热来加，阳明之脉内即代绝，内外热盛，下合水肾，水不胜火，故骨枯髓竭。骨枯髓竭，故足不任身，发为骨痿。**问曰：何以别之？**五脏痿有外内，何候知其别异也。**曰：肺热者，色白而毛败；**白是肺色。毛，肺之所主也。**心热者，色赤而络脉溢；**赤是心色。络脉，心之所主也。络脉胀见为嗌也。**肝热者，色苍而爪枯；**苍，青也。青为肝色。爪，肝所主也。**脾热者，色黄而肉濡动；**黄为脾色。肉，脾所主也。**肾热者，色黑而齿槁。**槁，当为槁，色黑齿枯槁也。黑为肾色。齿，肾所主也。故毛败、脉溢、爪枯、肉濡动、齿槁者，即知五脏热痿也。**问曰：如夫子言可矣，论言治痿者独取阳明何也？曰：阳明者，五脏六腑之海也，主润宗筋。宗筋者，束肉骨而利机关。冲脉者，经脉之海也，主渗灌溪谷，与阳明合于筋阴，总宗筋之会，会于气街，而阳明为之长，皆属于带脉而络于督脉，故阳明虚则宗筋纵，带脉不引，故足痿不用。**阳明胃脉，胃主水谷，流出血气，以资五脏六腑，如海之资，故阳明称海。从于脏腑流出，行二十八脉，皆归冲脉，故称冲脉为经脉之海。是为冲脉，以阳明水谷之气与带脉、督脉相会，润于宗筋，所以宗筋能管束肉骨而利机关。宗筋者，足太阴、少阴、厥阴三阴筋，及足阳明筋，皆聚阴器，故曰宗筋，故阳明为长。若阳明水谷气虚者，则带脉不能控引于足，故足痿不用也。**黄帝曰：治之奈何？答曰：各补其荥而通其输，调其虚实，和其逆顺，则宗筋脉骨肉，各以其时受日，则病已矣。黄帝曰：善。**五脏热痿，皆是阴虚，故补五脏阴经之荥。阴荥，水也。阴输是木，少阳也。故热痿通其输也。各以其时者，各以其时受病之日调之皆愈也。

疟　解

黄帝问于岐伯曰：夫瘖疟者，皆生于风，其蓄作有时何也？瘖者，有云二日一发名瘖疟，此经但夏伤于暑，至秋为病，或云瘖疟，或但云疟，不必以日发、间日以定瘤也，俱应四时，其形有异，以为瘤耳。因腠理开发，风入不泄，藏蓄合于四时，而发日之辰又异，其故何也？**岐伯曰：疟之始发，先起于毫毛，伸欠乃作寒栗，寒栗鼓颔，腰脊痛，寒去则外内皆热，头痛如破，渴欲饮。**寒疟发状，凡有七别：一起毫毛谓毛立，二为伸欠，三为寒栗，四腰脊痛，五内外热，六头痛甚，七渴饮水。寒疟之状，有斯七别也。**黄帝曰：何气使然？愿闻其道。**请问寒疟发之所以也。**岐伯曰：阴阳上下交争，虚实更作，阴阳相移也。阳并于阴，则阴实而阳明虚，阳明虚则寒栗鼓颔，巨阳虚则腰脊头项痛，三阳俱虚，阴气胜，阴气胜则骨寒而痛，寒生于内，故中外皆寒。**寒气藏于肠胃之外，皮肤之内，舍于营气，至于春时，阴阳交争，更胜更衰，故虚实相移也。三阳俱并于阴，则三阳皆虚，虚为阴乘，故外寒。阴气强盛，盛故内寒。内外俱寒，汤火不能温也。**阳盛则外热，阴虚则内热，外内皆热，则喘而渴欲饮。**阴极则阳盛，阳盛则外热。阴极则阴虚，阴虚则阳乘，故内热。外内俱热，甚于怀炭，冰水不能凉，故渴而欲饮也。**此得之夏伤于暑，热气盛，藏之于皮肤之内，肠胃之外，此营气之所舍也。**此言其日作所由也。皮肤之内，肠胃之外，脉中营气，是邪之舍也。**此令人汗出空疏，腠理开，因得秋气，汗出遇风，乃得之以浴，水气舍于皮肤之内，与卫气并居。卫气者，昼日行阳，夜行于阴，此气得阳而出，得阴而内薄，是以日作。**邪舍营气之中，令人汗出，开其腠理，因得秋气，复藏皮肤之内，与卫气居。卫昼行于阳，夜行于阴，邪气与卫俱行，是以日日而作也。**黄帝曰：其间日而作何也？岐伯曰：其气之舍泻，内薄于阴，阳气独发，阴邪内著，阴与阳争不得出，是以间日而作。**其邪气因卫入内，内薄于阴，共阳交争，不得日日与卫外出之阳，故间日而作也。**黄帝曰：**

善。其作日晏与其日蚤，何气使然？岐伯曰：邪气客于风府，循膂而下，卫气一日一夜大会于风府，其明日，日下一节，故其作也晏，此先客于脊背也，每至于风府则腠理开，开则邪入，邪入则病作，此以日作稍益晏者也。其出于风府，日下一椎，二十一日下至骶骨，因卫气从风府日下，故作也晏，晚也。骶，丁礼反，尾穷骨也。二十二日入于脊内，注胳之脉，其气上行九日，出于缺盆之中，其气日高，故作日益早。邪与卫气下二十一椎，日日作晚，至二十二日，邪与卫气注于督脉上行，气上高行，故其作也早。其内薄于五脏，横连募原也，其道远，其气深，其行迟，不能与卫气俱行偕出，故间日乃作。偕，俱也。募原，五脏皆有募原。其邪气内著五脏之中，横连五脏募原之输，不能与卫气日夜俱行阴阳，隔日一至，故间日作也。**黄帝曰：夫子言卫气每至于风府，腠理乃发，发则邪入，入则病作。今卫气日下一节，其气之发也不当风府，其日作奈何？**项发际上风府之空，卫气之行，日日而至。若下二十一节，覆上方会风府，日作则不相当，通之奈何也？**岐伯曰：风无常府，卫气之所发也，必开其腠理，气之所舍，即其府高也。黄帝曰：善哉。**无常府者，言卫气发于腠理，邪气舍之，即高同风府，不必常以项发际上以为府也。故卫气发腠理，邪舍之处，其病日作也。**黄帝曰：夫风之与疟也，相似同类，而风独常在，而疟得有休者，何也？**因腠理开，风入藏内，至时而发，名之为疟。然则风之与疟，异名同类，其疟日有休时，风府常在未愈，其意何也？**岐伯曰：经留其处，卫气相顺，经络沉以内薄，故卫留乃作。**经络停留之处，卫气过之，经脉与卫气相顺，故经脉内薄停处，卫气亦留，卫气与风留处发动为疟，所以其风常在，疟有休作也。

三 疟

黄帝曰：疟先寒后热何也？岐伯曰：夏伤于大暑，汗大出，腠理开发，因遇夏气凄沧之小寒，迫之，藏于腠理皮肤之中，秋伤于风，病盛矣。夫寒者阴气也，风者阳气也，先伤于寒而后伤于风，故先寒而后热。夏遇小寒，藏于腠理皮肤之中，至秋复伤于风。先遇于寒，故先寒也；后伤于风，故后热。此为寒疟也。**黄帝曰：先热而后寒何也？岐伯曰：此先伤于风，而后伤于寒，故先热而后寒，亦以时作，名曰温疟。其但热而不寒，阴气绝，阳气独发，则少气烦冤，手足热而欲呕，名曰瘅疟。此二种疟，略示所由，广解在下。黄帝曰：夫经言有余者泻之，不足者补之。今热为有余，寒为不足。夫疟之寒也，汤火不能温，及其热也，冰水不能寒，此皆有余不足之类也。当是时，良工不能止也，必须其时自衰乃刺之，其故何也？愿闻其说。岐伯曰：经言无刺熇熇之气，无刺浑浑之脉，无刺漉漉之汗，故为其病逆，未可治。此言病发盛时，不可取也。夫疟之始发也，阳气并于阴，当是之时，阳虚而阴盛，外无气，故先寒栗。阴气逆极，则复出之阳，阳与阴复并于外，则阴虚而阳实，故热而渴。夫疟气者，并于阳则阳胜，并于阴则阴胜，阴胜则寒，阳胜则热。疟，风寒气也，不常，病极则复至。病之发也如火热，风雨不可当也。故经言曰：方其盛时，勿敢必毁，因其衰也，事必大昌。此之谓也。此言取其衰时有益者也。夫疟之未发也，阴未并阳，阳未并阴，因而调之，真气得安，邪气乃亡，故工不能治其已发，为其气逆也。此言取其未病之病，未盛之时也。黄帝曰：善。攻之奈何？早晏何**

如？晏，晚也。疗疟之要，取之早晚何如也？**岐伯曰：疟之且发，阴阳之且移也，必从四末始，阳已伤，阴从之，故先其时，坚束其处，令邪气不得入，阴气不得出，后见之在孙络，盛坚而血者皆取之，此直往而取未得并者也。**此言疗之在早，不在于晚也。夫疟之作也，必内阴外阳，相入相并相移乃作。四肢为阳，脏腑为阴。疟之将作，阳从四肢而入，阴从脏腑而出，二气交争，阴胜为寒，阳胜为热。疗之二气未并之前，以绳坚束四肢病所来处，使二气不得相通，必邪见孙络，皆刺去血，此为要道也。阳以伤者，阳虚也。阴从之者，阴并也。**黄帝曰：病不发，其应何如？**疟病有休有作，其应何气也？**岐伯曰：疟气者，必更盛更虚，随气所在。病在阳则热，脉躁；在阴则寒，脉静；极则阴阳俱衰，卫气相离，则病得休；卫气集，则复病。**疟气不与卫气聚，故得休止。若疟气居卫，与卫气聚者，则其病复作。故病不发者，不与阴阳相应故也。**黄帝曰：时有间二日或至数日发，或渴或不渴，其故何也？**夫疟之作，迟数不同。或不间日，谓一日一发也；或有间日，隔日而发也；或间二日、三日一发也；或至数日一发，四日以去有一发也。诸间二日以去温疟，人多不识，不以为疟，宜审察之，以行补泻也。**岐伯曰：其间日者，邪气与卫气客于六腑，而时相失，不能相得，故休数日乃作。**疟气卫气俱行，行至六腑，谷气有时盛衰，致令二气相失，数日乃得一集，集时即发，故至数日乃作也。**疟者，阴阳更胜，或甚或不甚，或渴或不渴。**阴盛寒甚，不渴；阳胜热甚，故渴也。**黄帝曰：论言夏伤于暑，秋必痎疟，今疟不必应，何也？**夏伤于暑，秋必痎疟。今疟之发，不必要在秋时，四时皆发，其故何也？**岐伯曰：此应四时者也。其病异形者，反四时也。**或夏伤于暑，或冬伤于寒，以为疟者，至其发时，皆应四时，但病形异耳。**其俱以**

秋病者寒甚，以冬病者寒不甚，以春病者恶风，以夏病者多汗。恶，于路反，畏恶也。言同伤寒暑，俱以四时为疟也。秋三月时，阴气得胜，故热少寒甚也。冬三月时，阳生阴衰，故热多寒少也。春三月时风盛，故恶风也。夏三月时温热盛，故多汗也。**黄帝曰：夫温疟与寒疟各安舍？舍何脏？**问寒温二疟所居之脏也。**岐伯曰：温疟者，得之冬中风，寒气藏于骨髓之中，至春则阳气大发，邪气不能出，因遇大暑，脑髓铄，脉肉销泽，腠理发泄，因有所用力，邪气与汗偕出，此病藏于肾，其气先从内出之于外，如是则阴虚而阳盛，则病矣，衰则气复反入，入则阳虚，阳虚则寒矣，故先热而后寒，名曰温疟。**此言温疟所舍之脏，谓冬三月时，因腠理开，得大寒气深入，至于骨髓，藏于肾中，至春阳气虽发，亦不能出，以内销于脑髓，销泽脉肉，发泄腠理，有因用力汗出，其寒气从内与汗俱出，是则阴虚，阴虚阳乘，内盛为热，故先热也；热极复衰，反入于内，外阳复虚，阳虚阴乘为寒，所以后寒，故曰温疟也。**黄帝曰：瘅疟者何如？岐伯曰：瘅疟者，肺之素有热气盛于身，厥逆上，中气实而不外泄，因有所用力，腠理开，风寒舍于皮肤之内，分肉之间而发，发则阳气盛，气盛而不衰，则病矣。**瘅，热也。素，先也。人之肺中，先有热气，发于内热，内热盛而不衰，以成瘅疟之病也。**其气不反之阴，故但热不寒，寒气内藏于心，而外舍分肉之间，令人销铄脱肉，故命曰瘅疟。黄帝曰：善哉。**为寒气所发热气，不反之阴，故但热不寒。神引寒气藏心，而舍分肉之间，故能销铄脱肉，令人瘦瘠。然则，无寒独热，故曰瘅疟也。

十二疟

黄帝曰：疟而不渴，间日而作，奈何？岐伯曰：疟而不渴，间日而作，刺足太阳；渴而间日作，刺足少阳。温疟者，汗不出，为五十九刺。足太阳在阴主水，故不渴间日发也。足少阳在阳，故渴而间日作也。此二皆寒疟也。温疟，伤寒所为，故汗不出，以五十九刺也。足太阳疟，令人腰痛头重，寒从背起，先寒后热渴，渴止汗出，难已，日刺郄中出血。足太阳脉从头下背下腰，邪客之，故寒从背起。《明堂》足太阳合委中，疗经疟，状与此同也。足少阳疟，令人身体解㑊，寒不甚，热不甚，恶见人，见人心惕惕然，热多汗，汗出甚，刺足少阳。足少阳脉羁终身之支节，故此脉病，身体解㑊。足少阳与厥阴合，故寒热俱不甚，恶见人也。若热多，即汗出甚也，可取足少阳风池、丘虚等穴也。足阳明疟，令人先寒，洒淅洒淅，寒甚久乃热，热去汗出，喜见日月光火，气乃快然，刺阳明跗上。足阳明两阳合明，故汗去，喜见日月光明，见之快心也。足跗上，足阳明脉行也。足太阴疟，令人不乐，好太息，不嗜食，多寒热汗出，病至则善呕，呕已乃衰，即取之。足太阴脉从胃别上膈，注心中，故疟令人不乐，好太息也。脾胃主食，故脾脉病不嗜食。其脉入腹属脾络胃，上膈侠咽，故病将极喜呕。呕已乃衰时，即宜取之也。足少阴疟，令人吐呕，甚多寒热，热多寒少，欲闭户而处，其病难已。足少阴脉贯肝膈入肺中，从肺出络心，注胸中，故足少阴疟令人吐呕，甚则寒热俱多于余经疟。其足少阴为阳乘之，故热多寒少。以其肾阴脉伤，故欲闭户而处，病难已也。足厥阴疟，令人腰痛，少腹满，小便不利，如癃状，非癃也，数小便，意恐惧，气不足，肠中邑邑，刺足厥阴。足厥阴脉环阴器，抵少腹，故腰痛少腹满，小便不利如癃。癃，淋也，小便不利如淋也。其脉属肝络胆，胆为足厥阴府，故胆伤，恐惧气不足，肠中邑邑也。可刺足厥阴五输、中封等穴也。**肺疟者，令人心寒，寒甚热间，喜惊如有见者，刺手太阴、阳明。**以上言经病为疟，以下言脏病疟。肺以逼心，故肺病心寒喜惊，妄有所见。宜取肺之脏腑表里之脉也。**心疟者，令人烦心，甚欲得清水及寒多，寒不甚，热甚，刺手少阴。**心中烦热，故欲得冷水及欲得寒。以其是阳，得寒发热，故欲得寒多也，其寒不甚，其热甚也。心经手少阴受病，遂令心烦，非心受病。又心有神，不可多受邪气，非脉不受邪也，故令烦心。疗在手少阴少海之穴也。**肝疟，令人色苍苍然，太息，其状若死者，刺足厥阴见血。**肝疟病甚则正色见，故苍苍然也。苍，青也。病甚气奔，故太息出之。可取肝之经络，见血得愈也。**脾疟，令人疾寒，腹中痛，热则肠中鸣，已汗出，刺足太阴。**脾脉足太阴脉属脾络胃连肠，以谷气盛，故寒疾腹痛肠鸣。可取脾之经脉大都、公孙、商丘等穴也。**肾疟，令人洒洒，腰脊痛宛转，大便难，目眴眴然，手足寒，刺足太阳、少阴。**眴，请也，谓有眴请，举目求之。眴眴，举目视专也。洒，音洗，谓恶寒也。肾脉贯脊属肾络膀胱，故腰脊痛宛转，大便难也。其脉从肾上贯肝膈，肝脉入目，故眴眴然。又或为眩，肾府膀胱足太阳脉起目内眦，故令目眩也。足少阴、太阳上连手之少阴、太阳，故手足寒也。取此肾之脏腑二脉也。**胃疟，令人疸病也，喜饥而不能食，食而支满腹大，刺足阳明、太阴横脉出血。**疸，音旦，内热病也。胃受饮食，饮食非理，致有寒热，故胃有疟也。胃脉足阳明属胃络脾，故胃中热，喜饥不能食，腹揩满也。足阳明大络，即大横脉也。**疟已发，身方热，刺跗上动脉，开其空立寒。**以前诸疟中，温疟将欲热时，可刺足跗上动脉。动脉即冲脉，为五脏六腑之海，故刺之以疗十二疟也。开空者，摇大其穴，热去立寒也。或寒衰方热也。**疟方欲寒，刺手阳明、太阴、足阳明、太阴。**以前诸疟之中，寒疟可刺手足阳明、太阴。手阳明脉商阳、三间、合谷、阳溪、偏历、温溜、五里等；足阳明神庭、开明、天枢、解溪、冲阳、陷谷、厉兑等；手太阴列缺、太渊、少商；足太阴大都、公孙、商丘等穴。或热衰方寒也。**诸疟而脉不见者，刺十指间见血，血去必已，先视身之热赤如小豆者尽取之。**十二种疟各有络脉见者，依刺去之。若络不见足阴阳脉，刺足十指间；手阴阳脉不见，刺手十指间，皆出血必已。又诸疟将衰，身上有如赤小豆结起者，皆刺去也。**十二疟者，其发各不同时，察其病形，以知其何脉之病也。先其病发时如食顷而刺之，**此言通疗十二种疟，并于疟未发先一食之顷刺之，必已也。**一刺则衰，二刺则知，三刺则已：**一刺病衰，病人未觉有愈；二刺知愈，其病未尽；三刺病气都尽也。**不已，刺舌下两脉出血；不已，刺郄中盛经出血；有刺项以下侠脊者，必已。舌下两脉者，廉泉也。**如前刺之不已，可变法刺，凡有三刺：一刺舌下足少阴脉、任脉廉泉之穴；二刺腘内委中，检无郄中，或可刺于腘内郄穴委中之中，足太阳盛经出血；三刺项下侠脊足太阳大杼、譩譆等穴。**刺疟者，必先问其病之所先发者，先刺之。**先问者，问其疟发之先，欲疗其始，问而知之也。**头先痛及重，先刺头上，**先取督脉神庭、上星、囟会、百会等穴。**及两颔两眉间出血。**两颔眉间取络出血。**先项背痛者，先刺之。**先起项及背者，先刺项及背疗疟之处也。**先腰脊痛者，刺郄中出血。**刺委中之郄也。**先手臂痛者，先刺手阴阳十指间。**手表里阴阳之脉，十指之间也。**先足胻酸痛者，先刺足阳明十指间出血。**足阳明为三阳之长，故刺足十指间出血，皆称足阳明也。**风疟之发，则**

汗出恶风，刺三阳经背输之血。此风疟状也。风疟候手足三阳经之背输，有疟之穴处取之。**胻酸痛甚，按之不可，名曰胕髓，以镵，镵绝骨出其血，立已。身体小痛，刺之诸阴之井，毋出血，间日一刺。**人足胻酸痛，按之不可，名曰胕髓之病。可以镵针镵出血也。五脏诸阴之井起于木，宜取勿出血也。有本"髓"为"体"。

仁安三年五月八日以同本书之

　　　　以同本移点校合了　丹波赖基

本云

保元二年卯月二十一日以家本比校了　宪基

卷第二十六 寒热

通直郎守太子文学臣杨上善奉敕撰注

寒热厥

黄帝问于岐伯曰：**厥之寒热者何也?** 夫厥者，气动逆也。气之失逆，有寒有热，故曰厥寒热也。九月反，逆气。**岐伯曰：阳气衰于下，则为寒厥；阴气衰于下，则为热厥。**下，谓足也。足之阳气虚也，阴气乘之足冷，名曰寒厥。足之阴气虚也，阳气乘之足热，名曰热厥也。**黄帝曰：热厥之为热也，必起足下何也?** 寒热逆之气生于足下，令足下热，不生足上何也? **岐伯曰：阳起于五指之表，集于足下而热于足心，故阳胜则足下热。**五指表者，阳也。足心者，阴也。阳生于表，以温足下。今足下阴虚阳胜，故足下热，名曰热厥热也。**黄帝曰：寒厥之为寒也，必从五指始，上于膝下何也? 岐伯曰：阴气起于五指之里，集于膝下而聚于膝上，故阴气胜则从五指至膝上寒，其寒也，不从外，皆从内寒。黄帝曰：善。**五指里，阴也。膝下至于膝上，阳也。今阳虚阴胜之，故膝上下冷也。膝上下冷，不从外来，皆从五指之里，寒气上乘冷也。**黄帝曰：寒厥何失而然?** 厥，失也。寒失之气，何所失逆，致令手足冷也? **岐伯曰：前阴者，宗筋之所聚也，太阴、阳明之所合也。春夏则阳气多而阴气衰，秋冬则阴气盛而阳气衰。**大便处为后阴，阴器为前阴也。宗，总也。人身大筋总聚以为前阴也。手太阴脉络大肠循胃口，足太阴脉络胃，手阳明脉属大肠，足阳明脉属胃，此二阴阳之脉，皆主水谷，共以水谷之气资于诸筋，故令足太阴、足少阴、足厥阴、足阳明等诸脉聚于阴器，以为宗筋，故宗筋，太阴、阳明之所合也。春夏为阳，故人足阳明春夏气盛；秋冬为阴，故人足太阴秋冬气盛也。**此人者质壮，以秋冬夺于所用，下气上争，未能复，精气溢下，邪气因从之而上，气居于中，阳气衰，不能渗营其经络，故阳气日损，阴气独在，故手足为之寒。**此人，谓是寒厥手足冷人也。其人形体壮盛，从其所欲，于秋冬阳气衰时，入房太甚有伤，故曰夺于所用。因夺所用，则阳气上虚，阴气上争，未能和复，精气溢泄益虚，寒邪之气因虚上乘，以居其中，以寒居中，阳气衰虚。夫阳气者，卫气也。卫气行于脉外，渗灌经络以营于身，以寒邪居上，卫气日损，阴气独用，故手足冷，名曰寒厥也。**黄帝曰：热厥何如？岐伯曰：酒入于胃，则络脉满而经脉虚，脾主为胃行其津液者也，阴气虚则阳气入，阳气入则胃不和，胃不和则精气竭，精气竭则不营其四肢。**酒为热液，故人之醉，酒先入并络脉之中，故经脉虚也。脾本为胃行于津液，以灌四脏。今酒及食先满络中则脾脏阴虚，脾脏阴虚则脾经虚，脾经既虚则阳气乘之，阳气聚脾中则谷精气竭，谷精气竭则不营四肢，阳邪独用，故手足热也。**此人必数醉若饱以入房，气聚于脾中未得散，酒气与谷气相抟，热于中，故热遍于身，故内热溺赤。夫酒气盛而慓悍，肾气有衰，阳气独胜，故手足为之热。**此俱言得病所由。此人，谓手足热厥之人，数经醉酒及饱食，酒谷未消入房，气聚于脾脏，二气相抟，内热于中，外遍于身，内外皆热，肾阴内衰，阳气外胜，手足皆热，名曰热厥也。**黄帝问曰：厥，或令人腹满，或令人暴不知人，或至半日远至一日乃知人者，何也？令**

人腹满及不知人，以为失逆，称为厥者，请闻所以。**岐伯曰：阴气盛于上则下虚，下虚则腹胀满；**上，谓心腹也。下，谓足也。上阳非无有阴，下阴非无有阳，气之常也。今阴气并盛于上，下虚故腹满也。**阳气盛于上，则下气重上而邪气逆，逆则阳气乱，乱则不知人。****黄帝曰：善。**心腹为阳，下之阳气重上心腹，是为邪气逆乱，故不知人也。

经脉厥

黄帝曰：愿闻六经脉之使厥状病能。请闻手足三阴三阳气动失逆为厥之状。病能，厥能为病。**岐伯曰：巨阳之厥，踵首头重，足不能行，发为眴仆。**巨阳，太阳也。踵，足也。首，头也。足太阳脉从头至足，故太阳气之失逆，头足皆重。以其重，故不能行也。手足太阳皆入于目，故目为眴仆。眴，胡遍反，目摇也。**阳明之厥，则癫疾欲走呼，腹满不能卧，面赤而热，妄见妄言。**足阳明脉从面下入腹至足，故阳明气之失逆，癫疾走呼，腹满不得卧，面赤而热，妄见妄言，皆是阳明谷气盛热，邪气所乘故也。**少阳之厥，则暴聋颊肿而热，胁痛，骭不可以运。**手足少阳之脉皆入耳中，足少阳脉循颊下胁，循骭至足，故暴聋颊肿胁痛脚骭不可运动也。**太阴之厥，腹满膜胀，后不利，不欲食，食则呕，不得卧。**足太阴脾脉主于腹之肠胃，故太阴脉气失逆，腹满不利不食，呕不得卧。**少阴之厥，则舌干溺赤，腹满心痛。**手少阴脉络小肠，足少阴脉从足上阴股内廉，贯脊属肾络膀胱，络心上侠舌本。少阴气逆，舌干溺赤，腹满心痛也。**厥阴之厥，则少腹肿痛，膜溲不利，好卧屈膝，阴缩肿，胫内热。**足厥阴脉从足上踝八寸，交出太阴后，上循股阴入毛，环阴器，抵少腹侠胃，故厥阴脉气失逆，少腹痛，膜溲不利，好卧屈膝，阴缩肿，胫内热。有本作"胫外热"，足厥阴脉不行胫外，"外"为误耳。**盛则泻之，虚则补之，不盛不虚，则以经取之。**上六经厥，皆量盛虚，以行补泻也。**足太阴脉厥逆，腨急挛，心痛引腹，治主病者。**足太阴脉从足上行，循腨后，属脾络胃，注心中，故足太阴气动失逆，腨急挛，心痛引腹也。有腨急挛等病者，可疗足太阴脉所发之穴，主疗此病者也。余仿此。问曰：前章已言六经之厥，今复言之，有何别异也？答曰：二章说之先后经脉厥，而主病左右不同故也。**足少阴脉厥逆，虚满呕变，下泄青，治主病者。**足少阴脉贯脊属肾络膀胱，贯肝入肺注胸中，故足少阴脉气失逆，心腹虚满呕吐，下利出青色者，少腹间冷也。**足厥阴脉厥逆，挛腰虚满，前闭谵言，治主病者。**足厥阴环阴器抵少腹，循喉咙入颃颡，故足厥阴脉失逆，腰挛而虚满，小便闭。谵，诸阎反，多言也。相传乃衔反，独语也。**三阴俱逆，不得前后，使人手足寒，三日死。**逆，即气之失逆，名曰厥逆。足三阴之脉同时失逆，必大小便不通，手足冷，期至三日死矣。**足太阳脉厥逆，僵仆呕血善衄，治主病者。**足太阳脉起于鼻旁目内眦，侠脊抵腰中，络肾属膀胱，故足太阳脉气之失逆，僵仆呕血善衄。后倒曰僵，前倒曰仆，僵仆有伤，故呕血也。太阳厥逆连鼻，故善衄也。**足少阳脉厥逆，机关不利者，腰不可以行，项不可以顾，发肠痈犹可治，惊者死。**足少阳脉后循颈下腋，循胸过季胁合髀厌中，下膝外廉，下外辅骨之前，抵绝骨，上外踝之前，上跗入小指、次指间。支者贯爪甲，纲络身之骨节机关，故少阳气之失逆，机关不利。腰是机关，故不可行也。少阳循颈，故项不可顾也。脉循胁里，出于气街，发肠痈病犹可疗之，肠痈气逆伤胆，死也。**足阳明脉厥逆，喘咳身热善惊，衄呕血不可治，惊者死。**足阳明逆气乘肺，故喘咳也。足阳明主身热，热气逆身喜惊。足阳明起鼻，下行属胃，气逆衄血呕血而不疗，加有惊者神乱，故死也。**手太阴脉厥逆，虚满而咳，喜呕唾沫，治主病者。**手太阴脉下络大肠，还循胃口，上膈属肺，故气逆而成病。**手心主、少阴脉厥逆，心痛引喉，身热死，不热可治。**手心主、手厥阴心包络脉起于胸中，出属心包，下膈历络三焦；手少阴脉起心中，侠咽上行，故二脉失逆，心痛引喉也。心包之脉历络三焦，故心受邪而痛，遍行三焦，致令身热，名真心痛，死，不可疗。若身不热，是则逆气不周三焦，故可疗之也。**手太阳脉厥逆，聋，泣出，项不可以顾，腰不可以俯仰，治主病者。**手太阳脉起于小指之端，上行至肩上入缺盆，循颈至目锐眦，却入耳中，故手太阳气逆，耳聋目泣出，项不可顾，不得俯仰也。**手阳明、少阳脉厥逆，发喉痹，嗌肿，痉，治主病者。**手阳明脉上肩出颙前廉，上出柱骨之会上，下入缺盆，支者从缺盆上贯颊；手少阳支者，从膻中出缺盆，上项系耳后。故二脉气逆，喉咙痹，咽嗌肿，颈项痉。痉，身项强直也。

肾肝并沉为石水，肾肝虽为下部，肾脉沉，肝脉浮而强。今肝脉与肾脉并沉，是阴气盛，肾以主水，故为石水。石水，谓盛冬凝水，坚鞕如石，名曰石水，言此水病之甚也。**并浮为风水，**浮为阳也，风为阳也，肝脉浮弦，今肾脉与肝脉并浮，然肾肝俱阴，居于下部，故为风水也。**并虚为死，**肾肝并虚，是为阴阳俱虚为水必死。**并小弦亦惊。**脉小者，血气少也。肾肝二脉血气俱少，仍弦者，是为肾肝皆虚，又为脾气来乘，故有惊恐也。

寒热相移

肾移寒于脾，痛肿少气。五脏病传，凡有五邪，谓虚、实、贼、微、正等。邪从后来名虚邪，从前来名实邪，从所不胜来名微邪，从胜处来名贼邪，邪从自起名曰正邪。肾移寒于脾，此从不胜来也。谓肾脏得寒，传与脾脏，致令脾气不行于身，故发为痈肿。寒伤谷，故为少气也。**脾移寒于肝，痈肿筋挛**。脾得寒气，传与肝脏，名曰微邪。以脾将寒气与肝，气壅遏不通，故为痈肿。肝以主筋，故肝病筋挛者也。**肝移寒于心，狂膈中**。肝得寒气，传与心脏，名曰虚邪。肝将寒气与心，心得寒气，热盛神乱，故狂膈中，心气不通也。**心移寒于肺，肺消者，饮一溲二，死不治**。心得寒气，传与肺者，名曰贼邪。心将寒气与肺，肺得寒发热，肺焦为渴，名曰肺消。饮一升，溲一升，可疗；饮一升，溲二升，肺已伤甚，故死也。**肺移寒于肾，为涌水，涌水者，按腹下坚，水气客大肠，疾行则鸣濯濯如裹浆，治肺者**。肺得寒气，传与肾脏，名曰虚邪。肺将寒气与肾，肾得涌水，大肠盛水，裹于腹中，如帛裹浆壶。以肺寒饮为病，故疗于肺也。**脾移热于肝，则为惊衄**。脾受热气，传之与肝，名曰微邪。脾将热气与肝，肝血怒盛伤，为惊怖衄血也。**肝移热于心，则死**。肝受热气，传之与心，名曰虚邪。肝将热气与心，心中有神，不受外邪，故令受邪即死也。**心移热于肺，传为膈消**。心受热气，传之与肺，名曰贼邪。心将热气与肺，肺得热气，膈热消饮多渴，故曰膈消也。**胞移热于膀胱，则癃溺血**。胞，女子胞也。女子胞中有热，传与膀胱尿胞，尿脬得热，故为淋病尿血也。**膀胱移热于小肠，隔肠不便，上为口糜**。隔，塞也。膀胱，水也。小肠，火也。是贼邪来乘，故小肠中塞，不得大便。热上冲，口中烂，名曰口靡。烂也，亡皮反。**肺移热于肾，传为素痉**。肺受热气，传之与肾，名曰虚邪。肺将热气与肾，肾得热气，名曰素痉之病。素痉，强直不得回转。**肾移热于脾，传为虚，肠辟死，不可治**。肾受热气，传之与脾，名曰微邪。肾将热气与脾，脾主水谷，故脾得热气，令肠中水谷消竭，所以肠虚，辟迭不通而死。**小肠移热于大肠，为密疝为沉。**小肠得热，传与大肠，名曰贼邪。小肠将热气与大肠为病，名曰密疝。大肠得热，密涩沉而不通，故得密沉之名也。**大肠移热于胃，善食而瘦，入胃之食㑊。**大肠得热，传与胃者，名曰虚邪。大肠将热与胃，胃得热气，实盛消食，故喜饥多食。以其热盛，食入于胃，不作肌肉，故瘦。"㑊"，义当"易"也，言胃中热，故入胃之食变易消尽，不为肌肉，故瘦。**胃移热于胆，名曰食㑊。**胃得热气，传之与胆，从不胜来，名曰微邪。胃将热气与胆，胆得于胃谷之热气，令胆气消易，仍名食㑊。**胆移热于脑，则辛頞鼻渊，鼻渊者，浊涕下不止，传为衄衊瞑目，故得之厥气。**渊，他典反，垢浊也。衊，亡结反，目眵也。脑髓属肾，胆得热气，传之与脑，从前而来，名曰实邪。胆将热气与脑，脑得胆之热气，鼻頞辛酸，流于浊涕，久下不止，传为衄衊眵瞑也。瞑，开目难也。此胆传之病，并因逆热之气所致也。

三阳急为瘕，瘕，谓女子宫中病，男子亦有瘕而为病。凡脉急者，多寒。三阳，谓太阳。候得太阳脉急，为是阴胜多寒，男子为瘕，女子为石瘕之病。**二阴急为痫厥，**二阴，少阴也。候得少阴脉急，是为阳与阴争阳胜，发为小儿痫病，手足逆冷也。**二阳急为惊。**二阳，阳明也。阳与阴争，少阴胜，发大小人惊也。

厥头痛

厥头痛，面若肿起而烦心，取手足阳明、太阳。应有问答，传之日久，脱略故也。手足阳明及手足太阳皆在头在面，手太阳络心属小肠，此等四脉失逆头痛，面胕起若肿及心烦，故各取此四脉输穴疗主病者。**厥头痛，头脉痛，心悲善泣，视头动，脉反盛者，刺尽去血后，调足厥阴。**足厥阴脉属肝络胆，上连目系，上出额，与督脉会于颠，故气失逆头痛，头脉痛，心悲善泣，视头动。厥阴主悲泣。视头动者，视之时头战动也。脉反盛者，络脉盛，可先刺去络血，后取厥阴输穴疗主病者也。**厥头痛，贞贞头重而痛，泻头上五行，行五，先取手少阴，后取足少阴。**贞，竹耕反。贞贞，头痛甚貌。手少阴心脉起心中，从心系目系；足少阴肾脉贯脊属肾，上贯肝入肺，从肺出络心，故心气失逆，上冲于头，痛贞贞。是心神所居，故先取心脉输穴，后取肾脉输穴，疗主病者。**厥头痛，意善忘，按之不得，取头面左右动脉，后取足太阴。**足太阴脉与足阳明合也，足阳明循头面左右，动在客主人及大迎，皆脾气所至。脾神是意，其脉足太阴，所以太阴气之失逆，意多喜忘，所痛在神，按之难得。可取头面左右足阳明动脉，后取足太阴输穴，疗主病者。**厥头痛，头痛甚，耳前后脉涌有热，泻出其血，后取足少阳。**足少阳胆脉起目锐眦，上抵角，下耳后，其支从耳后入耳中，出走耳前，故足少阳气之失逆，头痛甚，耳前后脉涌动者，有热也。可刺去热血，后取足少阳疗主病者。**厥头痛，项先痛，腰脊为应，先取天柱，后取足太阳。**足太阳脉起目内眦，上额交颠入络脑，还出下项侠脊抵腰中，入循膂，络肾属膀胱，故足太阳气之失逆头痛，项先痛，腰脊相应，先取足太阳上天柱之穴，后取足太阳下输穴，疗主病者。**真头痛，头痛甚，脑尽痛，手足寒至节，死不治。**头痛脑痛既甚，气逆，故手足冷至节，极则死也。**头痛不可取于输者，有所击坠，血在于内，若内伤，痛未已，可即刺，不可远取也。**取输难愈，故曰不可。又有击坠留血，可以近疗，因即刺之，不可取其远输者也。**头痛不可刺者大痹，为恶日作者，可令少愈，不可已。**头痛有不可刺者，此为大痹在头，恶其日作。作，发也。刺之可令少愈，不可除也，谓寒湿之气入脑以为大痹故也。**头半寒痛，先取手少阳、阳明，后取足少阳、阳明。**手足少阳、阳明在头面左右箱，故手脉行近头，足脉行远头。所以头之左箱半痛者，可刺左箱手之少阳、阳明，然后刺右箱足之少阳、阳明。右亦如之也。

厥侠脊而痛至项，头沉沉然，目䀮䀮然，腰脊强，取足太阳腘中血络。头目项及腰脊腘，足太阳脉所行，故生病腘中也。**厥胸满面肿，唇思思然暴言难，甚则不能言，取足阳明。**此皆足阳明脉所行，故取足阳明输疗主病者。**厥气走喉而不能言，手足清，大便不利，取足少阴。**手足清者，手少阴与足少阴通，故手足冷，取足少阴输疗主病者也。**厥而腹向向然多寒气，腹中荣荣，便溲难，取足太阴。**腹胀多寒，便溲不利，皆是足太阴脉所为，故取之也。

厥心痛

厥心痛，与背相控，如从后触其心，伛偻者，肾心痛也，先取京骨、昆仑，发针不已，取然谷。肾脉足少阴贯脊属肾络心，故肾气失逆，令心痛控背。肾在于后，故肾病痛心，如物从后触心而痛，脊背伛偻也。京骨，在足外侧大骨下赤白肉际，肾府足太阳脉所过；昆仑，在足外踝跟骨上，足太阳脉所行；然骨，在足内踝前起大骨下，足少阴脉所流，故肾、心痛皆取之也。**厥心痛，腹胀胸满，心尤痛甚，胃心痛也，取之大都、太白。**胃脉足阳明属胃络脾。脾脉足太阴流于大都，在足大指本节后陷中；注于太白，在足内侧核骨下陷中，支者别胃上膈注心中。脾胃主水谷，水谷有余则腹胀胸满尤大也。此腑病取于脏输也。**厥心痛，痛如锥针刺其心，心痛甚者，脾心痛也，取之然谷、太溪。**然谷，足少阴脉所流，在足内踝前起大骨下陷中；太溪，足少阴脉所注，在足内踝后跟骨上动脉陷中，并是足少阴流注。脾气乘心，心痛，可疗脾之输穴。今疗肾足少阴流注之穴者，以脾是土，肾为水，土当克水，水反乘脾，脾乃与心为病，故远疗肾输也。**厥心痛，色苍苍如死状，终日不得太息，肝心痛也，取之行间、太冲。**苍，青色也，肝病也。不得太息，肝主吸气，今吸气已痛，不得出气太息也。太冲，在足大指本节后二寸陷者，足厥阴脉所注。**厥心痛，卧若徙居，心痛间，动作痛益甚，色不变，肺心痛也，取之鱼际、太渊。**肺主于气，气以流动，流动之气乘心，故心痛卧若移居至至于他处也。以气流动，故心痛间也。动作益气所病，故益甚也。肺气是心微邪，不能令色变。鱼际，在大指本节后内侧散脉中，手太阴脉之所留。太渊，在手掌后陷者中，手太阴脉之所注也。**真心痛，手足清至节，心痛甚，旦发夕死，夕发旦死。**心不受邪，受邪甚者痛聚于心，气亦聚心，故手足冷，所以死速也。**心痛不可刺者，中有盛聚，不可取于输，肠中有虫瘕及蛟蛕，皆不可取小针。**心痛甚取输无益者，乃是肠中有虫瘕蛟蛕。肠中长虫也，音发。可以手按，用大针刺之，不可用小针。**心腹痛㤉作痛肿聚，往来上下行，痛有休止，腹热善渴涎出者，是蛟蛕也，以手聚按而坚持之，毋令得移，以大针刺之，久持之，虫不动，乃出针也，恷腹㤉痛形中上者。**㤉，聚结也，奴道反。谓心腹之内，虫聚而痛㤉，懊㤉然也。虫食而聚，犹若肿聚也。食已而散，故休止也。又聚扰于胃，故热渴涎出也。若蛟相发，所以蛕称蛟也。恷亦恜，普耕反，满也。谓虫聚心腹满，如肿聚高起，故曰形中上者也。

心痛，引腰脊，欲呕，取足少阴。足少阴脉行腰脊，上至心，故心痛引腰脊欲呕，取少阴脉输穴也。心痛，腹胀啬啬然，大便不利，取足太阴。足太阴脉主腹，故取足太阴输穴。啬啬，恶寒之貌也。心痛引背，不得息，刺足少阴；不已，取手少阳。足少阴脉贯脊络心，手少阳脉主三焦气，故心痛引背不得息，取此二经输穴疗主病者也。心痛，少腹满，上下毋常处，便溲难，刺足厥阴。足厥阴脉环阴器，抵少腹，故少腹满便溲难，取此脉输穴所主病者。心痛，但短气不足以息，刺手太阴。手太阴主于气息，故气短息不足，取此脉主疗输穴。心痛，当九节刺之；不已，刺按之立已；不已，上下求之，得之立已。《明堂》第九节下两傍是肝输，中央是筋络，皆不言疗心痛。此经言疗取之，刺此节不已，于上下背输寻之，有疗心痛取之。

心疝暴痛，取足太阴、厥阴，尽刺去其血络。足太阴注心中，足厥阴从肝注肺，故心暴疝，取此二脉，去其血络也。

寒热杂说

皮寒热，皮不可附席，毛发焦，鼻槁腊，不得汗，取三阳之络，补手太阴。肺主皮毛，风盛为寒热，寒热之气在皮毛，故皮毛热不可近席。以热甚，故皮毛焦。鼻是肺官，气连于鼻，故槁腊，不得汗也。腊，肉干也。三阳络在手上大支脉，三阳有余，可泻之。太阴之气不足，补之也。肌寒热，肌痛，毛发焦而唇槁腊，不得汗，取三阳于下以去其血者，补太阴以出其汗。寒热之气在于肌中，故肌痛毛发焦也。唇口为脾官，气连肌肉，故肌肉热，唇口槁腊，不得汗也。是为足三阳盛，故去其血也。足太阴虚，故补之出汗。骨寒热，

病无所安，汗注不休，齿未槁，取其少阴于阴股之络；齿已槁，死不治。骨厥亦然。 寒热之气在骨，骨热故无所安，汗注不休也。齿槁，骨死之候。齿不槁者，可取足少阴阴股间络，以足少阴内主于骨故也。**骨痹，举节不用而痛，汗注烦心，取三阴之经补之。** 寒湿之气在于骨节，肢节不用而痛，汗注烦心，名为骨痹，是为手足三阴皆虚，受诸寒湿，故留针补之，令湿痹去之矣。**身有所伤血出多，及中风寒，若有所堕坠，四肢解㑊不收，名曰体解，取其少腹脐下三结交。三结交者，阳明、太阴也。脐下三寸，关元也。** 因伤出血多，一也；中风寒，二也；有堕坠，三也。体者，四肢也。三者俱能令人四肢解堕不能收者，名曰体解之病，可取之足阳明、足太阴于脐下小肠募关元穴也。三结者，足之三阴太阴之气，在脐下与阳明交结者也。**厥痹者，厥气上及腹，取阴阳之络，视主病者，泻阳补阴经。** 失逆之气，从足上行，及于少腹，取足之阴阳之络，所主之病，泻去其血，补足三阴经也。**颈侧之动脉人迎。人迎，足阳明也，在婴筋之前；婴筋之后，手阳明也，名曰扶突；次脉，手少阳脉也，名曰天牖；次脉，足太阳也，名曰天柱；腋下动脉，臂太阴也，名曰天府。** 膺前当中任脉，谓之天突。任脉之侧动脉足阳明，在婴筋之前，人迎也。名足阳明等者，十二经脉足太阴属脾络胃，上膈侠阳明连舌本。足少阴从肾上贯膈入肺，循喉咙侠舌本。足厥阴属肝络胆，循喉咙后，上入颃颡，连目系上额，与督脉会颠，支者从目系下颊里。此足三阴至颈项之中，所行处深，故不得其名。足厥阴虽至于颊，不当颈项冲处，故其穴不得脉名。手少阴心脉虽循咽系目系，以心不受邪，其气不盛；手心主脉从心包循胸出胁腋，不至颈项，又是心包，其气更不盛，故此二脉之穴，不得脉名。手太阴肺脉，以肺居藏上主气，其气强盛，虽不至颈项，发于气穴，得于脉名。手足三阳，手太阳脉虽循颈上颊，至目锐眦，以是心府，其气不盛，故穴不得脉名。足少阳胆腑脉起目锐眦，下行至胸，以胆谷气不盛，故其穴不得脉名。唯手足阳明谷气强盛，手足少阳三焦之气（有本为"足少阳"，检例误耳），足太阳诸阳之长，所以此之四脉与手太阴入于五部大输之数也。与彼《本输》之中脉次多少不同，彼中十二经脉之中，唯无足之三阴、手之少阴，手足诸脉皆悉，且于奇经八脉之中有任、有督，以为脉次。此中唯取五大要输，以为差别。**阳逆头痛，胸满不得息，取人迎。**足阳明从大迎循发际至额颅，故阳明气逆头痛也。支者下人迎循喉咙属胃络脾，故气逆胸满不得息，可取人迎。人迎胃脉主水谷，总五脏之气，寸口为阴，此脉为阳，以候五脏之气，禁不可灸也。**暴瘖气鲠，取扶突与舌本出血。**手阳明别走大络乘肩髃，上曲颊，循齿入耳中，会宗脉五络皆入耳中，故耳中脉名宗脉也。所以人暴瘖气鲠，取此手足之阳明扶突之穴，出血得已。气在咽中，如鱼鲠之状，故曰气鲠。舌本一名风府，在项入发际一寸督脉上，今手阳明正经不至风府，当是耳中宗脉络此舌本，以血有余，故泻出也。**暴聋气蒙，耳目不明，取天牖。**手少阳从膻中上系耳后，支者从耳后入耳中，走出耳前至目锐眦，故手少阳病，耳暴蒙不得明了者，可取天牖，在头筋缺盆上，天容后，天柱前，完骨下，发际上也。**暴挛痫眩，足不任身，取天柱。**足太阳脉起目内眦，上额交颠，入络脑，下侠脊抵腰，循膂过髀枢，合腘贯腨出外踝后，至小指外侧，故此脉病，暴脚挛，小儿痫，头眩足痿，可取天柱。天柱，侠项后发际大筋外廉陷者中也。**暴瘅内逆，肝肺相薄，血溢鼻口，取天府。此为大输五部。**热成为瘅。手太阴脉起于中焦，下络大肠，还循胃口，上膈属肺，故此脉病，肺腹暴瘅，脾胃气逆，肝肺之气相薄，致使内逆，血溢鼻口，故取天府。天府，在腋下三寸臂臑内廉动脉。此为颈项之间脏腑五部大输。**臂阳明有入頄偏齿者，名曰人迎，下齿龋，取之臂，恶寒补之，不恶寒泻之。**臂阳明，手阳明也。手阳明脉从手上行，循臂入缺盆，下络肺，支者从缺盆行婴筋后上颈，入至下齿中，还出侠鼻，起足阳明，交頞中，下入上齿中，遂出循颐至大迎，支者从大迎下行婴筋之前至人迎，至婴筋时，二经皮部之络相至二经，故臂阳明之气亦发人迎，故称有入。所以下齿龋取于手之商阳穴也。恶寒阳虚，故补之。不恶寒者阳实，故泻之也。**足之太阳有入頄偏齿者，名曰角孙，上齿龋，取之在鼻与頄前，方病之时，其脉盛则泻之，虚则补之。一曰取之出眉外，方病之时，盛泻虚补。**偏，音遍。足太阳经起目内眦上额，其其太阳皮部之络，有下入于頄后偏上齿，又入于耳，气发角孙之穴，故曰有入。所以上齿龋者，取之鼻及頄骨之前，有络见者，刺去其血；虚则补络，补络可饮补药。眉外，谓足阳明上关穴也。上关，在耳前上廉起骨，开口有空，亦量虚实以行补泻也。**足阳明有侠鼻入于面者，名曰悬颅，属口对入系目本，视有过者取之，损有余，益不足，反者益甚。**足阳明大经起鼻交頞，下鼻外入上齿中，还出侠口交承浆，循颐出大迎，上耳前，循发际，气发悬颅之穴，有皮部之络与口相当，入系目系。对，当也。视此足阳明有余不足，可损益之。取之失者，反益甚也。**足太阳有通项入于脑者，正属目本，名曰眼系，头目固痛，取之在项中两筋间，入脑乃别。**足太阳经起目内眦，上额交颠上，其直者从颠入络脑，还出别下项，有络属于目本，名曰目系。太阳为目上纲，故亦是太阳与目为系。今别来属于之，其气是通，故头与目有固痛者，取于项中足太阳两筋间别下项者，气之所发大椎穴也。太椎，在第一椎上陷者，三阳督脉之会也。**阴跷、阳跷，阴阳相交，阳入阴出，阴阳交于锐眦，阳气盛则瞋目，阴气盛则瞑目。**二跷皆起于足，行至于目，是为二跷同向上行，何以称阳入阴出也？人之呼气出为阳也，吸气入为阴也，故呼气之时，在口为出，于头足亦出；吸气之时，在口称入，于头足亦入。今于目眦言阴阳出入，以相交会，目得明也，所以阳盛目张不能合，阴盛则目瞑不得开，宜取此二跷也。**寒厥取阳明、少阴于足，留之。**失逆寒气从足而上，令足逆冷，可取足少阴脉太溪，在足内踝后骨上动脉陷中，及取足阳明脉解溪，解溪在足冲阳后一寸半。**热厥取足太阴、少阳；**失逆热气从足起者，可取足少阳络光明，在外踝上五寸别走厥阴者，及足太阴脉疗主病者也。**舌纵涎下烦悗，取足少阴。**足少阴脉从足心上行，属肾络膀胱，贯肝膈入肺，循喉咙侠舌本，支者从肺络心注胸中，故其脉厥热，涎下心中烦悗，取足少阴然谷穴。然谷，在足内踝前起大骨下陷者中也。**振寒洒洒鼓颔，不得汗出，腹胀烦悗，取手太阴。**洒，音洗。手太阴脉起于中焦，下络大肠，还循胃口，上膈属肺；别者上出缺盆，循喉咙合手阳明，从缺盆上颈贯颊入下齿中。肺以恶寒故虚，病振寒鼓颔也。循胃属肺，故腹胀烦悗。悗，音闷。可取手太阴少商高穴。少商，在手大指端内侧，去爪甲角如韭叶。**刺虚者，刺其去也；**谓营卫气已过之处为去，故去者虚也，补之令实。**刺实者，刺其来也。**谓营卫气所至之处为来，故来者为实，泻之使虚也。**春取络脉，**春时肝气始生，风疾气急，经气尚深，故取络脉分肉之间，疗人皮肤之中病也。**夏取分腠，**夏时心气始长，脉瘦气弱，阳气流于经隧沟洫，熏热分腠，内至于经，故取分腠，以去肌肉之病也。**秋取气口，**秋时肺气将敛，阳气在合，阴气初胜，湿气及体，阴气未盛，故取气口，以疗筋脉之病，气口即合也。**冬取经输，**冬时肾气方闭，阳气衰，少阴气紧，太阳沉，故取经井之输以下阴气，取荥输实于阳气，疗于骨髓五脏之病也。**凡此四时，各以为齐。络脉治皮肤，分腠**

治肌肉，气口治筋脉，经输治骨髓、五脏。齐，音剂也。**身有五部：伏兔一**；伏兔在膝上六寸起肉，足阳明气发，禁不可灸，又不言得针，此要禁为第一部，故生痈疽者死也。**腓二，腓者踹也**；腓，音肥。承筋一名踹肠，一名直肠，脉在踹中央陷中，足阳明太阳气所发，禁不可刺，故踹为要害之处，生痈疽者死也。**背三**；自腰输已上二十一椎两箱称背，去脏腑甚近，皮肉至薄，若生痈疽，陷而必死也。**五脏之输四**；五脏手足二十五输，当于输穴生痈疽者死也。**项五**，头之前曰颈，后曰项。三阳督脉在项，故项生痈疽致死也。**五部有痈疽者死**。痈疽害甚，故生人之要处致死。**病始手臂者，先取手阳明、太阴而汗出**；以下言疗热病取脉先后。热病等所起，起于四肢及头，故病起两手者，可取手阳明井商阳，在手大指、次指内侧，去爪甲角如韭叶，以手阳明谷气盛也；及手太阴郄孔最，在腕上七寸也。**病始头首者，先取项太阳而汗出**；有热等病起于头者，可取于项足太阳脉天柱之穴，天柱在侠项后发际大筋外陷也。**病始足胫者，先取足阳明而汗出**。病起足者，可取阳明合三里穴，三里在膝下三寸胻外廉。**臂太阴可出汗**，手太阴脉主气，故出汗取之也。**足阳明可出汗**。足阳明主水谷，多气血，故出汗取之。**取阴而汗出甚者，止之于阳；取阳而汗出甚者，止之于阴**。取阴脉出汗不止，可取阳脉所主之穴止；若取阳脉出汗不止，可取阴脉所主之穴止之也。**凡刺之害，中而不去则精泄，不中而去则致气；精泄则病甚恇，致气则生为痈疡**。凡行针要害，无过二种：一种者，刺中于病，补泻不以时去针，则泄人精气；刺之不中于病，即便去针，以伤良肉，故致气聚。精泄益虚，故病甚虚恇。恇，怯也。气聚不散，为痈为疡也。

痈 疽

黄帝问于岐伯曰：**余闻肠胃受谷，上焦出气，以温分肉，而养骨节，通腠理。**上焦出卫气，卫气为阳，故在分肉能温之也。气润骨节，骨节脑髓皆悉滋长，故为养也。令腠理无痈，故为通。**中焦出气如露，上注溪谷而渗孙脉，孙脉津液和调，变化而赤为血，血和则孙脉先满，满乃注于络脉，皆盈，乃注于经脉。**出气，谓营气也。经络及孙络有内有外，内在脏腑，外在筋骨肉间。谷入于胃，精液渗诸孙络，入于大络，大络入经，流注于外。外之孙络，以受于寒温四时之气，入络行经，以注于内。今明水谷精液，内入孙络，乃至于经也。内外经络行于脏腑，脏腑气和，乃得生也。**阴阳已张，因息乃行，行有经纪，周有道理，与天合同，不得休止。**张，布张也。阴，营气也。阳，卫气也。神之动也故出入息动，息之动也营卫气行，营卫气行必有经纪，营卫周行道理，人与天道同运，天运非常之道故不休也。**切而调之，从虚去实，泻则不足，疾则气减，留则先后；从实去虚，补则有余。血气已调，形神乃持，余已知血气之平与不平，未知痈疽之所从生，成败之时，死生之期，期有远近，何以度之，可得闻乎？**切，专至也。用心专至，调虚实也。泻者以顺于虚，专去盛实，泻之甚者，则不足也。气至因而疾泻，则便气减；气至留而不泻，则针与气先后不相得也。若顺实唯去于虚，补之甚者，则有余也。是以切而调之者，得之于心，不可过虚实也。故善调者，补泻血气，使形与神相保守也。持者，保守也。如此调养，血气丕与不丕，言已知之；然犹未通痈疽三种之论，故请所闻。**岐伯曰：经脉留行不止，与天同度，与地合纪。**此言天有度数，地有经纪。**故天宿失度，日月薄蚀；地经失纪，水道流溢，草藘不成，五谷不殖，径路不通，民不往来，巷聚邑居，别离异处。**藘，寸古反，草名也，亦节枯也。此言天度、地纪有失致损也。**血气犹然，请言其故。夫血脉营卫，周流不休，上应星宿，下应经数。**此言人之血气合于天地。**寒气客于经络之中则血泣，血泣则不通，不通则卫气归之，不得复反，故痈肿。寒气化为热，热胜则腐肉，肉腐则为脓，脓不泻则烂筋，筋烂则伤骨，骨伤则髓消，不当骨空，不得泄泻，煎枯空虚，则筋骨肌肉不相营，经脉败漏，熏于五脏，脏伤故死矣。**此言血气行失，有损有伤也。

黄帝曰：愿尽闻痈疽之形与忌日名。凡有三问：一问痈疽形状，二问痈疽死生忌日，三问痈疽名字也。**岐伯曰：痈发于嗌中，名曰猛疽。猛疽不治，化为脓，脓不泻，塞咽，半日死；其化为脓者，泻已已，则合豕膏，毋冷食，三日而已。**下答痈疽形状及名并所发处，合二十一种：一十八种有名有状，有所发处；三种但有所发之处，无名与状。二十一种中，七种无死生忌日，余十四种皆有忌日。凡痈疽所生，皆以寒气客于经络之中，令血凝涩不通，卫气归之，寒极化为热气，而成痈肿，腐肉为痈，烂筋坏骨为疽，轻者疗之可生，重者伤脏致死。名猛疽等，此等痈疽之名，圣人见其所由立之名状如左，随变为形，亦应不可胜数也。近代医人，元不识本名之旨，随意立称，不可为信。嗌，咽也。寒气客脉之处，即发热以为痈疽，无常处也。**发于颈，名曰夭疽。其痈大以赤黑，不急治，则热气下入渊腋，前伤任脉，内熏肝肺，**熏肝肺，十余日而死矣。项前曰颈。**阳气大发，消脑留项，名曰脑铄。其色不乐，项痛而刺以针，烦心者，死不治。**脑后曰项。**发于肩及臑，名曰疵痈。其状赤黑，急治之，此令人汗出至足，不害五脏，痈发四五日，逆焫之。**肩前臂上胭肉名臑。**发于腋下赤坚，名曰米疽。治之砭石，欲细而长，数砭之，涂以豕膏，六日已，勿裹之。**砭，甫廉反，亿同，以石刺病也。欲细而长者，伤宜深也。**其痈坚而不溃者，为马刀侠瘿，急治之。**马刀亦谓痈不脓溃者是也。颈前曰婴也。**发于胸，名曰井疽，其状如大豆，三四日起，不早治，下入腹，不治，七日死。**井疽起三四日不疗，下入腹……**发于膺，名曰甘疽，色青，其状如谷实栝楼，常苦寒热，急治之，去其寒热，十岁死，死后出脓，**……寒热不去，十年死也。**发于胁，名曰败疵。败疵者，女之病也，灸之，其病大痈脓，治之，其中乃有生肉，大如赤小豆。剉薮翘草、根各一升，水一斗六升煮之，竭为三升，即强饮，厚衣坐釜上，令汗出至足，已。**败，一曰改。量谓此病生于女子，故釜上蒸之，出汗即已。有本翘、松各一升。**发于股胻，名脱疽。其状不甚变，而痈脓搏骨，不急治，三十日死。**髀内曰股，股外曰髀，膝上股下骨称曰股胻也。**发于尻，名曰兑疽。其状赤坚大，急治之，不治，三十日死矣。**尻，脽也。脽，音谁。**发于股阴，名曰赤弛，不急治，六日死。**在两股之内，不治，六十日而死。阴下之股。**发于膝，名曰疵疽。其状大痈，色不变，寒热而坚，勿石，石之死。须其柔乃石之者，生。**勿石之者，准例皆砭之，此唯言石之，或以冷石熨之，所以坚而不石，以其寒聚结，听柔乃石之。**诸疽痈之发于节而相应者，不可治也。**当节生痈，脓入节间伤液，故不可疗也。**发于阳者，百日死；发于阴者，四十日死也。**丈夫阴器曰阳，妇人阴器曰阴。**发于胫，名曰兔啮。其状赤至骨，急治，不治害人也。**胫，谓膝下胫骨也。**发于踝，名曰走缓。其状色不变，数石其输而止其寒热，不死。**色不变，肉色不变也。石其输者，以冷石熨其所由之输也。**发于足上下，名曰四淫。其状大痈，不色变，**

不治百日死。足上下者，足跗上下也。发于足傍，名曰厉疽。其状不大，初如小指，发，急治之，去其黑者，不消辄益，不治百日死。傍，谓足内外之侧也。发于足指，名曰脱疽。其状赤黑，死不治；不赤黑，不死。治之不衰，急斩去之活，不然则死矣。不则死者，不斩去死也。黄帝曰：夫子言痈疽，何以别之？岐伯曰：营卫稽留于经脉之中，则血泣而不行，不行则卫气从之，从之而不通，壅遏而不得行，故曰大热不止，热胜则肉腐，肉腐则为脓，然不能陷于骨髓，骨髓不为焦枯，五脏不为伤，故命曰痈。营卫稽留经脉泣不行者，寒气客之，血泣不行，卫气归在泣血之中也。黄帝曰：何谓疽？岐伯曰：热气淳盛，下陷肌肤，筋髓骨枯，内连五脏，血气竭，当其痈下，筋骨良肉皆毋余，故命曰疽。痈下者，即前之痈甚，肌、肤、肉、筋、骨、髓，斯之六种，皆悉破坏，命之曰疽也。疽者，上之皮夭以坚，上如牛领之皮；痈者，其皮上薄以泽，此其候也。黄帝曰：善。此言其痈疽之候异。黄帝问于岐伯曰：有病痈肿，颈痛胸满腹胀，此为何病？何以得之？因于痈肿，有此三病，未知所由，故请之也。岐伯曰：名厥逆。因痈肿热聚，气失逆上，上盛故颈痛，下虚故胸满腹胀也。曰：治之奈何？曰：灸之则瘖，石之则狂，须其气并，乃可治。曰：何以然？曰：阳气重上，有余于上，灸之则阳气入阴，则瘖；石之则阳气虚，虚则狂；须其气并而治之，可使全。黄帝曰：善。灸之瘖者，阳气上实，阴气下虚，灸之火壮，阳盛溢入阴，故瘖。以冷石熨之，则阴气独盛，阳气独虚，以阳气独虚，发于狂。可任自和，然后疗之，使之全也。黄帝问曰：诸痈肿，筋挛骨痛，此皆安生？因于痈肿，有此二病，故请所生。岐伯曰：此寒气之肿也，八风之变也。曰：治之奈何？曰：此四时之病也，以其胜，治其输。筋骨是阴，加以寒气，故为寒肿也。此乃四时八正虚风变所为也，引其所胜克之则愈也。

虫 痈

黄帝问于岐伯曰：气为上膈，上膈者，食饮入而还出，余已知之矣；虫为下膈，下膈者，食晬时乃出，余未得其意，愿卒闻之。晬，子内反。膈，痈也。气之在于上管，痈而不通，食入还即吐出；虫之在于下管，食晬时而出，虫去下虚，聚为痈，故须问也。岐伯曰：喜怒不适，饮食不节，寒温不时，则寒汁流于肠中，流于肠中即虫寒，虫寒则积聚守于下管，守于下管则下管充郭，卫气不营，邪气居之。人食则虫上食，虫上食则下管虚，虚则邪气胜之，积聚以留，留则痈成，痈成则下管约。其痈在管内者，则沉而痛深；其痈在外者，则痈外而痛浮，痈上皮热。虫痈之病，所由有三：一因喜怒伤神，不得和适；二因纵欲，饮食不节；三因随情寒温，不以时受。此三因中随有一种乖和，则寒邪汁下流于肠中，令肠内虫寒，聚满下管，致使卫气不得有营，邪气居之。又因于食，虫亦上食，下管遂虚，邪气积以成痈。其痈若在管内，其痛则深；若在管外，其痛则浮，当痈皮热，以为候也。黄帝曰：刺之奈何？岐伯曰：微按其痈，视气所行，以手轻按痈上以候其气，取知痈气所行有三：一欲知其痈气之盛衰，二欲知其痈之浅深，三欲知其刺处之要，故按以视也。先浅刺其傍，稍内益深，还而刺之，毋过三行，候其痈傍气之来处，先渐浅刺，后以益深者，欲导气令行也。还，复也。如此更复刺，不得过于三行也。察其沉浮，以为深浅，沉浮，浅深也，察痈之浅深以行针也。已刺必熨，令热入中，日使热内，邪气益衰，大痈乃溃。寒汁邪气聚以为痈，故痈塞也。今刺已熨之，令热入中者，以温寒，使其日有内热，寒去痈溃也。**以参伍禁，以除其内，**亦可食于豕膏，无冷食，三日其病已矣。参伍，揣量也。**恬惔无为，乃能行气，**夫情有所在则气有所并，气有所并则不能营卫，故忘情恬惔无为，则气将自营也。**后以酸苦，化谷乃下。**酸为少阳，苦为太阳，此二味为温，故食之化谷也。

寒热瘰疬

黄帝问于岐伯曰：**寒热瘰疬在于颈腋者，皆何气使生？**岐伯曰：**此皆鼠瘘，寒热之毒气也，堤留于脉而不去也。**风成为寒热，寒热之变亦不胜数，乃至甚者为瘰疬也。今行脉中壅遏，遂为瘰疬鼠瘘也。堤，壅障。**黄帝曰：去之奈何？**岐伯曰：**鼠瘘之本，皆在于脏，其末上于颈腋之间，其浮于脉中而未内著于肌肉而外为脓血者，易去也。**寒热之气在肺等脏中，循脉而上，发于颈腋，不生于项。在脉未在肌肉，言其浅也。为脓血者，外泄气多，故易去也。**黄帝曰：去之奈何？**岐伯曰：**请从其本引其末，可使衰去而绝其寒热。审按其道以予之，徐往徐来以去之，**本，谓脏也。末，谓瘘处也。道，谓脏腑脉行所发穴路也。徐往来者，动针法也。**其小如麦者，一刺知，三刺而已。**疗之得愈分剂也。**黄帝曰：决其死生奈何？**岐伯答曰：**反其目视之，其中有赤脉，从上下贯瞳子，见一脉，一岁死；见一脉半，一岁半死；见二脉，二岁死；见二脉半，二岁半死；见三脉，三岁而死。见赤脉而不下贯瞳子，可治。**以下言死生候也。寒热已成，成在太阳，太阳为目上纲，其脉下见，今太阳经溢入络中，甚者并入络中，下贯瞳子，瞳子是骨之精，为寒热伤甚，故一脉独贯，一岁死也。若为二三，气散不独，故二三岁死也。虽有赤脉，不贯瞳子可得疗者，以未伤骨精故也。

灸寒热法

灸寒热之法，**先取项大椎，以年为壮数**，大椎穴，三阳督脉之会，故灸寒热则取。《明堂》大椎有疗伤寒病，不疗寒热之。**次灸厥骨，以年为壮数，视背输陷者灸之**，此脉中血寒而少，故取背输陷也。厥骨，脊骶骨也。有本"厥"与"骨"通为一字，巨月反。**与臂肩上陷者灸之**，臂肩亦取脉陷，疗寒热之输，肩贞等穴也。**两季胁之间灸之**，季胁本侠脊京门穴也。**外踝之上，绝骨之端灸之**，阳辅等穴。**足小指、次指间灸之**，灸临泣等穴也。**腨下陷脉灸之**，承山等穴。**外踝之后灸之**，昆仑等穴也。**缺盆骨上切之坚痛如筋者灸之，膺中陷骨间灸之，去骬骨下灸之，脐下关元三寸灸之，毛际动脉灸之，膝下三寸分间灸之，足阳明灸之，跗上动脉灸之，颠上动脉灸之。犬所啮之处，灸之三壮，即以犬伤痛壮数灸也，凡当灸二十七处**。骬，音于，髃骬穴也，冲阳等穴也。题云灸寒热法，此总数之二十七处中，有依其输穴，亦取气指而灸之，不可为定，可量取也。**伤食，灸不已者，必视其经之过于阳者，数刺之输血，药之也**。伤食为病，灸之不得愈者，可刺之。刺法，可刺大经所过之络出血，及饮药调之阳络脉也。

仁安三年八月五日以同本书之

以同本移点校合了　丹波赖基

本云

保元三年春三月二十九日以家本移点校合了　宪基

卷第二十七 邪论

通直郎守太子文学臣杨上善奉敕撰注

七 邪

黄帝问于岐伯曰：余尝登于清泠之台，中阶而顾，匍匐而前则惑。余私异之，窃内怪之，独瞑独视，安心定气，久而不解，独转独眩，被发长跪，俯而视之，后久之不已，卒然自止，何气使然？小怪曰异之，大异曰怪之。瞑，目合也。俯而视之，下直视也。何气使然，问其生惑所由也。"转"，有为"传"；"眩"，有为"脆"，量误也。"泠"，有本为"零"也。岐伯曰：五脏六腑之精气，皆上注于目而为之精。五脏六腑精液，及脏腑之气清者，上升注目，以为目之精也。精之果者为眼，精之果，别称为眼。果，音颗。骨之精为瞳子，肾精主骨，骨之精气为目之瞳子。筋之精为黑眼，肝精主筋，筋气以为睛之黑眼也。血之精为络，心精主血，血气以为眼精赤络。其果气之精为白眼，肺精主气，气之精为白眼。肌肉之精则为约束裹撷，脾精主肉，肉气之精以为眼之束约裹撷。胡结反。筋骨血气之精而与脉并为系，上属于脑，后出于项中。四气之精并脉合为目系，其系上属于脑，后出项中。故邪中于项，因逢其身虚，其入深，则随眼系以入于脑，则脑转，脑转则引目系，目系急，急则目眩以转矣。后曰项，前曰颈。以目系入脑，故邪循目系，脑转目眩也。**邪中其精，所中不相比也则精散，精散则视歧，故见两物。**五精合而为眼，邪中其精，则五精不得比和，别有所见，故视歧见于两物，如第二目等也。**目者，五脏六腑之精也，营卫魂魄之所常营也，神气之所生也，故神劳则魂魄散，志意乱。**目之有也，凡因三物：一为五脏六腑精之所成，二为营卫魂魄血气所营，三为神明气之所生。是则以神为本，故神劳者，魂魄志意五神俱乱。**是故瞳子、黑眼法于阴，白眼、赤脉法于阳，故阴阳合传而精明也。**是以骨精瞳子、筋精黑眼，此二是肝肾之精，故法于阴也。果气白眼及血之赤脉，此二是心肺两精，故法于阳也。肺虽少阴，犹在阳中，故为阳也。此之阴阳四精和合，通传于气，故曰精明也。**目者，心之使也；心者，神之舍也。故神分精乱而不传，卒然见非常之处，精神魂魄散不相得，故曰惑。**心脏者，心内形也。心者神之用，神者心之主也。故神劳分散，则五精乱不相传，卒见非常两物者也，以其精神乱为惑也。**黄帝曰：余疑其然。余每之东苑，未尝不惑，去之则复，余唯独为东苑劳神乎？何其异也？**清泠之台在东苑，故每往登台则惑，去台则复于常，岂独为彼东苑劳神，遂致有惑，是所可怪也。**岐伯曰：不然也。心有所喜，神有所恶，卒然相感，则精气乱，视误故惑，神移乃复。**夫心者神用，谓之情也。情之所喜，谓之欲也。故情之起欲，是神之所恶；神之所好，心之所恶。是以养神须去情欲，欲去神安，长生久视；任心所作，则情欲百端，情欲既甚，则伤神害命。斯二不可并行，并行相感则情乱致惑；若得神移反本，则惑解神复。**是故间者为迷，甚者为惑。黄帝曰：善。**间，轻也。甚，重也。此为第一惑邪。**黄帝曰：人之喜忘者，何气使然？岐伯曰：上气不足，下气有余，肠胃实而心肺虚，虚则营卫留于下久，不以时上，故喜忘矣。**心肺虚，上气不足也。肠胃实，下气有余也。营卫行留于肠胃不上，心肺虚故喜忘。复有上时，又得不忘也。此为第二喜忘邪也。**黄帝曰：人之喜饥而不嗜食者，何气使然？岐伯曰：精气并于脾，热气留于胃，胃热则消谷，谷消故喜饥。胃气逆上故胃管寒，胃管寒故不嗜食也。**精气，阴气也。胃之阴气并在脾内，则胃中独热，故消食喜饥。胃气独热，逆上为难，所以胃咽中冷，故不能食也。此为第三不嗜食邪。**黄帝曰：病而不得卧出者，何气使然？岐伯曰：卫气不得入于阴，常留于阳，留于阳则阳气满，满则阳跷盛，不得入于阴，阴气虚，故目不得瞑矣。**卫气昼行阳脉二十五周，夜行五脏二十五周，昼夜周身五十周。若卫行阳脉，不入脏阴，则阳脉盛，则阳跷盛而不和，阴跷虚也。二跷并至于目，故阳盛目不得瞑，所以不卧。此为第四不得卧邪。瞑，音眠。**黄帝曰：病而目不得视，何气使然？岐伯曰：卫气留于阴，不得行于阳，留于阴则阴气盛，盛则阴跷满，不得入于阳，阳气虚，故目闭焉。**卫气留于五脏，则阴跷盛不和，唯阴无阳，所以目闭不得视也。以阳主开，阴主闭也。此为第五不得视邪也。**黄帝曰：人之多卧者，何气使然？岐伯曰：此人肠胃大而皮肤涩，而分肉不解焉。肠胃大则卫气留久，皮肤涩则分肉不解，其行迟。夫卫气者，昼日常行于阳，夜行于阴，故阳气尽则卧，阴气尽则寤。故肠胃大，则卫气行留久；皮肤涩，分肉不解，则行迟。留于阴也久，其气不精，则欲瞑，故多卧。肠胃小，皮肤滑以缓，分肉解利，卫气之留于阳也久，故少卧焉。**其人肠胃能大，皮肤能涩，大则卫气停留，涩则卫气行迟，留而行涩，其气不精，故多卧少寤；反之少卧。此为第六多卧邪也。**黄帝曰：其非常经也，卒然多卧者，何气使然？岐伯曰：邪气留于上焦，上焦闭而不通，已食若饮汤，卫反留于阴而不行，故卒然多卧。**邪气留于上焦，上焦之气不行，或因饮食，卫气留于心肺，故闷而多卧。此为第七邪也。**黄帝曰：善。治此诸邪奈何？岐伯曰：先其腑脏，诛其小过，后调其气，盛者泻之，虚者补之，必先明知其形气之苦乐，定乃取之。**疗此七邪之法，先取五脏六腑诸募等脏腑之上诸穴，除其微过，然后调其脏腑五输六输而补泻之。补泻之前，必须明知形气虚实苦乐之志，然后取之。

十二邪

黄帝闲居，避左右而问岐伯曰：余以闻九针之经，论阴阳逆顺六经已毕，愿得口问。岐伯避席再拜对曰：**善乎哉问也！此先师之所口传也。**闲居，晏也。避，去也。六经，阴阳各有三阴三阳之脉也。口传者，文传得粗，口传得妙，谓口决其理也。**黄帝曰：愿闻口传。岐伯曰：夫百病之始生也，皆生于风雨寒暑，阴阳喜怒，食饮居处，大惊卒恐。**风雨、寒暑、居处，外邪也。阴阳、喜怒、饮食、惊恐，内邪也。**血气分离，**此内外邪生病所由，凡有五别。一，令血之与气不相合也。**阴阳破散，**二，令脏腑阴阳分散也。**经络决绝，脉道不通，**三，令经脉及诸络脉不相通也。**阴阳相逆，卫气稽留，**四，令阴阳之气乖和，卫气不行。**经脉空虚，血气不次，**乃失其常。五，令诸经诸络虚竭，营血卫气行无次第。**论不在经者，请道其方。**如上所说，论在经者，余已知之。有所生病不在经者，请言其法也。**黄帝曰：人之欠者，何气使然？岐伯曰：卫气昼日行于阳，夜则行于阴。阴者主夜，夜者主卧。阳者主上，阴者主下。**故阴气积于下，阳气未尽，阳引而上，阴引而下，阴阳相引，故数欠。阳气尽而阴气盛，则目瞑；阴气尽而阳气盛，则寤矣。阳气主昼在上，阴气主夜在下。阴气尽，阳气盛，则寤；阳气尽，阴气盛，则瞑。今阳气未尽，故引阴而上，阴气已起，则引阳而下，阴阳相引上下，故数欠也。**泻足少阴，补足太阳**。泻于肾脉足少阴实，补于膀胱脉足太阳虚，令阴阳气和，故欠愈也。有本作"足太阴"。**黄帝曰：人之哕者，何气使然？岐伯曰：谷入于胃，胃气上注于肺。今有故寒气与新谷气俱还入于胃，新故相乱，真邪相攻并相逆，复于胃，故为哕**。谷入胃已，清气上注于肺，浊气下留于胃，有故寒气与新谷气俱入于肾，新故真邪在于胃中相攻相逆，复从胃出，故为之哕。**补手太阴，泻足少阴**。宜补肺脉手太阴，泻肾脉足少阴。以足少阴主寒，故须泻之，手太阴主气，故先补之。**黄帝曰：人之唏者，何气使然？岐伯曰：此阴气盛而阳气虚，阴气疾而阳气徐，阴气盛，阳气绝，故为唏**。火几反，笑也。阴气盛而行疾，阳气虚而行徐，是以阳气绝为唏也。**补足太阳，泻足少阴**。以腑膀胱太阳气绝，故须补之。肾脏少阴气盛，故须泻之。**黄帝曰：人之振寒者，何气使然？岐伯曰：寒气客于皮肤，阴气盛，阳气虚，故振寒寒栗，补诸阳**。以阳虚阴盛，阳虚故皮肤虚，阴盛故寒客皮肤，故振寒寒栗，宜补三阳之脉。**黄帝曰：人之噫者，何气使然？岐伯曰：寒气客于胃，厥逆从下上散，复出于胃，故为噫**。寒气先客于胃，厥而逆上消散，复从胃中出，故为噫。**补足太阴、阳明。一曰补眉本**。脾胃腑脏皆虚，故补斯二脉。眉本是眉端攒竹穴，足太阳脉气所发也。**黄帝曰：人之嚏者，何气使然？岐伯曰：阳气和利，满于心，出于鼻，故为嚏**。阳之和气利，满于心中，上冲出于鼻，故为嚏也。**补足太阳荥、眉本。一曰眉上**。阳虚而利，故补阳脉。太阳起鼻上两箱，发于攒竹。太阳荥在通谷，足指外侧本节前陷中。**黄帝曰：人之亸者，何气使然？岐伯曰：胃不实则诸脉虚，诸脉虚**

则筋肉懈惰，筋肉懈惰，行阴用力，气不能复，故为掸。胃气不实，谷气少也。谷气既少，脉及筋肉并虚懈惰，因此行阴。行阴，入房也。此又入房用力，气不得复，四肢缓纵，故名为掸。掸，土干反，牵引也，谓身体懈惰，牵引不收也。**因其所在，补分肉间。**筋脉皆虚，故取病所在分肉间补之。**黄帝曰：人之哀而涕泣出者，何气使然？**涕泣多，目无所见，何气使然也？**岐伯曰：心者，五脏六腑之主也；**涕泣出之所以有三，心者神用，脏腑之主，一也。**目者，宗脉之所聚，上液之道也；**手足六阳及手少阴、足厥阴等诸脉凑目，故曰宗脉所聚。大小便为下液之道，涕泣以为上液之道，二也。**口鼻者，气之门户也。**目者，唯是液之道也；口鼻二窍气液之道，三也。**故悲哀愁忧则心动，心动则五脏六腑皆摇，摇则宗脉盛，宗脉盛则液道开，液道开故涕泣出焉。**有物相感，遂即心动；以其心动，即心脏及余四脏并六腑亦皆摇动；脏腑既动，脏腑之脉皆动；脏腑宗脉摇动，则目鼻液道并开。以液道开，故涕泣出也。**液者，所以灌精而濡空窍者也，故上液之道开，泣出不止则液竭，液竭则精不灌，精不灌则目无所见矣，故命曰夺精。**五谷液以灌目之，五谷之精润于七窍；今但从目鼻而出不止，则竭也。诸精不得其液，则目眼无精，故目无所见，以夺精也。**补天柱经侠项。**天柱经，足太阳也。天柱侠项后发际大筋外廉陷中，足太阳脉气所发，故补之。**黄帝曰：人之太息者，何气使然？岐伯曰：忧思则心系急，心系急则气道约，气道约则不利，故太息以申出。**忧思劳神，故心系急。心系连肺，其脉上迫肺系，肺系为喉通气之道，既其被迫，故气道约不得通也，故太息取气以申出之。**补手少阴、心主、足少阳留之。**手少阴、手心主二经皆是心经，足少阳胆经，以心系急引于肝胆，故二阴一阳并须留针以缓。**黄帝曰：人之涎下者，何气使然？岐伯曰：饮食者，**

皆入于胃，胃中有热，热则虫动，虫动则胃缓，胃缓则廉泉开，故涎下。虫者，谷虫在于胃中也。廉泉，舌下孔，通涎道也。人神守，则其道不开；若为好味所感，神者失守，则其孔开涎涎出也。亦因胃热虫动，故廉泉开，涎因出也。**补足少阴。**肾足少阴脉，上侠舌本，主于津液，今虚，故涎下是也。**黄帝曰：人之耳中鸣者，何气使然？岐伯曰：耳者宗脉之所聚也，故胃中空则宗脉虚，虚则下溜脉有所竭者，故耳鸣。**人耳有手足少阳、太阳及手阳明等五络脉皆入耳中，故曰宗脉所聚也。溜脉，入耳之脉溜行之者也。有竭不通，虚故耳鸣也。**补客主人、手大指爪甲上与肉交者。**手阳明入耳，过客主人也。手大指爪甲上手太阴脉，是手阳明之里，此阴阳皆虚，所以耳鸣，故并补之。**黄帝曰：人之自啮舌者，何气使然？岐伯曰：此厥逆走上，脉气辈至也，**辈，类也。厥逆之气上走于头，故上头类脉所至之处，即自啮舌也。**少阴气至则啮舌，少阳气至则啮颊，阳明气至则啮唇矣。视主病者则补之。**肾足少阴脉厥逆，至于舌下则便啮舌。手足少阳脉厥逆，行至于颊即便啮颊。手足阳明厥逆，行至于唇即便啮唇。此辈诸脉以虚厥逆，故视其所病之脉补也。**凡此十二邪者，皆奇邪之走空窍者也。故邪之所在，皆为之不足。**此十二邪皆令人虚，故曰奇邪。空窍，谓是输窍者也。此之邪气所至之处，损于正气，故令人不足为病也。**故上气不足，脑为之不满，耳为之善鸣，头为之倾，目为之瞑；**头为上也。邪气至头，耳鸣，头不能正，目暗者也。**中气不足，溲便为之变，肠为之喜鸣；**肠及膀胱为中也。邪至于中，则大小便色皆变于常，及肠鸣也。**下气不足，则为痿厥足闷，补足外踝下留之。**邪气至足，则足痿厥𬌗缓，其足又闷，可补之外踝之下。一本，刺足大指间上二寸留之。**黄帝曰：治之奈何？岐伯曰：肾主为欠，取足**

少阴；肺主为哕，取手太阴、足少阴；唏者，阴与阳绝，故补足太阳，泻足少阴；振寒，补诸阳；噫，补足太阴、阳明；嚏，补足太阳、眉本；掸，因其所在，补分肉间；泣出，补天柱经侠项，侠项者，头中分也；太息，补手少阴、心主、足少阳，留之；涎下，补足少阴；耳鸣，补客主人、手大指爪甲上与肉交者；自啮颊，视主病者则补之；目瞑项强，足外踝下留之；痿厥足悗，刺足大指间上二寸留之，一曰足外踝下留之。以下总言疗方。“与阳”者，阴盛不绝乃可泻，不得言“与”，可为“盛”也。“头中分”者，取宗脉所行头中之分。掸、痿厥同为一病，名字有异，此文信之也。

邪　客

黄帝问岐伯曰：余闻善言天者，必有验于人；人之善言天者，是人必法天以言人，故有验于人也。**善言古者，必有合于今；**以今寻古为今法，故必合于今。**善言人者，必厌于己。**善言知人，必先足于己，乃得知人；不足于己而欲知人，未之有也。**如此，则道不惑而要数极，所谓明也。**如此，人有三善之行，于道不惑。所以然者，得其要理之极，明达故也。数，理也。**今余问于夫子，令可验于己，令之可言而知也，视而可见，扪而可得，令验于己如发蒙解惑，可得闻乎？**先自行之，即可验于己也。然后问其病之所由，故为言而知之也。察色而知，故为视而知之也。诊脉而知，故为扪而可得。斯为知者，先验于身，故能为人发蒙于耳目，解惑于心府，如此之道，可以闻不？**岐伯再拜曰：帝何道之问？黄帝曰：愿闻人之五脏卒痛，何气使然？岐伯曰：经脉流行不止，环周不休，寒气入焉，**

经血稽迟，泣而不行，客于脉外则血少，客于脉中则气不通，故卒痛矣。黄帝曰：其痛也，或卒然而止者，或常痛甚不休者，或痛甚不可按者，或按之而痛止者，或按之而无益者，或喘动应手者，或心与背相应而痛者，或心胁肋与少腹相引而痛者，或腹痛引阴股者，或痛宿昔成积者，或卒然痛死不知人有间复生者，或腹痛而悗悗呕者，或腹痛而复泄者，或痛而闭不通者，股外为髀，髀内为股，阴下之股为阴股也。悗，音闷也。**凡此诸痛，各不同形，别之奈何？** 凡此十四别病，十三寒客内为病，一种热气客内为闭，皆为痛病，不知所由，故须问之。**岐伯对曰：寒气客于肠外则肠寒，寒则缩卷，卷则肠绌急，绌急则外引小络，故卒然痛，得炅则痛立已矣，因重中于寒，则痛久矣。** 绌，褚律反，缝也。谓肠寒卷缩如缝连也。肠绌属肠经之小络散络于肠，故肠寒屈急引络而痛，得热则立已。炅，热也。**寒气客经络之中，与炅气相薄则脉满，满则痛而不可按也，寒气稽留，炅气从上，则脉充大而血气乱，故痛不可按也。** 痛不可按之，两义解之：一，寒热薄于脉中，满痛不可得按；二，寒气下留，热气上行，令脉血气相乱，故不可按也。**寒气客于肠胃之间，募原之下，而不得散，小络急引故痛，按之则气散，故痛止矣。** 肠胃皆有募有原，募原之下皆有孙络，寒客肠胃募原之下，孙络引急而痛，故按之散而痛止。**寒气客于侠脊之脉，则深按之不能及，故按之无益。** 侠脊脉，督脉也。督脉侠脊，故曰侠脊脉也。督脉侠于脊里而上行深，故按之不及，所以按之无益者也。**寒气客于冲脉，冲脉起于关元，随腹直上则脉不通，不通则气因之，故喘动应手矣。** 关元在脐下小腹，下当于胞，故前言冲脉起于胞中直上。邪气客之，故喘动应手。有本无 "起于关元" 下十字也。**寒气客于背输之脉则脉泣，泣则血虚，虚则痛，其输注于心，故相引而痛，按**

之则热气至，至则痛止矣。背输之脉，足太阳脉也。太阳心输之络注于心中，故寒客太阳，引心而痛。按之不移其手，则手热，故痛止。**寒气客于厥阴，厥阴之脉者，络阴器系于肝，寒气客于脉中，则血泣脉急，引胁与少腹矣。**厥阴肝脉属肝络胆布胁肋，故寒客血泣脉急，引胁与少腹痛也。**厥气客于阴股，寒气上及少腹，血泣在下相引，故痛。**厥气客在阴股，阴股之血凝泣，故其气上引少腹而痛也。**寒气客于五脏，厥逆上泄，阴气竭，阳气未入，故卒然痛死不知人，气复反则生矣。**寒气入五脏中，厥逆上吐，遂令阴气竭绝，阳气未入之间，卒痛不知人，阳气入脏还生也。**寒气客于肠募关元之间，络血之中，血泣不得注于大经，血气稽留，留不得行，故卒然成积矣。**肠，谓大肠、小肠也。大肠募在天枢脐左右各二寸，原在手大指之间。小肠募在脐下三寸关元，原在手外侧腕骨之前完骨。寒气客此募原之下，血络之中，凝泣不行，久留以成于积也。**寒气客于肠胃，厥逆上出，故痛而呕矣。**寒客肠胃，其气逆上，故痛呕吐也。**寒气客于小肠，不得成聚，故后泄腹痛矣。**寒客小肠，不得成于积聚，故后利腹痛也。**热气留于小肠，小肠中瘅热焦竭，则故坚干不得出矣。**热气留止小肠之中，则小肠中热，糟粕焦竭干坚，故大便闭不通矣。**黄帝曰：所谓言而可知者也，视而可见奈何？岐伯曰：五脏六腑固尽有部，视其五色，黄赤为热，白为寒，青黑为痛，此所谓视可见者也。**五脏六腑各有色部，其部之中色见，视之即知脏腑之病，此则视而可见者也。**黄帝曰：闻而可得奈何？岐伯曰：视其主病之脉坚而血，及皮陷下者，可闻而得也。**视脉及皮之状，问其所由，故为闻而得也。**黄帝曰：善。**

邪 中

黄帝问岐伯曰：邪气之中人也奈何？岐伯曰：邪气之中人也高。黄帝曰：高下有度乎？岐伯曰：**身半已上者，邪中之也；身半以下者，湿中之也**。高者，上也。身半以上，风雨之邪所中，故曰中于高也。风为百病之长，故偏得邪名也。身半以下，清湿之邪，湿最沉重，故袭下偏言也。**故曰：邪之中人也，无有恒常，中于阴则留于腑，中于阳则留于经**。邪中于臂胻之阴，独伤阴经，流入中脏，脏实不受邪客，故转至留于六腑者也。中于头面之阳，循三阳经下留阳经，故曰无常也。**黄帝曰：阴之与阳也，异名同类，上下相会**，阴阳异名，同为气类，三阳为表居上，三阴为里在下，表里气通，故曰相会。**经络之相贯，如环无端**。三阴之经络脉别走入于三阳，三阳之经络脉别走入于三阴，阴阳之气旋回，周而复始，故曰无端。**邪之中人也，或中于阴，或中于阳，上下左右，无有恒常，其故何也**？经络相贯周环，自是常理，邪之中人循行，亦可与经络同行，然中于阴阳上下左右生病异者，其故何也？**岐伯答曰：诸阳之会，皆在于面。人之方乘虚时，及新用力，若热饮食汗出腠理开，而中于邪**。手足三阳之会皆在于面，人之受邪所由有三：一为乘年虚时，二为新用力有劳，三为热饮热食汗出腠理开。有此三虚，故邪中人。**中面则下阳明，中项则下太阳，中于颊则下少阳，其中于膺背两胁亦中其经**。邪之总中于面，则著手足阳明之经循之而下。若中头后项者，则著手足太阳之经循之而下。若别中于两颊，则著手足少阳之经循之而下。若中胸、背及两胁三处，亦著三阳之经循经而下也。**黄帝曰：其中于阴奈何？岐伯答曰：中于阴者，常从臂胻始**。夫臂与胻，其阴皮薄，其肉淖泽，故俱受于风，独伤其阴。以下言邪中于阴经也。四肢手臂及脚胻，当阴经上皮薄，其肉淖泽，故四处俱受风邪，所以独伤阴经。下经言风雨伤上，清湿伤下者，举多为言，其实脚胻亦受风邪也。**黄帝曰：此故伤其脏乎？岐伯曰：身之中于风也，不必动脏。故邪入于阴经，其脏气实，邪气入而不能客，故还之于腑。是故阳中则溜于经，阴中则溜于腑。**邪之伤于阴经，传之至脏，以脏气不客外邪，故还流于六腑之中也。故阳之邪中于面，流于三阳之经；阴之邪中臂胻，溜于六腑也。**黄帝曰：邪之中脏者奈何？**前言外邪不中五脏，次言邪从内起中于五脏，故问起也。**岐伯曰：愁忧恐惧则伤心。**愁忧恐惧，内起伤神，故心脏伤也。**形寒寒饮则伤肺，以其两寒相感，中外皆伤，故气逆而上行。**形寒饮寒，内外二寒伤肺，以肺恶寒也。**有所堕坠，恶血留内，若有所大怒，气上而不下，积于胁下，则伤肝。**因坠恶血留者，外伤也。大怒，内伤也。内外二伤，积于胁下，伤肝也。**有所击仆，若醉入房，汗出当风，则伤脾。**击仆当风，外损也。醉以入房汗出，内损也。内外二损，故伤脾也。**有所用力举重，若入房过度，汗出浴水，则伤肾。**用力举重，汗出以浴水，外损也。入房过度，内损也。由此二损，故伤肾也。**黄帝曰：五脏之中风奈何？岐伯曰：阴阳俱感，邪乃得往。黄帝曰：善。**前言五脏有伤，次言五脏中风，阴阳血气皆虚，故俱感于风，故邪因往入也。**黄帝问岐伯曰：首面与身形，属骨连筋，同血合气耳。天寒则地裂凌冰，其卒寒，或手足懈惰，然其面不衣，其故何也？**首面及与身形两者，皆属于骨，俱连于筋，同受于血，并合于气，何因遇寒手足冷而懈惰，首面无衣不寒，其故何也？**岐伯曰：十二经脉，三百六十五络，其血气皆上于面而走空窍。**六阳之经并上于面，六阴之经有足厥阴经上面，余二至于舌下，不上于面，而言皆上面者，举多为言耳。其经络血气者通，故皆上走七窍以为用也。**其精阳气，上于目而为精；**其经络精阳之气，上走为目，成于眼精也。**其别气，走于耳而为听；**别精阳气，入耳以为能听。**其宗气，上出于鼻而为臭；**五脏聚气以为宗气，宗气入鼻，能为知臭也。**其浊气，出于胃，走唇舌而为味；**耳目视听，故为清气所生。唇舌识味，故为浊气所成。味者，知味也。**其气之津液，皆上熏于面，面皮又厚，其肉坚，故热甚，寒不能胜也。**以其十二经脉三百六十五络血气皆上熏面，以其阳多，其皮坚厚，故热而能寒也。

邪传

黄帝问岐伯曰：**夫百病之始生也，皆生于风雨寒暑，清湿喜怒。**湿从地起，雨从上下，其性虽同，生病有异。寒生于外，清发于内，性是一物，起有内外，所病亦有不同。喜者，阳也。怒者，阴也。此病之起也。**喜怒不节则伤脏，**心主于喜，肝主于怒，二者起之过分即伤神，伤神即内伤五脏，则中内之邪也。**风雨则伤上，清湿则伤下，三部之气，所伤异类，愿闻其会。**风雨从头背而下，故为上部之气；清湿从尻脚而上，故为下部之气。所伤之类不同，望请会通之也。**岐伯对曰：三部之气各不同，或起于阴，或起于阳，请言其方。**或起于阴，谓臂胻及尻。或起于阳，谓面与项、膺、背及胁。请俱申之也。**喜怒不节则伤于脏，脏伤则病起于阴；**阴，谓内也。**清湿袭虚，则病起于下；风雨袭虚，则病起于上，**足阳并于阴，阴虚即清湿袭之，故曰病起于下也。人之面项，阴并于阳，气虚即风雨袭之，故曰病在于上也。**是谓三部。至其淫泆，不可胜数。**是谓三部之气，生病不同，更随所因，变而生病，漫衍过多，不可量度也。**黄帝问曰：余固不能数，故问于天师，愿卒闻其道。**诸邪相传，变化为病，余知不可数量，天师所知，固应穷其至数，余请卒闻其道。天师，尊之号也。**岐伯对曰：风雨寒热，不得虚邪，不能独伤人。卒然逢疾风暴雨而不病者，亦无虚邪，不能独伤人。必因虚邪之风，与其身形，两虚相得，乃客其形。**虚邪，即风从虚乡来，故曰虚邪。风雨寒热，四时正气也。四时正气，不得虚邪之气，亦不能伤人。卒风暴雨，虽非正气，不得虚邪之气，亦不能伤人。独有虚邪之气，亦不能伤人。必因虚邪之风，及身形虚相感，故得邪客于形。**两实相逢，众人肉坚。其中于虚邪也，因于天时，与其躬身，参以虚实，大病乃成，**风雨寒暑，四时正气，为实风也。众人肉坚，为实形也。两实相逢，无邪客病也。故虚邪中人，必因天时虚风，并身形虚，合以虚实也。参，合也。虚者，形虚也。实者，邪气盛实也。两者相合，故大病成也。**气有定舍，因处为名，**邪气舍定之处，即因处以施病名。如邪舍形头，即为头眩等病也；若舍于腹，即为腹痛泄利等病也；若舍于足，则为足悗不仁之病也。**上下中外，分为三贞。**上，谓头面也。下，谓尻足也。中，谓腹。三部各有其外也。贞，正也。三部各有分别，故名三贞也。**是故虚邪之中人也，始于皮肤，皮肤缓则腠理开，从毛发入，入则枢深，深则毛发立淅然，皮肤痛。**皮肤缓者，皮肤为邪所中，无力不能收，故缓也。人毛发中虚，故邪从虚中入也。枢，久也。邪气逆入，久深腠理之时，振寒也。**留而不去，则传舍于络脉，在络脉之时，痛于肌肉，其痛之时，大经乃代。**去，邪散也。孙络、大络，皆称络脉也。十二经脉行皆代息，以大经在肌肉中，今肌肉痛，故大经代息也。**留而不去，传舍于经，在经之时，洒淅善惊。**经脉连于五脏，五脏为邪气所动，故其喜惊，惊即溫泝振寒也。泝，音诉也。**留而不去，传舍于输，在输之时，六经不通，四肢节痛，腰脊乃强。**输，谓五脏二十五输，六腑三十六输。六经，谓三阴三阳也。输在四肢，故四肢痛也。足太阳及督脉在腰脊，邪气循之，故急强也。**留而不去，传舍于伏冲，在伏冲之时，体重身痛。**冲脉为经络之海，故邪居体重。**留而不去，传舍于肠胃，舍于肠胃之时，贲响腹胀，多寒则肠鸣飧泄，食不化，多热则溏出麋。**贲响，虚起貌。多寒则邪为飧泄，多热则邪为溏麋。麋，黄如麋也。**留而不去，传舍于肠胃之外，募原之间。**肠胃之府，外有募原，邪传肠胃之外，溢至募原之间也。**留著于脉，稽而不去，息而成积。**脉，谓经脉及络脉也。谓邪著于经络之脉，传入肠胃之间，长息成于积病，此句是总也。**或著孙络，或著络脉，或著经脉，或著输脉，或著于伏冲之脉，或著于膂筋，或著于肠胃之募原，上连于缓筋，邪气淫泆，不可胜论。**以下言邪气著成积，略言七处，变化滋彰，不可复论也。输脉者，足太阳脉，以管五脏六腑之输，故曰输脉。膂筋，谓肠后脊膂之筋也。缓筋，谓足阳明筋，以阳明之气主缓。**黄帝曰：愿尽闻其所由然。**愿尽闻者，愿尽闻于成积所由。**岐伯曰：其著孙络之脉而成积者，其积往来上下，臂手孙络之居也，浮而缓，不能拘积而止之，故往来移行，肠间之水，凑渗注灌，濯濯有音，居，著也。**邪气著于擘手孙络，随络往来上下，其孙络浮缓，不能够止积气，臂手之络行在肠间，故邪随络脉往来，令肠间之水凑渗有声也。濯濯，水声也。**有寒则脉䐜满雷引，故时切痛。**邪循于络，在肠间时，有寒则孙脉䐜满，引肠而作雷声，时有切痛。**其著于阳明之经，则侠脐而居，饱食则益大，饥则益小。**胃脉足阳明之经，直者下乳内廉，下侠脐入气街中，故邪气著之，饱食则其脉粗大，饥少谷气则脉细小，今人称此病两弦也。**其**

著于缓筋也，似阳明之积，饱食则痛，饥则安。缓筋，足阳明之筋也。邪客缓筋，是足阳明筋从下上腹，侠脐而布，似足阳明经脉之积，饱则大而痛，饥小而安，亦邪侠筋之大小也。**其著于肠胃之募原也，痛而外连于缓筋，饱食则安，饥则痛。**募，谓肠胃府之募也。原，谓肠胃府之原也。募原之气外来，连足阳明筋，故邪使饱安饥痛也。**其著于伏冲之脉者，揣揣应手而动，发手则热气下于两股，如汤沃之状。**冲脉下者，注少阴之大络，出于气街，循阴股内廉入腘中，伏行骭骨内，下至内踝之属而别；前者，伏行出跗属下，循跗入大指间，以其伏行，故曰伏冲。揣，动也。以手按之，应手而动，发手则热气下于两股如汤沃，邪之盛也。**其著于膂筋在肠后者，饥则积见，饱则积不见，按之弗得。**膂筋，足少阴筋，循脊内侠膂，在小肠后附脊。因饥则见，按之可得；饱则不见，按之难得也。**其著于输之脉者，闭塞不通，津液不下，空窍干壅。**输脉，足太阳脉也。以管诸输，络肾属膀胱，故邪著之，津液不通，大便干壅，不得下于大小便之窍也。**此邪气之从外入内，从上下者。**结邪行处也。**黄帝曰：积之始生，至其已成奈何？岐伯曰：积之始生，得寒乃生，厥上乃成积也。**夫聚者阳邪，积者阴邪也，此言病成。若言从生，阴阳生也。故积之始生，邪得寒气，入舍于足，以为积始也，故曰得寒乃生也。寒厥邪气上行，入于肠胃，以成于积也。**黄帝曰：成积奈何？岐伯曰：厥气生足悗，足悗生胫寒，胫寒则血脉凝泣，寒气上入肠胃，上于肠胃则䐜胀，䐜胀则肠外之汁沫迫聚不散，日以成积。**以上言成积所由三别。外邪厥逆之气客之，则阳脉虚，故胫寒。胫脉皮薄，故血寒而凝泣。凝，凝也。寒血循于络脉上行，入于肠胃。寒血入于肠胃，则肠胃之内䐜胀，肠胃之外冷汁沫聚，不得消散，故渐成积也。此为生积所由一也。**卒然盛食多饮则脉满，起居不节，**

用力过度，则络脉伤，阳络伤则血外溢，外溢则衄血；阴络伤则血内溢，内溢则便血，肠外之络伤，则血溢于肠外，肠外有寒，汁沫与血相薄，则并合凝聚不得散，积成矣。盛饮多食无节，遂令脉满，起居用力过度，内络脉伤。若伤肠内阳络，则便衄血；若伤肠内阴络，遂则便血；若伤肠外之络，则血与寒汁凝聚为积。此则生积所由二也。**卒然外中于寒，若内伤于忧怒，则气上逆，气上逆则六输不通，温气不行，凝血蕴裹而不散，津液涩著而不去，而积皆成矣。**人之卒然外中于寒，以入于内，内伤忧怒，以应于外，内外相抟，厥气逆上，阴气即盛，遂令六腑阳经六输皆不得通，卫气不行，寒血凝泣，蕴裹不散，著而成积，所由三也。**黄帝曰：其生于阴者奈何？岐伯曰：忧思伤心；**前言积成于阳，以下言积成于阴。忧思劳神，故伤心也。**重寒伤肺；**饮食外寒，形冷内寒，故曰重寒。肺以恶寒，故重寒伤肺。**忿怒伤肝；**肝主于怒，故多怒伤肝也。**醉以入房，汗出当风，则伤脾；**因醉入房，汗出当风，则脾汗得风，故伤脾也。**用力过度，若入房，汗出浴水，则伤肾。**肾与命门，主于入房，故用力及入房，汗出浴水，故伤于肾也。**此外内三部之所生病者也。黄帝曰：善。**忧思为内，重寒为外，入房当风以为内外，故合前三部所生病。**治之奈何？岐伯曰：察其所痛，以知其应，有余不足，当补则补，当泻则泻，毋逆天时，是谓至治。**凡积之病，皆有痛也，故察其痛以候其积。既得其病，顺于四时以行补泻，可得其妙也。**五邪入：邪入于阳则为狂；邪入于阴则为血痹；邪入于阳，抟则为癫疾；邪入于阴，抟则为瘖；阳入之于阴，病静；阴出之于阳，病善怒。**热气入于阳脉，重阳故为狂病。寒邪入于阴脉，重阴故为血痹。阳邪入于阳脉，聚为癫疾。阳邪入于阴脉，聚为瘖不能言。阳邪入阴者，则为病好静。阴邪出之于阳，阳动故多主喜怒也。**五发：阴病发于骨，阳病发于血，以味病发于气，阳病发于冬，阴病发于夏。**阴之为病，发骨疼等；阳之为病，发于血痹等；五味为病，发于气不调等；冬阳在内，故病发冬；夏阳在外，故病发夏也。

　　　　　　　　仁安三年八月十七日以同本书之

　　　　　　　　　　以同本移点校合了　丹波赖基

本云

　　　　保元三年五月十一日以家本移点校合了　宪基

卷第二十八 风论

通直郎守太子文学臣杨上善奉敕撰注

诸风数类

黄帝问于岐伯曰：**风之伤人，或为寒热，或为热中，或为寒中，或为疠，或为偏枯，或为贼风也，其病各异，其名不同；**风、气一也，徐缓为气，急疾为风。人之生也，感风气以生；其为病也，因风气为病。是以风为百病之长，故伤人也，有成未成。伤人成病，凡有五别：一曰寒热，二曰热中，三曰寒中，四曰疠病，五曰偏枯。此之五者，以为风伤变成。余病形病名各不同，或为贼风者，但风之为病，所因不同，故病名病形亦各异也。**或内至五脏六腑，不知其解，愿闻其说。岐伯曰：风气藏于皮肤间，内不得通，外不得泄，风者喜行而数变，**言风入于脏腑之内为病，遂名脏腑之风。风气藏于皮肤之间，内不得通生大小便道，外不得腠理中泄。风性好动，故喜行数变以为病之也。**腠理开则洒然寒闭，闭则热而㤼，**风气之邪得之由者，或因饥虚，或因热食，或复用力，腠理开发，风入毛腠，洒然而寒，腠理闭塞，内壅热闷。洒，音洗，如洗而寒也。**其寒也则衰食饮，其热也销肌肉，故使人怢栗而不能食，名曰寒热。**其寒不泄在内，故不能食；其热不泄在外，故销肌肉也。是以使人恶风而不能食，称曰寒热之病。怢栗，振寒貌也。**风气与阳入胃，循脉而**

上至目眦，其人肥，则风气不得外泄，则为热中而目黄也。以下言热中病也。风气从皮肤，循足阳明之经入于胃中；足阳明经从目内眦入属于胃，故循其脉至目内眦。以其人肥，腠理密实不开，风气壅而不得外泄，故内为热中，病目黄也。人变瘦，则外泄而寒，则为寒中而泣出。以下言寒中之病也。人瘦则腠理疏虚，外泄温气，故风气内以为寒中。足阳明脉虚冷，故目泣出也。风气与巨阳俱入，行诸脉输，散于分理间，冲气淫邪，与卫气相干，其道不利，故使肌肉贲膜而有伤，卫气有所渶而不行，故其肉有不仁。以下言疠病也。臣阳，足太阳也。风气之邪与足太阳，二气俱入十二经脉输穴之中，又散于分肉腠理之间，其与太阳俱入于输。冲上来者，淫邪之气，与卫气相干，致令卫气涩而不行，故肌肉贲起，腹胀有所伤也。以卫气凝聚不行，故肉不仁也。渶，义当凝也。疠者，营气热胕，其气不清，故使其鼻柱坏而色败也，皮肤伤溃，风寒客于脉不去，名曰疠风，胕，腐也。太阳与卫气在营血之中，故浊而热于胸腹。上冲于鼻，故鼻虬骨坏。其气散于皮肤，故皮肤溃烂。以其邪风寒气客脉，留而不去为病，称曰疠风，力揩反也。或名曰寒热。言前疠风，或名寒热之病也。以春甲乙伤于风者为肝风，以夏丙丁伤于风者为心风，以季夏戊己伤于邪者为脾风，以秋庚辛中于邪者为肺风，以冬壬癸中于邪者为肾风。春甲乙者，木王时也。木王盛时，冲上风来，名曰邪风。木盛近衰，故冲上邪风来伤于肝，故曰肝风。余四仿此也。风气中五脏六腑之输，亦为脏腑之风，脏腑输者，当是背输。近伤脏腑之输，故曰脏腑之风之也。各入其门户，所中则为偏风。门户，空穴也。邪气所中之处，即偏为病，故名偏风也。风气循风府而上，则为脑风。风府，在项入发际一寸，督脉阳维之会，近太阳入脑出处。风邪循脉入脑，故名脑风也。风入系头，则为目风。

邪气入于目系在头，故为目风也。**眠寒饮酒中风，则为漏风。**因饮酒寒眠，腠开中风漏汗，故为漏风。有本，目风眼寒也。**入房汗出中风，则为内风。**入房用力汗出，中风内伤，故曰内风也。**新沐中风，则为首风。**新沐发已，头上垢落，腠开得风，故曰首风之也。**久风入中，则为肠风飧泄。**皮肤受风日久，传入肠胃之中泄痢，故曰肠风。**外在腠理，则为泄风。**风在腠理之中，泄汗不止，故曰泄风之也。**故风者百病之长也，至其变化为他病也无常方，然故有风气。**百病因风而生，故为长也。以因于风，变为万病，非由一途，故风气以为病长也。

诸风状论

黄帝问于岐伯曰：愿闻其诊，及其病能。诊者，既见其状，因知所由，故曰诊也。昼间暮甚等，即为状也。咳短气等，即为病能之也。**岐伯曰：肺风之状，多汗恶风，色皏然白，时咳短气，昼日则瘥，暮则甚，诊在眉上，其色白。**皏，普幸反，白色薄也。肺风状能，凡有七别：一曰多汗；二曰恶风；三曰色白，谓面色白薄也；四曰嗽咳；五曰短气；六曰昼间暮甚，以肺主太阴，故暮甚也；七曰诊五色各见其部。薄泽者，五脏风之候也。白，肺色之也。**心风之状，多汗恶风，焦绝喜怒，赫者赤色，痛甚则不可快，诊在口，其色赤。**心风状能有七：一曰多汗；二曰恶风；三曰焦绝。焦，热也。绝，不通也，言热不通也；四曰喜怒；五曰面赤色；六曰痛甚不安；七曰所部色见，口为心部之也。**肝风之状，多汗恶风，喜悲，色微苍，嗌干喜怒，时憎女子，诊在目下，其色青。**肝风状能有八：一曰多汗；二曰恶风；三曰喜悲；四曰面色微青；五曰咽干；六曰喜怒；七曰时憎女子；八曰所部色见之也。**脾风之状，多汗恶风，身体怠惰，四肢不欲动，色薄微黄，不嗜食，诊在鼻上，其色黄。**脾风状能有七：一曰多汗；二曰恶风；三曰身体怠惰，谓除头四肢为身体也；四曰四肢不用；五曰面色微黄；六曰不味于食；七曰所部色见也。**肾风之状，多汗恶风，面庞然胕肿，腰脊痛不能正立，其色炲，隐曲不利，诊在颐上，其色黑。**肾风状能有七：一曰多汗；二曰恶风；三曰面肿；四曰腰脊痛；五曰面色黑如烟炲。炲，大才反；六曰隐曲不利，谓大小便不得通利；七曰所部色见。颐上，肾部也。有本为"肌上"，误也。**胃风之状，颈多汗恶风，饮食不下，膈塞不通，腹喜满，失衣则膜胀，食寒则泄，诊瘦而膜腹大。**胃风状能有八：一曰颈多汗；二曰恶风；三曰不下饮食；四曰膈不通，膈中噎也；五曰腹喜满；六曰失覆腹胀；七曰食冷则痢；八曰胃风形诊，谓瘦而腹大，胃风候也。**首风之状，头面多汗恶风，先当风一日则病甚，头痛不可出内，至其风日则病少愈。**首风状能有三：一曰头面多汗，二曰恶风，三曰诊候。不出者，不得游于庭也；不内者，不得在室也。**漏风之状，或多汗而不可单衣，食则汗出，甚则身汗，息恶风，衣裳濡，口干喜渴，不能劳事。**漏风状能有七：一曰多汗，谓重衣则汗，衣单则寒；二曰因食汗甚，病甚无汗；三曰恶风；四曰衣裳恒湿；五曰口干；六曰喜渴；七曰不能劳事也。**泄风之状，多汗，汗出泄衣上，口中干，上渍其风，不能劳事，身体尽痛则寒。**泄风状能有四：一曰多汗污衣；二曰口干；三曰渍风皮上冷也；四曰劳则体痛寒也。

诸风杂论

黄帝曰：夫子言贼风邪气之伤人也，令人病焉。今有其不离

卷第二十八

屏蔽，不出室内之中，卒然病者，非必离贼风邪气，其故何也？贼风者，风从冲上所胜处来，贼邪风也。离，历也。贼邪之风夜来，人皆卧，虽是昼日，不离屏蔽室内，不历贼风邪气，仍有病者，其故何也？**岐伯曰：此皆尝有所伤于湿气，藏于血脉之中，分肉之间，久留而不去，若有所堕坠，恶血在内而不去，卒然喜怒不节，饮食不适，寒温不时，腠理闭而不通，其开而遇风寒，则血气凝结，与故邪相袭，则为寒痹。其有热则汗出，汗出则受风，虽不遇贼风邪气，必有因加而发焉。**人虽不离屏室之中，伤于寒湿，又因坠有恶血，寒湿恶血等邪，藏于血脉中，又因喜怒饮食寒温失理，遂令腠理闭塞，壅而不通。若当腠开，遇于风寒，则血气凝结，与先寒湿故邪相因，遂为寒痹。虽在屏蔽之中，因热汗出，腠开受风，斯乃屏内之中加此诸病，不因贼风者。**黄帝曰：今夫子之所言者，皆病人之所自知也；其毋所遇邪气，又毋怵惕之志，卒然而病者，其故何也？唯有鬼神之事乎？**因内邪得病，病人并能自知；仍有自知不遇寒湿之邪，又无喜怒怵惕之志，有卒然为病，当是鬼神为之乎？**岐伯曰：此亦有故邪，留而未发也，因而志有所恶，及有所梦慕，血气内乱，两气相薄，其所从来者微，视之不见，听而不闻，故似鬼神。**以下言答，意非无故邪在内，亦非无怵惕之志。故有所恶，即为怒也；梦有所乐，即为喜也。因此两者相薄，故血气乱而生病。所来微细，视听难知，众人谓如鬼神，非鬼神也。**黄帝曰：其祝而已者，其故何也？岐伯曰：先巫者，固知百病之胜，先知其病之所从生者，可祝而已。黄帝曰：善。**先巫知者，巫先于人，因于鬼神前知事也。知于百病从胜克生，有从内外邪生。生病者，用针药疗之，非鬼神能生病也，鬼神但可先知而已。由祝去其巫知之病，非祝巫之鬼也。

413

九宫八风

立秋二玄委	秋分七仓果	立冬六新洛
夏至九上天	招摇五	冬至一汁蛰
立夏四阴洛	春分三仓门	立春八天溜

太一常以冬至之日，居汁蛰之宫四十六日，明日居天溜四十六日，明日居仓门四十六日，明日居阴洛四十五日，明日居上天四十六日，明日居玄委四十六日，明日居仓果四十六日，明日居新洛四十五日，明日复居汁蛰之宫。从其宫数所在，日徙一处，至九日复反于一，常如是无已，终而复始。太一徙日，天必应之以风雨，以其日风雨，则吉岁矣，民安少病矣，先之则多雨，后之则多旱。太一在冬至之日有变，占在君；太一在春分之日有变，占在相；太一在中宫之日有变，占在吏；太一在秋分之日有变，占在将；太一在夏至之日有变，占在百姓。所谓有变者，太一居五宫之日，疾风折树木，扬沙石。各以其所主占贵贱，因视风所从来而占之。从其所居之乡来为实风，主生长养万物；风从其冲后来为虚风，伤人者也，主杀主害者也。谨候虚风而避之，故圣人避邪弗能害，此之谓也。是故太一入徙，立于中宫，乃朝八风，以占吉凶也。以下言太一徙于中宫，以朝八风，以占吉凶也。风从南方来，名曰大弱风，其伤人也，内舍于心，外在于脉，其气主为热。风从西南方来，名曰谋风，其伤人也，内舍于脾，外在于肌，其气主为弱。风从西方来，名曰刚风，其伤人也，内舍于肺，外在于皮肤，其气主为身燥。风从西北方来，名曰折风，其伤人也，内舍于小肠，外在手太阳脉，脉绝则溢，

脉闭则结不通，喜暴死。风从北方来，名曰大刚之风，其伤人也，内舍于肾，外在于骨与肩背之膂筋，其气主为寒。风从东北方来，名曰凶风，其伤人也，内舍于大肠，外在于两胁腋骨下及肢节。风从东方来，名曰婴儿之风，其伤人也，内舍于肝，外在于筋纽，其气主为身湿。纽，女巾反，索也，谓筋转之也。风从东南方来，名曰弱风，其伤人也，内舍于胃，外在于肉，其气主体重。凡此八风，皆从其虚之乡来，乃能病人，三虚相薄，则为暴病卒死；两实一虚，病则为淋洛寒热；犯其雨湿之地，则为痿，故圣人避邪风如避矢石焉；其有三虚而偏中于邪风，则为击仆偏枯矣。风从冲后来，故称虚乡来也。三虚，谓年虚、月虚、时虚。三虚之中，纵使二实，但令一虚遇邪，犹为淋洛寒热，居处湿地，即为痿厥，况二虚一实遇邪，其病安得不甚？若先三虚逢邪，遂致击仆偏枯之病也。

三虚三实

黄帝问少师曰：余闻四时八风之中人也，故有寒暑，寒则皮肤急而腠理闭，暑则皮肤缓而腠理开，贼风邪气因以得入乎？将必须八正虚邪，乃能伤人乎？黄帝谓四时八节虚邪贼风中人，要因其暑腠理开时，因入伤人，故致斯问也。少师答曰：不然。贼风邪气之中人也，不得以时。少师答意，腠理开者，贼邪中深，腠理闭者，贼邪中浅，以其贼邪贼害甚也。不得以时者，暑开之时即入，闭之时不入之也。然必因其开也，其入也深，其内极也疾，其病人也卒暴；邪之中人，若因腠理开者，为害有三：一则邪入深也，二则极人命速，三则病死卒暴也。因其闭也，其入也浅以留，其病人也，徐以持也。若腠理闭，为过有二：一则邪入浅也，二则为病死徐。持，久留之也。**黄帝曰：有寒温和适，腠理不开，然有卒病者，其故何也？少师曰：帝弗知邪入乎？虽平居，其腠理开闭缓急，固常有时也。**平，和适也。人虽和适而居，腠理开闭未必因于寒暑，因于月之满空，人气盛衰，故腠理开闭，有病不病，斯乃人之常也。**黄帝曰：可得闻乎？少师曰：人与天地相参也，与日月相应也。**人之身也，与天地形象相参。身盛衰也，与日月相应也。**故月满则海水西盛，**日为阳也，月为阴也，东海阳也，西海阴也。月有亏盈，海水之身随月虚实也。月为阴精生水，故月满西海盛也。**人血气精，肌肉充，皮肤致，毛发坚，焦理郄，烟垢著。当是之时，虽遇贼风，其入浅，亦不深。**人身盛时，法月及与西海，皆悉盛实也。但贼邪不入，凡有六实：一曰血气精而不浊；二曰肌肉充实不疏；三曰皮肤密致不开；四曰毛发坚实不虚；五曰焦腠理曲而不通。三焦之气发于腠理，故曰焦理。郄，曲也；六曰烟尘垢腻蔽于腠理。有此六实，故贼风虽入，不能深也。**至其月郭空，则海水东盛，人血气虚，其卫气去，形独居，肌肉减，皮肤缓，腠理开，毛发浅，焦理薄，烟垢落。当是之时，遇贼风，则其入也深，其病人也卒暴。**人身衰时，法月及与西海皆悉衰也。月空东海盛者，阴衰阳盛也。凡有八衰：一曰血气虚浊，谓当脉血气虚也；二曰卫气减少，谓脉外卫气去而少也；三曰肌肉疏减；四曰皮肤虚缓；五曰腠理空开；六曰毛发虚浅；七曰焦理疏薄；八曰理无烟垢。有此八虚，所以贼邪深入，令人卒病也。**黄帝曰：其有卒然卒死暴病者，何邪使然？少师曰：得三虚者，其死暴疾；得三实者，邪不能伤人也。**人备三虚，其病死暴疾也。**黄帝曰：愿闻三虚。少师曰：乘年之衰，**人年七岁，加于九岁，至十六岁，名曰年衰。如是恒加九岁，至一百六，皆年之衰也。非岁露年，以其人实，邪不伤，故人至此年，名曰乘也。**逢月之空，**月郭空时，人具八虚，当此虚时，故曰逢也。**失时之和，因为贼风所伤，是谓三虚，故论不知三虚，工反为粗。**摄养乖于四时和气，非理受于风寒暑湿，人之有此三虚，故从冲后发屋折木扬沙走石等贼风至身，洒然起于毫毛，发于腠理，即为贼风伤也。**黄帝曰：愿闻三实。少师曰：逢年之盛，**逢年，谓无加年衰也。**遇月之满，**十五日时也。**得时之和，虽有贼风邪气，不能危之。**摄养顺于四时和气，人之有此三实，纵有贼邪，不能伤也。**黄帝曰：善乎哉论！明乎哉道！请藏之金匮，命曰三实，然此一夫之论也。**子之所论皆善者，以其内明于道，故请藏而宝之。此举一夫之论，以类众人也。

八正风候

黄帝曰：愿闻岁之所以皆同病者，何因而然？前章言人有摄养乖和，遇贼风之失；此言同受邪风，俱有伤害，以为问之也。**少师曰：此八正之候也。**八正候者，八节之正虚邪候也。**黄帝曰：候之奈何？少师曰：候此者，常以冬至之日，太一立于叶蛰之宫，其至也，天应之以风雨。风雨从南方来者为虚风，贼伤人者也。其以夜至者，万民皆卧而弗犯也，故其岁民少病。**《九宫经》曰：太一者，元皇之使，常居北极之傍叶蛰上下政天地之常□起也。叶蛰，坎宫名也。太一至坎宫，天必应之以风雨，其风从太一所居乡来向中宫，名为实风，主生长，养万物；若风从南方来向中宫，为冲后来虚风，贼伤人者也。其贼风夜至，人皆寝卧，不犯其风，人少其病也。**其以昼至者，万民懈惰而皆中于虚风，故万民多病。虚邪入客于骨而不发于外，至其立春，阳气大发，腠理开，因立春之日，风从西方来，万民又皆中于虚风，此两邪相薄，经气绝代。懈惰，谓不自收节。情逸腠开，邪客至骨而不外泄，至立春日，复有虚风从西方冲上而来，是则两邪相薄，至经脉绝代以为病也。"骨"，有本作"胃"也。**故诸逢其风而遇其雨者，命曰遇岁露焉。因岁之和而少贼风者，民少病而少死；岁多贼风邪气，寒温不和，民多病而多死矣。**露有其二：一曰春露，主生万物者也；二曰秋露，主衰万物者也。今岁有贼风暴雨以衰于物，比秋风露，故曰岁露焉。是以实风至也，岁和有吉；虚风至也，岁露致凶也。**黄帝曰：虚邪之风，其所伤贵贱何如？候之奈何？**以下言候虚风所伤贵贱，故因问起也。**少师曰：正月朔日，太一居天溜之宫，其日西北风不雨，人多死。**以下俱言虚风也。**正月朔日，平旦北风，春，民多死者也。正月朔日，平旦北风行，民病死者十有三。正月朔日，日中北风，夏，民多死者。正月朔日，夕时北风，秋，民多死者。终日北风，大病死者十有六。正月朔日，风从南方来，命曰旱乡。从西方来，命曰白骨将，将国有殃，人多死亡。正月朔日，风从东南方来，发屋扬沙石，国有大灾。正月朔日，风从东南行，春有死亡。正月朔日，天和温不风，籴贱，民不病；天寒而风，籴贵，民多病。**此所以候岁之虚风贼伤人者。**二月丑不风，民多心腹病。三月戌不温，民多寒热。四月巳不暑，民多病瘅。十月申不寒，民多暴死。诸谓风者，皆发屋，折树木，扬沙石，起毫毛，发腠理。**

痹　论

黄帝问岐伯曰：痹安生？岐伯曰：风寒湿三气杂至，合而为痹。风寒湿等，各为其病。若三气杂合，共为一病，称为痹。**其风气**

胜者为行痹，寒气胜者为痛痹，湿气胜者为着痹。若三合一多，即别受痹名。故三中风多，名为行痹，谓其痹病移转不住，故曰行痹。三中寒多，阴盛为痛，故曰痛痹。三中湿气多，住而不移转，故曰着痹。着，住也。此三种病，三气共成，异于他病，有寒有热，有痛不痛，皆名为痹也。**问曰：其五者何也？答曰：以冬遇此者为骨痹，以春遇此者为筋痹，以夏遇此者为脉痹，以至阴遇此者为肌痹，以秋遇此者为皮痹。**冬时不能自调，遇此三气以为三痹，俱称骨痹，以冬主骨也。余四仿此。至阴六月，脾所主也。**问曰：内舍五脏六腑，何气使然？**五时感于三气，以为五痹，其义已知，而有痹病内舍脏腑之中，何气使然也？**答曰：五脏皆有合，病久而不去，内舍其合。故曰：骨痹不已，复感于邪，内舍于肾；筋痹不已，复感于邪，内舍于肝；脉痹不已，复感于邪，内舍于心；肌痹不已，复感于邪，内舍于脾；皮痹不已，复感于邪，内舍于肺。**五脏合者，五脏五输之中皆有合也。诸脉从外来合五脏之处，故合为内也。是以骨、筋、脉、肌、皮等五痹，久而不已，内舍于合。在合时复感邪之气，转入于脏，入脏者死之也。**所谓痹者，各以其时重感于寒湿之气也。诸痹不已，亦益于内。其风气胜者，其人易已也。**所谓五痹不已者，各其时亦重感贼邪寒湿之气，益内五脏之痹者死。益风者，易已也。**问曰：其时有死者，或疼久者，或易已者，其故何也？**痹之轻重，无过此三，故为问之也。**答曰：其入脏者死，**以脏有神，故痹入致死也。**其留连筋骨间者疼久，**久著相系在于筋骨之间，故筋骨疼痛之也。**其流皮肤间者易已。**流行在于皮肤浅处之间，动而又浅，故易已也。**问曰：客六腑者何也？答曰：此亦由其食饮居处而为病本，六腑各有输，风寒湿气中其输，而食饮应之，循输而入，各舍其腑。**以上言痹入脏，以下言痹入腑所由。风寒湿等三气外邪中于府输，饮食居处内邪应，内以引外，故痹入六腑中。其输者，亦腑之合也。**问曰：以针治之奈何？答曰：五脏有输，六腑有合，循脉之分，各有所发，各治其遇，则病瘳已。**五脏输者，疗痹法取五脏之输。**问曰：疗痹之要，以痛为输，今此乃取五脏之输，何以通之？答曰：有痛之痹，可以痛为输；不痛之痹，若为以痛为输？故知量其所宜，以取其当，是医之意也。**疗六腑之痹，当取其合，良以脏腑输合，皆有脏腑脉气所发，故伺而诛之。**问曰：营卫之气，亦合人痹乎？**此问营卫二气，何者与三气合为痹也？**答曰：营者，水谷之精气也，和调于五脏，洒陈于六腑，乃能入于脉，故循脉之下，贯五脏，络六腑。**营之血气循经脉而行，贯于五脏，调和精神，络于六腑，洒陈和气，陈，起也，故与三气合而以为痹也。但十二经脏脉贯脏络腑，腑脉贯腑络脏，皆为营气，何因此□言于营气唯贯于脏，但络于腑？然此所言，但举一边，脏腑之脉贯络是同之也。**卫气者，水谷之悍气也，其气慓疾滑利，其不能入于脉，故循皮肤之内，分肉之间，熏于胃募，散于胸腹，逆其气则疾，顺其气则愈，不与寒湿风气合，故不为痹。黄帝曰：善。**卫之水谷悍气，其性利疾，走于皮肤分肉之间，熏于胃募，故能散于胸腹。壅之则生痈疽之病，通之无疾，是以不与三气合而为痹也。**问曰：痹或痛，或不痛，或不仁，或寒，或热，或燥，或湿者，其故何也？**三气为痹之状，凡有其七，故请解之。**答曰：痛者，其寒气多，有衣寒，故为痛。**内受寒气既多，复衣单生寒，内外有寒，故痹有痛。**其不仁者，其病久入深，营卫之行涩，经络时疏而不痛，皮肤不营，故为不仁。其寒者，阳气少，阴气多，与病相益故寒。**仁者，亲也，觉也。营卫及经络之气疏涩，不营皮肤，神不至于皮肤之中，故皮肤不觉痛痒，名曰不仁。所感阳热气少，阴寒气多，与先所病相益，故痹为寒也。**其热者，阳气多，阴气少，病气胜，阳遭阴，故为痹热。**所感阳热气多，阴寒气少，阴阳二气相逢相击，阳胜为病，故为痹热也。**其多寒汗而濡者，此其逢湿甚，其阳气少，阴气盛，两气相感，故寒汗出濡。**所感阳气少，以湿与寒气相感，故寒而汗濡衣湿也。**问曰：夫痹之为病，不痛何也？**三气合而为病称痹，而有不痛者，其故何也？**曰：痹在骨则重，在脉则血凝而不流，在筋屈不伸，在肉则不知，在皮则寒，故具此五者则不痛。凡痹之类，逢寒则急，逢热则纵。黄帝曰：善。**三气为痹，所在有五，一人具此五者为痹，其痹不痛，此为不痛之痹。有云痹者痛者，未为解痹者也，不知者，不觉、不仁也。

黄帝问岐伯曰：**周痹之在身也，上下移徙，随脉上下，左右相应，间不容空，愿闻此痛之在血脉之中耶？将在分肉之间乎？何以致是？其痛之移也，间不及下针，其蓄痛之时，不及定治，而痛已止矣，何道使然？愿闻其故。**夫周痹者，邪居分肉之间，令正气循身不周，邪与周为痹，故称周痹。今帝之意，言其痹痛，循形上下，移徙往来，无处不至，名为周痹。岐伯之意，言于此痹行于众处，可为众痹，非周痹也。间不及下针者，痹痛之中，未及下针，其痛已移也。**岐伯对曰：此众痹也，非周痹也。黄帝曰：愿闻众痹。岐伯对曰：此各在其处，更发更止，更居更起，以右应左，以左应右，非能周也，更发更休。**言众痹在身左右之处，更互而发，不能周身，故曰众痹。居起，动静也。**黄帝曰：善。刺之奈何？岐伯对曰：刺此者，痛虽已止，必刺其处，勿令复起。**然众痹在身，所居不移，但痛有休发，故其痛虽止，必须刺其痛休之处，以令不起也。**黄帝曰：善。愿闻周痹何如？岐伯对曰：周痹者，在血脉之中，随脉以上，循脉以下，不能左右，各当其所。**言周痹之状，痹在血脉之中，循脉上下，不能在其左右不移其处，但以壅其真气，使营身不周，故名周痹之也。**黄帝曰：善。刺之奈何？岐伯对曰：痛从上下者，先刺其下以遏之，后刺其上以脱之；痛从下上者，先刺其上以遏之，后刺其下以脱之。**刺周痹之法，观痹从上而下，当先刺向下之前，使其不得进而下也；然后刺其痹后，使气泄脱也。有痹从下上者，准前可知也。**黄帝曰：善。此痛安生？何因而有名？**此问周痹之所由，并问周痹名之所起也。**岐伯对曰：风寒湿气，客于分肉之间，迫切而为沫，沫得寒则聚，聚排分肉而分裂也，分裂则痛，**三气以为周痹，循脉而行，至分肉之间，气聚排迫分肉，肉裂而为痛也。**痛则神归之，神归之则热，热则痛解，痛解则厥，厥则他痹发，发则如是。**痹痛引神，即神归痛，神痛不已，故热气集而痛解，此处痛解厥已，即余处痛生，周痹休发如是，以为休起也。**黄帝曰：善。余已得其意矣。岐伯曰：此内不在脏，外未发于皮，独居分肉之间，真气不能周，故命曰周痹。**以下解周痹名也。**故刺痹者，必先切循其下之六经，视其虚实，**六经，三阴三阳也。切循痹病之下六经虚实，一也。**及大络之血而结不通，**切循十五大络，知其通塞，二也。**及虚而脉陷空者调之，熨而通其瘈紧，转引而行之。黄帝曰：善。余已得其意矣，又得其事也。**又循其脉，知其虚陷之，三也。然后设以熨法，用微熨之，令其调适，又以导引瘈紧，转引令其气行，方始刺之，此为疗瘈之要也，紧急瘈牵令缓也。**人九者，经络之理，十二经脉阴阳之病也。**得其事者，谓得之人法于九野，经络阴阳之病也。

　　问曰：人有身寒，汤火不能热也，厚衣不能温也，然不冻栗，此为何病？人身体冷而不觉寒，其病难知，故须问也。**答曰：是人者，素肾气胜，以水为事，太阳气衰，肾脂枯不长，一水不能胜两火，肾者水也而主骨，故肾不生则髓不能满，故寒甚至骨。素，先也。其人肾气先胜，足太阳肾府又衰，肾脂枯竭，不能润长，以其一肾脏腑之水，与心、肝二阳同在一身，为阳所击，一水不胜二阳，故反为寒，至于骨髓，衣、火不能温也。**所以不能冻栗者，肝一阳也，心二阳也，肾孤脏也，一水不能胜上二火，故不能冻栗者，病名曰骨痹，是人当挛节。**虽寒至骨，二阳犹胜，故不觉寒栗，遂为骨痹之病，是人当为骨节拘挛也。一本"挛"为"变"，人有此病，必节操变改也。**问曰：人之肉苛者何也？虽近衣絮，犹尚苛也，是为何病也？答曰：营气虚，卫气实。卫气虚则不仁而不用，营卫俱虚则不仁且不用，肉如苛也，人身与志不相有也，曰死。**苛，音柯，有本为"苟"，皆不仁之甚也。故虽衣絮温覆，犹尚不仁者，谓之苛也。故知以衣絮温覆无知觉者，为不仁也。营虚卫实，气至知觉，故犹仁也。若营实卫虚者，肉不仁也。若营卫俱虚，则不仁之甚，故肉同苛。如，同也。所以身肉不仁甚者，与神不能相得，遂致死也。

　　风痹淫病，不可已者，足如履冰，时如汤入腹中，胀胫淫泺，烦心头痛，时呕时悗，眩以汗出，久则目眩，悲以喜恐，短气不乐，不出三年死。人病风痹之病，又有此十二状者，不出三年死也。

仁安三年九月十七日以同本书之

　　　　　　　　　　　　　　　　　　丹波赖基

本云

　　　保元三年五月十二日以家本移点比校了　宪基

卷第二十九 气论

通直郎守太子文学臣杨上善奉敕撰注

三 气

黄帝曰：余闻有真气，有正气，有邪气，何谓真气？帝举……气先问……岐伯曰：真气者，所受于天，与谷气并而充身也。□□□□□□□□□□为身之本，与五谷气合，充身以生也。正气者，正风也，从一方来，非实风，又非虚风也。四时之风：春东风，夏南风，秋西风，冬北风，故曰各从一方来也。风从太一所居乡来，向中宫，名为实风；从冲后来，向中宫，名虚风。今四时正风，非虚非实也。邪气者，虚风之贼伤者也，其中人也深，不能自去。正风者，其中人也浅，合而自去，其气来柔弱，不能胜真气，故自去。虚邪之中人也，洒淅动形，起毫毛而发腠理，其入深，内抟于骨则为骨痹，抟于筋则为筋挛……此筋有寒，故筋挛□也，亦名筋痹，二也。抟于脉中，则为血闭，不通则为痈。薄，脉有寒，令血□□□□通，壅塞而不行□□□□□□□也。抟于肉，与卫气相抟，阳胜者则为热，□□□也，邪与卫合，其时阳胜，则为肉热之也。阴胜则为寒，邪与卫合，其时阴胜，则肉寒也。寒则真气去，去则寒，抟于皮肤之间，其气外发，腠理开，毫毛淫气往来行，则为痒。寒气既盛，则神气离去，故寒独留皮肤之间，以寒为病本也。其气发，阴动毫间皮中，因此为痒，五也之。**留而不去，则为痹。**邪在皮肤，与风、寒、湿合，则为痹病，六也。**卫气不行，则为不仁。**邪气在于皮肤，卫气不营，遂不知人，故为不仁，七也。**虚邪偏容于身半，其入深，内居营卫，营卫稍衰则真气去，邪气独留，发为偏枯。**身半□□□□□遂取半箱。邪深容之，□行……**其邪气浅者，脉偏痛。虚邪之入于身也深，寒与热相抟，久留而内着，寒胜其热，则骨疼肉枯；热胜其寒，则烂肉腐肌为脓，内伤骨，内伤骨为骨蚀。有所疾前筋，筋屈不得伸，邪气居其间而不反，发于筋溜。有所结，气归之，卫气留之，不得反，津液久留，合而为肠溜，久者数岁乃成，以手按之柔。已有所结，气归之，津液留之，邪气中之，凝结日以易甚，连以聚居，为昔瘤，以手按之坚**……按之而坚，□□□久也。十四。**有所结，深中骨，气因于骨，骨与气并，日以益大，则为骨疽。**先有聚结，深至骨髓，骨与气并，致令骨坏，称曰骨疽。十五也。**有所结，中于肉，气归之，邪留而不去，有热则化而为脓，**先有聚气为气盛，营邪居热，则坏肉以为痈脓。十六。**无热则为肉疽。**结气无热，虚邪则坏肉以为肉疽，十七也之。**凡此数气者，其发无常处，而有常名也。**邪气伤人身，无有定处，而有斯十七种名也。

津　液

　　黄帝问岐伯曰：水谷入于口，输于肠胃，其液别为五：天寒衣薄，则为溺与气；天热衣厚，则为汗；悲哀气并，则为泣；中热胃缓，则为唾；邪气内逆，则气为之闭塞而不行，不行则为水胀。余知其然也，不知其何由生，愿闻其说。输，送致也。水谷入于口，送于肠胃之中，化为津液，凡有五别，则五脏津液凡所言液者，通名为津，《经》称津者，不名为液，故液有五也。此略举五液，请解其义之矣也。**岐伯答曰：水谷皆入于口，其味有五，各注其海，**五味走于五脏四海，肝心二脏主血，故酸苦二味走于血海。脾主水谷之气，故甘味走于水谷海。肺主于气，故辛走于膻中气海。肾主脑髓，故咸走髓海之也。**津液各走其道。**目为泣道，腠理为汗道，廉泉为涎道，鼻为涕道，口为唾道也。**故上焦出气以温肌肉，充皮肤，为津；**上焦出气，出胃上口，名曰卫气，温暖肌肉，润泽皮肤于腠理，故称为津之也。**其留而不行者，为液；**水谷精汁，注骨属节中，留而不去，谓之为液。**天暑衣厚则腠理开，故汗出；**因热而腠理开而出者，谓之为汗。**寒留于分肉之间，沫聚则为痛；**寒留分肉之间，津液聚沫，迫裂分肉，所以为痛。**天寒则腠理闭，气涩不行，水下溜于膀胱，则为溺与气。**此解溺气多之所由之也。**五脏六腑，心为之主，耳为之听，目为之候，肺为之相，肝为之将，脾为之卫，肾为之主水。故五脏六腑之津液，尽上渗于目，心悲气并则心系急，急则肺叶举，举则液上溢。夫心系举，肺不能常举，乍上乍下，故咳而泣出矣。**咳，音去。身中五官所管津液并渗于目，为泣眩者，泣出之时，引气张口也。**中热则胃中消谷，谷消则虫上下作，肠胃充郭故缓，缓则气逆，故唾出。**虫者，三虫也。郭者，胸臆也。谷消之时，则虫动上下，肠胃宽，充郭中，故肠胃缓而气上，所以唾也。**五谷之津液和合而为膏者，内渗入于骨空，补益脑髓而下流于阴。阴阳不和使，则液溢而下流于阴，髓液皆减而下，下过度则虚，虚故骨脊痛而胻酸。**补益脑髓者，谷之津液和合为膏，渗入头骨空中，补益于脑；渗入诸骨空中，补益于渗入诸骨空中，补益于脑髓；下流阴中，补益于精。若阴阳过度，不得以理和使，则精液溢下于阴，以其分减髓液过多，故虚而腰痛及脚胻酸也。**阴阳气道不通，四海闭塞，三焦不泻，津液不化，水谷并于肠胃之中，别于回肠，留于下焦，不得渗膀胱，则下焦胀，水溢则为水胀，**脏腑阴阳不得和通，则四海闭而不流，三焦壅而不泻，其气不得化为津液，水谷并于肠胃不消，别于回肠而留下焦，不得入于膀胱，胀于下焦，溢入于身，故为水胀也。**此津液五别之顺逆。**此上五别，是为津液逆顺之义。

水　论

　　黄帝坐明堂，雷公曰：**臣受业，传之以教，皆以经论，从容形法，阴阳刺灸，汤液药滋，所行治有贤不肖，未必能十全，谨闻命矣。**天地之间，四方上下六合宇间，有神明居中，以明造化，故号明堂。法天地为室，圣明居中，以明道教，称为明堂。从容者，详审貌也。所受《太素》经论，摄生安形详审之法，谓是阴阳、刺灸、汤液、药滋四种之术，莫不要妙。然有不肖行之，不能十全。谨受诏命，雷公言已领解之。**黄帝曰：若先言悲哀喜怒，燥湿寒暑，阴阳妇女。**若，汝也。先所言人悲哀等事，请问所由者，贫富贱贵及诸群下通使临事之徒，使之适于道术，闻其命。**请问其所以然者，卑贱富贵，人之形体，所从群下，通使临事，以适道术，谨闻命矣。请问其有俯遇仆偏之问，不在经者，敢问其状。**雷公问，有遇仆偏之问，虽合于道，然不在经者，欲知其状也。**黄帝曰：大矣。**仆偏所问之义大矣也。**曰：请问哭泣而泪不出者，若出而少涕，其故何也？**泣从目下，涕自鼻出，间为一液也，故人哭之时，涕泣交连；然有哭而无泣，纵有泣，涕少何也？涕，洟也。**黄帝曰：在经。**言是此

在经已陈之义，非仆偏之问也。**又复问曰：不知水所从生，涕所从**
出。水者，泣也。请问涕泣何所从生也之。黄帝曰：若问此者，毋
益于治，工之所知，道之所生也。若，汝也。汝之问者，无益于
人。仁义之教有益于身，道德之道，故是工者道之生也之。**夫心者，**
五脏专精也，目者其窍也，华色者其荣也，是以人有得也则气和
于目，有亡也忧知于色，是以悲哀则泣下，泣下水所由生。心为
五脏身之总主，故为专精。目为心之通窍，华色为心之荣显。故有得
通于心者，气见于目，睹目可知其人喜也；有亡于己者，气见于色，
视色可见其人忧也。心悲哀者，泣下水生之也。**水宗者精，水者至**
阴，至阴者肾之精也，宗精之水所由不出者，是精持之也，辅裹
之，故水不行也。宗，本也。水之本是肾之精，至阴者也。则知人哭
泣不出者，是至阴本精辅裹持之，故不得出之矣也。**夫水之精为志，**
火之精为神，是以目之水不生也。水阴精者，志也。火阴精者，神
也。两精持之，故泣不下也。**故以人彦言曰：心悲名志悲。心与精**
共凑目也，是以俱悲则神气传于心，精上，不传于志也，而志独
悲，故泣出也。彦，美言也。人之美言有当，故取以为信也。彦言
心悲名曰志悲，有所以也。良以心与精在于目，俱为悲者，神气传于
心，精不传于志，志无神持，故阴精独用为悲，所以泣水下之也。**涕**
泣之者脑，脑者阳也，髓者骨之充也，故脑渗为涕。故夫志者骨
之主也，是以水流涕从之者，行其类也。夫涕之与泣者，譬如人
之兄弟也，急则俱死，出则俱亡，其志以摇悲，是以涕泣俱出而
横行，是故与涕泣俱出相从，志所属之类也。夫涕泣之出，本于脑
也。头髓为阳，充骨之阴也。志为骨主，脑渗为涕。涕之与泣，同为
水类，故泣之水出，涕即从之，比之兄弟，有急有出，死生是同，相
随不离。涕泣亦尔，志动而悲，则涕泣横之也。**雷公曰：大矣。请问**

人哭泣而泣不出者，若出而少，涕不从何也？赞帝所言，并重问前哭涕泣之事。**黄帝曰：夫泣不下者，哭不悲也。不泣者，神不慈，志不悲，阴阳相持，泣安能独来？**神者为阳，志者为阴。神之失守故慈，志之失守故悲，悲故泣出。今阴阳相持无失，泣安从生之也？**且夫志悲者，恍则冲阴，冲阴则志去目，志去目则神守精，二神去目，涕泣出也。**冲，虚也。志悲既甚，即虚于阴，阴虚则志亡，志亡去目，则可神次守精，今神亦去目，故涕泣俱出。**且子独不诵念夫经言乎？厥则目毋所见。夫人厥则阳气并于上，阴气并于下，阳并于上则火独光，阴并于下则手足寒，手足寒则胀，夫一水不胜两火，故目眦而盲。**厥，逆也。人气逆者，阳气并阴，归上于头；阴气并阳，归下手足。归下手足则手足冷，归上于头遂至目盲。以其目是阳，已是一火；下阳并上，则是二火；志精在目，则是一水。一水不胜于二火，故热盛争而盲也。**是以卫气之风，泣下而止。**是卫气将于邪风至目，遂令泣下，风乃止之也。**夫风之中目，阳气下守于精，是火气循目也，故见风则泣出。有以比之，天之疾风乃能雨，此其类。**风者，阳也，火也。风之守精，是火循目，阳气动阴，阴作泣出。比天疾风，其雨必降之也。

胀 论

黄帝曰：脉之应于寸口，何如而胀？岐伯曰：其至大坚以涩者胀。脉之大者，多血少气。涩者，亦多血少气，微寒。脉口盛紧，伤于饮食。以其脉至，诊有多血少气微寒，即是伤于饮食为胀也。**黄帝曰：何以知腑脏之胀也？岐伯曰：阴为脏而阳为腑。**诊得阴脉胀者，以为脏胀；诊得阳脉胀，以为腑胀也。**黄帝曰：夫气之令人**

胀也，在于血脉之中耶？腑脏之内乎？血脉，谓二十八脉也。问胀所在也。**岐伯曰：二者皆存焉，然非胀之舍也。**卫气并脉而行，循分肉之间为胀，血脉及五脏六腑各胀，故曰二者存焉，然非胀之所舍处之也。**黄帝曰：愿闻胀舍。岐伯曰：夫胀者，皆在于腑脏之外，排脏腑而郭胸胁，胀皮肤，故命曰胀。**以下言其胀舍，取之脏腑之外胸胁及皮肤之间，气在其中，郭而排之，故命曰胀之。**黄帝曰：脏腑之在胸胁腹裹之内也，若匣匮之藏禁器也，各有次舍，异名而同处，一城之中，其气各异，愿闻其故。**以下脏腑居处也。禁器，比脏腑也。胸胁腹裹，比之匣匮也。次舍者，五脏六腑各有居处也。脏腑之名虽异，同在一郭之中，然脏腑各别，请闻同异所由之。**岐伯曰：夫胸腹者，脏腑之城郭也。**城郭，脏腑所处之也。**膻中者，王之宫也。**膻中有心肺之气，故是脏腑之宫也。**胃者，太仓也之。**胃贮水谷以供，故为脏腑太仓也。**咽喉小肠者，传道也。**咽传水谷而入，小肠传之而出，喉传气之出入，故为传道之也。**胃之五窍者，闾里门户也。**咽、胃、大肠、小肠、膀胱等窍，皆属于胃，故是脏腑闾里门户也。**廉泉玉英者，津液之道也。故五脏六腑各有畔界，其病各有形状。**廉泉乃是涎唾之道，玉英复为溲便之路，故名津液道也。此则脏腑畔界，故脏腑病形各异。**营气循脉为脉胀，卫气并脉循分为肤胀。三里而泻，近者一下，远者三下，毋问虚实，工在疾泻。**以下谓营卫二气为胀。营气循脉周于腹郭为胀，名为脉胀。卫气在于脉外，傍脉循于分肉之间，聚气排于分肉为肿，称为肤胀。三里以为胀之要穴，故不问虚实，皆须泻之。其病日近者，可以针一泻；其日远者，可三泻之。下者，胀消也。终须疾泻，可不致疑之矣乎。**黄帝曰：愿闻胀形。**愿闻五脏六腑胀形也。**岐伯曰：夫心胀者，烦心短气，卧不安。肺胀者，虚满而喘咳。肝胀者，胁下满而痛引**

少腹。脾胀者，喜哕四肢急，体重不能衣。肾胀者，腹满引背怏然，腰髀痛。气在脏腑之外，排脏腑，郭胸胁，胀皮肤，时烦心短气卧不安者，以为心胀。知此，五脏六腑胀皆仿此，各从其脏腑所由胀状有异耳。怏，不畅之也。**六腑胀者：胃胀，腹满胃管痛，鼻闻焦臭，妨于食，大便难。大肠胀者，肠鸣而痛濯濯，冬日重感于寒则泄，食不化。小肠胀者，少腹䐜胀，引腰而痛。膀胱胀者，少腹满而气癃。三焦胀者，气满于皮肤中，壳壳然而不坚。胆胀者，胁下痛胀，口中苦，好太息。**香为脾臭，焦为心臭，今脾胃之病闻焦臭者，以其子病，思闻母气故也。䐜，口角反。壳壳，击貌。今䐜䐜，似实而不坚也。**凡此诸胀，其道在一，明知逆顺，针数不失。**一者，唯知补泻也。补虚泻实得中，故不失也。**泻虚补实，神去其室，致邪失正，真不可定，粗之所败，谓之夭命。**神室，心脏也。补实泻虚伤神，故神去心室。神去心室，得于邪气，失其四时正气，致使真伪莫定也。**补虚泻实，神归其室，久塞其空，谓之良工。**神安其脏，故曰归室。神得归脏，自斯已去，长闭腠理，不令邪入，谓上工也。**黄帝曰：胀者焉生？何因而有名？岐伯曰：卫气之在身也，常并脉循分，行有逆顺，阴阳相随，乃得天和，**卫气并脉，循于分肉，有逆有顺，从目循足三阳下为顺，从目循手三阳下为逆，以卫行有逆顺，故阴阳气得和而顺也。**五脏更治，四时有序，五谷乃化。然后厥气在下，营卫留止，寒气逆上，真邪相攻，两气相抟，乃合为胀。**五脏属于五行，故五脏更王，四时寒暑次序得所，五谷入腹得有变化也。有寒厥之气，留于营卫之间，营卫不行，寒气逆上，与正气相薄，交争愤起，谓之为胀。**黄帝曰：善。何以解惑？岐伯曰：合之于真，三合而得。黄帝曰：善。**行补泻时，近者一取合于真气，即得病愈，远者三取合于真气，称曰解惑之也。**黄**

帝问岐伯曰：《胀论》言曰：毋问虚实，工在疾泻，近者一下，远者三下。今有其三而不下，其过焉在？前言泻虚补实，神去其室；今言无问虚实，工在疾泻，其故何也？所谓初病，未是大虚，复取三里，故工在疾泻。若虚已成，又取余穴，虚者不可也。今至三取不消，请言过之所由之也。岐伯曰：此言陷于肉肓而中气穴者也。肉肓者，皮下肉上之膜也，量与肌肤同类。气穴，谓是发胀脉气所发穴也。不中气穴，则气内闭；针其余处，不中胀之气穴，则胀不泄也。针不陷肓，则气不行；不陷肓膜，则气不行分肉间也。不越中肉，则卫气相乱，阴阳相逐。其于胀也，当泻不泻，气故不下，三而不下，必更其道，气下乃止，不下复始，可以万全，恶有殆者乎？针入其皮，起而不下其肉，则卫气行而失次，阴阳之气并也。遂，并也。由于当泻不泻，故三取不下也。必须更取余穴，以行补泻，以胀消为工，故得万全，必无危生之祸也。其于胀也，必审其诊，当泻则泻，当补则补，如鼓之应桴，恶有不下者乎？言诊审者，如鼓应桴，何有不当者也。

黄帝问于岐伯曰：水与肤胀、鼓胀、肠覃、石瘕、石水，何以别？此之六病，有难分者，故请别之也。岐伯对曰：水始起也，目果上微痈，如卧新起之状，颈脉动，时咳，阴股间寒，足胕痈，腹乃大，其水已成也。以手按其腹，随手而起，如裹水之状，此其候也。水病之状，候有六别：一者，目裹微肿；二者，足阳明人迎之脉，眠见其动，不待按之；三者，胀气循足少阴脉上冲于肺，故时有咳；四者，阴下阴股间冷；五者，脚胕肿起；六者，腹如囊盛水状，按之不坚，去手即起。此之六种，其病候也。黄帝曰：肤胀何以候之？岐伯曰：肤胀者，寒气客于皮肤之间，壳壳然不坚，腹大身尽肿，皮厚，按其腹，窅而不起，腹色不变，此其候也。次解肤胀，凡有五别：一者，寒气循于卫气，客于皮肤之间；二者，为肿不坚；三者，腹大身肿；四者，皮厚，按之不起。睆，乌了反，深也；五者，腹色不变。肤胀所由与候，有斯五别也之。**鼓胀何如？岐伯曰：腹身皆大，大与肤胀等也，色苍黄，腹脉起，此其候也。**次解鼓胀，凡有六别：所由及候，四种同于肤胀，五者腹色青黄，六者腹上络脉见出，鼓胀之候，有此六别也之。**肠覃何如？岐伯曰：寒气客于肠外，与卫气相抟，气不得营，因有所系，瘕而内著，恶气乃起，息肉乃生。其始也，大如鸡卵，稍以益大，至其成也，如怀子之状，久者离岁，按之则坚，推之则移，月事以时下，此其候也。**次解肠覃，水停聚也。肠覃凡有六别：一者，得之所由，谓寒客于肠外，与卫气合，瘕而为内；二者，所生形之大小；三者，成病久近。离，历也。久者或可历于年岁；四者，按之坚鞕；五者，推之可移；六者，月经时下。肠覃所由与状，有斯六种也之。**石瘕何如？岐伯曰：石瘕生于胞中，寒气客于子门，子门闭塞，气不通，恶血当泻不泻，衃以留止，日以益大，状如怀子，月事不以时下，**次解石瘕，凡有四别：一者瘕生所在；二者得之所由，谓寒气客子门之中，恶血凝聚不泻所致；三者石瘕大小形；四者月经不以时下。石瘕所由与状，有斯四种。石水一种，略而不解之也。**皆生于女子，可导而下。黄帝曰：肤胀、鼓胀可刺耶？岐伯曰：先泻其腹之血络，后调其经，亦刺去其血络。黄帝曰：善。**肠覃、石瘕二病，皆妇人病也。水病刺而去之，肠覃、石瘕可以针刺导而下之，未知肤、鼓二胀可刺已否？先泻其血络以去恶血，后调其经，亦去血络也。

　　黄帝问于岐伯曰：有病心腹满，旦食则不能暮食，此为何病？岐伯曰：名为鼓胀。曰：治之奈何？曰：治之以鸡醴，一剂

知，二剂而已。黄帝曰：其时有复发者，何也？岐伯曰：此饮食不节，故时痛，虽然其病且已，时当痛，气聚于腹。气满心腹，故旦食暮不能也，是名鼓胀。可取鸡粪作丸，熬令烟盛，以清酒一斗半沃之，承取汁，名曰鸡醴，饮取汗，一剂不愈，至于二剂，非直独疗鼓胀，肤胀亦愈。有复发者，以不慎节饮食故之也。

风水论

黄帝曰：有病肾风者，面胕庞然壅，害于言，可刺否？胕，扶付反，义当腐也。庞，普江反。肾气损腐，令面庞然起壅也，而言无声，故曰害言。此为肾风之状，可刺以否也？岐伯曰：虚虚不当刺而刺，后五日其气必至。如此状者，肾风之状。肾之重虚之风，不可刺也。刺之，至其水数满日，其病气当至也。除刺之日，后取五日，合有六日，水成数也。问曰：何如？答曰：至必少气，时热，从胸背上至头汗，手热，口干，苦渴，不能正偃，正偃则咳，病名曰风水。肾风病气至者，凡有八候：一者少气，二时热，三从胸至头汗出，四手热，五口干，六苦渴，七不能正偃，谓不得仰卧，八仰卧即咳。有此八候，候是肾风水病也。黄帝曰：愿闻其说。岐伯曰：邪之所凑，其气必虚，阴虚者阳必凑之，故小便黄者，中有热。邪凑虚，肾气虚也。肾气既虚，则阳气并之，故中有热，小便黄也之。不能正偃者，胃中不和也。正偃则咳甚，上迫肺也。肾有虚风，即胃中不和。仰卧气上迫肺，故咳也。诸有水气者，其征见于目下。何以言？曰：水者阴也，目下亦阴也，腹者至阴之所居也，故水在腹者，必使目下肿。水与目下及腹皆阴，故水在腹，即目下肿也。真气上逆，口苦舌干者，故不得正偃，正偃则咳清水。以水在腹，故真气上逆，口苦舌干，正偃则咳，咳则吐清水也。**诸水病者，故不得卧，卧则惊，惊则咳甚。**又诸水病仰卧，惊则咳甚，复为候也。**腹中鸣者，月事不来，病本于胃也，薄肝则烦，不能食，食不下者，胃管隔。**月事不来之病，由于胃气不和，故气薄于肝，烦不能食，致使胃管隔塞，腹中无食，故腹鸣也。**身重难以行者，胃脉在足也。**胃脉足阳明在足，今胃气不和，气下于足，遂令身重，足不得行也。**月事不来者，胞脉闭，肺属心而溢于胞中，令气上迫肺，心气不得下通，故月事不来。黄帝曰：善哉。**胞者，任冲之脉起于胞中，为经络海，故曰胞脉也。膀胱之胞与女子子门之间，起此冲脉，上至咽喉，先过心肺。但肺与心共相系属。今胞脉虚邪闭塞，下则溢于胞气，上则迫于肺，气不得下，故月事不来也。

黄帝问于岐伯曰：**有病庞然如有水气状，切其脉大紧，身无痛者，形不瘦，不能食，食少，名为何病？岐伯曰：病生在肾，名为肾风。肾风而不能食，喜惊，惊以心瘘者死。黄帝曰：善哉。**庞然者，面皮起之貌。肾风之状，凡有六别：一面庞起，二脉大紧，三身无痛，四形不瘦，五食少，六喜惊。人病有此六状，名曰肾风。心不瘘者可疗得生，瘘者死矣。

咳　论

黄帝问于岐伯曰：**肺之令人咳何也？岐伯曰：五脏六腑皆令人咳，非独肺也。**五脏六腑皆以肺传与之，称咳为肺咳，然脏腑皆有咳也。**黄帝曰：愿闻其状。岐伯曰：皮毛者肺之合也，毛先受邪，气从其合；其寒饮食，饮食入胃，顺肺脉上注于肺，肺寒，外内合邪因而客之，发为肺咳。**肺合皮毛，故皮毛受于寒邪，内合于肺。又肺脉手太阴，起胃中焦，下络大肠，还循胃口，上膈属肺。寒饮寒食入胃，寒气循肺脉上入肺中，内外寒邪相合，肺以恶寒，遂发肺咳之病也。**五脏各以其时受病，非其时，各传以与之。**五脏各以王时伤寒，肺先受之，传为五脏之咳。非其时者，又因他脏受寒，传来与之。故肺咳之病，传与余脏，称五脏咳之也。**人与天地相参，故脏各治时，感于寒则受病，微则为咳，甚则为泄为痛。**各以时者，五脏各以王时也。感于寒者，感伤寒也。感伤寒病有轻有重，轻者为咳，重者以为泄利及痛痹也。**黄帝曰：五脏之咳奈何？岐伯曰：五脏之久咳，乃移于腑。**以下言肺咳相传为脏腑咳也。五脏之咳，近者未虚，久者传为六腑咳也。**肺先受邪，乘春则肝先受之，乘夏则心受之，乘至阴则脾受之，乘冬则肾受之。**肺以恶寒，肺先受寒，乘春肝王时，肝受即为肝咳。若肺先受寒，乘于至阴，即为脾咳。若肺先受寒，乘冬即为肾咳。**黄帝曰：何以异之？**以下言问答五脏咳状之也。**岐伯曰：肺咳之状，咳而喘息有音，甚则唾血。**言肺咳状也之。**心咳之状，咳则心痛，喉中介介如哽状，甚则咽喉肿。**介介，喉中气如哽也之。**肝咳之状，咳则两胁下痛，甚则不可以转，两胁下以满。脾咳之状，咳则在右胁下痛引肩背，甚则不可以动，动则咳。**胠，有本作胁也。**肾咳之状，咳则腰背相引而痛，甚则咳**涎。音涎，肾液也。谓咳涎出之也。**黄帝曰：六腑之咳奈何？安所受病？岐伯曰：脾咳不已，则胃受之，胃咳之状，咳而呕，呕甚则长虫出。**以下问答，言六腑咳状。六腑之咳，皆脏咳日久，移入于腑，以为腑咳。腑不为咳移入脏者，以皮肤受寒，因至于肺，肺中久寒，两邪为咳，移于五脏，然后外至于腑，故不从府移入于脏。所以脾咳日久，移为胃咳。长虫，蛔虫也。**肝咳不已，则胆受之，胆咳之状呕，呕胆汁。**呕胆汁者，咳引于胆，故呕胆口苦也之。**肺咳不**

已，则大肠受之，大肠咳之状，咳而遗矢。遗矢者，咳引大肠，故遗矢也。**心咳不已，则小肠受之，小肠咳之状，咳而气，气者与咳俱出。**小肠在上，咳引小肠，故气与咳俱发者也之。**肾咳不已，则膀胱受之，膀胱咳之状，咳而遗溺。**咳动膀胱，故尿出也。**久咳不已，三焦受之，三焦咳之状，咳腹满，不欲食饮。**三焦无别属脏，与膀胱合，故膀胱之咳，久而不已，腹满不欲食之也。**此皆聚于胃管，关于肺，使人多涕唾而面浮肿气逆。**此六腑咳，皆以气聚胃中，上关于肺，致使面壅浮肿气逆为咳也。**黄帝曰：治之奈何？岐伯曰：治脏者治其输，治腑者治其合，浮肿者治其经。黄帝曰：善。**疗五脏咳，宜疗脏经第三输也。疗六腑咳者，宜疗脏经第六合也。有浮肿者，不可治络，宜疗经穴也之。

仁安三年十月四日以同本书之

以同本移点校合了　丹波赖基

本云

保元三年八月五日以家本移点比校了　宪基

卷第三十 杂病

通直郎守太子文学臣杨上善奉敕撰注

重身病

黄帝问于岐伯曰：人有重身，九月而瘖，此为何病？岐伯曰：胞之络脉绝。问曰：何以言之？答曰：胞络系于肾，少阴脉贯肾系舌本，故不能言。曰：治之奈何？曰：毋治也，当十月复。妇人怀子，名曰重身。膀胱之脉，络肾属膀胱，不言女子也，今云胞之络系于肾，少阴上系舌本者，以是女子胞络亦系于肾，故任身九月有胞络绝者，瘖不能言，至十月胎生，还复旧也。

《刺法》曰：无损不足，益有余，以成疹。所谓不足者，身羸瘦，无用镵石也。益有余者，腹中有形而泄之，则泄之精出而病独擅中也，故曰疹成。身之羸瘦，更用镵石，此为损不足也。腹中有形，此为有余，益之以成其病，斯乃损于有余为病也。益有余为病易知，损实为病难知，故须言之。

温暑病

凡病伤寒而成温者，先夏至日者为病温，后夏至日者为病暑，病者当与汗皆出，勿止。所谓玄府者，汗空。冬伤于寒轻者，夏至以前发于病温。冬伤于寒甚者，夏至以后发于暑病。暑病热气与汗俱出者，此为热去，勿止。□□□汗之空名玄府者，谓腠理也。

四时之变

四时之变，寒暑之胜，**重阴必阳，重阳必阴，故阴主寒，阳主热，故寒甚则热，热甚则寒，**日中阳陇，必降为阴；夜半阴极，必升为阳之也。**故曰：寒生热，热生寒，此阴阳之变也。**十一月极，一阳交生，即寒生热也。五月一阴交生，即热生寒也。**故曰：冬伤于寒，春生瘅热；**寒，冬之气也。伤于寒者，人之冬月，受寒□多也，春则为瘅热之病，此为寒生热也之。**春伤于风，夏生飧泄肠澼；**风，春之气也。受风□多，极为飧泄肠澼，此为风生泄也。**夏伤于暑，秋生痎疟；**暑，夏之气也。受暑过多，极为痎疟，此为暑生疟也。**秋伤于湿，冬生咳嗽，是谓四时之序。**湿，秋之气也。受湿过多，极为咳嗽，此为湿生咳也。此是四时必生之变，不可易。

息积病

黄帝问于岐伯曰：**病胁下满，气逆行，二三岁不已，是为何病？**岐伯曰：**名曰息积，此不妨于食，不可灸，刺精为引服药，药不能独治也。**黄帝曰：**善。**胁下满，肝气聚也。因于喘息，则气逆行，故气聚积，经二三岁，名曰息积，无妨于食，而不可灸，可以刺而引精并服药，并行不可独刺。

伏梁病

黄帝问曰：人有身体胕股胫皆肿，环脐而痛，是为何病？岐伯曰：病名曰伏梁，此风根也，不可动，动之为水，溺清之府。头以下为身，四肢曰体。胕，义当腐也。髀外曰股，膝下长骨曰胫，如此四处皆腐肿，并绕脐痛，名曰伏梁。此伏梁病，以风为本也。动，变发也。若有变发，可为水病，溺冷伏府也。黄帝问曰：病有少腹盛者，上下左右皆有根，此为何病？可治不？岐伯曰：病名伏梁。伏梁何因如得之？答曰：裹脓血，居肠胃之外，不可治，治之毋切按之致死。因有膜裹脓血，在肠胃外，四箱有根在少腹中，不可按之，故按之痛，遂致于死，名曰伏梁。问曰：何以然？曰：此下则因阴，必脓血，上则迫胃脘出膈，使胃脘内痛。何以按之致死？以其伏梁下因于阴，脓血必上迫于胃管，上出于膈，使胃管生痛，故按之下引于阴，上连心腹，所以致死。脘，□□□。此久之病，难治也。居脐上为逆，居脐下为顺，勿动亟夺，论在《刺法》中，此风根也，其气溢于大肠而著于肓，肓之源在脐下，故环脐而痛也。如此之病，得时必久也。亟，数也。此病是风为本，其气溢于大肠之中，著于脐下肓原，故环脐痛。不可辄动数夺，夺之致死。以居肓原，所以脐上为逆也。

热　痛

黄帝问于岐伯曰：病热者而有所痛者何也？曰：热病者阳脉也，以三阳之动也，人迎一盛少阳，二盛太阳，三盛阳明，在太阳□，太阳入于阴，故痛也。在头与腹，乃膜胀而头痛。黄帝曰：善哉。阳明血气最大，故人迎三盛，得知有病。太阳次少，故二盛得知。次少阳最少，故一盛得知。热病为阳，太阳在头，故热病起，太阳先受。太阳受已，下入阳明，故阳明次病。阳明受已，末流少阳，故少阳有病。太阳入于少阴，阳盛阴虚，故头痛。阳盛阴虚，故腹胀也。

脾瘅消渴

黄帝曰：有病口甘者，名为何？何以得之？岐伯曰：此五气之溢也，名曰脾瘅。夫五味入于口，藏于胃，脾为之行其清气，液在脾，令人口甘，此肥美之所发也。此人必数食甘美而多肥者，令人内热，甘者令人满，故其气上溢，转为消渴。治之以兰，兰除陈气。五气，五谷之气也。液在脾者，五谷之液也。肥美令人热中，故脾行涎液，出廉泉，入口中，名曰脾瘅。内热气溢，转为消渴，以兰为汤饮之，可以除陈气也。

胆　瘅

黄帝问岐伯曰：有病口苦者，名为何？何以得之？岐伯曰：病名胆瘅。夫肝者，中之将也，取决于胆，咽为之使。此人者，数谋虑不决，故胆虚，气上溢而口为之苦，治之以胆募输，在《阴阳十二官相使》中。胆为肝府，肝为内将，取决于胆。其人有谋虑不决，伤胆气上，胆溢从咽入口，口苦，名曰胆瘅，可取胆募日月穴也。

头齿痛

黄帝曰：人有病头痛以数岁不已，此安得之？是为何病？岐伯曰：当有所犯大寒，内至骨髓，髓者以脑为主，脑逆，故令人头痛，齿亦当痛。大寒入于骨髓，流入于脑中，以其脑有寒逆，故头痛数岁不已。齿为骨余，故亦齿痛。**齿痛不恶清饮，取足阳明；恶清饮，取手阳明。**上齿虽痛，以足阳明谷气，故饮不恶冷，可取足阳明。下齿痛，取手阳明也。

颌痛

颌痛，刺手阳明与颌之盛脉出血。颊痛，刺阳明曲周动脉见血，立已；不已，按人迎于经，立已。手阳明上颈贯颊，故颊颌痛皆取之。曲周动脉有足阳明，无手阳明动脉之也。

项痛

项痛不可俯仰，刺足太阳；不可顾，刺手太阳也。足太阳脉行项，故不可俯仰取之。手太阳脉行项左右，故不得顾取也。

喉痹嗌干

喉痹舌卷，口中干，烦心心痛，臂内廉痛，不可及头，取手小指、次指爪甲下，去端如韭叶。手之小指、次指之端，手少阳关冲。手心主出属心包，下膈内；手少阳从膻中，上□系耳后，故喉痹舌卷口干烦心心痛及臂内痛皆取之也。**喉痹不能言，取足阳明；能言，取手阳明。**手阳明脉循缺盆上头，足阳明脉循喉咙入缺盆，故喉痹能言、不能言：取此二脉疗主病者也。**嗌干，口中热如胶，取足少阴。**足少阴脉至舌下，故口热取之。

目　痛

目中赤痛，从内眦始，取之阴跷。目内眦，阴跷脉也，故取所主之输也。**目眦外决于面者，为锐眦；在内近鼻者，上为外眦，下为内眦。**人之目眦有三：外决为兑眦，内角上为外眦，下为内眦。准《明堂》锐眦为外眦，近鼻者为内眦也。

耳　聋

耳聋无闻，取耳中；耳中，听宫、角孙等穴也。**耳鸣，取耳前动脉；**耳前动脉，和髎、听会等穴也。**耳痛不可刺者，耳中有脓，若有干耵聍，耳无闻也。**耳痛者有二：有脓，有干耵聍。无所闻者，不可刺也；而有闻声者，可刺。耵，当狄反。聍，乃井反。**耳聋，取手足小指、次指爪甲上与肉交者，先取手，后取足。**手少阳至小指、次指，即关冲穴。足少阳至足小指、次指，即窍阴穴也。其脉皆入耳中，故二俱取之也。**耳鸣，取手足中指爪甲上，左取右，右取左，先取手，后取足。**手之中指，手心主脉，《明堂》不疗于耳。足之中指，十二经脉并皆不上。今手足中指皆疗耳鸣，令刺之者，未详，或可络至缪刺也。**聋而不痛，取足少阳；聋而痛，取手阳明。**足少阳正经入耳，手阳明络脉入耳。足少阳主骨益耳，故取之也。手阳明主气益耳，故痛取之也。

衄　血

衄而不衃，血流，取足太阳；衃，取手太阳，不已，刺腕骨下，不已，刺腘中出血。衃血，凝血也。衃，普杯反。血不凝，热甚也。足太阳起鼻，手太阳至目内眦，皆因鼻，故衄血取之。腕骨，手腕前起骨名完骨，非腕也。

喜　怒

喜怒而不欲食，言益少，刺足太阴；怒而多言，刺足少阳。怒，肝木也。食，脾土也。今木克土，故怒不欲食，宜补足太阴。肝足厥阴，怒也。足少阳，多言也。故泻少阳也。

疹　筋

黄帝曰：人有尺脉数甚，筋急而见，此为何病？岐伯曰：此所谓疹筋者，是腹必急，白色黑色则病甚。尺脉数，筋急见出者，此为疹筋。疹筋筋急腹急，此必金水乘肝，故色白黑即甚也。有本为"尺瘦"也。

血 枯

黄帝曰：有病胸胁支满者，妨于食，病至则先闻腥臊臭，出清液，先唾血，四肢清，目眩，时时前后血，病名为何？何以得之？岐伯曰：病名曰血枯，此得之少时有所大脱血，若醉以入房中，气竭肝伤，故使月事衰少不来也。血枯病形有八：一胸胁支满；二妨于食；三病将发，先闻腥臊臭气；四流出清液；五病先唾血；六四肢冷；七目眩；八大小便时复出血。有此八状，名曰血枯之病。此得由于少年之时有大脱血，若醉入房中，气竭绝伤肝，遂使月经衰少，或不复来，以成此血枯之病也。黄帝曰：治之奈何？以何术？答曰：四乌贼鱼骨、一芦茹，二物并合三合，丸以雀卵，大如小豆，以五丸为后饭，鲍鱼汁，利胁中及伤肝。四，四分；一，一分。捣以雀卵为丸，食后服之，饮鲍鱼汁，通利胁中及补肝伤也。

热 烦

问曰：人身非常温也，非常热也，为之热而烦满者，何也？曰：阴气少而阳气胜，故热而烦满也。身体发热，而苦满而烦，是为阳胜故也。

身 寒

问曰：人身非衣寒也，中非有寒也，寒从中出者何也？曰：是人多痹气，而阳气少而阴气多，故身寒如从水中出焉。外衣不单，内不觉寒，而身冷如从水中出，内多寒气故也。

肉　烁

问曰：人有四肢热，逢风寒如炙于火者何也？答曰：此人者阴气虚，阳气盛。四肢者阳也，两阳相得也，阴气虚少，水不能灭盛火，而阳独治。独治者不能生长也，独胜而止耳。逢风如炙火者，是人当肉烁。人有四肢先热，若逢风寒，更如火炙。是人阴虚阳盛，以其四肢是阳，阳气更盛四肢，二阳合而独盛，销烁肌肉，不能生长，故曰肉烁之。

卧息喘逆

黄帝问于岐伯曰：人有卧而有所不安者，何也？岐伯曰：脏有所伤，及精有所乏，倚则不安，故人不能住悬其病。人之病有卧不安者，五脏内伤，入房太甚，泄精过多，有所不足，故倚卧不安，不能悬定病处，数起动也。黄帝曰：人之不得偃卧者何也？岐伯曰：肺者脏之盖也，肺气盛则脉大，大则不得偃卧。肺居五脏之上主气，气之有余，则手太阳脉盛，故不得偃卧也。问曰：人有逆气不得卧，而息无音者；有起居如故而息有音者；有得卧，行而喘者；有不得卧，不能行而喘者；有不能得卧，卧而喘者，皆何脏使然？愿闻其故。此五皆是人之起居，卧之与喘，不安之病，皆由脏内不和，故请示也。答曰：不得卧而息有音者，是阳明之逆也，足三阳者下行，今逆而上行，故息有音。阳明为三阳之长，故气下行，顺而息调，失和上行，逆而有音。此解"息有音"也。阳明者胃脉也，胃者六腑之海也，其气亦下行，阳明逆，不得从其道，故不得卧。《上经》曰：胃不和则卧不安。此之谓也。阳明循道逆行，息便有音，今不依其道逆行，故不得卧。上经，前所说经之也。夫起居如故息有音事者，此脾之络脉逆，络脉不得随经上下，故留经而不行，络脉之病人也微，故起居如故而息有音。夫络脉循经脉上下而行，络脉受邪，注留于经，病人也甚，故起居不安，息亦有声。今络脉气逆，不循于经，其病也微，所以起居如故，息有音之也。夫不得卧，卧则喘者，是水气之客也。夫水者，循津液而流者也。肾者水脏，主津液，津液主卧与喘。肾为水脏，主于身中津液。今有水气客于津液，循之而流，津液主卧、主喘，故津液受邪，不能得卧，卧即喘之也。

少气

少气，身漯漯也，言吸吸也，骨酸体重，懈不能动，补少阴。漯漯、吸吸，皆虚乏状也。骨酸体重，皆肾虚耳。故补肾足少阴脉，于所发之穴补也。短气，息短不属，动作气索，补少阴，取血络。属，连也。索，取气也。亦是肾气虚，故补足少阴正经，泻去少阴络血者之也。

气逆满

气逆上，刺膺中陷者与下胸动脉。胸下动脉，中府等量取也。气满胸中息喘，取足太阴大指之端，去端如韭叶，寒则留之，热则疾之，气下乃止。足太阴脉，起足大指端隐白穴也。

疗 哕

哕，以草刺鼻嚏，嚏而已；无息而疾迎引之，立已；大惊之，亦可。疾迎引之者，以草刺无息，可疾更刺，引大惊令□□哕愈。

腰 痛

足太阳脉令人腰痛引项脊尻，背如重状，刺其郄中太阳正经出血，春无见血。项、脊、尻，皆足太阳脉行处，故腰痛者引郄中足太阳，刺金门。足太阳在冬春时气衰，出血恐虚，故禁之也。少阳令人腰痛，如以针刺其皮中，循循然不可以俯仰，不可顾，刺少阳成骨之端出血，成骨在膝外廉之骨独起，夏无见血。少阳，足少阳也。其脉行颈循胁，出气街以行腰，故腰痛不可俯仰及顾。成骨，膝膑外侧起大骨，足少阳脉循髀出过腰，故腰痛刺之。足少阳在春，至夏气衰，出血恐虚，故禁之。阳明令人腰痛不可顾，顾如有见者，喜悲，刺阳明于骭前三痏，上下和之，出血，秋无见血。足阳明支者，循喉咙入缺盆，又支者，循腹里下气街，故腰痛不可顾。阳明谷气虚，故妄有见。虚为肝气所克，故喜悲。下循胻外廉，故刺之以和上下。足阳明在仲夏，至秋而衰，出血恐虚，故禁之也。足少阴令人腰痛，引脊内痛，刺足少阴内踝下二痏，春无出血，出血大虚，不可复也。足少阳脉上股内后廉，贯脊属肾络膀胱，故腰痛引脊内痛也。出然骨之下，循内踝之后，故取内踝之下。少阴与太阳在冬，至春气衰，出血恐虚，故禁之也。

　　居阴之脉，令人腰痛，腰中如张弩弦，刺居阴之脉，在腨踵鱼肠之外，循之累累然，乃针刺之，其病令人言嘿嘿然不慧，刺之三痏。居阴脉在腨踵鱼肠之外，其处唯有足太阳脉，当是足太阳络之也。解脉令人腰痛引膺，目肮肮然，时遗溲，刺解脉，在引筋肉分间，在郄外廉之横脉出血，血变止。解脉行处为病，与足厥阴相似，亦有是足厥阴络脉。同阴之脉，令人腰痛，痛如小针居其中，弗然肿，刺同阴之脉，在外踝上绝骨之端，为三痏。同阴脉在外踝上绝骨之端，当是足少阳络脉也。解脉令人腰痛如裂，常如折腰之状，喜怒，刺解脉，在郄中结络如黍米，刺之血射似黑，见赤血而已。前之解脉与厥阴相似，今此刺解脉郄中，当是取足厥阴郄中之络也。阳维之脉，令人腰痛，上弗然脉肿，刺阳维之脉，脉与太阳合腨下间，上地一尺所。阳维，诸阳之会，从头下至金门、阳交即是也。行腰与足太阳合于腨下间，上地一尺之中，疗阳维腰痛之也。冲绝之脉，令人腰痛，痛不可以俯，不可以仰，则恐仆，得之举重伤腰，冲绝络，恶血归之，刺之在郄阳筋之间，上郄数寸冲居为二痏出血。冲脉循脊里，因举重冲脉络绝，恶血归聚之处以为腰痛，可刺冲郄阳筋间，上数寸冲气居处。会阴之脉，令人腰痛，痛上漯漯然汗出，汗干令人欲饮，饮已欲走，刺直阳之脉上二痏，在跷上郄下下三寸所横居，视其盛者出血。刺直阳者，有本作"会阳"，乔上郄下横居络脉之也。飞阳之脉，令人腰痛，痛上弗弗然，甚则悲以恐，刺飞阳之脉，在内踝上二寸少阴之前，与阴维会。足太阳别，名曰飞阳，有本"飞"为"蜚"。太阳去外踝上七寸，别走足少阴，当至内踝上二寸，足少阴之前，与阴维会处，是此刺处也。昌阳之脉，令人腰痛，痛引膺，目肮肮然，甚则反折，舌卷不能言，刺内筋为二痏，在内踝大筋前太阴后，上踝三寸所。内筋在踝大筋前，太阴后，内踝上三寸所。大筋，当是足太阳之筋。内筋支筋，在足太阳大筋之前，足太阴筋之后，内踝上三寸也之。**散脉令人腰痛而热，热甚生烦，腰下如有横木居其中，甚则遗溲。刺散脉，在膝前肉分间，在络外廉束脉，为三痏。**散脉在膝前肉分间者，十二经脉中，惟足厥阴、足少阳在膝前，主溲，故当是此二经之别名。在二经大络外廉小络名束脉，亦名散脉也。**肉里之脉，令人腰痛，不可以咳，咳则筋挛急，刺肉里之脉为二痏，在太阳之外，少阳绝骨之后。**太阳外，绝骨后，当是少阴，为肉里脉也。**腰痛侠脊而痛至头沉沉然，目䀮䀮欲僵，刺足阳明郄中出血。**足阳明在头下，支者起胃下口，循腹里，下至气街，腹里近脊，故腰痛刺足阳明郄中出血之也。**腰痛上寒，刺足太阳、阳明；上热，刺足厥阴；不可以俯仰，刺足少阳；中热如喘，刺足少阴，刺郄中出血。**腰痛上寒，补当腰足太阳、足阳明脉。腰痛上热，泻当腰足厥阴脉。足少阳主机关，不可俯仰取足少阳。腰痛中热□如喘气动，可取足少阴郄中出血之也。**腰痛引少腹控䏚，不可仰，刺腰尻交者两胂上，以月生死为痏数，发针立已。**䏚，以沼反。胂，脊骨两箱肉也。**腰痛，痛上寒，取足太阳；痛上热，取足厥阴；不可以俯仰，取足太阳；中热而喘，取足少阴、腘中血络。**前腰痛刺郄中，此刺腘中之也。

髀 疾

髀不可举，侧而取之，在枢合中，以员利针，大针不可。足太阳脉过髀枢中，即为枢合也。

膝 痛

膝中痛，取犊鼻，以员利针，针发而间之，针大如氂，刺膝无疑。犊鼻，足阳明脉气所发，故膝痛取之。

痿 厥

痿厥为四束悗，乃疾解之，日二，不仁者十日而知，毋休，病已止。四束，四肢如束。悗，烦也。

癃 泄

癃，取之阴跷及三毛上及血络出血。癃，痳也。阴跷上循阴股入阴，故取阴跷所主病者。足厥阴脉起大指丛毛之上，入毛中环阴器，故癃取阴乔脉所主之输，并取足厥阴脉三毛之上，及此二经之络去血。病泄下血，取曲泉。曲泉，足厥阴脉之所入也。

如蛊如妲病

男子如蛊，女子如妲，身体腰脊如解，不欲食，先取涌泉见血，视跗上盛者，尽见血。蛊，音古。妲，音阻。女惑男为病，男病名蛊，其状狂妄，失其正理，不识是非，醉于所惑；男惑女为病，女病为妲，其状痿黄羸瘦，醉于所惑。今有男子之病如蛊，女子之病如妲，可并取肾之井，可息相悦之疾也。问曰：喜怒忧思乃生于心，今以针灸疗之，不亦迂乎？答曰：病有生于风寒暑湿，饮食男女，非心病者，可以针石汤药去之。喜怒忧思伤神为病者，先须以理，清神明性，去喜怒忧思，然后以针药裨而助之，但用针药者，不可愈也。又加身体骨脊解别不欲食者，先取足少阴于足下涌泉之输去血，及循少阴于足跗上络盛之处去血也。

癫　疾

　　黄帝问岐伯曰：人生而有病癫疾者，病名为何？安得之？答曰：病名为胎病，此得之在腹中时，其母有所大惊，气上不下，精气并居，故令人发为癫疾。人之生也，四月为胎，母为人、物所惊，神气并上惊胎，故生已发为癫疾也。**癫疾始生，先不乐，头重痛，视举目赤，其作极已而烦心，候之于颜，取手太阳、阳明、太阴，血变而止。**手太阳上头在目络心，手阳明络肺，手太阴与手阳明通，故不乐、头重、目赤、心烦取之也。**癫疾始作而引口啼呼喘悸，候之手阳明、太阳，右僵者攻其右，左僵者攻其左，血变而止也。**手太阳支者，别颊上䪼抵鼻，手阳明侠口，故啼呼左右僵皆取之也。**癫疾始作而反僵，因而脊痛，候之足太阳、阳明、手太阳，血变而止。**足太阳侠脊，足阳明耳前上至额颅在头，手太阳绕肩胛交肩上，故反僵脊痛取之也。**治癫疾者，常与之居，察其所当取之处，病至视之，有过者即泻之，置其血于瓠壶之中，至其发时，血独动矣，不动，灸穷骨二十五壮。穷骨者，骶骨也。**病有过者，视其络脉病过之处，刺取病血，盛之瓠壶中，至其发时血自动，不动者，灸穷骨也。**骨癫疾者，颌、齿、诸输、分肉皆满，而骨居汗出，烦悗，呕多涎沫，其气下泄，不治。**居，处也。骨之癫疾，不可疗候有八：颔、齿、输及分肉间皆满，骨处汗出，烦悗，呕多涎沫，气下泄。有此八候，是骨癫疾，死，不可疗也之。**筋癫疾，身卷挛急大，刺项大经之大杼脉。呕多涎沫，气下泄，不治。**身卷挛急大者，是足太阳之病，宜刺项之大经足太阳脉大杼之穴。若呕液沫，气下泄，死不可疗也。**脉癫疾，暴仆，四肢之脉皆胀而纵。脉满，尽刺之出血；不满，灸侠项太阳，灸带脉于腰相去三寸，诸分肉本输。呕多沃沫，气下泄，不治。**癫疾暴前倒仆，四肢脉皆胀满而纵缓者，可刺去其血。若不胀满，可灸太阳于项疗主病者，又灸带脉当十四椎相去三寸分肉之间，疗主癫疾之输也。**治癫疾者，病发如狂者，死，不治。**僵仆倒而不觉等谓之癫，驰走妄言等谓之狂，今癫疾发而若狂，病甚故死不疗也。

惊　狂

治狂始生，先自悲，喜忘、喜怒、喜恐者，得之忧饥，治之取手太阳、阳明，血变而止，及取足太阴、阳明。人之狂病，先因忧结之甚，不能去解于心，又由饥虚，遂神志失守，则自悲，喜忘、喜怒、喜恐，乘即发于狂病，故谓之失志然，因疗之心腑手太阳，肺腑手阳明也。足太阴、阳明主谷，亦可补此二脉，以实忧饥，虚损即愈也。**狂始发，少卧不饥，自高贤也，自辩智也，自尊贵也，喜骂詈，日夜不休。治之取手阳明、太阳、太阴、舌下少阴，视脉之盛者皆取之，不盛者释之。**手阳明络肺，手太阳络心，手太阴属肺主气，故少卧、自高等，皆是魄失气盛，故视脉盛者皆泻去之，及舌下足少阴脉盛者，互泻去之。**狂，喜惊喜笑，好歌乐，妄行不休者，得之大恐，治之取手阳明、太阳、太阴。**此三脉乃是狂惊歌乐妄行所由，准推可知也。**狂，目妄见，耳妄闻，喜呼者，少气之所生也，治之取手太阳、太阴、阳明、足太阴、头、两颔。**狂而少气，复生三病，因此四经，故皆取之也。**狂者多食，喜见鬼神，喜笑而不发于外者，得之有所大喜，治之取足太阴、阳明、太阳，后取手太阴、太阳、阳明。**不发于外者，不于人前病发也。得之大喜者，甚忧、大喜并能发狂，然大喜发狂与忧不同，即此病形是也。手足太阳、手足阳明、手足太阳，是疗此病所由，故量取之，以行补泻也之。**狂而新发，未应如此者，先取曲泉左右动脉及盛者见血，食倾已，不已，以法取之，灸骶骨二十壮。**曲泉，肝足厥阴脉穴。

厥 逆

厥逆为病也，足暴清，胸若将裂，腹若将以刃切之，烦而不能食，脉小大皆涩，缓取足少阴，清取足阳明。清则补之，温则泻之。厥逆之病，足冷胸痛，心闷不能食，其脉动之大小皆多血少气。缓而温者，可取足少阴输穴，泻其热气。足之寒者，取足阳明输穴，补其阳虚也之。**厥逆腹满胀肠鸣，胸满不得息，取之下胸二肋咳而动手者，与背输以指按之立快者是也。**厥逆胸满不得息，可量取下胸二肋咳而动手之处，谓手太阴中府输也。厥逆腹满胀肠鸣，量取背胃及大小肠输疗主病者也之。**内闭不得溲，刺足少阴、太阳与骶上以长针；气逆，取其太阴、阳明；厥甚，取少阴、阳明动者之经。**足少阴、太阳主于便溲，故厥便溲闭，取此阴阳二经输穴疗主病者。若加气逆，可取手足太阴、阳明疗主病者。若此闭及气逆厥甚，可取手足少阴、阳明二经动脉疗主病者也。

厥　死

黄帝问岐伯曰：有癃者，一日数十溲，此不足也。身热如炭火，颈膺如格，人迎躁盛，喘息气逆，此有余也。太阴脉微细如发者，此不足也。其病安在？名为何病？岐伯曰：病在太阴，其脏在胃，颇在肺，病名曰厥死，不治。此得五有余，二不足也。问曰：何谓五有余，二不足？答曰：所谓五有余者，五病之气有余也；二不足者，亦二病之气不足也。今外得五有余，内得二不足者，此其身不表不里，亦明死矣。癃，痳也。人有病一日数十溲，肾气不足也。手太阴脉如发，肺气不足也。此则二脏不足也。身热如火，一有余也；颈及膺二气盛如格，三有余也；颈前胃脉人迎躁盛，四有余也；喘息气逆，五有余也。人之遇病，外有五有余，内有二不足者，病在手足太阴，藏于胃中，动之于肺，非定在于表里，名曰厥死之病，不可疗之也。

阳　厥

黄帝曰：有病喜怒者，此病安在？岐伯曰：生于阳。问曰：阳何以使人狂？答曰：阳气者，因暴折而难决，故喜怒，病名阳厥。问曰：何以知之？答曰：阳明者常动，巨阳、少阳不动而动大疾，此其候也？足阳明人迎脉常动。有病名阳厥，以阳气暴有折损不通，故狂而喜怒，以其太阳、少阳不动而大疾，以为候也也之也。问曰：治之奈何？答曰：衰其食即已。夫食入于阴，长气于阳，故夺之食即已。使之服之以生铁落为饮，夫生长气，椎铁落自下气疾。衰其食者，少食也。谷气热，故椎入腹内，阴中长盛阳，所以增于狂病。故夺于情少食，令服生铁落，病则愈矣。生铁落，铁浆之也。

风　逆

风逆，暴四肢肿，身漯漯，晞然时寒，饥则烦，饱则喜变，取手太阴表里、足少阴、阳明之经，肉清取荥，骨清取井也。手太阴为里，手阳明为表，二经主气。肉者土也，荥者火也，火以生土，故取荥温肉也。骨者水也，井者木也，水以生木，以子实母，故取井温骨也。

风　痉

风痉，身反折，先取足太阳及腘中；及血络中有寒，取三里。足太阳行腰脊，故身痉反折，取其脉所生输穴及腘中正经。视血络黑色，可取足阳明三里之输也。

酒　风

黄帝问曰：病者身体懈惰，汗出如浴，恶风少气，此为何病？答曰：名曰酒风。问曰：治之奈何？岐伯曰：以泽泻、术各十分，麋衔五合，以三指撮，为后饭。饮酒汗出得风，名曰酒风。先食后服，故曰后饭也。

经　解

所谓深之细者，其中手如针，摩之切之，聚者坚也，博者大也。《上经》者，言气之通天也。《下经》者，言病之变化也。诊脉所知，中手如针，此细之状也。切，按也。《上经》言上通天之气，《下经》言下病之变化也。又自腰以上，随是何经之气，以为上经；自腰以下，以为下经。上经通于天气，下经言其变化之也。《金匮》者，决死生也。《金匮》之章，作决死生之论。《揆度》者，切度之。《奇恒》者，言奇病也。所谓奇者，使奇病不得以四时死者也。恒者，得以四时死者也。所谓揆者，方切求也。度者，得其病处也，以四时度之也。得病传之，至于胜时而死，此为恒也。中生喜怒，令病次传死者，此为奇也。揆者，方将求病所在，揆量之也。度者，得其病处，更于四时度其得失之也。

身　度

问曰：形度、骨度、脉度、筋度，何以知之其度也？曰：脉浮而涩，涩者而身有热者，死也。形骨筋等有病，于身节度，可诊脉而知，故脉浮而涩者，身必有热，身热脉浮涩者死也。

经络虚实

问曰：络气之不足，经气有余何如？答曰：络气不足，经气有余，脉寸热而尺寒，秋冬为逆，春夏为顺，治主病者。络虚经实，何以得知？络为阳也，经为阴也。寸为阳也，外也；尺为阴也，内也。秋冬，阴也；春夏，阳也。络气不足，阳气虚也；经气有余，阴气盛也。于秋冬时，诊寸口得缓脉，尺之皮肤寒，为逆；春夏缓脉，尺之皮肤寒，为顺。缓脉，热也。以秋冬阳气在内，阴气在外；春夏阴气在内，阳气在外故也。于尺寸在内时寒热，取经络虚实也。**问曰：经虚络满何如？答曰：经虚络满者，尺热满，脉寒涩，此春夏则死，秋冬则生。**满，盛也。经虚络盛，春夏诊得尺之皮肤热盛，寸口得急脉，为逆，故死。秋冬得尺热脉急，故生。脉急多寒，脉缓多热之也。**问曰：治此者奈何？答曰：络满经虚，灸阴刺阳；经满络虚，刺阴灸阳。**经虚阴虚，故灸阴；络满阳满，故刺阳也。经满阴满，故刺阴；络虚阳虚，故灸阳之也。

禁极虚

问曰：秋冬无极阴，春夏无极阳者，何谓也？答曰：无极阳者，春夏无数虚阳，虚阳则狂。无极阴者，秋冬无数虚阴，阴虚则死。数，音朔。春夏是阳用事，秋冬是阴用事。阴阳用事之时，行针者不可数虚阳，数虚阳者，阳极发狂；数虚阴者，阴极致死之也。

顺　时

问曰：春极治经络，夏极治经输，秋极治六腑，冬则闭塞者，用药而少针石处。所谓少用针石者，非痈疽之谓也，痈疽不得须时。春夏秋三时极意行针，冬时有痈疽得极，余寒等病皆悉不得，故不用称甚也。春时阳气在于皮肤，故取络脉也。夏气在于十二经之五输，故取输也。秋气在于六腑诸输，故取之也。冬气在于骨髓，腠理闭塞，血脉凝涩，不可行于针与砭石，但得饮汤服药。痛疽以是热病，故得用针石也。以痛疽暴病，不必须问，失时不行针石之也。**因痛不知不致，按之不应手，乍来乍已，刺手太阴傍三，与婴络各二。**有因痛生，不痛不知，不得其定，按之不应其手，乍来似有，乍去若无者，此是肺气所生，可取手太阴脉有主此病输，傍三刺之，及缨脉足阳明之输主此病者，二取之。

刺疟节度

疟病脉满大急，刺背输，用中针，傍五胠输各一，适肥瘦，出其血。满，盛也。脉大，多气少血也。急，多寒也。疟病寸口脉盛，气多血少而寒，可取背输有疗疟者，用中针刺输傍五取，及胠输两胁下胠中之输有疗疟者，左右各一取之。取之适于肥瘦，出血多少。傍，左右箱之也。**疟脉小而实急，灸经少阴，刺指井。**脉小者，血气皆少。疟病诊得寸口之脉血气皆少而实而多寒，可灸足少阴疗疟之输，并指有疗疟之井也。**疟脉满大急，刺背输，用第五针，胠输各一，适行至于血也。**第五铍针，以取大脓，今用刺疟背输，可适行至血出而已之也。**疟脉缓大虚，便用药所宜，不宜用针。**脉缓者多热。疟病诊寸口脉得多热多气少血虚者，可用药。用药者，取所宜之药以补也。**凡治疟者，先发如食顷，乃前可以治，过之则失时。**此疗疟时节也。**疟不渴，间日而作，取足阳明；渴而日作，取手阳明。**疟不渴取足阳明，渴取手阳明，皆取所主输之。

刺腹满数

少腹满大，上走胃至心，泝泝身时寒热，小便不利，取足厥阴。水气聚于少腹，上走至于心下，泝泝恶寒寒热，小便不利，下热也。是足厥阴所由，故取其输穴之也。腹满，大便不利，腹大，上走胸嗌，喘息喝喝然，取足少阴。此皆足少阴脉所行之处，故取其脉之输穴。有本"少阴"为"少阳"之也。腹满食不化，腹响响然不便，取足太阴。腹满食不化，腹虚胀不大便，皆足太阴脉所主，故取之输穴也。腹痛，刺脐左右动脉，已刺按之，立已；不已，刺气街，已刺按之，立已。腹痛，足阳明脉所主，故脐左右动脉，足阳明动脉也。气街亦是足阳明动脉，故不已取之也。腹暴满，按之不下，取太阳经络。经络者，则人募者也。少阴输，去脊椎三寸，傍五，用员利针。足太阳与足少阴以为表里。足少阴上行贯肝膈，发腹诸穴，故腹暴满，故取太阳经络。经脉络脉，人之盛募之气。腹满亦取足少阴之输，侠脊相去三寸，输旁五取之，用员利针。募，有本为"幕"也。

刺霍乱数

霍乱，刺输傍五，足阳明及上傍三。霍乱，刺主疗霍乱输傍，可五取之，及足阳明下脉与上有疗霍乱输傍，可三取之也。

刺痫惊数

刺痫惊脉五：针手太阴各五，刺经太阳五，刺手少阳经络者傍一寸，足阳明一寸，上踝五寸，刺三针之。刺痈惊脉，凡有五别：手太阴五取之，又足太阳输穴五取之，又手少阳经络傍三取之，又足阳明傍去一寸，上踝五寸三针之。

刺腋痈数

腋痈大热，刺足少阳五，刺痈而热，手心主三，刺手太阴经络者，大骨之会各三。足少阳下胸络肝属胆，循胁里，在腋下，故腋胁之间有痈大热，可刺足少阳脉所主之穴，五取之。热而不已，刺手心主脉，其脉循胸下腋三寸，上抵腋，故腋痈三取之。又取手太阴经络各三。大骨之会者，手太阴脉循臂内上骨下廉，即为经络会处也之。

病　解

凡治消瘅、仆击、偏枯、痿厥，气满、发逆，肥贵人则膏粱之疾也。此之六种，是肥贵人膏粱所发之病。膈塞、闭、绝、上下不通，暴忧之病。此之四种，因暴愁忧所生之病。膈塞，膈中塞也。闭，谓七窍闭也。谓噫与下矢之气，即上下之也。暴厥而聋不通，偏塞也。闭内内不通，风也，内留著也。暴厥耳聋，偏塞也。内气暴满薄，不从于内中，风病也。以脾气停壅，不顺于内，故瘦留著之也。跖跛，寒风湿之病也。风湿之气，生于跖跛痹病。跖，之石反。跛，有本为"跂"也。

久逆生病

黄疸、暴痛、癫疾、厥、狂，久逆之所生。此之五病，气之久逆所生。

六腑生病

五脏不平，六腑闭塞之所生。六腑受谷气，传五脏，故六腑闭塞，藏不丕也。

肠胃生病

头痛耳鸣，九窍不利，肠胃之所生。肠胃之脉在头，在于七窍，故肠胃不利，头窍病也。

经输所疗

暴痛筋濡，随外分而痛，魄汗不尽，胞气不足，治在经输。筋濡者，谓筋湿也。随分痛者，随分肉间痛也。魄汗者，肺汗也。胞气不足者，谓膀胱之胞气不足也。此之五病，可取十二经输疗主病者之也。

昭和三十三年十月依文化财保护法修理了

以断简零卷之文悉插所定之个卷者也

文部技官田山信郎记之